• 现代主治医生提高丛书 •

中医消化科主治医生382问

主　编：张声生
副主编：沈　洪　黄穗平　朱培一　叶　柏
　　　　陈　延
编　委（以姓氏笔画为序）：
　　　　叶　柏　朱培一　吴　兵　张北平
　　　　杜　斌　汪红兵　沈　洪　邹浩生
　　　　陆　敏　陆为民　陈　延　周　滔
　　　　周晓波　胡锦丽　陶　琳　顾　勤
　　　　黄绍刚　黄穗平　董　筠

中国协和医科大学出版社

图书在版编目（CIP）数据

中医消化科主治医生 382 问／张声生主编．—北京：中国协和医科大学出版社，2011.4
（现代主治医生提高丛书）
ISBN 978－7－81136－483－5

Ⅰ．①中…　Ⅱ．①张…　Ⅲ．①消化系统疾病－中医诊断学－问题解答 ②消化系统疾病－中医治疗学－问题解答
Ⅳ．①R259.7-44

中国版本图书馆 CIP 数据核字（2011）第 030917 号

现代主治医生提高丛书
中医消化科主治医生 382 问

主　　编：张声生
责任编辑：吴桂梅　周海涛

出版发行：中国协和医科大学出版社
（北京东单北大街 69 号　邮编 100005　电话 65260378）
网　　址：www.pumcp.com
经　　销：新华书店总店北京发行所
印　　刷：北京佳艺恒彩印刷有限公司

开　　本：850×1168 毫米　1/32 开
印　　张：17
字　　数：400 千字
版　　次：2011 年 10 月第一版　　2011 年 10 月第一次印刷
印　　数：1—5000
定　　价：35.00 元

ISBN 978－7－81136－483－5/R·483

前　言

消化系统疾病是临床上的常见病与多发病，其中大多数也是中医治疗的特色病和优势疾病，临床求治于中医者众多。主治医师是中医消化病临床的中坚力量，在临床诊疗起着不可替代的作用，他们工作繁忙而辛苦。一方面，他们经过至少五年的临床实践，积累了一定的临床经验，对中医理论有了更好的理解；另一方面，纷繁复杂的中医消化病的临床过程中出现的许多实际问题又常使他们感到困惑，深感以前所学知识的不足，迫切需要一本更高层次的针对中医消化病临床常见问题的著作指导。有鉴于此，我们组织编写了这本《中医消化科主治医生382问》。

本书编写以三家全国著名中医院——首都医科大学附属北京中医医院、江苏省中医院和广东省中医院的消化科为平台，以具有扎实的中医理论基础、曾长期担任中医消化病临床主治医师工作的专家或从事主治医师工作四年以上的现任主治医师为编写人员。全书分为基础理论部分和临床各论部分。着重从不同角度、不同层面深度解答中医消化科主治医师在临床中常遇到的实际问题。基础理论部分，分类撷取中医名著中的经典论述，结合临床实践，阐释其在临床诊疗中的现实意义。临床各论部分则依据当今临床的习惯，按消化系统部位分类，以主治医师的视角，阐述中医消化病临床诊疗中常遇到的问题和难点，着重问题的解决思路和过程，突出临床疗效和学术的提高。同时本部分着力介绍了10余位著名老中医最擅长的消化病的临证经验，以利在传承的基础上开阔思路。需要说明的是，本书并非系统阐述中医消化病专著，而是针对消化科中医临证中的重点、难点、鉴别点提出问题，以问答形式具体论述、解决问题。成书不求全责备，但求临床实用。这种形式对我们来说是一种新的尝试，能否得到主治医师的认可，还需要经得起临床和时间的检验。

整体观念、辨证施治是中医的根本特点，我们按照不同部位分别论述的尝试，可能会有部分内容的重复，同时部分内容也可能有意犹未尽之感。本书紧扣临床，结合专家学者个人实践经验，引人入胜，使读者身临其境，但部分内容也难免有局限之处。由于编者都是临床一线的专家学者，时间仓促，错误在所难免，祈望广大读者批评指正。

中华中医药学会脾胃病分会主任委员

张声生

2011年9月于北京

目　录

一、基础理论

二、口腔疾病

三、食管疾病

四、胃病

五、肠道疾病

六、胆胰疾病

七、肝　病

一、基础理论

1. 如何理解胃气的概念及临床意义？

"胃气"一词，最早出于《内经》，如《素问·平人气象论》指出："平人之常气禀于胃，胃者，平人之常气也，人无胃气曰逆，逆者死。……人以水谷为本，故人绝水谷则死，脉无胃气亦死，所谓无胃气者，但得真脏脉，不得胃气也。"故胃气受到历代医家的重视，李东垣《脾胃论·饮食劳倦所伤始为热中论》提出"人以胃气为本"，突出了胃气在人体生命活动中的重要作用而广为临床采纳应用。

关于胃气的概念，历来众说纷纭，有指胃的生理功能和生理特性、脾胃的消化功能、人体正气的统称、对从容和缓脉象的形容等，莫衷是一。李经纬等主编的《中医大辞典》将胃气解释为：一指胃的生理功能；二泛指人体的精气；三指脾胃的功能在脉象的反映，即带和缓流利的脉象。概而言之，胃气应有狭义和广义之分，狭义的胃气应是胃腐熟水谷动力，胃的阳气，是对脾胃的消化吸收（受纳运化）和输布水谷精微（升清）的生理功能的概括。在发挥这一生理功能的过程中，脾胃是密不可分的，如《素问·灵兰秘典论》论述十二脏之相使时，独脾胃合论："脾胃者，仓廪之本，五味出焉。"惟有脾胃生理功能的正常运转，才能提供人体生命活动必需的营养物质。以此为基础，胃气泛化为人体的正气，后天之气等，亦即广义的胃气，如李杲在《内外伤辨惑论·饮食劳倦论》中说："悉言人以胃气为本，盖人受水谷之气以生，所谓清气、荣气、卫气、春生之气，皆胃气之别称也。"又云："元气、谷气、荣气、清气、卫气、生发诸阳之气，此六者，皆饮食入胃，谷气上行，胃气之异名，其实一也。""真气又名元气，乃先身生之精气，非胃气不能滋之。"张介宾亦说："胃气者，正气也。"这些论述，体现了"胃为水谷气血之海""脾为气血生化之源""脾胃为后天之本"的重要地位。同样，作为正常脉象"胃、神、根"之一的胃气，在判断人体生命活动的正常与否，把握疾病状态时正气的强弱、邪气的盛衰、病情的进退，就显得异常重要。盖"五脏者，皆禀气于胃，胃者五脏之本也，脏气者，不能自至于手太阴，必因于胃气，乃至于手太阴也。"（《素问·玉机真脏论》）"胃为五脏六腑之海，其清气上注于肺，肺气从太阴而行之，其行也，以息往来，故人一呼脉再动，一吸脉亦再动，呼吸不已，故动而不止……足之阳明何因而动？岐伯曰：胃气上注于肺……此胃气别走于阳明者也"（《灵枢·动输》）。故脉也以胃气为本。

鉴于以上的认识，维护胃气具有重要的临床意义。如《素问·平人气象论》云："人以水谷为本，故人绝水谷则死，脉无胃气亦死。"通过诊察脉象中胃气的盛衰可判断病情的进退和预后。在治疗用药的过程中，应避免用药孟浪损伤胃气，脾胃一伤，不能发挥受纳和运化水谷精微的生理功能，不仅影响到药物的吸收，而且气血生化乏源，正气虚衰，病邪反进，故顾护胃气是临床用药的要义，否则，“胃气一败，百药难施”（《医宗必读》）。再者，“有胃气则生，无胃气则死，此百病之大纲也”（《临证指南医案》），多种慢性疾病的治疗，多要从培补脾胃之气入手，胃气旺则气血生化有源，五脏得以滋养，正气充沛，则病情向愈。《慎斋遗书》对此有精辟的论述：“诸病不愈，必寻到脾胃之中，方无一失。何以言之？脾胃一伤，四脏皆无生气，故疾病日多矣。万物从土而生，亦从土而归，补肾不如补脾，此之谓也。治病不愈，寻到脾胃而愈者甚多。”可资临证参考。

2 如何理解“脾胃为气机升降出入之枢”？

升降出入，是人体生命活动的一种重要形式，也是机体维持生理功能的基本过程，“非出入，则无以生长壮老已；非升降，则无以生长化收藏”（《素问·六微旨大论》），反映了“气之升降，天地之更用也”的天人相应的生命观。

“升降出入，无器不有”（《素问·六微旨大论》），而每个脏腑气机的升降运动，受到其所处的位置及功能特性的影响。脾与胃相表里，均居于中焦，通连上下，是气机升降出入必经之所；同时，脾主运化升清，体阴而用阳，阳者主升，胃主受纳腐熟，又主通降，体阳而用阴，阴者主降，两者一升一降，相辅相成，维持气机升降的平衡。

生理上，脾胃纳运功能正常，气机升降协调，能够维持人体正常的生理功能。一方面，“升降之机者，在乎脾胃之健”，如李东垣说：“盖胃为水谷之海，饮食入胃，而精气先输脾归肺，上行春夏之令，以滋养全身，乃清气为天者也；升已而下输膀胱，行秋冬之令，为传化糟粕，转味而出，乃浊阴为地者也。”脾胃的升降正常，可使清阳上输于心肺，浊阴下归于肝肾，以维持“清阳出上窍，浊阴出下窍；清阳发腠理，浊阴走五脏；清阳实四肢，浊阴归六腑”的各种正常生理功能。另一方面，以脾升胃降为中心的气机运动，推动着心、肺、肝、肾的生理活动，肝之升发，肺之肃降，心火之下降，肾水之上升等，也无不配合脾胃以完成其升降运动，故有“心肺阳也，随胃气而右降，降则化而为阴；肝肾阴也，随脾而左升，升则化为阳”之说。

病理状态下，当脾胃受损，脾不升清，胃不降浊，气机升降失司，则清阳之气不能敷布，后天之精不能归藏，饮食清气无法进入，废浊之物不能排出，继而可变生多种病证，出现气滞、气陷、气逆、气虚等诸多气机紊乱之症，正如《素问·阴阳应象大论》说：“清气在下，则生飧泄，浊气在上，则生䐜胀。”另外，脾气不升，胃气不降，运化转输无能，则可致痰、饮、水、湿等病理产物形成或进一步堆积或对其他脏器产生影响。

因此，鉴于脾胃气机升降在人体生理和病理状态中的重要地位，所以说“脾胃为气机升降之枢”。

3 如何运用“脾主升清”理论指导临床？

“脾主升清”是指脾将所化生的水谷精微上输心肺，通过心肺作用化生气血以营养全身，并维持人体脏腑功能；另一方面，因脾气的升举能够维持人体内脏位置相对恒定的作用，故两者相合构成脾主升清的两方面含义。

“脾主升清”理论源于《黄帝内经》。《黄帝内经》倡导清阳升发，而清阳之所以能升散至人体上部，主要依赖脾气的升清作用。《黄帝内经》“脾气散精”思想是“脾主升清”学说的理论渊源，“饮入于胃，游溢精气，上输于脾，脾气散精，上归于肺，通调水道，下输膀胱……”一方面脾气将水谷精微上输于肺，通过脾气散精和肺的宣发和肃降，使之输布全身而灌溉脏腑组织；另一方面，又可直接向四周布散，发挥“灌溉四旁”之功能，正是由于脾的升清作用，才保证了它的散精功能。

金元医家李东垣阐发了脾升发清气的理论，云：“胃为水谷之海，饮食入胃，而精气先输脾归肺，上行春夏之令，以滋养周身乃清气为天者也。”强调精微所以能够上升到肺，则依赖于中焦气机的转运，认为只有脾气升发，元气功能才能充沛。反之，脾气内伤，必使阳气不能生长。

明清时期，“脾主升清”理论渐趋完善。明代喻嘉言首次明确提出了“升清”一词，并指出“升清”为脾胃所主，“脾主升清”初步形成。正如《寓意草》曰：“其升清降浊者，全赖中脘为之运用，……故中脘之气旺，则水谷之清气，上升于肺而灌输百脉”。清代医家黄元御详细论述了清升浊降之理，提出“脾主升清”“胃主降浊”，并指出泄泻、耳目及咽喉疾病与“脾主升清”密切相关。如“脾主升清，脾陷则清气下郁，水谷不消，胀满泄利之病生焉。”

现代医家将“脾主升清”进行了系统归纳。高等医学院校用的第4版《中医基础理论》教材首次将脾主升清作用与脾主运化、脾主统血作用并列为脾脏三大生理功能，界定了“脾主升清”的内涵。

脾的运化、统血、维系脏腑等作用都是在脾主升清下实现的。通过脾气的升清转输作用，将胃肠道吸收的水谷精微和水液上输于心、肺等脏，通过心、肺的作用化生气血，以营养濡润全身；另一方面，脾气上升能起到维持内脏位置的相对稳定，防止其下垂的作用。因此，当脾气虚弱，或脾为湿浊所困，失去升清的功能，就会出现各种病理变化，如脾气虚弱，无力升举，反而下陷，可导致某些内脏下垂，如胃下垂、肾下垂、子宫脱垂（阴挺）、脱肛（直肠脱垂）等，治疗上当给予益气升提。明代医家张景岳认为淋浊、亡阳、血脱、血崩等病证均与脾虚不升、气虚下陷有关，并创立“举元煎”治疗，临床可资参考。如属湿浊困阻，脾运不健，清气不升反下陷，出现泄泻等病证，则当运脾化湿为主，脾健湿化，自能恢复升清的功能。因此，深刻理解脾主升清的内涵，并以之指导临床实践，具有非常重要的意义。

4. 为什么说辛开苦降是调理脾胃气机的大法？

气的运动称为“气机”，其运动形式为升、降、出、入。人之所以阴阳平衡，生命不已，正是气机处于不断地运动并保持平衡的结果。人体脏腑的生理功能，也无非是升其清阳，降其浊阴，摄其所需，排其所弃。人体脏腑经络，精气血津液，均赖气机升降出入而相互联系，维持正常的生理功能，并与周围环境不断地进行疏通代谢。升降运动是脏腑的特性，是物质运动的规律。脏与脏、腑与腑、脏与腑之间处于升降的统一体中，而且每一脏腑本身也是升与降的统一，即升降中复有升降。总之，脏腑的气机升降运动，在生理状态下，是有一定规律的，一般可体现出升已而降、降已而升、升中有降、降中有升的特点。脾胃作为气机升降之枢纽，通过脾气上升、胃气和降、升降相因，维持气机升降的平衡。生理上，脾胃纳运功能正常，气机升降协调，能够维持人体正常的生理功能。反之，脾胃气机升降失常，脾气不能升清，胃气不能降浊，导致气机的紊乱，产生各种变证。

辛开苦降法乃根据中药的四气五味，将辛温与苦寒两种不同性味的药物配伍使用，以恢复脾胃气机升降功能的治法。从四气而言，“治寒以热”“治热以寒”，辛热散寒之品，其性主升，苦寒泄热之药，其性主降，温清并施，升降合用，以解寒热错杂之机，调脾胃升降之气；从药物五味而言，取“辛以散之”“苦以泄之”之意，辛开散结，苦降消痞，辛苦相合以顺其升降；从功效言，辛温之品温运脾阳，益气升清，苦寒燥湿之品和胃降浊，祛有形之邪，从而共调升降之气。

辛开苦降法创立于张仲景，因显著的疗效，临床应用历二千余年而不衰。其代表方剂为半夏泻心汤，方中半夏为君，散结除痞，降逆和胃；干姜、黄连和黄芩共为臣药，干姜辛热，温中散寒除痞，用以辛开，黄连、黄芩苦寒清降，泄热开痞，用作苦降；佐以人参、大枣健脾和中，坐镇中焦；炙甘草调和诸药。全方重点体现的就是辛开苦降以调理脾胃的升降气机，使脾气升清，胃气降浊，以消除脾气不升反降，胃气不降反升所致的胃痞、腹胀和泄泻等气机升降反作之证。

总之，辛开苦降法通过调理脾胃气机的升降，恢复气机正常的运行，使人体气处于相对平衡的运动状态，故说辛开苦降是调理脾胃气机的大法。

5. 如何理解“治中焦如衡，非平不安”？

“治中焦如衡，非平不安”一语出自《温病条辨·治病法论》。其本意为治疗中焦病证时，宜选择适当的药物及治疗方法，调节脾胃升降之功能，恢复其平和的生理状态，犹如秤所保持平衡一样，中焦为“升降之枢”是其主要理论依据，是对《灵枢·营卫生会》“中焦如沤”的发挥。这一治则概括地提出了中焦病证治疗的基本原则，对脾胃病的治疗具有一定的指导意义。那么，如何通过合理选择药物和有机配伍，达到恢复脾胃升降平衡功能的治疗目的？一般应着眼以下几点：

（1）调理阴阳平衡　脾为阴脏，胃为阳腑，“太阴脾土，得阳始运，阳明胃土，得阴自安”，脾胃阴阳双方相互依存，相互为用，保持一定的平衡，使脾胃的生理功能正常，精气充盈，邪不能害；反之，如果脾胃阴阳的平衡受到冲击，任何一方有所偏盛或偏衰都会产生疾病，如临床上常见的胃强脾弱证和脾强胃弱证。由于阴阳属性的互根自和，脾胃自身又可分成脾阴和脾阳、胃阴和胃阳，同样也要保持动态的平衡，方能维持生理功能，这是我们临床用药需要注意的。如吴瑭在《医医病书·治内伤须辨明阴阳三焦论》所云“补中焦以脾胃之体用。各适其性，使阴阳两不相忤为要”。

（2）调节升降平衡　叶天士指出：“脾宜升则健，胃宜降则和。”升者，升其清阳，上输于肺，灌输百脉；降者，降其浊阴，下归于肾，通达大小肠膀胱，从便溺而消。脾胃居人体之中心，是气机升降之枢纽，脾气主升而胃气主降，脾升胃降的平衡一旦失常就会出现种种病理现象。脾胃气机失调多表现为脾气不升与胃气失降两方面，如嗳气、呃逆、胀满、纳呆、泄泻、便秘等。治疗时要顾及脾胃气机之升降，根据不同的临床表现，运用和胃降逆、益气升清、辛开苦降等方法，使脾胃升降协调，以达中焦平衡，纳运如常。

（3）调节纳运平衡　胃主受纳，脾主运化，胃纳之后，要依赖脾运以散布精微，下输膀胱大肠，排出糟粕。胃纳与脾运，要保持相对平衡，才能维持人体正常的新陈代谢过程。如果纳运平衡失常，则引起种种病理变化。胃纳反常，则出现纳减不能食、食后胃中嘈杂等不能受纳的临床表现，治宜开胃醒脾法，代表方如保和丸、枳实导滞丸、平胃散等。脾运反常，则出现食后作胀、食而不化、全腹胀满，或虽食而身体消瘦、四肢无力，治宜健脾运中法，代表方如香砂六君汤、参苓白术散、胃苓汤等。

（4）调节燥湿平衡　燥和湿在生理方面是对脾胃特性的一种概括，脾为湿土，喜燥而恶湿，胃为燥土，喜润而恶燥。正如《临证指南医案·卷二》所云：“太阴湿土，得阳始运，阳明燥土，得阴自安。以脾喜刚燥，胃喜柔润故也。”尤在泾说：“土具冲和之德，而为生物之本。冲和者，不燥不湿，不冷不热，乃能化生万物，是以湿土宜燥、燥土宜润，使归于平”（《医学读书记》)。在临床用药上，要充分考虑到这一生理特性，用药不宜过腻过刚，俾润燥互济，有助于脾胃功能的恢复。从病理方面而言，燥湿又是重要的病理因素和病理产物，如湿土之气，同类相求，湿从外受，易犯中焦脾胃，而脾气虚弱易于生湿，胃阴不足易于生燥，而燥郁不能行水则可以化湿，湿郁不能布津则可以化燥。在用药上，但化湿不宜过于苦寒和温燥，过燥反易伤阴；养阴不宜过于滋腻，滋腻有碍运化，出现燥和湿的互相转化。故临床上，治疗用药亦要注意脾胃的燥湿平衡。

(5) 调节通补平衡　高士宗《医学真传》曾指出："调气以和血，调血以和气，通也；下逆者使之上行，中结者使之旁达，亦通也；虚者助之使通，寒者温之使通，无非通之之法也。"临床上把握好通与补的尺度，是"治中焦如衡"的关键，灵活变通，恢复脾胃纳化与升降之能。

(6) 调节寒热平衡　寒热并治是针对寒热错杂病机确立的治疗原则。消化系统疾病中寒热错杂证比较多见，治宜寒热平调，辛开苦降之法，体现"治中焦如衡"之法则，适用于脾胃虚弱、寒热互结于中焦，升降失常等症。

总而言之，治疗中焦脾胃疾病时，应注意把握上述的治疗要点，辨证宜精细，用药宜平和，以达"治中焦如衡，非平不安"的治疗境界。

6 为什么说慢性胃病以脾虚证为多见？

慢性胃病具有病程长、反复发作、缠绵难愈的特点。中医学认为，胃主受纳，腐熟水谷，脾主运化，转输精微。脾主运化的功能主要是依赖脾气，若脾气旺盛，则脾能健运，饮食水谷的消化、吸收与运输功能即正常；若脾胃气虚，则脾失健运，消化、吸收、运输饮食水谷精微的功能失常，就会出现食欲减少、胃脘胀痛、大便异常、体乏无力等症状。胃气亏虚、胃失和降则气逆于上，就会出现恶心、呕吐、嗳气呃逆、嘈杂反酸等症状。所以说慢性胃病的临床表现实际上是脾胃纳运功能失职的结果，而导致脾胃纳运失职的根本原因就是脾胃气虚。中医有“久病必虚”“脾胃为后天之本，生化之源”的理论。由于慢性胃病反复发作，缠绵难愈、病程较长，长期的脾胃损伤，纳运功能减弱，气血化生之源不足，必然出现脾胃气虚的结果。所以，在临床上，常常看到慢性胃病患者面色萎黄、肢体困倦，舌体胖大，舌边有齿痕，脉象细弱无力等脾胃虚弱的表现。需要说明的是，对于急性的胃病，邪实为主者，要急则治其标，辨证施治为要，不必拘于脾虚之说。

7 · 中气不足和中气下陷如何鉴别？

中气不足是指脾胃之气虚弱，运化失职，引起消化吸收功能减退的病理。症见食欲不振、纳少，脘腹胀满，食后胀甚，或饥时饱胀，大便溏稀，肢体倦怠，神疲乏力，少气懒言，形体消瘦，或肥胖、浮肿，面色淡黄或萎黄，舌淡苔白，脉缓或弱。本证多因寒湿侵袭，饮食不节，或劳倦过度，或忧思日久，吐泻太过，损伤脾土，或禀赋不足，素体虚弱，或年老体衰，或大病初愈，调养失慎等所致。本证以食少、腹胀、便溏与气虚症状共见为辨证的主要依据，治疗上多以四君子汤、六君子汤为基础处方加减。

中气下陷多发生在中气不足的基础上，是指脾气虚弱引起组织弛缓不收，脏器下垂一类病症的病理。症见脘腹重坠作胀，食后益甚，或便意频数，肛门重坠，或久泄不止，甚或脱肛，或小便混浊如米泔，或内脏、子宫下垂，气短懒言，神疲乏力，头晕目眩，面白无华，食少，便溏，舌淡苔白，脉缓或弱。本证多由脾气虚进一步发展，或因久泄久痢，或劳累太过，或妇女孕产过多，产后失于调护等损伤脾气，清阳下陷所致。本证以脘腹重坠、内脏下垂与气虚症状共见为辨证的主要依据，多以补中益气汤为基础方加减应用。

8 何为“阴火”？如何理解“甘温除大热”？

阴火是相对阳火而言的病理概念。广义而言一般多指虚火，如肝肾不足所形成的阴虚火旺，饮食劳倦，喜怒忧思所生的心火等；狭义的阴火多指李东垣提出的脾胃气虚伴有的火热证，如《脾胃论·饮食劳倦所伤始为热中论》：“若饮食失节，寒温不适，喜怒忧恐，损耗元气。既脾胃气衰，元气不足，而心火独盛。心火者，阴火也。……脾胃气虚，则下流于肾，阴火得以乘其土位”。

脾虚所致阴火证是以脾胃虚弱为本，阴火上冲为标。为饮食劳倦情志太过，损伤脾胃，脾气下陷，胃气上逆，以致升降失调，清浊相干于中焦。临床辨识阴火的关键是脾胃气虚证候和发热兼见，既可见神疲乏力、便溏腹胀、面黄、微言、舌淡胖、脉沉细等脾气虚证；又可见身热、口疮、胃中灼热等阴火之象。以药测证言之，用寒凉药能消除的是阳火，用寒凉药火象加重而用温热药能消除的是阴火。说明了阴火与阳火是来源完全不同的火，所以施相反治法而奏效。另外，临床上“脾虚阴火”与“阴虚火旺”亦有异同之处，应明确鉴别。两者均有头晕、心烦、失眠、五心烦热等“热”的表现。但阴虚火旺多有肝肾阴虚之候，如两目干涩、腰膝酸软、午后潮热、舌尖红或镜面舌或舌红少苔、脉细数等；脾虚阴火，则始终有脾胃气虚的证候，神疲乏力、气短懒言、食欲欠佳、浮肿或泄泻等。

“甘温除热”始源于《内经》，如《素问·调经论》云：“有所劳倦，形气衰少，谷气不盛；上焦不行，下脘不通，胃气热，热气薰胸中，故内热。”并提出的“劳者温之”的治则，汉代张仲景开创了甘温除热的方剂，即《金匮要略》中对虚劳烦热所使用的小建中汤，“虚劳里急，悸，衄，腹中痛，梦失精，四肢酸痛，手足烦热，咽干口燥，小建中汤主之。”此方实为“甘温除热”之最早方剂。

“甘温除大热”作为内伤发热的重要治法，实赖于李东垣的阐发，认为由于劳倦伤气、阳虚及阴、阴虚生热的关系，拟出了温补脾胃益气升阳以泻阴火的治法，创补中益气汤方甘温除热。《内外伤辨惑论·饮食劳倦论》又说：“既脾胃虚衰，元气不足，而心火独盛。……脾胃气虚，则下流于肾肝，阴火得以乘其土位。……惟当以辛甘温之剂，补其中，升其阳，甘寒以泻其火，则愈。《内经》曰：‘劳者温之’，‘损者温之’。盖温能除大热，大忌苦寒之药泻胃土耳！”补中益气汤方中黄芪、人参、炙甘草、白术大补脾胃元气，以充气血生化之源；辅以升麻、柴胡升脾之清气，陈皮降胃之浊气。益气生血，升清降浊则心胃之虚火自平。临床上还须结合兼证辨证治疗，如夹湿者兼祛湿，夹瘀者兼化瘀等。用药上应以甘温为主，甘寒或苦寒为佐，不可主次颠倒，更不能阴阳混淆。

临证应注意“甘温除大热”之适应证是气虚发热。气虚发热，则益气可达退热之功，而甘温可以益气，是治其本也。气虚发热多为低热，亦有中等度热，偶可见有高热。有些患者自觉热，但诊之热势不甚，也有患者自感不热，但查之体温却有升高。既然因虚致热，故气虚发热病程较长，且部分病人尚可耐受。气虚发热必兼脾胃气虚证候，发热常在劳累后发生或加重，平素易患感冒，是其证候特点，临床可资辨识。

9 · 什么是“升阳散火”？

“升阳散火”是金元四大家之一李东垣创立的治疗脾胃内伤病症的一种方法，在临床上得到广泛的应用，凡因饮食劳倦、七情不和、外邪侵袭或误服寒凉等引起的脾胃阳气被郁变生诸证，皆可依法加减治疗。

升阳散火法是李东垣在甘温益气的基础上，根据《素问·六元正纪大论》“火郁发之”的原理，配合辛散之药，以发越郁遏之邪火，治本而兼顾治标的一种方法。对“火郁发之”的认识，最早注解《内经》的王冰认为“发谓汗之”，即用发汗的方法治疗火郁症。至东垣创升阳散火法，主以大量风药主治火郁症，喜用气轻味薄之风药，如升阳散火汤，药用生甘草、防风、炙甘草、升麻、葛根、独活、白芍药、人参、柴胡，取柴胡以发少阳之火，升麻、葛根以发阳明之火，羌活、防风以发太阳之火，独活以发少阴之火，用量特轻，意在升阳，使三焦畅通而火邪得散，而不在发汗。一方面，脾胃升降相辅相成，清升则浊降，全身气机为之通畅，反之，脾胃升降失常则易产生“阴火”；另一方面，李氏曰：“泻阴火，以诸风药升发阳气，以滋肝胆之用，是令阳气升，上出于阴分，末用辛甘温药接其升药使火发散于阳分而令走九窍也。”风药具升散的特性，能发越脾土之郁遏，发越肌表之阴火，起到升阳散火的作用。

10 · 脾胃为后天之本在临床上有何指导意义？

脾胃属土，土生万物，其消化、吸收、输布水谷精微，化生气血的功能，被喻为人体的“气血生化之源”，人体出生的生长发育和维持生命活动所需的物质和能量，依赖于水谷精微的滋润，气血的温煦和濡养，所以相对肾为先天之本而言，又说脾胃为后天之本。如《医宗必读》所说：“谷入于胃，洒陈于六府而气至，和调于五脏而血生，而人以资为生者也。故曰后天之本在脾。”正因为脾胃在生理上的重要性，与人体的健康息息相关，其功能失调，不仅影响到很多疾病的发生发展，也是治疗用药的一个重要着眼点，在临床上往往需要通过调理脾胃来达到愈病的目的。

（1）脾胃不足，百病丛生　脾胃病变，有虚实之分，一般实证，多病程较短，常限于脾胃自病，经过治疗，可短期治愈。虚证者，除禀赋不足，饮食不节，劳倦过度外，多由实转虚，从久病发展而来，进而又影响全身，成为多种疾病的发生基础。一是脾胃居中焦而为人体气机升降的枢纽，脾胃虚弱，升降失司，除出现胃气不降，或不降反升，脾气不升，或不升反降等本身的病变外，也可影响到全身，如中气不足，清阳不升，可见眩晕、头痛；中气不足，水液代谢失常，溲便为之变；中气下陷，不能维系，可出现内脏的下垂。一是脾胃主受纳运化水谷精微，四肢百骸，经络脏腑，均赖其营养而维持生生不息之机。脾胃一虚，气血生化不足，机体失其滋养，则虚证叠起，变证丛生。脾胃不足，还可出现脏腑之间的生克承制的动态平衡被打破，如土不生金，土虚木乘，土壅木郁，土不制水等。脾胃运化功能失常产生的病理产物也会影响到其他脏腑，如“脾为生痰之源，肺为贮痰之器”。一是脾胃与元气（正气）的密切关系。“正气存内，邪不可干”，“邪之所凑，其气必虚”。脾胃虚弱，化源不足，正气虚馁，卫外无力，外邪易于内侵，造成外感疾病；内控失衡，产生痰、湿、毒、瘀等多种病理因素，从而酿生多种疾病。

（2）调理脾胃，后天为本　脾胃作为后天之本，在治疗中的重要性不言而喻，主要体现在以下几个方面：一是通过培补中土，可以增强人体的元气，防御外来之邪，清除内生的病理因素，维持人体气血阴阳平衡的生理状态；一是通过调理脾胃，增强消化吸收输布水谷精微的功能，脾胃健旺，饮食如常，则气血生化不断，营养全身。同时也才能更好的发挥药物的治疗作用，盖口服药物要达到治病的目的，同样要和饮食物进入人体一样，通过脾胃的消化吸收，转输到全身，才能发挥其应有的治疗作用，所以处方用药应时时顾及后天之本。若用大苦大寒的药物（如龙胆草、黄连、黄柏、芦荟等），一般不宜久用，用量亦不宜过重，因苦寒药最易败胃。若要久用，则须配伍保护胃气的药物。若用耗伤正气的攻逐峻剂，一定要固护后天之本，如峻下逐水的十枣汤，重用大枣，就是为了防止胃气的损伤。用滋补药时须注意防止呆滞脾胃。如用参芪术草等补气药时，必须佐以轻量的辛香理气药，如陈皮、木香。用养阴药如熟地、阿胶类补阴养血滋腻之品，则须加砂仁、蛤粉等。只有处处顾护脾胃，才能久服而无弊。一是调理脾胃，要注意恢复脾胃的升降功能，脾胃升降自如，清浊自分，气机乃调，肺的宣发肃降，肝的疏泄升发，心肾的水火既济相交，才能保持正常的升降出入状态。

调理脾胃，还要注意正确处理先天和后天的关系，不要囿于“补脾不如补肾”，“补肾不如补脾”的学术观点，以防用药失之偏颇。《景岳全书》所言：“盖人之始生，本乎精血之源；人之既生，由乎水谷之养。非精血，无以立形体之基；非水谷，无以成形体之壮。精血之司在命门，水谷之司在脾胃。故命门得先天之气，脾胃得后天之气。是故水谷之海本赖先天为之主，而精血之海又必赖后天为之资。”可供临证用药的参考。

11 • 脾胃的相互关系如何？

脾与胃在五行属土，同居中焦，以膜相连，经络互相联络而构成脏腑表里相合关系。在生理上，二者共同作用，完成饮食物的受纳、消化和水谷精微的吸收、输布，以营养全身，同为后天之本。《素问·灵兰秘典论》：“脾胃者，仓廪之官，五味出焉。”《素问·太阴阳明论》：“四肢皆禀气于胃而不得至经，必因于脾乃得禀也。”脾与胃之间的关系，具体表现在纳与运、升与降、燥与湿几个方面。《临证指南医案》说：“纳食主胃，运化主脾；脾宜升则健，胃宜降则和”，“胃属戊土，脾属己土，戊阳己阴，阴阳之性有别也”，而“太阴湿土，得阳始运；阳明燥土，得阴自安；以脾喜刚燥，胃喜柔润也。”较好地概括了脾胃的生理特点和相互之间的关系。

（1）胃主受纳，脾主运化，纳运相合　胃主受纳和腐熟，为脾的运化提供了物质；脾主运化，消化水谷，转输精微，适应胃继续受纳的需要，同时为胃继续纳食提供能源。两者密切合作，才能维持饮食物的消化及精微、津液的吸收转输。如任何一方的功能失调，都可出现消化功能的障碍，表现为食欲的减退，腹胀、腹泻等。

（2）脾气宜升，胃宜和降，升降相因　脾胃居中焦，为气机上下升降之枢纽。脾的运化功能，不仅包括消化水谷，而且还包括吸收和输布水谷精微。脾的这种生理作用，主要是向上输送到心肺，并借助心肺的作用以供养全身。所以说：“脾主升清”，“脾气主升”。胃主受纳腐熟，以通降为顺。胃将受纳的饮食物初步消化后，向下传送到小肠，并通过大肠使糟粕浊秽排出体外，从而保持肠胃虚实更替的生理状态。所以说“胃主降浊”，“胃降则和”。如清阳不升，浊阴不降，升降反作，则出现恶心呕吐，腹胀嗳腐，或腹胀腹泻。如《素问·阴阳应象大论》云：“清气在下，则生飧泄，浊气在上，则生䐜胀”。

（3）胃为阳土，脾为阴土，燥湿相济　脾为阴脏，以阳气用事，脾阳健则能运化，故性喜温燥而恶阴湿。胃为阳腑，赖阴液滋润，胃阴足则能受纳腐熟，故性柔润而恶燥。二者喜恶不同，燥湿之性相反，但又相互制约，相互为用，相反相成。脾易湿，得胃阳以煦之，使脾燥而不湿，胃易燥，得脾阴以濡之，使胃润而不燥，故燥湿相济，脾胃功能正常，饮食水谷才能消化吸收。胃津充足，才能受纳腐熟水谷，为脾之运化吸收水谷精微提供条件。脾不为湿困，才能健运不息，从而保证胃的受纳和腐熟功能不断地进行。由此可见，胃润与脾燥的特性是相互为用，相互协调的。诚如《临证指南医案》所云："脾属阴，主乎血，胃属阳，主乎气。胃易燥，全赖脾阴以和之；脾易湿，全赖胃阳以运之。故一阴一阳，互相表里，合冲和之德，而为后天生化之源也。"如燥湿不能互济，湿困脾运可导致胃不能纳，胃阳不足亦影响脾的运化功能。

12 · 何为"胃强脾弱"？如何辨证？

"胃强脾弱"的证候，可溯源至《伤寒论》第247条："趺阳脉浮而涩，浮则胃气强，涩则小便数，浮涩相搏，大便则硬，其脾为约，麻子仁丸主之"。张仲景在此虽然仅提出"胃气强"，并未提及"脾弱"，但"脾弱"之意蕴已在"脾约"中有所表达。脾约证是津液亏竭，不能濡润大肠，以致肠中干燥，而大便干。趺阳脉专候脾胃，趺阳脉浮为胃中有热，因浮属阳脉，胃为阳土，胃气亢盛，故脉亦应之而浮；涩属阴脉，脾为阴土，脾阴不足，则脉应之而涩。胃强脾弱，脾失转输，水精不能四布，但输膀胱，所以小便数而大便干。明确称其为胃强脾弱者，最早为成无己《注解伤寒论·辨阳明病脉证并治法》："趺阳者，脾胃之脉诊，浮为阳，知胃气强；涩为阴，知脾为约。约者，俭约之约，又约束之约。《内经》曰：饮入于胃，游溢精气，上输于脾，脾气散精，上归于肺，通调水道，下输于膀胱，水精四布，五经并行，是脾主为胃行其津液者也。今胃强脾弱，约束津液，不得四布，但输膀胱，致小便数、大便难，与脾约丸通肠润燥。"成无己在评注中将张仲景的观点用"胃强脾弱"四字概括，并对其机制作了论说，胃强脾弱实质上是脾约证的病机，脾阴亏虚虽为成因，而促成此证的关键是患者胃气亢强，由于胃火旺盛导致脾阴不足，肠枯津槁，所以粪便如粒状。其辨证要点在于肠胃燥热，脾津不足，大便秘结，小便频数。主方麻子仁丸，为小承气汤配伍麻子仁、杏仁、芍药、白蜜等，滋阴养液而润肠燥，以麻子仁、杏仁润肠通便，小承气汤泻胃热攻下，使邪有出路，大便得通，胃热得泻，脾之功能得以健运，升降恢复正常。如吴崑在《医方考》中所释："伤寒瘥后，胃强脾弱，约束津液不得四布，但输膀胱，故致小便数而大便难者，主此方以通肠润燥。枳实、大黄、厚朴，承气物也；麻仁、杏仁，润肠物也，芍药之酸敛津液也。然必胃强者能用之，若非胃强则承气之物在所禁矣"。

嗣后，胃强脾弱证的含义有所泛化，常指胃的消化功能亢奋，食欲旺盛、消谷善饥；而脾的功能减弱，不足以运化水谷精微，出现溏薄泄泻，或完谷不化。对其辨证要点如下，董汉良在撰文有较详细的论述（《中医杂志》1998，39（2）：75～76）。

（1）辨食欲　胃气盛衰是疾病发生发展过程中的关键因素，通过食欲变化对胃气盛衰的反映来辨证疾病，是中医的特色诊断方法。"人以水谷为本，故人绝水谷则死"，可体现胃气盛衰、脾胃功能正常与否在疾病发生发展过程中的关键性。脾胃功能正常与否也是能食与不能食、欲食与不欲食的主要原因。临床常见：①多食易饥，兼见口渴心烦，口臭便秘，身体日益消瘦，舌红苔黄者为胃火，此由胃火亢盛，腐熟迅速，代谢亢进而致；②多食易饥，兼见大便溏泄，体重日渐减轻者属胃强脾弱。胃强或胃腑有热，功能亢进，则出现腐熟太过，患者食欲旺盛，食后不久即感饥饿。脾的运化功能失常，故大便溏泄。

（2）辨大便　脾虚患者大便常完谷不化，或夹有食物残渣，在水中不能下沉，上浮在水面或入水即散；或出现溏薄稀便，便时非常畅快，一泻而尽，常在晨起即有便意；或现腹胀而痛，矢气不断；有时五更即欲便，状若五更泄；有时起床一便，早餐后又需一便，甚者每餐后即欲大便。

（3）辨舌苔　胃强患者常出现黄腻苔，若同时脾弱可兼见舌质胖嫩。舌苔辨证犹如一面镜子，胃强脾弱患者常表现苔黄而腻，但非全苔满布，而多见于舌中、舌根，苔黄而腻，有时为白腻，舌尖、舌边往往无苔，成见薄白苔。舌质常见为胖嫩边有齿印，以晨起初见明显。病程日久，舌质淡而无华，或呈剥苔。

（4）辨口气　胃强患者多口臭，脾弱患者常觉口淡。前者由于胃浊上泛，胃火旺盛，故口臭熏人；后者口淡以白天多见，有诉夜间口苦而干者为多，需食咸物或饮水才能消失。本证脉多呈浮滑，重按无力，常见肥胖或脑力劳动者，多伴有肠鸣，腹部畏寒等症。总之，临床上见到食欲旺盛、口臭而大便溏薄泄泻者，常辨为胃强脾弱证。

13. 怎样理解治疗胃病中的“通”与“补”？

胃为水谷之海，以通为用，以降为顺。降则和，不降则滞，反升则逆。通降是胃的生理特点的集中表现。叶天士认为：“脾益升则健，胃宜降则和”。胃和的关键就在于胃气润降。降则生化有源，出入有序；不降则传化无由，壅滞成病。“降”是胃的生理功能特征，只有保持舒畅通降之性，才能奏其纳食传导之功。同时脾胃同居中焦，互为表里，胃病日久，必殃及于脾，故胃病的治疗有“通”与“补”二法。即使用补亦应补中有通，静中有动，使补而不滞，润而不腻，能升能运，以合脾升胃降的生理特点。

临床虽见胃病初病多实，久病多虚，但久病未必皆虚，需结合临床实际。例如久病由气入络，可表现为气滞血瘀证；久病体虚，痰浊困之；或久病及脾，运化失司，气滞于中，水湿不化，或复加情志、饮食所伤，往往又兼气滞、痰湿、湿滞等，表现为实证或虚实夹杂。在治疗上虽有脾虚，但如气滞明显，一味补之，往往滞气生满，导致疼痛、胀满等症加重；气虚夹滞，食积难化，如一味补气健脾，影响消导，反加胀痛；又如脾虚夹湿，或痰浊阻中，过用甘腻之品，则反滋脘痞腹胀，甚至厌食、泛恶；或脾胃湿热内蕴又兼脾虚等虚实寒热错杂之证，不能只见其标，忽视其本；或只顾其本，不顾其标。如纯用补法，或甘腻滋湿恋热，邪不易撤；或壅气生火，助长其热，所谓“气有余便是火”也。除上述所举之例，临床尚有更多复杂的情况。因此胃病虚证之用补法，不仅要“先其所因，伏其所主”，针对病因治疗，还要权衡标本缓急轻重，或先祛邪后补虚，或补泻兼用。

胃病之补法，一般只限于下述几种情况：一是脾胃虚弱，中气下陷，症见腹胀作坠、食后不化、形瘦纳少或伴内脏下垂等，方用补中益气汤加陈皮、枳壳、香橼皮、佛手、大腹皮等助其通降。使补中有通，升中有降，脾阳升发，胃气下行，轻升浊降，壅塞得通。二是脾胃阳虚，症见胃脘冷痛或绵绵隐痛，喜温喜按，饥时痛甚，得食痛缓，舌淡脉沉细等。此时当以辛甘或甘温，建中温阳以缓其急，方用黄芪建中汤加高良姜、制香附、延胡索、陈皮等。三是胃阴不足，症见胃脘灼痛或隐痛，口干纳少，大便干结，舌红少苔等。故即使有可补之征，一是要看确属虚证，还要看其是否受补；其次要补之得当，补之得法；最后要补中兼通，反对呆补、漫补、壅补。至于胃病之虚实兼夹，多着重祛邪。主张先治其标，使胃复通降，脾得健运，从而食进胃强，水谷得以充养，则不补自补，脾胃自能恢复正常功能。而不早用补剂，防止祛邪不尽，窒塞脾胃升降气机。

可见胃病之治法，着重于“通”，补法中亦须寓通。正如高士宗所说：“通之之法，各有不同，调气以和血，调血以和气，通也；上逆者使之下行，中结者使之旁达，亦通也；虚者助之使通，寒者温之使通，无非通之之法也”。

14. 著名老中医杨春波如何认识脾胃湿热？

杨老认为脾胃湿热证是中医脾胃理论的重要内容。其主要学术观点为：①脾胃湿热证是一种病理现象，具有广泛的临床基础，与炎症性疾病关系密切，特别是与活动性炎症相关性明显；②脾胃湿热是幽门螺杆菌（Hp）赖以生存的体内环境，目前发现Hp产毒菌占优势；③脾胃湿热证是胃肠慢性炎症性病变潜在癌变的信号；④脾胃湿热证是机体对病因应答呈亢进性、失调性的综合病理反应；⑤脾胃湿热证的主要症状有4种，其中黄腻苔是判断的主要依据。中医学认为舌苔是散布在舌体上面的一层苔垢，乃由胃气上蒸于舌面所生。外感湿热邪气，或内伤酒食不节，肥甘厚腻，酿成湿热，内蕴脾胃，湿热阻滞，影响脾胃的正常功能，湿热熏蒸故见舌苔黄腻。

杨老治疗脾胃湿热证的特点：①强调整体观念，注重脾胃与其他脏腑的关系。因为脾胃湿热证病位虽在脾胃。但与肝、胆、肠的关系最为密切。②湿热证为实证，当用泻法。兼见气虚、血虚、阳虚、阴虚者，或因脾虚失运，导致湿阻热生者，应分清主次缓急，而立先泻、先补，或补泻间用，或补泻兼施。③清热祛湿是治疗脾胃湿热证的总则，但临床有湿热并重、湿重于热和热重于湿的不同，故临证要根据湿热的偏颇，或清热祛湿并重，或重于祛湿，或重于清热，随机施治。④对于脾胃病湿热证属湿热并重者，在自拟清化饮的基础上，因证制宜，兼以理脾清化。调气舒络，散瘀安神，加减治疗。

杨老自拟方清化饮，用以治疗脾胃湿热证，方由茵陈蒿10g，黄连3g，厚朴6g，白扁豆12g，薏苡仁15g，佩兰10g，白豆蔻4.5g，赤芍10g组成。方中茵陈蒿性苦微寒，善能清热利湿为君药；辅以苦寒之黄连清热燥湿，配以辛温之厚朴，化湿理气除满，白扁豆健脾化湿，薏苡仁利水渗湿而健脾，佩兰、白豆蔻芳香化湿；佐以赤芍以清热凉血，散瘀止痛。全方药性平和，药味少，药量轻，寒温并用，共奏清热化湿、理气活血之功。对因湿热中阻，气机郁滞，症见食欲不振，大便溏黏或呈黏液样，舌苔黄腻的胃痞、胃痛者，杨老常用清化饮加减化裁以取效。动物试验表明：本方有明显的抗 Hp 感染和减轻胃黏膜活动性炎症的作用。

15 · 脾阴虚证与胃阴虚证临床上如何鉴别？治疗有何不同？从病生理上如何区别与联系？

脾阴虚、胃阴虚两者往往连同发生，临床证候多有兼夹，在临床上常从下列几个方面予以鉴别：

（1）二者均有阴虚见证。脾阴虚证偏重运化、升清的功能失调，症见食少纳呆，或食后腹胀，倦怠乏力，形体消瘦，烦满，手足烦热，口干不欲饮，大便干结或不爽，舌淡红少津，苔薄，脉濡微数；胃阴虚证偏重受纳、和降的功能失调，症见饥不欲食，口渴欲饮，脘痞嘈杂，或干呕呃逆，胃脘灼热，便干溲少，舌光红少津，舌苔花剥，脉象细数。

（2）脾阴虚证多见于慢性疾病过程之中，主要表现为阴津生化匮乏的虚损病证，病程较长，所损之阴不能速生，治疗亦颇费力；胃阴虚证病位较浅，大多由火热之邪所伤，往往在急性热病过程中多见，主要表现为津枯肠燥，纳化通降失职的热证，故胃阴虚证虚象较甚，且兼火旺之热象。

（3）有脾胃阴虚见证而因内伤杂病者，多属脾阴虚证；因外感热病或呕吐伤津者，多属胃阴虚证。

脾阴虚证与胃阴虚证的治疗用药选择也有各自的特点：

养胃阴多用甘凉、甘寒，益脾阴宜用甘淡平。因“胃为阳土，宜凉宜润”。胃阴不足、阴虚内热，正宜甘凉，甘寒养其阴、清其热。脾脏特性喜燥恶湿，脾阴虚证之虚热多不如胃阴虚证严重。脾阴虚证用甘寒治疗，则不仅滋腻养阴，有碍运化，且寒凉清热，对证不确。药味之甘淡平与甘寒，同中有异。甘能补虚，淡不滞湿。符合脾脏生理特性，用治脾阴不足颇为适宜。甘淡之药大多性平，用于胃阴不足、阴虚内热之证，则缓不济急，不尽吻合。

据此，在临床上养胃阴可选麦冬、生地、梨汁、蔗浆、藕汁、冰糖、花粉、芦根，方剂如清吴瑭的益胃汤、沙参麦冬汤、五汁饮等。滋脾阴药物则多用山药、茯苓、莲子、扁豆、芡实、粳米等，方剂如明胡慎柔的养真汤（四君子汤加山药、莲肉、白芍、五味子、麦冬、黄芪），宋陈无择的六神散（四君子汤加山药、扁豆），喻昌辉的益脾汤（山药、莲子、薏苡仁、芡实、扁豆、茯苓、太子参、白术、石斛、桔梗、谷芽、炙甘草）等。当然，脾胃阴虚证临床上有时难以辨别，需精察明辨，不可完全混同。

综上所述，脾阴与胃阴的脏腑部位不同，性质有别。滋脾和养胃，药物也有性味功效的差异，治疗各具特点。在临床上，或滋脾以治胃，或养胃以调脾，或两者并治，皆贵在审证求因，治病求本。若标本轻重，均能胸有成竹，皆中病地，往往可以收到满意的效果。

16. 如何理解“见肝之病，知肝传脾，当先实脾”？

“见肝之病，知肝传脾，当先实脾”源于《难经·七十七难》，其曰：“上工治未病，中工治已病者，何谓也？然：所谓治未病者，见肝之病，则知肝当传之于脾，故先实其脾气，无令得受肝之邪”，是指肝病发展，病邪会侵犯脾脏，治疗应当先实脾气，使脾气旺而不受邪，以阻断病邪的传变。此后，东汉张仲景《金匮要略》曰：“见肝之病，知肝传脾，当先实脾……，中工不晓相传，见肝之病，不解实脾，惟治肝也……，故实脾则肝自愈，此治肝补脾之要妙也……”，进一步阐述了“见肝之病，知肝传脾，当先实脾”的含义，并成为肝病的基本治则。

人体脏腑之间有着相互联系、相互制约的关系。一脏有病，可以影响他脏。治疗时必须照顾整体，治其未病之脏腑，以防止疾病之传变。之所以确立肝病当先实脾原则，正是因为肝脾两脏之间，在生理上联系密切，病理上相互影响。肝属木，藏血而主疏泄，脾属土，生血而司运化，脾胃的升降与肝气的疏泄关系密切。若肝的功能正常，疏泄调畅，则脾胃升降适度，气血生化有源；肝木得脾土濡养，方遂其条达之性。此之谓“木可疏土”“土旺荣木”。若情志郁结，肝失疏泄，“木旺乘土”，影响脾胃，使其升降失常，形成肝脾不和或肝胃不和的证候。如脾虚失健，易受肝气的戕伐，导致“土虚木乘”。所以见肝之病，应该认识到最易传脾，在治肝的同时，要注意调补脾脏，使脾脏正气充实，防止肝病蔓延。当然，见肝实脾并非一成不变，脾脏本气旺，则可不必实脾。另外，又当明确肝病有虚实之分，故肝虚者宜补肝顾脾，肝实者宜泻肝顾脾，虚实虽然异治，然兼顾脾脏则一，这也是治疗肝病原则之一。

“肝病实脾”是中医治未病思想在肝脏疾病防治中的具体体现，是肝病的基本治则，包括了丰富的中医治疗学、预防学思想。其内涵包括：①肝病的发展，会影响到脾脏功能，治疗肝病注重实脾以防木乘，则截断肝病传变的途径，阻止病邪扩散与病情加重；②通过实脾以滋肝木，脾胃运化功能的正常，则气血生化有源，肝木得以滋养，也有助于达到治愈肝病的目的。

综上所说，医者掌握脏腑间的互相关系和疾病的传变规律，做到无病先防，已病防变，治其未病，确立正确治则。

17 • 中医对肝如何认识?

中医对肝的阐述内容丰富，别具特色，它是通过对大量的生理病理现象和临床实践中的观察所得，结合天人相应的观点，加以分析归纳出来的一种藏象概念。肝位于腹部，横膈之下，右胁之内。肝为魂之处，血之藏，筋之宗。肝在五行属木，主动，主升。所以《素问·灵兰秘典论》说:“肝者，将军之官，谋虑出焉。”《素问·六节脏象论》说:“肝者，罢极之本，魂之居也。”肝开窍于目，主筋，其华在爪，在志为怒，在液为泪。肝与胆，互为表里。心主血，肝藏血，两者相互配合，共同维持血液的运行。肺气主降，肝气主升，升降得宜气机舒畅，维持人体气机的正常升降运动。肝藏血而主疏泄，脾统血而主运化，为气血生化之源。肝脾两脏的关系，首先在于肝的疏泄功能和脾的运化功能之间的相互影响；其次，肝与脾在血的生成、贮藏及运行等方面亦有密切的联系。肝藏血，肾藏精，肝血赖肾精的滋生，肾精亦赖肝血的补充，精血相互滋生。

肝通过其经脉与其他脏腑及体表组织紧密联系。足厥阴肝经过阴器，抵小腹，布胁肋，连目系，故肝经经气不舒，常见小腹痛，胁肋胀痛，两目胀痛。肝脏通过筋脉与胆腑相连，构成脏腑表里相结合关系，两者在消化功能及情志活动方面相互协作，互为影响。肝为筋之宗，筋司运动的功能，有赖肝血的滋养。肝血充盛，则肢体关节才能运动灵活，强健有力。爪为筋之余，肝华在爪，肝血充足，爪甲坚韧明亮，红润光泽。肝主藏血，其经脉上连于目系，目者血脉之宗，故肝开窍于目，目为肝之外候。肝血不足，则视物模糊，肝阴亏损则两目干涩，视力减退；肝火上炎则目赤肿痛，目睛生翳；肝胆湿热，胆汁不循常道，则两目发黄；肝风内动，则两目斜视。

肝的主要生理功能包括：①主疏泄：具有调畅气机；促进脾胃的运化功能；调畅情志；促进血液运行和津液的输布；调节妇女的排卵和月经来潮、男子的排精等功能。②主藏血，即肝有贮藏血液和调节血量的生理功能。

肝脏的生理特性是肝为刚脏，喜条达而恶抑郁。肝主疏泄藏血，即能藏有形之血，又能疏泄无形之气。以血为本，以气为用，体阴而用阳。肝脏体阴的含义：一是指肝属阴范畴，肝位横膈下属阴；一是从肝的生理机能来看，肝为刚脏，以气为用，内寄相火，在六气中属风。所以在病理上肝病多见肝气易滞，肝阴易亏，肝阳易亢，肝火易升，肝风易动的病证。治疗应注重疏理肝气，滋养肝阴，平肝潜阳，镇肝熄风。

18 · 为什么说“肝居下焦”？

“肝居下焦”由清代医家吴鞠通提出，其在《温病条辨·中焦》中指出：“温病自口鼻而入，鼻气通于肺，口气通于胃。肺病逆传，则为心包。上焦病不治，则传中焦，胃与脾也。中焦病不治，即传下焦，肝与肾也。始上焦，终下焦。”吴氏所述，乃是根据温热病的发生发展规律创立的三焦辨证纲领，三焦辨证是对温热邪气侵袭人体后由浅入深、由表入里三个不同阶段的概括，上焦为病之初期，中焦为病之中期，下焦为病之后期，后期多肝肾见证。

“肝居下焦”的根据主要是：在温病后期，热邪久羁，肾阴耗伤，导致肝阴亏虚，水不涵木，而致手足抽搐，甚或瘛疭等肝风内动之证。可见“肝居下焦”是强调肝肾之阴的密切关系。然而应当指出，三焦辨证作为一种辨证方法，是对温热病的病因、病性、病位、病势的整体性概括。其上、中、下三焦脏腑的分属，是对疾病发病过程中不同阶段的病理概括。

19 • 王旭高治肝法在脾胃病中如何运用?

王旭高在《西溪书屋夜话录》一书中，创肝气、肝风、肝火三纲辨治体系。王氏肝病证治大法，以脏腑辨证为基础，谨察病机，标本兼顾，注重调理脾胃，对后世影响较大。其治肝法在脾胃病中的运用如下：

(1) 脾胃病最常见的腹胀、腹痛、腹泻症状，多数证属肝脾不和。王氏认为木气郁抑，则疏泄失常，其病机关键是肝盛脾虚，木旺乘土。此证常由情志因素所诱发，或因情志变动而加重，治宜健脾土之虚，泻肝木之郁，也即是疏木温中健脾，使肝气平而脾健运，即“肝气乘脾，脘腹胀痛。六君子汤加吴萸、白芍、木香。即培土泄木之法也。”健脾用六君子汤，疏肝用吴茱萸、白芍、木香，培中土而助健运，亦即“土厚则木气自荣”之意，泄肝木而理气机，用药恰到好处。

(2) 对于胁痛胁胀者，王氏根据自己的临床经验，提出了多种治疗方法，对临证有很大的参考价值，如疏肝理气法，主治“肝气自郁于本经，两胁气胀或痛者，宜疏肝。香附、郁金、苏梗、青皮、橘叶之属。兼寒，加吴萸；兼热，加丹皮、山栀；兼痰，加半夏、茯苓。”如疏之不效，当从络病治，“疏肝通络。如疏肝不应，营气痹窒，络脉瘀阻，兼通血络。如旋复、新绛、归须、桃仁、泽兰叶等。”如肝气胀甚，疏之更甚者，“当柔肝。当归、杞子、柏子仁、牛膝。兼热，加天冬、生地；兼寒，加肉苁蓉、肉桂。”如肝郁化火，治当清肝泻火，曰化肝，“景岳治郁怒伤肝，气逆动火，烦热胁痛，胀满动血等证，用青皮、陈皮、丹皮、山栀、芍药、泽泻、贝母，方名化肝煎。是清化肝经之郁火也。”又肝气郁结较甚，见胁肋胀急不舒，中气虚则可见倦怠少气，食少纳呆，腹胀便溏，舌淡苔白，脉虚软，按之无力。“肝气甚而中气虚者，当缓肝。炙草、白芍、大枣、橘饼、淮小麦。”先用甘味药扶中气，缓肝之急，再甘以缓中补脾，法宗《素问·藏气法时论》“肝苦急，急食甘以缓之”，亦即《难经·十四难》“损其肝者缓其中”之义。

（3）呕酸一证，多为肝胃不和所致，然究其病机，有寒热虚实的不同，王氏多分而论治，如“肝气乘胃（即肝木乘土），脘痛呕酸。二陈加左金丸，或白蔻、金铃子。即泄肝和胃之法也。”“如肝有寒，呕酸上气，宜温肝。肉桂、吴萸、蜀椒。如兼中虚胃寒，加人参、干姜，即大建中法也。”

（4）对于胃痛（心痛），王氏从肝论治的经验也极为丰富，如脘痛伴有呕酸者，除前述的泄肝和胃法和温肝法外，单列有泄肝法，“如肝气上冲于心，热厥心痛，宜泄肝。金铃、延胡、吴萸、川连。兼寒，去川连，加椒、桂；寒热俱有，仍入川连，或再加白芍。盖苦、辛、酸三者，为泄肝之法也。”另尚有多种治法，虽未明示其治疗胃病，但在现代临床上得到广泛的应用，如疏肝理气法、柔肝和络法、培土宁风法、平肝法、缓肝散肝法、镇肝法、敛肝法和补肝阴法等，均可择机使用，有助于提高临床疗效。

20. “柴胡劫肝阴”出自哪里？临床怎么看待这个问题？

柴胡为伞形科植物柴胡（bupleurum chinense，DC）或狭叶柴胡（bupleurum scorzonerifolium willd）的干燥根。其性味苦、微寒，归肝、胆经，有和解表里、疏肝理气、升举清阳的功效。在我国临床应用已有两千多年历史。在应用过程中，逐渐发现其有一定的毒副作用。明代张凤逵在《伤暑全书》中首见提出“柴胡劫肝阴”之说，被后世周扬俊、叶天士、王孟英等援引。

叶天士在《幼科要略》中说“大方治疟症，须分十二经。若幼科庸俗，但以小柴胡去参，或香薷、葛根之属，不知柴胡劫肝阴，葛根竭胃汁。”王孟英《温热经纬》重申：“幼科一见发热，既以柴葛解肌，初不究其因何而发热出也。表热不清，柴葛不撤，虽肝风已动，瘛已形，犹以风药相虐，亦不慎乎。此叶氏以有劫肝阴，竭胃汁之切戒也。”柴胡性升散，用后发散其表，汗出伤阴，所以阴虚阳亢，肝风内动，阴虚火旺及气机上逆者服用易致阴伤更甚而病情加重。

在使用柴胡时，宜注意其适用范围，无论外感或内伤病，若舌无苔或绛或干，或淡红嫩红，脉细数或沉数，均属肝阴不足，不宜滥投柴胡。对元气下脱，虚火上浮，阴虚火炎，水不济火所致的下虚之热亦不宜投柴胡，而应固脱扶元，温纳扶阳。

但在临床用药中柴胡是否劫阴，应视其在方剂上的配伍情况而定，而不应拘泥于古人某一观点。如在柴胡方中同时辅以补血、养肝和益阴潜阳的药物，则柴胡可收疏肝解郁之功，而无劫肝伤阴之虞。

21· 肝为刚脏，为病多刚暴横逆，临床如何灵活使用柔肝法？

柔肝，亦称养肝，是治疗肝阴虚、肝血不足的方法。肝为刚脏，体阴而用阳。因木喜条达，医者治肝病多用疏肝理气法，但久用香燥，多暗耗肝阴。若阴血亏虚，木失濡润，非以甘缓养血育阴以益肝体，不足以化刚燥为柔和，当于甘凉、辛润、酸降、柔静中求之，此法即为柔肝法，故秦伯未先生在《清代名医医案精华》中讲：“肝为刚脏，非柔润不能调和也”。肝主藏血，血属阴，故肝体属阴，肝主疏泄，内寄相火，性偏动，故肝用属阳。阴阳互根互用，若阴、血不足，则肝阳、气之升动失去制约，则会偏亢，从而出现肝火上炎，肝阳上亢等刚暴横逆等表现。其标为阳盛，其本在于阴血不足，因此，灵活运用柔肝养肝之法，可使阳得阴制而不亢，则阴平阳秘，诸症自消。正如《类证治裁》所言："肝为刚脏，职司疏泄，用药不宜刚而宜柔，不宜伐而宜和"。

灵活运用柔肝之法者当推叶天士，其在《临证指南医案》中论及："故肝为风木之脏，因有相火内寄，体阴阳用。其性刚，主动主升，全赖肾水以涵之，血液以濡之，肺金清肃下降之令以平之，中宫敦阜之土气以培之，则刚劲之质得为柔和之体，遂其条达昌茂之性"。从本段话可以看出，柔肝之法包括：养血柔肝法、滋阴柔肝法、甘缓柔肝法等。养血柔肝法：肝藏血，血少则肝燥生热，血虚则风动，养肝血即补肝体。常规用药如：当归、白芍、地黄、首乌、枸杞子等。比较著名的方剂是四物汤；滋阴柔肝法：阴血同源，阴液充足，则血虚可解，此其一也；壮水之主，以制阳光，肝肾同源，肾水充足，则肝火无法虚亢，此其二也。所用方剂，首推滋水清肝饮；甘缓柔肝法：《素问·脏气法时论》云："肝苦急，急食甘以缓之"，使用培补中宫之甘缓之品，则土盛而木受其侮，肝气暴亢之势则可平复，甘麦大枣汤是代表方剂。

22 · 如何理解"肝为罢极之本"？

"罢极之本"语出《素问·六节藏象论》，其原文为："帝曰：脏象何如？岐伯曰：……肝者，罢极之本，魂之居也；其华在爪，其充在筋，以生血气，其味酸，其色苍，此为阳中之少阳，通于春气"。"罢"，音义同"疲"。"罢极"是极度疲劳的意思。那么肝为什么是罢极之本呢？

首先，经文中本段文字的提纲为"脏象"，脏，指藏于体内的内脏，象，为表现于外的生理功能和病理现象；所谓脏象者，是脏腑生理功能、病理变化表现于外的征象。因此“罢极之本”必然是概括肝的生理功能；并且经文中，分别用“生之本”“气之本”“封藏之本”“仓廪之本”概括其他四脏的根本生理功能。可见“罢极之本”应该是指肝的重要生理功能；其次，对“罢极之本”，王冰注曰：“夫人之运动者，皆筋力之所为也，肝主筋，其神魂，故曰肝者罢极之本，魂之居也”。张志聪释谓“动作劳甚谓之罢，肝主筋，人之运动皆由乎筋力，故为罢极之本”。《医门法律》中也说：“人身运动，由乎筋力所为，肝养筋，故曰罢极之本”。由此可见，“罢极之本”的功能是由肝对筋所主而体现的，与人之运动有关；肝主藏血，有调整血液的功能，肝脏在人体活动时，把贮藏的血液输送到全身各个部位，以供大脑、脏腑与肢体的活动需要，而不会有疲劳的感觉。如果肝脏调整血液的功能失常，则易出现疲劳的感觉。故有“眼受血而能视，足受血而能步，掌受血而能握，指受血而能摄”之说。

23. 脾胃病中“肝脾不和”和“肝胃不和”辨治有何不同？

消化系统疾病多见肝与脾胃错杂证，三者常相兼为病，而临床医生常概以肝（胃）脾不和统论之，其实“肝脾不和”和“肝胃不和”临床是有明显区别的，故必须详为辨析：

肝脾不和证是由于肝郁气滞，肝气乘脾，脾失健运，或由于脾虚湿蕴，土壅木郁而致肝脾两脏功能失调的证候。多因抑郁，恼怒伤肝，饮食劳倦，思虑过度伤脾所致。其主要表现为：胸胁胀满疼痛，善太息，精神抑郁，或心烦易怒，口苦咽干，纳食减少，腹胀便溏，肠鸣矢气，或腹痛腹泻，苔白或腻，脉弦。常见于“泄泻”“胁痛”“腹痛”等脾胃疾病中。

肝胃不和证是指由于情志不舒，肝郁胃弱，肝气横逆犯胃而出现的一系列症状的概称。其主要表现为：胃脘胀满疼痛，引及两胁窜痛，呃逆嗳气，吞酸嘈杂，食入不化，烦躁易怒，舌苔薄白或薄黄，脉弦。常见于“胃痛”“呕吐”“呃逆”等脾胃疾病中。

两者辨证方面的鉴别如下：

肝脾不和证和肝胃不和证都是由于情志抑郁，或恼怒而致肝气郁结，肝气横逆侵犯中焦所致。两证均有胸胁胀满疼痛，精神抑郁或急躁易怒，少腹胀痛，善太息等肝气郁结表现。但脾宜升则健，胃宜降而和。肝胃不和证是由于肝失疏泄，横逆犯胃，胃失和降所致，因此，临床上除肝气郁结外，还伴有胃脘胀满疼痛，呃逆嗳气，吞酸嘈杂，呕吐等胃气上逆的表现。而肝脾不和证是由于肝气郁结，肝木乘脾，脾失健运而成，故临床不仅具有肝气郁结证，还兼有食少纳呆，腹胀泄泻，肠鸣矢气，身倦乏力等脾虚症状。一为胃失和降，胃气上逆，一为脾气虚弱，运化失常。两者的病位不同，升降各异，纳运有别。

两者治疗方面的区别如下：

肝脾不和证在疏肝理气的同时，多需加入扶脾健脾之品，如治疗泄泻肝脾不和证的痛泻药方，治疗胁痛肝脾不和证时在柴胡疏肝散的基础上应该酌加健脾药物，如茯苓、白术等。肝胃不和证在疏肝理气的同时，应多加入和胃降逆之品，如呕吐肝胃不和证用四七汤治疗，呃逆肝胃不和证用柴胡疏肝散合橘皮竹茹汤加减治疗等。

24. 肝气虚有什么表现？如何鉴别诊断？如何指导临床？

气虚证是指机体脏腑功能衰退，元气不足而出现的全身性虚弱所表现的证候。而肝气虚则是指由于肝主疏泄的功能衰退，影响肝气升发而引起的病症。其具体表现包括：①气虚证表现，如神疲乏力、气短或懒言、舌体胖或有齿印、脉虚无力等；②情绪及思维活动的改变，如抑郁不快或烦躁不安、思维迟钝、多梦善恐等；③肝经所过部位出现不适，如视力下降、胸胁满闷、善太息、少腹坠胀、肢端麻木等；④女性可出现月经不调、痛经、闭经等。

肝气虚证的鉴别诊断：

（1）肝气虚证与肝气郁证　均因肝气疏泄不及所致，与情志异常有关，都可见肝经所过部位不适的症状。但肝气郁结多系突然的情志刺激，多因大怒伤肝，表现为病理性亢奋，而烦躁易怒；易于化火，向实证转化；易于横逆犯脾而见脾虚症状；肝气郁致气滞血瘀，则胁部刺痛不移，或逐渐产生癥瘕积聚，以胁痛为主；其病程短，脉多弦。而肝气虚证乃因情志持久作用，因忧思郁怒伤肝，致肝气疏泄不及、气血失和而成，表现为病理性抑郁而闷闷不乐；有气虚证表现，多兼肝阴血不足，以胁胀为主，进一步向肝阳虚发展；其病程长，脉多虚。

（2）肝气虚证与脾气虚证　均具有气虚见证。脾气虚致脾的运化功能不足为主，有食欲减退、消瘦等脾虚症状。而肝气虚以肝用不足为主，并无明显纳呆、消瘦、便溏等脾虚症状，表现有肝脏定位的特有症状，如胁胀不适、喜太息等。

（3）肝气虚证与肝阳虚证　两者均属肝病虚证，又都表现为肝脏功能作用衰退的症状，极易混淆。肝气虚和肝阳虚两者只是症状轻重的不同。气虚乃阳虚之始，阳虚乃气虚之渐。肝气虚，气机升降失常，浊阴阻塞上下，阳气不能输布，日久则会出现胸胁胀满连及少腹，阴邪上逆而频频嗳气呕逆，甚则腹满如鼓，四肢厥逆，大便干少或溏泄，梦多寐少，睡中手足惊搐等本虚标实的肝阳虚证候。

治疗上，肝气虚证应施以温养之法。所谓温者，用甘温之剂助肝之升发之性而除内生之寒；所谓养者，取补中兼调之意，即温不可燥烈，养不宜柔腻。根据前人的经验，使用频率较高的药物是：黄芪、党参、当归、白芍、甘草、白术、茯苓、桂枝等；

其中黄芪、党参是为补肝之升发之气，盖黄芪性升可助肝气虚弱难以升发之苦，用之为君；气弱血必不足，辅以当归、白芍养肝之体以助肝用，且有阳生阴长之义；用参、术、苓、草四君者，取其实脾而生诸气。肝气郁滞者，少佐枳实、厚朴以散其结，可使补而不滞，通而不伤，升而有降。肝阳不足者，由于属本虚标实，可用干姜、附子温肝肾之阳，偕同参、芪、归、芍以奏温补阳气之功，必佐黄连、枳实，制肝内郁热，疏肝气之滞，以免服温药后出现有升无降，以致火亢于上的现象。上述诸药之中，近代医家张锡纯认为黄芪功效最为卓著，临证凡遇肝虚证，他往往以重用黄芪为主，少佐以理气之品，多获良效。

肝气虚的认识，对于临床有非常重要的意义，脾胃疾病的产生，与肝的疏泄功能有密切的关系。情志因素也是脾胃系统疾病的主要病因之一，目前对于情志不畅引起的脾胃疾病，多从肝郁论治，以疏肝理气为主要治疗方法，但对于病程较久者疗效并不确切，须知新病多实，久病多虚。很多人认为肝无补法，从而越疏越虚，越虚越郁，犯了虚虚实实之错，造成了病情的恶性循环；只有深入认识肝气虚证，才能做到虚实分明，攻伐得当，疗效确切。

25 · 如何理解“左肝右肺”？

“左肝右肺”首见于《素问·刺禁论》：“肝生于左，肺藏于右，心部于表，肾治于里，脾为之使，胃为之市……”有人认为，肝位于人体右侧，左肝右肺与解剖不符，属于错误的认识；其实不然，经文中用表来言心，用里来言肾，用市来言胃，均与解剖的位置无关，此处当指脏腑的功能。

既言功能，“左肝右肺”主要想阐明肝、肺的何种功能呢？《素问·阴阳应象大论》曰：“左右者，阴阳之道路也”。《幼幼集成》亦云：“左右者，阴阳之道路也……阳从左升，阴从右降”。可见左右是为阴阳气机升降的道路，左为阳，右为阴；左主升，右主降。王冰在《黄帝内经·素问》中有言：“肝象木，旺于春，春阳发生，故生于左也”，“肺象金，旺于秋，秋阴收杀，故藏于右”。由此可见，“左肝右肺”主要是为了阐明肝肺对气机升降调畅的功能。

肝主疏泄气机，肺主一身之气，因此，两脏的功能协调对人体气血的运行起到了重要的调控作用。《临证指南医案》有言：“肝从左而升，肺从右而降，升降得宜，则气机舒展”，即是此意。若肝气郁结而不升，则会造成肺气不降而出现胸中满闷，呼吸急促，咽中如窒等症状；若肺气不降，也可以影响肝气的升发，如《王氏医案释注》中有：“清肃之气不行，升降之机亦窒”，“治节不行，一身之气皆失其顺降之机”等论述。另外，若肝气升发太过，也会造成肺气宣降不及，即《王氏医案释注》中所谓的“左升太过，右降无权”，从而出现口苦、目赤、胁痛、易怒及咳嗽、咳血等症，治疗当以泻肝火为主，兼以清肺热、滋肺阴。肺金之气太过，过分克制肝木，导致“肺病及肝”，临床在咳嗽、鼻塞的同时，可见口苦咽干、头目眩晕等症，治以宣肺清肝。

临床的一些辨证用药规律也支持肝左肺右理论。如傅青主在《大小诸证方论》中，分论“右胁痛，邪入肺经”“左胁痛，邪入肝经”。施今墨先生总结多年的临床经验，提出“郁金行右，橘叶行左”“陈皮行肺闭以右胁痛为宜，青皮行肝滞以左胁痛为宜”的观点。由上可见“肝左肺右”确有其生理和病理意义，也能指导临床实践。

26 中医舌诊应注意哪些问题？

“望舌诊病”是临证时不可缺少的重要环节，要鉴别各种病理舌象，必须排除各种影响因素的干扰。中医舌诊应注意真实性和全面性两个方面。

（1）真实性方面　就是如何排除各种影响因素的干扰，使我们所分析的舌象是真实客观的，所需要注意的内容如下：

1）注意望舌的体位和伸舌的姿势：望舌时患者可取坐位或仰卧位，伸舌时必须自然地将舌伸出口外，舌体放松，舌面平展，舌尖略向下，尽量张口使舌体充分暴露。

2）注意环境光线：望舌以白天充足、柔和的自然光线为佳，光线要直接照射到舌面。光照的强弱与色调，常会影响正确的判断。因此，当舌象与辨证不符时，应注意转换角度与位置，力求减少影响。

3）注意饮食或药物影响：饮食和某些药物可以使舌象发生变化。如进食时的物理摩擦，能会使厚苔转为薄苔；饮水后，舌苔明显较前湿润；食热汤水、生姜、辣椒等可使舌由红润（淡红）变鲜红或红绛。

饮服某些食物或药物，可以使舌苔着色，称为染苔。如食牛奶、豆浆可使苔变白色；食醋、橄榄、咖啡、酱油、焦黑食物或含铁的补品等可将舌苔染成黑褐色或茶褐色；食枇杷可将舌苔染成黄色；食草莓、山葡萄，可将舌苔染成紫色；蛋黄、橘子、柿子及服复合维生素B、黄连粉等，可使舌苔变黄色。

如果发现舌象与病情不符时，可询问患者的饮食、服药情况，或用揩舌的方法进行鉴别。

（2）全面性方面　就是诊舌要全面了解舌象的变化。

1）察舌的顺序：一般可先看舌苔，后看舌质，先观察舌尖、舌中，后看舌根，再观察舌的两旁。如舌苔不厚，舌苔下面的舌质也要仔细观察，然后再看舌苔的湿润度及舌质的情况，必要时可再看一下舌底面的静脉，这样依次观察，就不致遗漏。

2）观察的项目：观察舌象时，要观察舌的颜色（分淡红、淡、白、红、绛、青、紫七种），舌体的形质（包括枯荣、老嫩、胖瘦、点刺、裂纹等），舌的动态（舌体活动是否灵活，伸缩是否自如，是否有痿软、强硬、歪斜、颤动、吐弄、短缩等异常情况），舌下脉络（长度、形态、颜色、粗细、舌下小血络等变化），舌苔的苔质（包括厚薄、润燥、腻松、腐霉、剥落）以及苔色（白苔、黄苔、灰黑苔）等情况，才算完善的舌诊内容。舌诊的全面性特别值得医生关注，如果出现漏项就会对辨证的准确性造成影响。

27 · 黄苔如何辨识寒热？

黄苔主病，临床上多见里证、热证，尤其主湿热或实热之症，苔色越黄，热邪越重，也可见于痰饮食滞等症。如《舌鉴辨证·黄舌总论》说："黄苔舌表里实热证有之，表里虚寒证则无"。但在临床上，黄苔也并非全部见于热证，也可能见于寒证，不可不辨。如王学权《重庆堂随笔》说："淡白舌苔，亦有热证；黄厚满苔，亦有寒证"，明确提出黄苔主寒的观点。临床以虚寒夹湿的胃痛和阳虚水肿易见黄苔。盖因湿浊停滞，阳虚者不能蒸化，胃气遏滞，如菜之沤黄，故见黄苔。两者之别，须从苔色、舌体、苔质及全身症状来辨之。

有黄苔的寒证证型包括：

（1）脾阳虚衰证　汪宏《望诊遵经·诊舌苔垢条目》中指出："苔如姜黄色，及松花色，津润而冷，或腹痛吐利者，阳衰土败也"。

（2）痰饮内停证　《察舌辨证新法·黄苔类分别诊断法》中指出："水黄苔，如鸡子黄白相间染成，此黄而润滑之苔，为痰饮停积"。

（3）寒实证　曹炳章《彩图辨舌指南·辨舌之辨证之鉴别》："若苔黄厚，而舌中青紫，甚则碎裂口燥，而舌不干者，此夹阴寒证也，宜温下之"。

（4）寒湿内停证　陆士谔《医学南针·望舌苔之法·黄苔》："黄苔不甚厚而滑者……然湿为阴邪，脾乃湿土，脾阳虚则湿聚腹满，按之不坚，虽见各色舌苔，其色必滑。黄为热，白为寒，便不宜下，当以扶脾燥湿为主。热者佐以凉药，寒者进以温剂"。

根据以上内容，我们可以发现，主寒的黄苔有一个共性，就是虽然苔黄，但多润滑而不干，舌质不红，甚至舌体胖嫩，若同时伴见畏寒肢冷，脉沉迟细弱等，多属寒证。因此，可根据苔色、舌体、舌质及全身伴随症状分析，来判断病邪的寒热性质。

28　什么是心胃相关理论？在临床上如何运用？

心胃相关是指心与胃在病理生理上相互联系、相互影响的关系，特别是心主神志（精神心理因素）的功能与胃（消化系统）主受纳、腐熟、运化水谷等功能之间相互联系、相互影响的关系。

（1）从生理上来讲，心胃两者关系密切

1）从五行归属来看：心属火，胃属土，两者为母子之脏。

2）从经络循行来看：心经下膈循胃脘络小肠；胃之大络出于左乳下，上贯胸膈，直达宗气结聚之处所，而宗气直贯心脉。

3）从生理功能来看：心为十二官之首，《灵枢·邪客》曰："心者，五脏六腑之大主也，精神之所舍也"。因此，心对胃有主导作用。《素问·六节藏象论》亦云："五味入口，藏于肠胃，味有所藏，以养五气，气和而生，津液相成，神乃自生"，说明心神也靠后天之精的濡养。而胃为水谷之海。

（2）在病理方面，心胃相互影响

1）心病伤胃：《素问·灵兰秘典论》曰："主不明则十二官危，使道闭塞而不通，形乃大伤"，因此心神失调，可影响脾胃功能，导致出现纳呆、脘胀、便溏等症状。

2）胃病伤心：脾胃运化失常，一方面气血生化乏源，可导致心失所养；另一方面脾胃运化失常，可产生痰湿、水饮等病理产物，会造成留聚扰心的后果。

（3）临床运用方面　在治疗脾胃病及情志疾病时必须充分把握好二者之间的关系，通过调整二者的关系进行治疗以提高疗效。

1）胃病治心：由于心神与脾胃相关，因而对一些脾胃病特别是伴有神志异常症状的胃肠病可从心与脾胃的关系出发，通过调心安神和胃的方法进行治疗。如：肠易激综合征（IBS）临床以肝郁脾虚为主要证型，多伴有心烦易怒，失眠多梦或精神抑郁等表现，单纯以疏肝健脾之方药往往疗效不理想，从心胃相关理论出发，通过调心安神，往往疗效显著。再如消化性溃疡后期患者多有胃脘隐痛不适，失眠多梦等症，而内镜检查往往溃疡已愈合。此时辨证多为阴虚血瘀，但单纯养阴化瘀和胃往往疗效不佳。根据心胃相关理论，将丹参饮中檀香易为养心安神和胃的百合，并加入三七、夜交藤、合欢皮等治疗，往往疗效甚佳。

2）心病治胃：《金匮要略·胸痹心痛短气病脉证治》“胸痹，心中痞气，气结在胸，胸满，胁下逆抢……人参汤亦主之”。这是补脾胃治胸痹的治法。论述了心胃同病，并开创了心胃同治的证治先河。许多系情志疾病可从心胃相关理论出发进行治疗。如失眠，因为食滞胃肠、胃气失和而引起者，可通过健脾消食、和胃安神进行治疗；对于狂证由于痰热引起者，临床中我们往往通过通腑泻热、和胃安神之法进行治疗，这也是心胃相关理论应用的实例。

29 • 中药如何调节胃肠动力？

胃肠道运动是消化道生理功能的重要组成部分，其功能紊乱是引起消化道症状的重要因素之一。胃肠动力疾病是目前消化内科的研究热点。中医以辨证论治、整体观念的特点，使其在功能性疾病的治疗上具有突出的优势。

中医学认为，脾胃气机升降失常，气机阻滞中焦是胃肠动力障碍性疾病的主要病机。因此在治疗过程中，要把调理脾胃气机的思想贯穿于治疗的始终。胃肠动力障碍的脾胃病变形式常以气虚、气陷、气滞、气逆为主，气虚与气陷侧重于脾，当以健脾升清为主；气滞与气逆侧重于胃，应以降逆和胃为要，临证应仔细辨之。其总的治疗法则应采用健脾和胃之法，使脾胃运纳复常，则诸病证自除。单纯脾虚者，宜多用四君子汤、补中益气汤之类；若因湿困脾，中焦气机不利，则要用香砂和胃丸、平胃散等祛湿纳脾。以气滞或气逆多见者，可因食积、湿阻或痰气交阻而发，宜用保和丸、枳术丸、枳实导滞丸及旋覆代赭汤投之。呃逆频作偏寒者可用丁香柿蒂汤；偏热者用橘皮竹茹汤。

脾胃的气机升降与肝胆的疏泄、肺气的肃降以及肾阳的温养密切相关。一旦这些脏腑的功能失调，势必影响到脾胃的升降。因此，在治疗胃肠动力障碍性疾病时，除了直接调理脾胃的气机外，还得从整体上调治相关脏腑的功能。肝胆属木，脾胃属土，肝失疏泄，无以助脾之升散，最易引起木不疏土或肝脾不和的病理变化，故张仲景在《金匮要略》中曰“见肝之病，知肝传脾，当先实脾。”临床见于因情志不舒，而出现胸腹部胀满不适、嗳气反酸及食欲不振等症者，常由肝失疏泄，肝气横逆而发。若肝气犯胃，则应疏肝和胃，肝气疏则胃气和，宜用柴胡疏肝散之类；若因肝郁化火，肝胃不和，可用左金丸清肝泻火，降逆止呕；若胆腑邪热壅盛，痰湿内阻致胆胃不和者，可用蒿芩清胆汤清胆利湿，和胃化痰；若肝脾不和，影响了脾胃的运化功能，可用四逆散等疏肝解郁理脾。

肺主一身之气，肺气肃降有助于脾胃气机的升降。若因肺失宣降导致胃失和降，可用紫菀、桔梗等宣池肺气，舒展脾胃气机；若因肺气不宣，引起大肠传导功能障碍而出现便秘者，则可用杏仁、瓜蒌仁等宣池肺气，润肠通便，此为提壶揭盖之法。

肾阳能促进气的产生，并可激发全身各脏腑组织的生理功能。若肾阳不足，可导致脾阳亏虚而出现脾的运化功能失常，既可以出现动力差导致的寒秘，也可出现动力亢进导致的腹泻，治疗当以温补脾肾阳气为法，可用温脾汤、附子理中丸等恢复脾阳的运化功能。

30 中医脾胃与免疫的关系如何？有何临床意义？

中医学认为，正气不足是疾病发生的根本原因，故《内经》曰："正气存内，邪不可干"（《素问·刺法论》），"邪之所凑，其气必虚"（《素问·热论》）。此处所指的"正气"是人体抵抗疾病，维持正常生命活动功能的总称。现代免疫学认为，免疫系统主要有三种功能，即免疫防御、免疫自稳及免疫监视。其中免疫防御是机体抵抗各种致病微生物侵袭，维持机体健康的重要生理功能，由此可见，中医所讲的"正气"与现代医学所称的"免疫防御"所指趋同。

在维护机体防御方面，最重要的正气是"卫气"，"卫气者，为言护卫周身，温分肉，肥腠理，不使外邪侵犯也"（《医旨绪余·宗气营气卫气》）。但卫气的充盈需要脾胃的充养，脾为后天之本，气血生化之源，脾气健运，化源充足，气血旺盛，脏腑形体四肢百骸得养，正气充盛，抗病力强，腠理固密，能抵御外邪入侵；反之，脾虚失运，化源匮乏，气血无以由生，脏腑形体四肢百骸失养，正气亏衰，抗病力弱，腠理疏松，不耐邪犯而患诸疾。因此，李东垣认为"元气之充足，皆由脾胃之气无所伤，而后能滋养元气。若胃气之本弱，饮食自倍，则脾胃之气既伤，而元气亦不能充，而诸病之所由生也"（《脾胃论·脾胃虚实传变论》)，经云："脾为之卫"(《灵枢·五癃津液别》)，也说明脾具卫护机体之能。

这一认识已经被现代研究所证实：脾虚时免疫系统会出现异常表现。免疫器官呈萎缩、功能细胞数减少等发育不良样改变，以及以低下为主的免疫功能紊乱。可见脾虚时机体免疫系统功能异常，抵抗力减弱，故易罹患诸病，且所患之病易发展、传变。在探讨健脾疗法在免疫调节方面作用的实验中发现，健脾疗法可明显提高淋巴细胞增殖反应和自然杀伤细胞的活性，对免疫系统的保护是迅速而直接的。健脾疗法常用方剂以四君子汤为代表方，衍生有异功散、六君子汤、补中益气汤、参苓白术散、归脾汤等，常用药物有黄芪、党参、白术、茯苓、淮山药、甘草等，有实验证明这类药物既增强网状内皮细胞的吞噬能力，又可抑制变态反应，具有良好的双向调节作用，同时可诱生干扰素，抑制病毒在细胞内繁殖或直接杀死呼吸道合孢病毒，使肌体强健和提升耐寒能力。

综上所述，脾胃功能与人体的免疫防御存在着正相关。根据这一认识，在疾病的防治方面，我们尤其要注重对脾胃功能的调摄。喻昌则高度概括道："理脾则百病不生，不理脾则诸疾续起"(《寓意草·论善后之法》)。这些理论都对我们日常的诊治工作有很好的指导意义。

31 • 针刺治疗功能性胃肠病的主要机制是什么？

近20年来，采用循证医学方法研究功能性胃肠病，对针刺治疗功能性胃肠病的机制认识有以下几点：

(1) 针刺止痛　1984年韩济生教授指出，针刺镇痛的机制在于针刺激活了机体原有的痛觉调制系统，在中枢各级水平控制伤害信息的感受和传递，并设计了与针刺镇痛有关的神经通路和神经递质图，揭示出针刺镇痛机制的基本轮廓。晚近的研究结果证实并充实了针刺镇痛原理的假说，认为针刺镇痛干预了以下几个过程：①感受器的兴奋，传递针刺信号的外周传入纤维；②针刺镇痛的脊髓机制，针刺镇痛的脑干机制，针刺信息对间脑痛觉调制机构的作用；③与针刺镇痛有关的中枢神经递质。

（2）保护胃黏膜　近年的实验研究显示，各种针刺疗法配以不同的穴位处方，通过不同的机制，可以保护胃黏膜屏障、修复胃黏膜损伤、促进胃黏膜修复。主要有以下机制：针灸治疗后胃黏膜病理组织学增殖细胞核抗原阳性表达例数明显减少，核仁组成区嗜银蛋白计数也明显减少，说明针灸对胃黏膜细胞增殖、增生和分化具有调控作用。从而抑制胃黏膜异型增生，防止癌变；针灸还可增加胃黏膜血流量、Na^+净流出量，降低H^+反弥散量，作用强于针刺组和药物组；并且还具有清除氧自由基O_2^-和增强SOD酶活性的作用。

（3）对胃动力的影响　针刺足三里能降低胃张力，解除贲门、胃体和幽门痉挛以及幽门的迟缓关闭，使胃蠕动亢进者趋于平缓，胃蠕动迟缓者趋于正常，表明足三里对胃蠕动功能具有双向调节作用。通过内镜测压术发现，对胃肠运动障碍的患者，针刺足三里可使幽门括约肌收缩振幅和频率明显增高，加强了胃运动的强度频率。同时针刺对胃排空有加速作用。总之，针刺补泻配以不同的胃经、脾经及三焦经穴位处方对胃动力频率紊乱具有双向调节作用，对幽门括约肌的舒缩运动有明显的双向调整效应。

（4）对胃分泌功能的影响　研究发现针刺治疗前十二指肠溃疡患者胃黏膜G细胞数目增多，细胞内胃泌素含量增加，针刺治疗后G细胞数目和胃泌素含量均明显减少。慢性萎缩性胃炎患者，针刺治疗后G细胞数目增多，胃泌素物质扩散现象消失。表明针刺可促进胃黏膜G细胞向正常状态转化。可影响胃分泌的几个方面：①经外周及中枢神经系统的途径；②胃肠激素，尤其是与酸分泌密切相关的脑肠肽起着重要的中介作用；③肠神经系统及其胃肠黏膜组织中介质浓度的变化，均可改变细胞的超微结构，影响胃酸分泌。

（5）对肠道运动的双向调节作用　针刺足三里对运动亢进的小肠有明显的抑制作用，但可加强静息状态下的小肠运动功能。有研究发现针刺可加速小鼠的肠运动。针刺对副交感神经兴奋所致的肠运动亢进为抑制作用，对交感神经兴奋所致的肠运动减弱为增强作用。对于胃肠术后的患者，针刺可以缩短肠鸣音恢复时间。X 线观察到针刺小肠俞可以增加肠蠕动，不同的手法对肠运动的影响也不同。

（6）调节胆囊、Oddi 括约肌运动功能　针刺胆俞、阳陵泉穴后使胆囊收缩功能增强，降低 Oddi 括约肌张力，增强胆管扩张功能，提示针刺有利于胆道炎性分泌物及结石的排出，对功能性胆道疾病也具有良好的调节作用。

32. 什么是中医腹诊？有哪些内容？试举例说明腹诊的方法？

中医腹诊又称为诊腹，按腹。是指以切（按、触）诊为主，望闻问切四诊结合运用，以诊察患者胸腹一定部位病变反应的诊断方法。

腹诊的主要内容包括：①腹部望诊：注意观察腹部的形态表现，是否对称，有无隆起，凹陷，青筋暴露，以及脐部的异常情况等；②腹部闻诊：正常情况下，肠鸣声低弱而和缓。要注意肠鸣的声调与频数，根据作响的部位及声音可判断病位和病性；③腹部按诊：此为重点，主要包括腹部的凉热、软硬、胀满、肿块、压痛等情况，以辨别不同脏腑组织的发病及证之寒热虚实的情况。

腹诊的具体方法如下：操作时，先让患者排空二便后仰卧于床上，两腿屈曲，两臂顺沿两肋平伸，露出腹部，放松腹肌，检查医生先观察腹部形态，正常人应该腹部平坦对称，略凹陷，若发现腹部隆起，多为气、血、水、积等内停所致，当注意触其范围、硬度等；若发现腹部凹陷，多为脾胃亏虚，气血不足，但注意患者脉象，对于年老病人当注意趺阳脉情况，以免胃气衰败；若发现腹部青筋显露，为鼓胀的确证；若发现脐部突起，当注意排除疝气。观察完后，可俯身倾听腹部是否有漉漉肠鸣，肠鸣做声，多为水饮为患，也有风、寒为患者，在后面的触诊中要注意鉴别。听完后，进行腹部按诊，检查医师位于患者右侧，用右手指掌，逆时针方向从左下腹诊查起，顺序向右下腹触摸，手法宜轻柔徐缓，由浅入深，由轻到重。先轻触患者腹部皮肤，感受温度是否正常，腹部是否柔软，有无肿块及压之是否疼痛等。

以"鼓胀"为例说明之：鼓胀患者多腹部隆起，可见腹部青筋显露，严重及病久者可见脐部突出（并发脐疝），鼓胀患者多无肠鸣，腹部皮肤一般多正常，但如果并发发热者腹部皮肤温度也会上升，尤其是水热蕴结型的鼓胀患者，不仅皮温升高，而且腹部绷急，甚至偏硬，压之疼痛；由于鼓胀可见腹部隆起，因此，在按诊之时就要针对隆起的问题详加注意，鼓胀分为水鼓和气鼓。以手分置腹部两侧，一手轻拍，另一手可触到波动感，按之如囊裹水，腹壁有凹痕，为水鼓；无波动感，按之无凹痕者，为气鼓。除水鼓和气鼓外，积块也是鼓胀患者的常见体征之一，多按之偏硬，便急清晰，若按之疼痛明显，当注意排除肝癌。

33 · 中医腹诊在胃肠病诊疗中如何运用？

腹部内藏脾、胃、肝、胆、肾、膀胱、大肠、小肠、女子胞等脏腑，因此，腹诊对胃肠病的诊疗有着重要的意义，其在胃肠病的运用主要体现在诊断和辨证两大方面。

（1）诊断方面

1）部位不同则诊断不同：同为疼痛，发于胃脘者称为胃痛，发于腹部者称为腹痛，发为胁部者称为胁痛，不同的发病部位，对诊断的分析有提示的作用。

2）特征不同则诊断不同：同为腹部隆起，若兼见青筋显露，当考虑鼓胀，若兼见腹部积块，则考虑肝积，不同的腹诊特点，与疾病的特点相结合，就可以准确的诊断疾病。

（2）辨证方面

1）虚实辨证：腹壁瘦薄，脐腹按之柔软无力，多为虚证；腹壁按之坚硬，为实证。按腹疼痛，甚而拒按，为实证。腹痛喜按，无明显压痛，为虚证。对于胀满来说，按之有充实感，有压痛，叩击声音重浊，为实证；按之不充实，无压痛，叩击闻空声者，为虚证。

2）寒热辨证：腹部按之肌肤凉而喜温者，属寒证；腹部按之肌肤灼热而喜凉者，属热证。

3）表里辨证：外感病，按腹未硬者为表证，按腹硬而疼痛者为里证。脉滑数有热，而按腹无热是表热，其热易去，若按腹势甚灼手，是伏热不易去。

4）病机辨证：腹部肿块疼痛为积聚。肿块固定不移，按之有形，疼痛有定处，为积病，病属血分；肿块聚散不定，按之无形，疼痛无定处，为聚证，病属气分。妇女小腹有肿块为血瘕，男子小腹有肿块多为疝病。左少腹作痛，按之累累有硬块，为宿粪；右少腹作痛，按之疼痛而有肿块，为肠痈。若形如筋结，久按转移，觉指下如蚯蚓蠕动状，腹壁凹凸不平，按之起伏聚散不定，为虫积所致。

5）预后辨证：少腹冰冷，为阳气欲绝的危重病；治疗后脐下转温，是阳气来复的佳兆。

从以上内容可以看出，通过腹诊，在诊治胃肠疾病时我们可以分寒热，明表里，辨虚实，从而增加辨证的准确性。

34. 腹痛主要与哪些经络脏腑相关？如何辨证用药？

腹痛是指胃脘以下，耻骨毛际以上的部位发生疼痛为主症的病症。腹部分大腹、小腹和少腹。脐以上为大腹，属脾胃，为足太阴、足阳明经脉所主；脐以下为小腹，属肾、大小肠、膀胱、胞宫，为足少阴、手阳明、手足太阳经脉及冲、任、带脉所主；小腹两侧为少腹，属肝、胆，为足厥阴、足少阳经脉所过。凡此诸多脏器和经脉，感受外邪，饮食积滞，劳倦内伤均可引起气血运行受阻而导致腹痛。

从以上描述可见，腹痛涉及的脏腑有：脾、胃、肝、胆、肾、膀胱、大肠、小肠、胞宫等。腹痛涉及的经络有：手太阳、手阳明、足太阳、足阳明、足少阳、足太阴、足少阴、足厥阴以及冲、任、带脉等。

辨证用药方面：腹痛常规分为寒邪内阻证、湿热壅滞证、饮食停滞证、肝郁气滞证、瘀血内停证、中虚脏寒证等六种证型。

寒邪内阻证以寒邪凝滞中焦为主，病位以脾胃大腹多见，方用良附丸合正气天香散加减；但若寒邪侵及两侧少腹，属寒凝肝脉者，则应用暖肝煎温经散寒。

湿热壅滞证以湿热内结，腑气不通为主，病位在胃、大肠、小肠，以胃为主，故用大承气汤通腑泻阳明之热；但若热不在阳明，而在少阳，表现为痛引两胁者，则需改用大柴胡汤治之。

肝郁气滞证以肝气郁结为主，病位在肝，方用柴胡疏肝散理气止痛；但若病情涉及厥阴肝经，而出现少腹绞痛者，当用天台乌药散治之。

中虚脏寒证以中阳不振，气血不足，失于温养为主，病在上腹属脾，方用小建中汤温中补虚而止痛，但若病及下腹属肾而出现脾肾两虚者，则需用附子理中丸脾肾双补，若病位以大肠为主，而出现大肠虚寒，积冷便秘者，可用温脾汤温中通腑。

综上所述，虽然病机相类似，但病变涉及的脏腑不同，归经不同，在药物的选择方面也略有差异。

35. 著名老中医李乾构临床上如何灵活运用四君子汤？

四君子汤来源于《太平惠民和剂局方》，本方是为治疗气虚证，尤其是治疗脾胃气虚证而设。盖脾胃为后天之本，气血生化之源，若脾胃气虚，则气无所生，诸气皆虚，补脾胃之气即可补全身之气，因此，四君子汤有被称为补气之祖方。

后世在本方的基础上灵活化裁，不断拓展其应用范围。四君子汤加陈皮，为异功散，功能健脾理气，主治脾胃虚弱，兼有气滞不畅，胸闷不舒，胃呆食少，或呕吐泄泻者；四君子汤加半夏、陈皮，为六君子汤，功能健脾益气，和胃化痰，主治脾胃虚弱，兼有痰湿者，症见体倦乏力，不思饮食，恶心呕吐，脘部痞闷，大便不实，或气短咳嗽，痰多稀白等；六君子汤加木香、砂仁，为香砂六君子汤，功能健脾化痰，理气止痛，主治脾胃气虚，寒湿滞于中焦，不思饮食，面色无华，形瘦倦怠，嗳气呕哕，痞闷胀满，或腹痛肠鸣，便溏等症，舌淡胖苔薄腻，脉细滑；四君子汤加葛根、藿香、木香，为七味白术散，功能健脾止泻，主治小儿脾胃虚弱，消化不良，乳食少进，腹痛泄泻；四君子汤加炒扁豆、炒山药、薏苡仁、莲肉、桔梗、砂仁，为参苓白术散，功能补气健脾，化饮渗湿，主治脾胃气虚挟湿所致的饮食不消，或吐或泻，形体消瘦，或身面浮肿，四肢无力，胸脘满闷，面色萎黄，舌淡苔白腻，脉虚而缓等。

李乾构老中医在先贤的基础上灵活化裁四君子汤，具体经验如下：

（1）参类的化裁　如初诊胃病寒热难辨者，可先用太子参15g；若胃病口干舌燥，改用北沙参20g；大便干燥者改为玄参30g；久病者可加用丹参活血化瘀。

（2）术类的化裁　方中白术，视病情而炮制，大便干者用生白术30g；大便软者用炒白术10g；大便溏者用焦白术15g；大便稀溏而排便次数多者改用苍术15g；若为萎缩性胃炎则改为莪术15g。

（3）茯苓的化裁　茯苓常用量为15g，若病有水肿改用茯苓皮；兼有失眠改用茯神；若有舌生疮或胃肠湿热者改用土茯苓。

（4）甘草的化裁　甘草为调和药，一般用生甘草5g左右。伴恶心呕吐者宜减量用3g；大便干者和脾虚者可用蜜炙甘草；若胃肠湿热，舌苔黄腻者为六一散。

（5）此外食欲不振，脾胃气虚的法香砂六君子，加木香、砂仁、鸡内金、焦三仙；胃痛怕冷，脾胃虚寒者，法小建中汤，加桂枝、炒白芍；寒重者法附子理中汤，加干姜、炮附子；胃部重坠，中气下陷者，法补中益气汤，加黄芪、升麻、柴胡、枳壳；头晕眼花，气血两虚者，法四物汤，加当归、川芎、白芍、熟地；失眠多梦，心脾两虚者，法酸枣仁汤，加当归、枣仁、夜交藤、五味子；两胁胀痛，肝脾失调者，法四逆散，加柴胡、白芍、郁金、枳壳等。

36 · 半夏泻心汤、干姜黄芩黄连人参汤、黄连汤都治疗寒热错杂的脾胃病，临床应用有什么区别？

半夏泻心汤与干姜黄芩黄连汤同属辛开苦降寒温并用之方，然前者适用于寒热错杂于中之痞证，故以芩连配姜夏，辛开苦降，佐参、枣、草补中益气。后者适用于寒热格拒，上热下寒，但以上热呕吐为重，故重用芩、连，仅配干姜以辛开苦降，只用人参补中益气。

干姜黄芩黄连人参汤与黄连汤证都属上热下寒证，其辨证要点：前者为上热下寒阻格较甚，且上热偏重，出现呕吐频频，食入口即吐，其下寒为脾阳素虚，运化失职，下利稀溏为特点。黄连汤证上热下寒阻格不甚，且上热较轻，症见恶心呕吐，下寒重在肠中寒凝气滞，脉络不和，症见腹中痛。

黄连汤即半夏泻心汤加黄连二两，并以黄芩易桂枝而成，本方证为上热下寒，上热则欲呕，下寒则腹痛，故用黄连清上热，干姜、桂枝温下寒，配合半夏和胃降逆，参、草、枣补虚缓急。全方温清并用，补泻兼施，使寒散热清，上下调和，升降复常，则腹痛呕吐自愈。

综上诸方，或一二味之差，或药量有异，虽辛开苦降，寒热并调之旨不变，而其主治却各有侧重。正如王旭高所说："半夏泻心汤治寒热交结之痞，故苦辛平等；至于黄连汤寒热并调，和胃降逆，则治上热下寒的腹痛欲呕之症"。由此可见，方随法变，药因证异，遣药组方必先谨守病机，方能应手取效。

37. 补中益气汤有何特点？在脾胃病中如何应用？

补中益气汤由黄芪、人参、白术、炙甘草、升麻、柴胡、当归、陈皮组成，为李东垣《脾胃论》中的代表方剂。补中益气汤重用黄芪，补中益气，升阳固表，为君药。配伍人参、炙甘草、白术补气健脾为臣，与黄芪合用，以增强补中益气之功。血为气之母，气虚时久，营血亏虚，故用当归养血和营，协助人参、黄芪以补气养血；陈皮理气和胃，使诸药补而不滞，共为佐药；并以少量升麻、柴胡升阳举陷，协助君药以升提下陷之中气，为佐使药；炙甘草调和诸药，亦为使药。它具有益气升阳，调补脾胃的独特功能。本方适用于中气不足、清阳下陷、食欲不振、气血两虚等引起的各类疾病，在消化系统疾病中尤其广泛应用。具体如下：

（1）脏器下垂　包括胃下垂、脱肛等。脏器下垂多由于气虚不摄，中气下陷所致，单纯补气无法奏功，“陷者举之，虚者补之”，补中益气汤在补气的基础上加入升麻、柴胡等升提之药，可升阳举陷，是治疗脏器下垂的常用药物。

（2）久泻　泄泻之因，或由于脾虚，或由于湿盛，久泻多见脾虚，但不局限于脾虚，尚伴有元气下陷的情况，《医宗必读》中关于泄泻的治疗就有“升提”之法；本方甘温补气，且可升清降浊，因而可治疗久泻。

（3）食欲不振　脾主运化，以升为顺，若脾气不能升清，则运化无力，出现不欲饮食之象，此时单纯补气，未免呆滞，本方补中有行，且有升提之品，使脾气上升，则食欲好转。

（4）便秘、腹胀　中气下陷，胃肠传导乏力而致便秘；或因无力推动气的运行，因虚而滞，因滞而呈腹胀，用此法可使脾气健运，传导正常。此种阻塞不通证候而用补法治疗，体现了塞因塞用的治疗方法。

此外，尚有以本方治疗贲门失弛缓症、十二指肠壅滞症的报道。

应用注意事项：①肝阳亢盛，头痛眩晕，面红目赤者慎用本方；②胸闷纳少，舌苔黄腻而兼湿阻者，黄芪减量用之，或加苍术，与白术同用，可缓和黄芪的腻补。

38. 生半夏、清半夏、法半夏、姜半夏、半夏曲在脾胃病中的应用有何不同？

半夏是一种常用的中药，药用部位是块茎，性味辛温，有毒，具有燥湿化痰、降逆止咳、消痞散结的功效，临床在选药时多采用炮制之品，经过炮制后的半夏，不仅能降低其毒性，还能缓解其辛温之力，根据不同的炮制方法，其药效有明显的区别。

生半夏：有毒，临床较少内服，多外用。能消肿止痛，治疗跌打损伤所致的各种结肿、痞块，内服用量不宜超过9g。对脾胃方面的肿瘤性疾病有一定的作用，如胃癌、肝癌、胰腺癌等癌症晚期属于痰涎壅盛，顽痰胶固的患者可用生半夏。

清半夏：用白矾水加工而成。长于燥湿化痰，多用于痰多咳喘、痰饮眩悸等。二陈汤中多用清半夏，取其燥湿化痰，理气和中之效，对于痰饮内停引起的呕吐、腹泻等有较好的效果。

法半夏：用白矾、甘草、石灰块加水浸泡加工而成。亦具有燥湿化痰作用，与清半夏相比，法半夏更偏于健脾胃的作用，温胆汤中多用法半夏，取其降逆和胃、燥湿化痰之功，对于痰热阻滞，胃气上逆而出现的痞满、嗳气有很好的效果。

姜半夏：用白矾、生姜加工而成。降逆止呕作用强，多用于半夏泻心汤、半夏厚朴汤等胃气上逆引起的呕吐、痞满等症状，还可以治疗寒饮在胃而呕吐者。

半夏曲：取法半夏研成粉末，用生姜捣成汁和面粉，发酵而成。善于健脾消食、化痰止咳，在枳实消痞丸中常用，对于饮食停滞引起的呕吐、腹泻等常用。

39 · 甘味药在脾胃病中如何运用？

《内经》曰："五味入胃，甘先入脾""脾欲甘"，说明"甘味"是补脾药物的主味，并成为中医五味配五脏，脾胃病用药以"甘味"为主的理论依据。随着用药实践的发展，人们对甘味药认识不断丰富，甘味药功效范围不断扩大，增加了甘味药又能和中缓解、止痛、调和药性的功能。这些功能在"脾主甘"理论的指导下，贯穿于中医脾胃病诊断和临床辨证用药之中。

（1）甘味在中医脾胃病的诊断意义　脾在窍为口，其华在唇，饮食口味等与脾的运化功能密切相关。生理上脾胃经脉上行于口，脾气上升，口味正常，纳谷香甜。病理上脾病则食欲不振，口味异常，可出现口甜或嗜甘等症。患者自觉口中有甜味，多因湿热蕴结于脾，与谷气相搏，上蒸于口，故口甜而黏腻不爽。《黄帝内经》云："夫五味入口，藏于胃，脾为之行其精气，津液在脾故令人口甘也……其病口甘者，名曰脾瘅。"如果口甜而少食、神疲乏力者，多属脾气亏虚，因甘味入脾，脾气虚则甘味上泛之故。

（2）甘味对中医脾胃病治疗的指导意义　"甘味"有"甘温"和"甘凉"之分，就脾胃而言，脾喜甘温。"脾为阴土"，"喜燥而恶润"，故治脾病，多宜"甘温"以助其升。李东垣提出"甘温以补其中而升其阳"。他认为"甘温"药能助脾阳之升，因此治疗脾阳不足、中气下陷的"补中益气汤"，治胃阳不足的"升阳益胃汤"等方中，都用了"甘温"药，我们常用补脾的"四君子汤"也是以"甘温"药为主。若是脾阴不足则不宜"甘温"，而宜"甘淡"。在《素问·刺法论》中首次记载"欲令脾实，气无滞，饱无久坐，食无太酸，无食一切生冷物，宜甘宜淡。"这正是指出了"甘淡"是补脾阴的药味，我们常用的怀山药、薏苡仁、茯苓、扁豆、莲肉等，其味都属“甘淡”，均系补脾阴之药。

另一方面，胃喜甘凉。“胃为阳土”，“喜润而恶燥”，故治胃病，多宜“甘凉”以助其降。叶天士曾说：“胃为阳土，宜凉宜润。”因甘凉用濡润之品，能蕴胃阴而助其降，胃气才不致上逆。在临床中，治疗胃阴不足者，宜用“甘凉”，就是胃阴不足，阴虚内热者，亦宜用“甘凉”，以增其液而善其阴，如常用之“增液汤”“益胃汤”“沙参麦冬汤”均属此类。但是“甘凉”药物只能益胃阴而不能补胃阳，喻嘉言的《医门法律》云：“胃属土而喜甘，故中气不足者，非甘温不可。”他说的非“甘温”不可，是指“胃阳虚”者而言。临床中治疗“阳虚胃寒”的中脘疼痛病证均需用温阳祛寒药物，正说明了这个问题。

另外，甘味药能缓急止痛，可以治疗在消化系统疾病中我们经常碰到各种急迫症状，如痉挛性胃痛及腹痛，如果这时使用大剂甘味药以缓急，往往症状能很快改善。如著名的芍药甘草汤就是用大剂芍药与甘草相配而缓解急性痉挛性腹痛的，再如小建中汤中用大队甘药缓解虚劳阴阳不调和的急迫症状如腹痛等症。由此可以看出只要在体内存在寒热不相协调而出现各种挛急症状，都可以使用甘味药治疗，以提高疗效。

40. 胃腑以通降为顺，为什么可以用涌吐法治疗胃肠病？

通，就是通畅。降，就是下降。饮食物经食管进入胃中，经胃受纳腐熟后再下传小肠，在这一过程中，胃必须保持畅通状态，才能使饮食物的运行畅通无阻。保持“通”的状态，有赖于胃气的推动作用。胃气的运动特点是“降”，“降”才能使饮食物经腐熟后，向下传送到小肠。“通”与“降”的含义虽然不同，但二者关系非常密切。通，才能降；降，才能保持通。若不通，就不可能降；反之，如果不降，也就不会通。也就是说，通与降是互为条件、互为因果的。所以，胃的功能正常，常用“以降为顺”“以通为和”来说明，简称为“胃主通降”。

胃主通降，相对于脾的升清而言，则是降浊。浊，此指饮食水谷，如《灵枢·阴阳清浊》说：“受谷者浊”，“浊者下走于胃”。胃主降浊，主要是指胃中初步消化的食糜，在胃气的推动下而下降肠道。胃失通降，即为病理状态。若胃气虚弱，传送无力，致饮食停滞胃中，产生胃脘胀满疼痛、食少等症；若胃气不降，甚则上逆，产生胃脘胀满、嗳气、呃逆、呕吐等症。

在藏象学说中，常以脾升胃降来概括整个消化系统的功能活动。胃气的通降作用，不仅作用于胃本身，而且对整个六腑系统的消化功能状态都有重要影响，从而使六腑都表现为通降的特性。胃与其他的腑，一通则皆通，一降则皆降。在中医学中，对小肠将食物残渣下传于大肠，以及大肠传化糟粕的功能活动，也用胃的通降来概括，将大便秘结也列入胃失通降之症。因此，胃之通降，概括了胃气使食糜及残渣向下输送至小肠、大肠和促使粪便排泄等的生理过程。

吐法是通过药物以及外界刺激，使人体产生呕吐，以去除停留在咽喉、胸膈、胃脘等部位的痰涎、宿食或毒物的一种治疗方法。在《内经》中就有“其高者，因而越之”这样的论述。这句话的意思是，病邪侵入人体内部，如果所在的部位较高（胃脘以上），即可采用涌吐的办法来治疗。通过呕吐，将积滞在人体胃脘以上部位的病邪排出体外，从而恢复人体的健康。因此，任何一种治法的选择，实际上都是中医“因势利导”观念的具体体现。事实上，吐法在某些疾病的治疗上，有着其他方法无法取代的效果。比如说饮食积滞在上脘，引起胸膈饱胀、胀闷不适、嗳腐吞酸、饮食不思等病症，时日较短者，如果用吐法使积滞在上脘的食物得以吐出，那患者立刻会感到明显舒适和轻松感，这种效果是消食药远远比不上的。再比如，误食了某种毒物，如果立刻使用吐法，将毒物吐出，则可以把毒物带来的危害降到最低限度。从这个意义上说，吐法是一种重要和值得深入研究的治法之一。

41. 左金丸组方原理是什么？如何灵活运用？

左金丸出自《丹溪心法》，朱丹溪认为："气从左边起者，乃肝火也"。左金丸作为治火主方，在原书中有标明："左金丸，治肝火，一名回令丸"。方中黄连六两，吴茱萸一两或半两，共为末，水丸或蒸饼丸，白汤下五十丸。方中重用黄连为主，以泻心火，此即"实则泻其子"之意；黄连又能清泄肝火，更善清胃止呕，故对肝火犯胃之呕吐吞酸最为适宜。少佐辛热之吴茱萸，一是考虑肝经郁火，纯用苦寒降泄之品，不利于肝的条达，而吴茱萸能助疏肝解郁；二是吴茱萸能降逆止呕，兼能制黄连之寒，防其寒凉伐胃之弊。《丹溪心法》对此一点强调得很清楚："凡火盛者，不可骤用凉药，必兼温散。"左金丸配伍组方特点正在于此。

方中黄连功专清热泻火，入心、肝、胆、胃、大肠经，而吴茱萸系厥阴肝经之主药，以止痛和止呕见长，两药相反相成，相辅相成，药简效宏，不但可以清肝胆之火，尚能泻胃肠之热，且有和胃降逆、制酸止呕等功效，为辛开苦降的代表方剂，主治肝火胁痛、胃痛以及呕吐吞酸等症。因此临证中可用于治疗多种脾胃功能失调的疾病，如胃痛、腹痛、呕吐、呃逆、泄泻、便秘、痢疾、反酸、嗳气、痞满等病，包括：幽门螺杆菌相关性胃炎、糜烂性胃炎、胆汁反流性胃炎、消化性溃疡、幽门梗阻、肠梗阻、痢疾、急性阑尾炎术后肠粘连及胃肠功能紊乱、急性胆囊炎、胆石症等。

42 何为七冲门？有何功能？所主何病？

《难经·四十二难》曰："七冲门何在？唇为飞门，齿为户门，会厌为吸门，胃（上口）为贲门，太仓下口为幽门，大肠小肠会为阑门，下极为魄门，故曰七冲门也"。故水谷入口，传化下行，须冲透七关。飞门的"飞"字与"扉"相通，即门扇，由于口唇像门扇一样自由开合，故称唇为飞门；户，即门户，引申为把守之意，食物入口，必经口之咀嚼，才能下咽，故称齿为户门；会咽是食管和气管的相会处，既是食物下达食管的必经之处，又是呼吸气体的门户，故称吸门；贲门是胃之上口。

飞门—贲门（口、咽、食管）属上焦，为太阴肺所主，主受纳饮食，入而不出。《灵枢·营卫生会》曰："上焦开发，宣五谷味，熏肤、充身、泽毛，若雾露灌溉"。水谷由咽入胃，胃泌糟粕，蒸津液，化其精微，自贲门上出于咽，注于肺脉，散布胸中，分布熏蒸于皮肤腠理，如雾露之溉。若肺气不宣则清阳不升而胸闷气窒，胃气不降则浊阴不降而反酸嗳气，升降失司则清浊相干，乱于水谷之道而咽梗痰凝、胸中灼嘈，饮下作痛。太仓是盛受食物的地方，就是胃；胃的下口，小肠的上口为幽门。

贲门—阑门（胃、小肠）属中焦，为阳明胃与太阴脾所主，主腐熟运化与升清降浊。其中，阳明胃主受纳、腐熟，以通降为顺（上脘属上焦，主受纳；中脘属中焦，主腐熟；下脘属下焦，主通降），太阴脾主运化升清。《灵枢·营卫生会》篇曰："中焦如沤"。脾胃同居中焦，体用不同而阴阳相济。若脾阳不升而胃下垂或胃黏脱垂，则见痞满、纳呆。若胃浊不降而脾失健运者，则见腹满时痛。

小肠的下口和大肠的上口连接处，称为阑门，阑即遮拦，指饮食物中的精微物质于此得到阻拦，因而得名；下极，即消化道的末端，排泄粪便的出口，称肛门，又称魄门。

阑门—魄门（大肠、肛门）属下焦，为阳明大肠所主，主传导，出而不入，体阳用阴而法地（肝、肾）。《灵枢·营卫生会》篇曰："下焦如渎"，故下焦宜通，通则传导下行。太阳膀胱亦属下焦，主水（阳明大肠主谷），构成大肠－膀胱轴，排泄人体水谷气化废物。下焦病主症为便秘腹胀。上行极而下者里急后重、下痢脓血，或热结旁流、下利清水，宜下之。病在右半结肠者，大便多黏液脓血稀便；病在左半结肠及其以下部位者，大便多燥结。病在结肠，多有腹痛，病在直肠，多里急后重。

关门不利则升降反作而出入不行。上四门（飞门、户门、吸门、贲门）不开则水谷不入，或唇风暴肿，或牙关紧闭，或乳蛾锁喉，或噎膈。上四门不合则入而反出，或呕吐呃逆，或嗳腐吞酸。下三门（幽门、阑门、魄门）不开则水谷久留不出，或腹中绞痛，或肠结便秘，其转而上走者，吐、反胃、嗳腐不一而足。下三门不合，则为暴注下迫，久泻久痢。

43 如何理解"凡十一脏，取决于胆也"？

"凡十一脏，取决于胆"，见于《素问·六节藏象论》，是胆腑理论核心的体现，尽管历代医家，见仁见智，存在分歧。王冰以"中正刚断无私偏"为胆作释；李东垣以春升化安作解释；张景岳以"通达阴阳"为辨。我们认为其内涵有二：①五脏的神志活动取决于胆，五脏又有五神脏之称，如心藏神、肝藏魂、肺藏魄、肾藏志、脾藏意等。人的神、魂、魄、意、志等精神情志活动，既要在心神的统率下进行，也要有胆的决断，使这些精神情志活动有一定的主见和选择能力。②疏泄五脏六腑气血：五脏皆有气血，气血皆有赖肝胆疏泄以为用，肝胆互为表里，共同疏泄气血，其中肝之疏泄所以不致太过或不及，是胆腑参与了调节的作用。张志聪说：“五脏六腑，共为十一，禀赋不同，情志各异，必资胆气，庶得各成其用”。正因为胆具有主决断、主疏泄的功能，因而胆对“十一脏”的影响也必然包括上述的两方面作用，所以肝胆的功用实不可偏废。

下面分别从胆对五脏的生理、病理影响，谈谈十一脏取决于胆的意义。

（1）胆对肝的影响　张景岳说：“肝气虽强，非胆不断，肝胆互济，勇敢乃成”。《类经》又因为肝为厥阴，厥阴多厥热胜复，寒热兼见；胆为少阳，少阳为病多见寒热往来，故肝胆的病变，多有寒热互见之症。尤其是少阳为半表半里之枢，邪客胁下，逆其枢机，则见呕吐、胸满、口苦、咽干、目眩等症。《伤寒论》治疗此证，以小柴胡汤和解少阳胆腑的邪气，后世医家根据肝胆同治的理论，发展了小柴胡汤的应用范围，在临床上广泛地治疗了肝胆疾病，而取得了满意的疗效，这都是根据肝胆互为表里，互相影响这一共同病机而进行治疗的。

（2）胆对心的影响　心主神明，胆主决断，决断功能的发挥，是在“心主”的统率下进行的，否则，“主不明则十二官危”；另一方面，心属火，胆属木，木火相生，故心主的神明和主见的产生，又需胆的决断而后现。《医学入门·脏腑总论》说的“心与胆通”，就是这个道理。在病理情况下，若情志之火内发，或气结湿生，化为痰浊，痰火互结，上扰心神，使心主神志的功能失调，通过清胆化痰，达到安定心神的作用。唐容川指出：“胆病战慄颠狂，宜补心为主”（《医经精义·脏腑通治》）。这种心与胆的辨证认识是很有见地的。

（3）胆对肺的影响　肺主气司治节，为最高之脏，五脏六腑皆受其节制；少阳胆木亦受肺气制约；同样，因胆经上行注于肺，胆的疏泄对肺主治节，宣发肃降功能的发挥，亦有协同作用。在病理状态下，一脏有病，则彼此可以相互传变，尤其是胆气郁滞时，对肺的影响为大，故《素问·阴阳别论》云：“一阳发病，少气善咳”。《素问·咳论》亦云：“胆咳之状，咳呕胆汁”。

（4）胆对脾（胃）的影响　肝胆脾胃，是人体气机升降出入运动的枢纽，必须保持其协调的统一。黄坤载说：“肝气宜升，胆火宜降，然非脾气之上行，则肝气不升；非胃气之下降，则胆火不降”（《医学衷中参西录》）。反之，在病理状态下，胆虚不能制脾，则易引起湿滞痰生，更明显表现对胃降功能的影响。

（5）胆对肾的影响　胆属火，肾属水，胆气通于肾，胆疏泄功能的发挥，有赖肾的滋养涵濡。在病理状态下，常出现胆肾同逆为病。《素问·阴阳别论》说：“二阴一阳发病，善胀、心满、善气”。所谓“二阴”即指少阴心肾，一阳即指少阳胆，王冰注曰：“肾胆同逆，三焦不行，气蓄于上故心满，下虚上盛故气泄出也”。因此，临床上亦常见肾病从胆论治，或肾胆同治的案例。

44. 下法在脾胃病中如何运用？

下法是通过荡涤肠胃，泻出肠中积滞，使停留于肠胃的宿食、燥屎、冷积、瘀血、积痰、停水等从下而出，以解除里实证的一种治疗方法。《素问·五藏别论》有言：“夫胃、大肠、小肠、三焦、膀胱，此五者天气之所生也，其气象天，故泻而不藏。此受五藏浊气，名曰传化之府，此不能久留，输泻者也”，如果这些“传化之府”中有积滞内停，则输泻无权，气机不畅，疾病丛生，因此，下法是胃肠病治疗中常用的治疗方法之一。

六腑以通为用，以降为和，因此，下法适用于各种有形实邪结于肠胃，导致腑气不通、大便秘结、停痰留饮、瘀血积水等证。临床上可用于治疗各种急腹症，如急性阑尾炎、急性肠梗阻、急性胰腺炎、急性胆道感染等，以及功能性便秘、功能性腹痛等由便结不通引起的疾病。

下法根据中医证型的不同可分为寒下法、温下法、润下法及逐水法四种。寒下法多以苦寒泻热的大黄、咸寒软坚的芒硝，配以行气、清热、活血等组合而成，最常用的方剂为承气汤类方。温下法常以辛热峻下的巴豆，或以大黄配驱寒的药物组合成方，共成温通泻下的作用，最常用的方剂为温脾汤、大黄附子汤、三物备急丸等。润下法常用麻子仁、北杏仁、郁李仁、白芍、肉苁蓉、蜂蜜等润肠之品，配以行气、泻下药组合而成，常用的方剂有麻子仁丸、润肠丸、五仁丸、济川煎等。逐水法在胃肠病方面运用的不多，多运用于肝硬化腹腔积液或肿瘤积水等，常用峻下逐水的芫花、大戟、甘遂、商陆等配合行气破结药组合成方，常用方剂有十枣汤、大陷胸汤、舟车丸等。

虽然说下法是胃肠病的重要治法之一，但其毕竟属于祛邪之法，对正气多有耗伤，因此在使用之时也要把握分寸，《伤寒论》在“辨可下病脉证并治”“辨不可下病脉证并治”以及“辨阳明病脉证并治”等篇章中对下法在胃肠病的运用方面给出了很好的指引，我们在临床运用时可多加参考，特列举如下：

适合使用下法的临床症状：“按之心下硬者”“下利，不欲食者”（下利当欲饮食，不欲饮食，说明积滞在里）“病腹中满痛者”“病人不大便五六日，绕脐痛，烦躁，发作有时者”“腹满不减，减不足言”等；适合使用下法的脉象：“脉迟而滑”“寸口脉浮而大，按之反涩，尺中亦微而涩”“脉大而紧”。

使用下法需要注意的事项：“凡服下药，用汤胜丸，中病即止，不必尽剂也”。下法的使用，多用于急症，“汤者荡也”，“丸者缓也”，病急不可用缓，自然“用汤胜丸”；下法的目的，在于祛除有形实邪，所谓“中病”，自是实邪已去，则无需再下，故“不必尽剂”。

以下几种情况不适合使用下法：

（1）腹中有“动气”者　成无己在《伤寒明理论·动气》

中解释道："伤寒动气，何以明之？动气者，为筑筑然动于腹中者是矣。脏气不治，随脏所主，发泄于脐之四旁，动跳筑筑然，谓之动气。难经曰：肝内证脐左有动气，按之牢若痛；心内证脐上有动气，按之牢若痛；肺内证脐右有动气，按之牢若痛；肾内证脐下有动气，按之牢若痛；是脏气不治，腹中气候发动也；动气应藏，是皆真气虚，虽有表里攻发之证，即不可汗下"，因此可见此时腹中气机跳动的感觉不是实邪阻滞所致，而是脏气大亏，自然不可用下法。

（2）"诸外实者，不可下" 对于这一条文的认识，在《伤寒论·辨太阳病脉证并治中》讲述的更为确切："太阳病，外证未解者，不可下也，下之为逆"。因此当患者患有胃肠疾病但同时伴有表证时，应该先给予治疗表证，再使用攻下之法，或运用表里双解法，但不可以简单使用攻下法。

（3）"呕多，虽有阳明证，不可攻之" 中医治病讲究因势利导，以呕吐为主症的，病位偏上，当因而越之，使邪从上解，若用攻下之法，恐引邪下陷入里。

（4）"腹微满，初头硬，后必溏，不可攻之" 并非所有的大便干硬者都可使用下法，初硬后溏是脾虚之象，因此应健脾助运化，不可攻之。

45 和法在脾胃肝胆病中如何运用？

和法是通过和解少阳，调和机体表里、营卫、气血、阴阳、脏腑之间的功能，以解除少阳病及机体某些相互关系失于协调的病症的一种治疗方法。在用药方面，和法往往使用"寒热并用""补泻兼施""营卫并调""气血兼顾""两脏同治"等组方配伍原则，以起到"和"的作用。和法的适应证非常广泛，在脾胃肝胆病方面的作用主要体现在以下几个方面：

（1）和解少阳法　本法主要用于邪在少阳，枢机不利的证候，其代表方是小柴胡汤。胆属少阳，因此胆腑的疾患多可从少阳论治，包括急慢性胆囊炎、胆石症等，“呕”是少阳病的常见证候之一，很多呕吐的疾病也可用本法治疗。少阳病的主症是“口苦，咽干，目眩”，因此，消化系统疾病引起的口苦属于少阳病者也可用本法治之。

（2）调和肝脾法　本法主要用于肝脾不和的证候，其代表方为四逆散、逍遥散、痛泻要方等。肝属木，脾属土，木能克土，肝主疏泄，脾主运化，疏泄的功能对运化有显著的影响，疏泄不及则脾失运化，疏泄太过则横逆犯脾，两脏的协调功能异常可能会造成痞满、胁痛、泄泻、胃痛、腹痛等多种消化系统疾病，这类疾病都可从调和肝脾的角度入手进行治疗。

（3）调和肠胃法　本法主要用于肠胃不和的证候，其代表方为半夏泻心汤、生姜泻心汤、甘草泻心汤等。六腑相连，胃主受纳和腐熟水谷，小肠分别清浊，大肠传化糟粕，若胃肠功能失于协调，必致胃气不降，肠道不和，寒热错杂，升降失常，从而造成呕吐、腹胀、肠鸣、下利等消化系统疾病的症状。和法有和胃降逆，升清降浊的作用，可以使肠胃功能协调而复其“传化物而不藏”“实而不满”的正常生理功能。

综上所述，和法对于消化系统疾病来说，是一种非常重要的治疗方法，它可以调和肝、胆、脾、胃、大肠、小肠的功能，使其恢复正常，对于胆囊炎、胆石症、胃炎、肠炎、消化不良等疾病都有很好的治疗效果。

46 · 小柴胡汤有何特点？在脾胃肝胆疾病临床中应该如何应用？

小柴胡汤源于东汉张仲景《伤寒杂病论》，由柴胡、黄芩、人参、半夏、甘草、生姜、大枣7味组成，具有和解少阳之功用，主治伤寒少阳病。《伤寒论》原文记载：“伤寒五六日，中风，往来寒热，胸胁苦满，默默不欲饮食，心烦喜呕，或胸中烦而不呕，或渴，或腹中痛，或胁下痞硬，或心下悸，小便不利，或不渴，身有微热，或咳者，与小柴胡汤主之”。

小柴胡汤主要用于伤寒少阳病，但其运用范围不仅仅局限于此，唐容川曾评价本方道：“此方乃达表和里，升清降浊之活剂。人身之表，腠理实营卫之枢机。人身之里，三焦实脏腑之总管。惟少阳内主三焦，外主腠理……其有太阳之气陷于胸前而不出者，亦用此方，以能清理和中，升达其气，则不结而外解矣。有肺经郁火，大小便不利，亦用此者，以其宣通上焦，则津液不结，自能下行。肝经郁火，而亦用此，以能引肝气使之上达，则木不郁，且其中兼有清降之品，故余火自除矣”。由此可见，小柴胡汤上可及于头目，中可见于胸腹，下可达于血室、膀胱，外可解太阳之表，内可和阳明之里，既有和解少阳、疏利三焦、通达上下、宣通内外之功，又有疏肝利胆、调和脾胃、开郁通便、理血散结之用。下面就其在消化系统方面的运用简述一二。

（1）可疏利肝胆，调和脾胃　“嘿嘿不欲饮食”乃肝胆气郁不疏，木郁乘土，脾失健运之候，“心烦喜呕”乃肝气横逆于胃，胃失和降之征，另外，其七个或然症分别责之肝胆气郁化热、或肝脾不和、或水气凌心、或气逆于肺等，由此可见，第96条全文所述病证不是一个纯少阳病，而是少阳气郁兼肝气不疏、肝脾不调、三焦不畅的一个“综合征”。张仲景恐后人不解其意，遂紧接其后，在第97条指出：“藏腑相连，其痛必下，邪高痛下，故使呕也”，画龙点睛，道出了本证原为肝胆脾胃诸脏相互影响之证候，绝非少阳病证之一端。张仲景施以“小柴胡汤主之”，就说明小柴胡汤不但能和解少阳，且可疏肝利胆，调和脾胃。临证凡肝胆郁热，肝脾不调，肝胃失和者皆可选用小柴胡汤加减治之。如反流性食管炎、胃炎、肝胆结石、胆囊炎等消化系统疾病随证选用本方，皆可收效。

（2）可疏肝解郁、利胆退黄　《伤寒论》第231条云：“阳明中风，脉弦浮大而短气，腹都满，胁下及心痛，久按之气不通，鼻干，不得汗，嗜卧，一身及面目悉黄……，与小柴胡汤。”《金匮要略·黄疸病脉证并治》第21条曰：“诸黄，腹痛而呕者，宜柴胡汤”。从所述诸症分析，小柴胡汤所治黄疸属于邪犯肝胆胃肠，湿热阻滞三焦气机之证，上焦气机不利则气短、无汗；中焦气阻则腹满、腹痛、呕吐；下焦膀胱气化失司则小便难；无汗、小便难则湿无出路，湿热互结，肝胆疏泄不利，胆汁外溢发为黄疸。临证用本方酌情加减治疗病毒性肝炎、肝硬化、胆囊炎、肝胆结石等所致之黄疸等病，皆可显效。

（3）可疏畅三焦，开郁通便　《伤寒论》第230条云：“阳明病，胁下硬满，不大便而呕，舌上白苔者，可与小柴胡汤。上焦得通，津液得下，胃气因和……”，《金匮要略·妇人产后病脉证治》第2条云：“产后郁冒，……大便坚，呕不能食者，小柴胡汤主之”。此等不大便、大便坚乃由于三焦气机不利、腑气失畅所致，治用小柴胡汤疏利三焦，开郁通便，使“上焦得通，津液得下，胃气因和”，则大便自通。笔者常用于治疗幽门梗阻、不全肠梗阻，无阳明腑实证，不宜攻下者。

总之，小柴胡汤在脾胃肝胆疾病中有广阔的使用空间，应重视其应用。

47 · 脾胃系统疾病如何进行虚实辨证？

虚实辨证是八纲辨证之一，是辨别邪正盛衰的纲领，虚实辨证的结果也是确定治则的关键，“治病者，取有余而益不足”，因此，辨证的准确性对治疗的效果有十分重要的影响。任何病症都需要虚实辨证，但在脾胃系统疾病方面，又有其特殊之处，其要点如下：

（1）新病多实，久病多虚　这是虚实辨证的一般规律，但在脾胃系统疾病方面尤需关注，因为泄泻、痢疾、呕吐、便血等疾病，患者就诊时由于体内气血津液的丢失，会表现出一过性的虚象，此时当谨守病机，而不能被暂时的虚象所迷惑，须知邪气未去，妄加滋补，恐有闭门留寇之嫌。

（2）脉盛者多实，脉弱者多虚　脉象盛实有力者多属于实证，脉象虚弱无力者多属于虚证，若寸口脉难以分辨时，可候趺阳脉，趺阳脉盛实、沉取有力者多为实证，趺阳脉虚弱无力者，多属虚证。

（3）按之不痛为虚，痛者为实　凡以疼痛为主要不适的脾胃疾病，如胃痛、腹痛等，拒按者多为实证，喜按者多为虚证。另外，实证疼痛多较剧烈，虚证疼痛多较徐缓。

（4）食后尤甚属实，食后好转属虚　对于胃痛、痞满、便秘等疾病，均有类似规律存在。与之相对应，泻痢之证若便后症状减轻者，多属实证，便后症状不变或加重者，多属虚证。

综上所述，脾胃系统疾病的虚实辨证除常规的与病程、脉象有关外，还有其自身的特殊性，比如与触诊的结果以及与进食及排便都有一定的相关性，自当详辨，方能明确虚实。

48 · 心理疗法在脾胃疾病中如何运用？

情志不畅是产生脾胃疾病的重要病因之一。忧思恼怒，伤肝损脾，肝失疏泄，横逆乘脾犯胃，脾失健运，胃失和降，脾胃升降失常，则诸病由生。这种情况在功能性胃肠病中表现尤为突出，现代医学也发现紧张和焦虑是造成功能性胃肠病的重要病因，并在指南中加入了抗焦虑药物。中药治疗对这类疾病有明显的疗效，但由于心理因素与外界环境影响有关，容易出现服药后症状好转，停药后反复的情况，心理疗法自古有之，若能灵活运用，则可从根本上解决这个问题，减少疾病的反复。具体使用方法列举如下：

（1）说理开导法 《灵枢·师传》：“人之情莫不恶死而乐生，告之以其败，语之以其善，导之以其便，开之以其苦，虽有无道之人，恶有不听者乎?”患者来就诊，根本原因就是“恶死而乐生”，对于疾病的有些恐惧医生看来是非常幼稚的，但却严重影响患者的生活质量，从脾胃疾病的角度来看，主要存在以下两个方面：

1）对疾病预后的担心：由于脾胃疾病多数以慢性疾病为主，很多患者担心久则生变，加之各种健康保健的宣传都有这方面的导向，因此很多病人反复就诊，即使临床症状已经完全消失，还要长期服药，唯恐变生恶性疾病，此时医生应该通过对疾病特点的分析，说明预后的情况，纠正患者的错误认识，最终消除患者的忧虑。

2）对症状反复的担心：由于饮食、情绪等影响，胃肠疾病的症状如嗳气、胃胀、腹胀、腹泻等常有反复发作的情况，这也是患者较为担心之处，因此，当出现症状反复时，医生要跟患者一起分析症状反复的原因，此症状的反复与病情的反复之间是否存在着相关性等，并对症状加以控制，最终消除患者的担心。

（2）移情却病法 患者患病后，往往将注意力集中于疾病的症状，造成越关注症状越严重，症状越严重越关注的恶性循环，移情却病法就是通过一些具体的措施转移患者的注意力，从而打破这种恶性循环的方法，在脾胃疾病方面，常用的移情法包括：

1）导引移情法：对于久坐少动、情绪抑郁的患者可建议进行适当的活动，如慢跑，练习八段锦、腹部按摩操等能很好的调动中焦气机，对痞满、便秘等有较好的疗效。对于性情急躁，肝气暴亢而出现的胃痛、腹痛及泄泻等患者则可建议进行一些比较能够稳定心情的运动如太极拳、瑜珈等。

2）歌咏移情法：《素问·阴阳应象大论》中记载：“思伤

脾”，脾“在声为歌”，对于需要长期思考问题，造成脾胃运化功能失常的患者，可以建议经常去唱唱歌，对胃纳的改善有很好的帮助。

在使用心理疗法时要注意，医生是心理疗法的具体实施者，要想取得良好的效果，尽力取得患者的信任是关键，医生应该态度和蔼，关心体贴，动以真情，只有找到发病的直接心理因素和影响病情的病态心理，才能对症施治。

二、口腔疾病

49. 中医如何认识口腔溃疡？口腔溃疡都是从火论治吗？

中医将口腔溃疡称之为“口疮”，可发生于唇、颊、舌、龈、腭等处。认为口疮的病位虽然在口腔，但与心、脾、胃、肺、肾、肝等脏腑有密切关系。因脾开窍于口，心开窍于舌，肾脉连咽系舌本，两颊与牙龈属胃与大肠，牙齿为肾所主，任脉、督脉均上络口腔唇舌。其病因与六淫、七情、饮食、劳倦及体弱有关。病理性质有虚有实，实者有外感热毒、肝郁化火、心火炽盛、胃火上燔、湿热上蒸；虚者有脾虚火郁、虚火上炎、阳虚火越等。病久多虚实夹杂。

《素问·至真要大论》：曰：“诸痛痒疮，皆属于心”，“火气内发，上为口糜。”从临床实际看，口舌糜烂，多为脏腑积热所致，但亦有因脾虚湿困、阴火上乘；心肾不交、虚火上炎，肾元虚衰、虚阳浮越者。故对口疮的治疗一般多从火热论治：

（1）实火　又名“阳火”，病性属实。多由平素过食辛辣肥厚，日久蕴热化火，导致脾胃积热；或情志不舒，肝郁化火，肝火上炎；或心火独盛，上炎于舌。火邪上攻，熏蒸口腔，阻滞气机，热腐肌膜而发生口疮。治从清热泻火。《医宗金鉴·杂病心法要诀·口舌证》：“口舌生疮糜烂，名曰口糜，乃心脾二经蒸热深也”。《素问·奇病论》“膀胱移热于小肠，鬲肠不便，上为口糜”。《医方考·口病论》：“口糜本于湿热”。

（2）阴火　又名“虚火”，病性属虚。多因体虚、劳倦、饮食伤脾，清阳不升，谷气下流，壅于少阴，引动少阴阴火“上乘土位”，火伏太阴，上炎于口，则发为此病。其治用甘温保元之剂，以升为降，以补为泻，即“补土伏火”之法。此类证候尤当细考整体表现，往往在口腔溃疡及一派热象的征象下，多隐含着虚象，如脘痞腹胀，腹泻，便稀，咽干不思饮，脉沉细等。故临证当全面体察病情，四诊合参，不可有先入为主之见。如元·朱震亨《丹溪心法》载：“服凉药不愈者，因中焦土虚，且不能食，相火冲上无制，用理中汤。人参、白术、甘草补土之虚，干姜散火之标，甚则加附子，或噙官桂亦妙。”清·尤在泾《金匮翼》：“口舌生疮，其候有二，一者心胃有热，气冲上焦，熏发口舌；其症口臭作渴，发热饮冷是也。”亦可见阴虚火旺证，多因久病及肾，或思虑劳累过度，或禀素虚弱阴虚，导致阴分受损，阴虚则火旺，虚火上炎，熏灼于口，黏膜受灼而溃破发病。

（3）湿热　多因脾气虚弱，不能运化水湿，或脾阳不振，寒湿停滞，或过食生冷食物，水湿内停，湿蕴郁久化热，熏蒸于口，则发口疮。治宜清热化湿。

（4）阳虚　素体正虚，或久病伤正，脾气虚弱，日久损及于阳，或过食生冷食物，或过服寒凉药物损伤脾肾之阳，阴阳俱损，虚阳浮越。此当补益脾肾，引火归元。当代医家李可先生对肾虚脾寒、虚火上僭之口疮，用四君七味合方（四君子汤合六味地黄汤加肉桂）加元参、细辛等；肾阴下亏、阴不抱阳、龙雷之火上僭之口疮，用引火汤（《李可老中医急危重症疑难病经验专辑》）。当代著名医家胡希恕用甘草泻心汤加石膏，或更加生地黄治疗属上热下寒证的顽固性口腔溃疡，效果显著。

50 • 治疗口腔溃疡有哪些名方良药?

本病应根据起病、病程、溃疡的局部情况，结合四诊所得全身情况综合辨证，凡起病急，病程短，口疮局部红肿热痛，或伴发热者，多为实证；起病缓，病程长，口疮疮面色淡少华，疼痛较轻，多为虚证。常见证有风热乘脾、心火上炎、胃火上燔、湿热上蒸、脾虚火郁、阴虚火旺、阳虚火浮等。

（1）风热乘脾　口疮红赤，表浅界清，伴鼻塞流涕，畏寒发热，无汗或微汗，口干咽痛，舌边尖红，苔薄黄，脉浮数。治以疏风散火、清热解毒，方选银翘散加减（银花、连翘、芦根、豆豉、竹叶、栀子、牛蒡子、桔梗、荆芥、薄荷、甘草）。

（2）心火上炎　口舌生疮，小便赤涩热痛，心烦，夜寐不安，舌红，苔黄，脉数。治以清心泻火、凉血解毒，方选泻心汤合导赤散加减（黄连、黄芩、黄柏、生地黄、竹叶、通草、甘草）。

（3）胃火上燔　口疮多发，红肿而痛，或覆黄膜，此起彼伏或口糜成片，或牙龈红肿溃烂，或牙宣出血，口气臭秽，渴喜冷饮，小便黄赤，大便秘结，舌红，苔黄而干，脉滑数。治宜清胃泻火，方选凉膈散（连翘、栀子、黄芩、大黄、芒硝、竹叶、薄荷、甘草）或清胃散（黄连、生地黄、牡丹皮、当归、升麻）加减。

（4）湿热上蒸　口疮周边红肿，上披白苔，或口糜底红面白，创面疼痛，口苦而黏，脘痞，饥不欲食，小便黄，大便溏烂或偏干，舌淡红或偏红，苔黄腻，脉濡数。治宜清热祛湿，方选甘露消毒丹（茵陈、连翘、黄芩、牡丹皮、薏苡仁、滑石、藿香、菖蒲、苍术、豆蔻、露蜂房）或甘露饮（熟地黄、生地黄、天门冬、麦门冬、石斛、黄芩、枇杷叶、茵陈、枳壳、甘草）或泻黄散（藿香、栀子、石膏、甘草、防风）加减。

（5）脾虚郁火　口疮反复，疮周或疮底色淡红，稍肿，疮面色白，口苦不渴，脘闷纳差，神疲肢倦，大便溏软，舌淡，苔薄白或淡黄，脉细弱。治宜益气升阳，消散郁火，补脾胃泻阴火升阳汤（黄芪、人参、苍术、柴胡、升麻、羌活、当归、黄芩、黄连、炙甘草）加减。

（6）虚火上炎　口疮反复，疮周或疮底红而肿轻，面披薄黄苔，创面稍有灼痛，口干咽燥，大便干结，舌红，少苔或有裂纹，脉细数。治宜滋阴降火，方选知柏地黄丸（知母、黄柏、生地、丹皮、山茱萸、茯苓、泽泻、山药）合清胃散加减。

（7）阳虚火浮　口疮色淡少肿，反复发作，口淡少苦，脘胀纳少，头晕神倦，腰膝酸冷、小便清长而夜尿多，大便溏薄，或两颧浮红，舌质淡，苔白，脉沉细。治宜温阳潜火，方选肾气丸（附子、肉桂、熟地黄、牡丹皮、山茱萸、茯苓、泽泻、山药）合连理汤（人参、炮姜、白术、茯苓、黄连、甘草）或潜阳封髓丹（黄柏、砂仁、甘草、附片、龟板）加减。

51 著名老中医李乾构如何从“火”论治口疮？

李老认为口疮多因火邪上炎，热腐肌膜。其病因有：①喜食辛热之品或嗜烟饮酒导致胃肠积热，热有余便成火；②思虑过度、情志抑郁而五志化火；③素体阴虚或久病阴亏，导致阴虚火旺。一般分为实火与虚火两种：实火多为各种因素导致心脾积热，热毒蕴结，上蒸于口舌，热腐肌膜即生口疮；虚火多因脾气不足，阴津亏虚亦可致虚火内生，上扰口舌，肌膜受灼而溃破，发为口疮。

临床上实火多见于心脾蕴热证，主要症状为口舌生疮，红肿热痛；并伴有口干口苦，口气臭味，心中烦热，嘈杂易饥，大便干燥，小便短黄，舌红苔黄，脉象滑数。患者自感口疮剧痛，触痛明显，观察口疮见凹陷较深，创面覆盖黄苔，四周隆起，充血肿胀。虚火多见于阴虚内热证，主要症状为口疮疼痛较轻，五心烦热；并可见口疮反复发作、夜间痛重、口干舌燥、烦渴不饮、腰膝酸软、尿黄便干、舌红无苔、脉象细数。患者疼痛较轻多属虚火。观察口疮中间基底部凹陷很浅，口疮表面覆盖白苔、周边隆起不明显，色不红，触痛不明显。

李老在治疗上，主要是在分清实火与虚火，然后再进行辨证治疗。多采取内治与外治相结合的治疗方法。一般将汤药头煎二煎内服，三煎用作口腔含漱，一日 3～4 次，症状重者可含化西黄清醒丸或梅花点舌丹或六神丸，局部用药可使中药直接作用于口疮，充分发挥药物的作用，以缓解局部症状，促进口腔溃疡愈合。

在内服药上，李老认为生地黄、丹参、黄芪、甘草是促进口疮愈合的良药。治疗虚火时，生地黄可以说是治疗虚火口疮的要药：①久病口疮多阴虚火旺，生地黄可滋水以补阴，阴水多则可灭火；②女性月经周期性口疮，多有阴血亏虚，生地黄入血分可凉血养血，血不燥热则津液自润，阴津充足则可制火；③生地黄有增液润肠通便作用，大便通则火随便排出，有利于口疮愈合。丹参、赤芍、大黄等活血化瘀药的使用，能扩张周围血管，缓解痉挛，促进溃疡愈合，所以活血化瘀药为治口疮的必用药。黄芪补气固表，敛疮生肌，是治疗口疮的良药，药理学研究表明黄芪能增强机体免疫功能，促进溃疡愈合。甘草补气健脾，清热解毒，药理学研究表明有抗炎、抗溃疡、解毒、调节免疫和类激素等作用，可促进口腔溃疡愈合。

李老在治疗实火心脾蕴热证时，治法多为清热泻火，生肌疗疮，方药为自拟清热泻火汤：黄芩15g，黄连5g，大黄5g，生甘草5g，莲子心3g，野菊花10g，赤白芍各10g，生黄芪15g。本方是在三黄泻心汤的基础上，加上一些养阴凉血、活血解毒，通便敛疮生肌的药物而组成。加用的这些药物能够更好的帮助祛散火邪，帮助口疮痊愈。

李老在治疗虚火阴虚内热证时，治法多为滋阴生津，清降虚火，方药为自拟滋阴降火汤：玄参20g，麦冬15g，生地黄、熟地黄各10g，生甘草5g，知母10g，黄柏10g，丹参15g，制大黄3g，生黄芪15g。这个方子是在增液汤的基础上，加上一些养阴凉血、活血解毒、通便、敛疮生肌的药物，从而达到使火邪从下焦及二便而走的效果。

李老碰到一些有兼夹症的患者，多进行如下加减：兼见便秘口臭、牙龈肿痛、的胃热炽盛者，加用石膏、知母、虎杖、升麻以清泻胃火；兼见发热咳嗽、咽喉肿痛之风热阻肺者，加桑白皮、杏仁、桔梗、连翘以清肺止咳；兼见心烦易怒、胁肋闷痛、经期症状加重的肝经郁热者，加柴胡、郁金、龙胆草、栀子以疏肝泻火；兼见神疲乏力、纳呆食少便溏、妇女白带量多，舌苔白腻之脾虚湿盛者，加生薏苡仁、苍白术、茯苓、车前草、车前子以健脾利湿；兼见头晕目眩、腰膝酸软，两目干涩之肝肾不足者，加山萸肉、泽泻、茯苓、当归、枸杞子、菊花等滋养肝肾；患者年老体虚，畏寒怕冷，无根之火上浮发生口疮者，宜加附子、巴戟天、肉苁蓉温补肾阳，合用肉桂引火归元。李老认为保持二便通畅是治疗口疮的关键。在临床中，口疮病人多有大便干燥、小便黄赤等火证表现，治疗时，酌情加用大黄、车前草等通腑利尿之品使大便通畅，小便通利，火热下行，火邪从二便排出，从而起到釜底抽薪的作用，利于口疮的愈合。总之在临床之中，李老多在分清实火虚火的基础上进行辨证论治，随证加减用药，往往能取得意想不到的效果。

李老提到注意口腔卫生和清淡饮食是防止口疮复发的重要措施。易发生口疮的人群要早晚刷牙、进食后要漱口，少食甜食。

同时，宜清淡饮食，不吃或少吃辛辣油腻煎炸之品，戒烟少酒，以免上火；多吃新鲜蔬菜水果，补充维生素和微量元素，以预防口疮发病。起居有时，劳逸结合，生活规律，适当参加体育活动增强体质，从而在口腔局部和整体状态上提高防病能力，减少口疮的发生。

52 ● 口腔溃疡局部用药有哪些？

目前治疗口腔黏膜溃疡的局部药物剂型主要有粉/散剂、糊剂、膜剂、漱口液等。

(1) 粉/散剂

锡类散：牛黄、冰片、珍珠、人指甲、象牙屑、青黛壁钱炭。

冰硼散：硼砂、冰片、元明粉、朱砂。

珠黄散：珍珠、牛黄。

养阴生肌散：青黛、生石膏、明雄黄、冰片、蒲黄、薄荷、甘草。

喉风散：人工牛黄、珍珠、梅片、黄连、甘草、青黛、山豆根。

西瓜霜：西瓜霜、硼砂（煅）、黄柏、黄连、山豆根、射干、浙贝母、青黛、大黄等。

复方青黛散：儿茶、青黛、黄连、白及、薄荷、生甘草、煅人中白、煅硼砂、云南白药、冰片。

云南白药、三七粉、珍珠粉等。

(2) 糊剂

黄连加猪胆汁糊：由黄连3g，猪胆汁1只，冰片、青黛各1g组成，冰片、黄连、青黛共为粉末，冲猪胆汁调匀外搽，每天早晚各1次。

六神丸糊剂：中成药六神丸制成糊剂，直接作用于溃疡面，可消炎止痛、止血，防止继发感染，同时促进溃疡愈合，缩短疗程。

新癀片水化成糊：含肿节风、三七、牛黄等，水化糊于疮面。

（3）膜剂　中药膜剂治疗本病是中医药治疗本病的一种新的突破。由于膜剂表面涂了一层疏水性材料，能紧密粘贴在溃疡表面上，使内层膜剂中的药物缓慢溶化、释放吸收使药物作用的时间和药物量得到保证，从而增强治疗效果，缩短疗程，降低复发率。使用方便，易保管携带。

口腔溃疡生肌膜：由青黛、细辛、黄柏、儿茶、薄荷、甘草等 11 味中药制成片状膜，贴敷溃疡面。

三七膜：由三七粉，地塞米松，丁卡因，甘油，蒸馏水，聚乙稀醇，氨甲基纤维素，配合制成。

养阴生肌药膜：主方为牛黄、青黛、龙胆草、蒲黄、黄柏、雄黄、生甘草、冰片。

口泰药膜：用水蛭配合黄柏、大青叶、儿茶、甘草、冰片制成。

朱砂溃疡膜：用朱砂、煅石膏、五倍子、冰片研细末与羧甲基纤维制成膜。

（4）含漱液

浓茶：明·李时珍《本草纲目》称："茶苦而寒，最能降火……火降则上清矣，"据研究，茶含单宁，具有收敛作用，浓茶漱口可促使口腔溃疡愈合。

三黄含漱液：选用中药材黄芩、黄连、黄柏适量，用水浸泡约 30 分钟，用沸水煎 1.5 小时，过滤、浓缩至所需浓度约生药量 0.13g/ml，离心后去除沉淀，取上清液，稀释 50% 备用。

53. 治疗口疮有哪些简便有效的单方、验方？

（1）吴茱萸捣碎醋调敷涌泉穴，临睡前固定，翌晨去除，可用于虚火上炎证。

（2）金银花、野菊花、板蓝根、大青叶、甘草煎汤，频频漱口。

（3）鲜蒲公英煎汤含漱。

54. 口腔溃疡常用的针灸治疗方法有哪些？为何针灸取穴治疗口腔溃疡时多选用“涌泉穴”？

（1）针刺合谷、劳宫、颊车、内关穴配合老冲（经验穴，经外奇穴，位于食指螺纹正中处，取法为男左女右）。

（2）独取水沟行提插捻转泻法。

（3）取地仓穴，单侧溃疡取患侧，双侧溃疡取双侧，由地仓先透刺至水沟，留针 5 分钟，退至皮下，再由地仓透刺至承浆，留针 5 分钟，再退至皮下，透刺颊车，留针 10 分钟。

（4）针刺廉泉、合谷、曲池（泻）、足三里（补）。

中医治疗口腔溃疡的外治法中无论是针刺，外敷，或穴位注射多选用涌泉穴，往往取效甚显。因为：①足少阴肾经“循喉咙，挟舌本”。足少阴肾经起于涌泉穴，其肾脏部直行的脉自肾向上通过肝和横膈进入肺中，再沿着喉咙挟于舌根，取涌泉治疗口腔溃疡谓取其穴位有治本经所行之处；②涌泉为肾经井穴。井穴分布在指或趾末端，其经气初出。《灵枢 · 根结》将井穴称之为“根”，指十二经之“根”，阴阳经脉之气相交之所，有脏腑、经气之根本的含义，对调节周身脏腑、气血、经脉之气有着十分重要的作用。井穴具有清热作用，可以清本经热、泻周身热及表里经之热。而口腔溃疡主要是由于脾胃积热或心火上炎所致，所谓“火气内盛，发为口糜”，历代医家多以清热泻火为治，故取其泻热之效。虚火上扰者，亦可引火归原；③《灵枢》有“病在上者下取之，病在头者取之足”之说。而涌泉穴为肾经的井穴，肾为先天之本，水火之脏，针刺或外敷该穴可以起到引火归原的作用，外贴穴位，通过对俞穴刺激而发挥整体调节作用。

55 口腔溃疡患者如何调护？

中医学认为，口疮为患与心脾关系最为密切，暴饮暴食，过食肥甘辛辣，煎炒炙煿，嗜酒等均可损伤脾胃，内蕴化热、耗损心阴，心阴不足，心火上炎或忧思过度化火致心脾积热，正如《圣济总录》指出：“心脾有热，气冲上焦，熏发口舌故作疮也”。因此口腔溃疡在日常调护中应注意：饮食有节，忌辛辣，荤素搭配适宜，多食新鲜果蔬，忌烟酒，起居有度。

外感邪热为本病发病的重要诱因：口腔为肺胃之门户，外邪入侵，肺胃蕴热，邪热上蒸，势必导致口舌生疮。如《寿世保元·口舌》说：“口疮者，脾气凝滞，加之风热而然也”。本虚，卫外不足，外邪入侵而发为本病。这与西医学阐述的口腔溃疡的发病与人体免疫力低下相关的观点是一致的。因此提高机体免疫力，是减少口腔溃疡发病的一个重要机制。在日常生活中，可以通过合理的饮食及运动调理来提高人体免疫力，补益人体正气，提高抗病能力及康复能力，同时要保持心情舒畅，口腔清洁。

中医学认为人体阴虚或热病伤阴或劳倦过度，耗伤真阴，导致阴液不足，而生内热，热熏口腔发为口疮。明·龚廷贤《寿世保元·口舌》云“口疮，连年不愈者，此虑火也。”；若身体虚弱而过食寒凉或脾肾阳虚患者往往由于阳虚而致无根之火上浮，而致口舌生疮。又云：“口疮白，脏腑冷，手足冷，肚腹作痛，大便不实，饮食少思，口疮者，中焦虚寒也。”因此应注意避免人体真阴真阳的耗伤，防止过于劳作，房事不节，滥用药食，耗伤真阴真阳导致口舌生疮。

总之平常应注意保持口腔清洁，常用淡盐水漱口，戒除烟酒，生活起居有规律，保证充足的睡眠。坚持体育锻炼，饮食清淡，多吃蔬菜水果，少食辛辣、厚味的刺激性食品，保持大便通畅。妇女经期前后要注意休息，保持心情愉快，避免过度疲劳，饮食要清淡，多吃水果、新鲜蔬菜，多饮水等，以减少口疮发生的机会。另外，在治疗期间更应注意口腔卫生，饮食宜清淡，忌食辛辣之品，每日用淡盐水漱口数次，同时服多种维生素，效果更佳。

56 口味异常在临床辨证中的意义是什么？

口腔味道异常是指患者自觉口中有异味或味觉异常，也有他人所能嗅及的异常气味，如常见的口臭，或有口腻、口苦及淡、酸、甘、咸、腥、涩等口味异常现象。中医认为口腔异味是人体内五脏六腑功能失调所致病症外在表现的反映。早在《素问·奇病论》中就有口味异常病证名称，如称口甘为脾瘅病，口苦为胆瘅病。《灵枢·邪气脏腑病形》说：“十二经脉，三百六十五络，其气血皆上于面而走空窍，……其浊气出于胃，走唇舌而为味。”口腔为肺胃之门户，脾气通于口，心气通于舌，肝肾之脉是循咽喉连舌体，故口腔与五脏六腑均有关系。如果脏腑发生病变，表现全身症状的同时，也会出现口腔内气味或味觉异常。因此，患者的口腔异味常作为在诊疗疾病中辨证论治的重要依据之一。

中医认为心开窍于舌，脾通气于口，心和则舌能知五味；脾和则口能知五谷矣，且脾在液为涎，肾在液为唾，故口味异常与心、脾胃、肾的功能异常关系最为密切。六淫、饮食、情志、劳倦及病后等因素，使脏腑功能失和，气血阴阳失调，则口中可以出现各种异常气味。

口臭：多由肺胃壅热，胃火上炎，饮食积滞所致，以实证为多。

口苦：王冰曰："凡物之味苦者，皆火气之所生。"提示口苦乃脏腑化火之证，尤以心、肝、胆火热为多见。肝胆互为表里，肝随脾升，胆随胃降，胆汁味苦，胆气随火上逆而口苦，故口苦与心肝脾胃病变相关。

口淡：《灵枢·脉度》曰："脾气通于口，脾和则口能知五谷矣。"口淡乏味，谷味不知，食欲不振，多是脾虚失运的表现。

口腻：指口中黏腻不爽，多伴有舌苔厚腻之症；主湿邪困脾。清·叶天士《温热论》曰："口中腻，舌苔不燥，自觉闷极者，属脾湿盛也"。

口酸：王冰曰："凡物之味酸者，皆木气之所生。"因肝之味为酸，临床口酸大多反映消化不良或肝气犯胃，脾土虚木气自现而口酸。

口甜：《素问·奇病论》载："有病口甘者，……名曰脾瘅。……此人必数食甘美而多肥也，肥者令人内热，甘者令人中满。临床常见中焦壅滞，脾胃受困，湿浊之气上泛，以致口中甜腻。

口咸：王冰曰："凡物之味咸者，皆水气之所生也。"咸味所主为肾本味，多见于久病咳喘及肾，或痰饮凌心，水气上泛。

口（辛）腥：《灵枢·五味》载："谷味辛，先走肺。"临床上单纯口辛不多见，见者多为腥味，现代医学称为"铁腥味"。因铁腥味为金属本味，而肺属金，故口腥常提示肺病，常见于肺炎、结核咳血或肺脓疡。

口涩：其病因病机常与阴津不足有关，或因脾胃虚弱，脾气不和，其病位多在肺胃与肝肾。

57 口味异常和幽门螺杆菌有关系吗?

幽门螺杆菌是导致许多消化道疾病的元凶，如消化性溃疡、慢性胃炎、功能性消化不良等，临床观察发现，幽门螺杆菌感染者，其口臭发生率明显高于未感染者，而根治幽门螺杆菌后，口臭症状明显减轻。原因可能是幽门螺杆菌感染直接产生硫化物，引起口臭。当然，并非所有幽门螺杆菌感染者均发生口臭。

58 中医如何治疗口苦?

口苦主热者，可见口苦且干，渴欲饮水，饮之为快；或口苦，舌上有麻辣感；或口苦，口中伴有臭秽，舌苔多见深黄，或老黄，或黄而干燥，或黄腻，舌质偏红或红绛，治疗用加味逍遥散，调味承气汤加减。

若口干苦，两胁胀痛，头痛头晕，急躁易怒，小便黄，大便干，舌红，苔薄黄或黄腻，脉弦数，属肝胆郁热证，宜清泄肝胆，龙胆泻肝汤加减。

口苦呕涎，心烦难寐，脘痞胸闷，小便淡黄，舌淡红，苔薄黄腻，脉滑者，为胆热痰阻，治宜清胆化痰，温胆汤（半夏、陈皮、枳实、茯苓、竹茹、甘草）主之。

阴虚火旺者，口苦而干，头晕目眩，失眠，心烦，腰酸膝软，舌红，少苔，脉细数。治宜滋阴降火，知柏地黄丸加减。

但临床口苦不全属热，在多种慢性疾病中由于长期服药的偏性，久病不治可见中焦虚寒，湿痰浊邪阻滞，肝木乘脾，胆气上溢也见口苦而淡，口渴而不思饮，饮亦不多；或口苦而咸涩多涎；或口多清水。其苔多见白滑或白腻，或白腻罩灰黑色，舌质偏淡或淡白胖嫩，边多齿印。方投附子理中汤合平胃、痛泻诸方，以温运中阳，祛除痰湿，扶土抑木。口苦一症在内伤杂病中有主热主寒之两重性，临证应当仔细审辨，不可一见口苦即投苦寒，损伤正气，贻误病情。

59 中医如何治疗口臭？

口臭别看是小毛病，但确是影响人们社会交往和造成心理障碍的原因之一，严重的口臭常影响人们的生活质量。WHO 已将口臭作为一种疾病来记载，多表现为呼吸时有明显气味，刷牙、漱口均难以消除，使用清洁剂亦难以掩盖，是一股发自身体内部的臭气。引起口臭的主要物质是挥发性硫化物（VSC），而硫化氢（H_2S）与甲基硫醇（CH_3SH）是其中最主要的两种成分（占 90% 以上）。硫化物由多种细菌（革兰阴性菌占比重较大）在口腔富含微生物的组织间隙（唾液、牙菌斑、舌背菌毛等）中利用氨基酸、蛋白质、蛋白胨分泌而成。引起口臭的原因很多，如饮食习惯，吸烟，女性月经期，服用某些含硫药物，以及呼吸、消化系统疾病，糖尿病，慢性肝、肾疾病和代谢不良性疾病等，甚至神经及精神因素。

中医学认为口臭与脏腑功能的异常关系密切，正如隋·巢元方《诸病源候论·唇口病诸候·口臭候》所言："口臭，由五脏六腑不调，气上胸膈。然腑脏气臊腐不同，蕴积胸膈之间，而生于热，冲发于口，故令臭也。"口臭的临床辨证有如下几种：

（1）心脾积热型　心主神志，脾主思，思虑过度，思则气结，脾气凝滞，郁久化热，脾失健运；气郁化火，火气通于心，心火内炽，心脾积热，移热于胃，脾胃升降功能失司，浊气不降，外出于口。其主症可见口臭、烦渴易饥、口燥唇干、心烦失眠、脘腹痞满胀痛等，治宜清心泻脾，代表方为泻黄散（藿香叶、山栀、石膏、防风、甘草）。

（2）脾胃积热型　胃主受纳，为水谷之海，水谷入胃，经胃的腐熟通降，使糟粕下行排出体外，若胃热偏盛，或邪热犯胃，或过食肥甘厚味辛热之品等均可导致脾胃积热，耗伤津液，津液输布失调，浊气不降，上逆于口则发生口臭。临床表现为口热臭、牙痛牵引头脑，面颊发热，或牙龈溃烂，或牙宣出血，口干、便秘等，治宜清泻脾胃积热，常用方清胃散（黄连、生地黄、牡丹皮、当归、升麻）。

（3）湿困脾胃型　饮食不调，或素体脾虚湿盛，或外感湿邪，致湿困中焦，脾胃运化失常，湿食交困，滞而不化，腐臭之气由口而出。症见口臭，口中黏腻不爽，脘腹满闷，不思饮食，身重体倦，大便溏烂；舌淡体胖，苔白腻，脉濡缓。治宜运脾化湿，方用藿朴夏苓汤加减（藿香、佩兰、厚朴、苍术、石菖蒲、茯苓、泽泻、薏苡仁、半夏、豆蔻）。若脾虚湿困，亦可以四君子汤合平胃散加减。

（4）食滞胃肠型　饮食不节，暴饮暴食，食积不化，日久化腐，腐臭之气上蒸，故可闻及口臭。其主症可见口出酸腐臭气、嗳气频作、脘腹胀满、大便臭如败卵等，治宜消食导滞，枳实导滞丸加减（大黄、枳实、神曲、茯苓、黄芩、黄连、白术、泽泻）。

（5）瘀血内阻型　血具有濡养人体组织器官的作用，若郁怒伤肝，气血运行障碍致瘀血留滞、瘀血内生、经脉不通、脏腑组织失养，日久化腐，腐臭之气由口而出。其主症可见口中腥臭、身体某部常有刺痛、舌质黯，有瘀点等，治宜活血化瘀，血府逐瘀汤加减（当归、生地黄、牛膝、桃仁、枳壳、赤芍、川芎、柴胡、甘草）。

(6) 肾虚火旺型　年老体弱或病久及肾，肾阴亏虚，肾虚火旺，虚火久熏，化肉为腐，腐臭之气从口腔内发出。其主症可见齿蛀牙枯，口臭难闻，腰腿痠软无力等，治宜补肾泻火，方选六味地黄丸加减，同时可配合针灸治疗。

60 • 中医如何治疗口唇糜烂？

唇属手足阳明，上唇 属手阳明大肠，下唇属足阳明胃。上肠下胃需别。热则口唇裂而燥则干，风盛则瞤动而寒则揭。若见唇肿起皮，皱裂如蚕茧（病名茧唇），肝脾心肾攸关，养血滋阴为善。口唇糜烂（西医学称口唇溃疡）临床常表现为口唇糜烂有疼痛感，下唇为多，刺激尤甚，饮食减少，西医常以抗炎，补充多种维生素和多种外擦剂治疗。中医认为本病多属脾胃湿热，循经上行，环口熏蒸所致，临床以健脾燥湿，清热和胃，兼以荡涤三焦实热为主。常用生地黄、黄芩、黄连、枳壳、天冬、麦冬、石斛、牡丹皮、甘草，茵陈；脾虚湿盛加茯苓、白术；三焦热盛加栀子。

61 • 中医如何认识慢性咽炎？如何从脾胃论治？

慢性咽炎中医认为主要由于风热喉痹时发，邪热伤阴，肺肾阴亏，虚炎久灼，火燥津枯，津枯则液涸无以上承，咽窍失养，肌膜干萎如蜡纸，液干浓缩为痂附于咽窍所致。常分为“虚火喉痹”“阴虚喉痹”“帘珠喉痹”等类型。

本病多从脾胃论治。

(1) 培土生金法　因肺金不足，少津乏液，燥气上熏，可通过补脾土的方法达到补肺金的目的。方选参苓白术散合沙参麦冬汤加减。

（2）健脾化痰法　多属于痰犯咽喉，凝滞肌膜所致。方选六君子汤加减。

（3）醒脾化浊法　多因湿蕴化浊上蒸，弥漫于咽喉。方选不换金正气散加减。

（4）补脾清火法　因劳烦过度，思虑伤脾，心血暗耗，心火不足，离火炎上所致。方选参苓白术散合导赤散加减。

（5）滋养脾胃法　多见胃阴虚火旺之象，脾虚为胃行津液不足。方取麦门冬汤合增液汤加减。

另一方面需要特别提醒注意，胃食管反流病的临床表现较复杂，除胸骨后灼热疼痛外，部分患者因反流物的长期刺激，常见咽干咽痛，咽喉梗塞不适，有异物感等，常被误作慢性咽炎而久治少效，对此，应当针对原发病治疗，而不可仅仅拘泥于局部症状。

62 • 中医如何论治咽喉病症？

十一经皆凑咽喉，惟足太阳别下项。阴阳结独由君、相两火（即手少阴、手少阳经，《内经》：一阴一阳结，谓之咽痺）。爰由肿痛风蛾，急则治标为当，以辛散咸软，去风痰，解热毒为主。而如风火上郁，阴亏脉数，可予连翘、薄荷、射干、牛蒡，沙参、元参、贝母、石斛等；又如喉间紧痺，肺中气热，可予地骨皮、枇杷叶、芦根、天花粉、薏苡仁、百部等。气火蒸而喉舌疳蚀，解热度以金汁银花等；厥阴化火风上窜而喉痛痺，表现为痛连心下，每晚加剧。缓肝急以阿胶、鸡子黄、天冬、生地黄等。二气虚而龙相上灼，宗仲景之猪肤汤；肝阳上越而肾液不收，法钱氏之六味地黄丸。怒劳喉辣，治宜甘缓微佐以酸收，可予复脉汤去桂枝。又如喉癣或由杨梅疮遗毒，土茯苓有专司；喉中有物如脔，此梅核气证，四七汤能化喉闭恶寒，邪在表，切忌酸收与寒下。喉中生疮九不愈多由虚火，游行无制，宜金水双收。如《治法汇补》阴虚咳嗽，久之喉痛必有疮，名肺花疮，宜滋水生金药中加甘橘。

63 • 中医如何论治牙痛?

牙痛为病，虫、虚、风、火多见，玉女煎治温热上蒸而齿痛，多兼见连及头巅，并多见于阴弱体质；滋肾饮（黄柏、升麻、青盐三味）主肾火盛而牙长；湿热蕴牙床而痛，轻者清胃散，重者承气汤当酌用；酒人齿蚀，硝黄桃桂可为丸（即桃仁承气汤）；脑犯大寒（表现为脑齿连痛，名曰脑风），非羌活附子汤而莫救。胀偏齿缝，分阴虚或肠中风热以同参。黑缘虫蚀之故，肿由风热之干；湿热痛而齿木，火郁痛而龈干。肾虚牙痛其齿浮而血虚牙痛其齿痒，肠欲热，而胃欲寒。风热交缠，吸风即痛；血搏齿间，掣痛如钻。牙长者髓溢，白术单调。槁黑者，知柏地黄汤，齿堕者，生脉散、六味丸。

64 • 口腔扁平苔藓中医如何辨证论治?

口腔扁平苔藓（oral lichen planus，OLP）是口腔黏膜较常见与自身免疫相关的非感染慢性疾病，属癌前状态。由于该病具有迁延反复与久治不愈的特点，从而给患者带来了较大的病痛和思想负担。OLP 的病因与发病机制非常复杂，目前尚不清楚其确切的病因与发病机制，临床上也未找到比较有效的治疗方法与药物。目前国外多采用西药和物理治疗，而国内更注重中医中药和中西医结合治疗。

口腔扁平苔藓临床表现为口腔黏膜病损呈珠光白色条纹，表面光滑，相互交错成网状、树枝状、条索状或融合成斑块状等多种形态。口腔黏膜同时发生红斑、充血、糜烂、溃疡、水疱、色素沉着等。多发生于颊舌、龈、腭等部位，常左右对称。自觉口腔黏膜粗糙、木涩、牵拉、疼痛或有刺激感。中医学认为，口腔器官是整个机体的组成部分，是消化道的门户，它同各脏腑关系密切，各经络也在口腔循行交会，对口腔黏膜病的辨证，注重口腔局部与整体的关系，注重辨证与辨病相结合，现就口腔扁平苔藓的辨证论治讨论如下：

（1）气虚血瘀型　临床表现为口腔黏膜的白纹状损害，伴有局部口腔黏膜不同程度的充血糜烂、溃疡、疼痛，时有心悸气短，纳少乏力，或胸闷腹胀，舌质淡偏紫或有瘀点、瘀斑，舌体胖大，边有齿痕，脉细或细涩。方用补阳还五汤加减，以益气活血，化瘀消斑。主要药物有：黄芪、赤芍、白芍、当归、川芎、地龙、桃仁、红花、白花蛇舌草、土茯苓。有充血糜烂者加黄连、黄芩、升麻、银花藤清热解毒。

（2）脾虚湿阻型　口腔黏膜表现为白纹状损害，充血糜烂，色淡红，疼痛较轻，时有头胀如裹，倦怠乏力，纳呆泛恶，四肢困重，口干黏腻不欲饮，大便溏薄，舌质淡，舌体胖，舌苔白厚腻，脉濡滑或细濡。方用平胃散加藿香、佩兰、淮山药、云茯苓、砂仁以健脾化湿，泄浊消斑；配以白花蛇舌草、土茯苓以清热解毒。局部黏膜充血糜烂者加川黄连、银花藤；伴有胃脘不适，纳呆泛恶者加白芍、徐长卿、淡竹茹、焦山楂、焦六曲；大便溏薄者加焦白术，待厚腻苔去除后适当减少健脾化湿之药，加用黄芪以补气扶正。

（3）阴虚火旺型　《内经》云：“火气内发，上为口糜”，《诸病源候论》说：“手少阴心之经也，心气通于舌，足太阴脾之经也，脾气通于口，肺藏热甚，热乘心脾，气冲于口与舌，故令口舌生疮也。”口腔黏膜表现为充血糜烂溃疡明显，散在白纹，伴有明显口腔黏膜疼痛，口干目涩，五心烦热，腰痠乏力，头晕耳鸣，夜寐盗汗等肝肾阴虚之症状，舌质红或绛，多裂纹，舌苔薄或光剥，脉细弱无力或细带数。以增液汤加减，配以黄芪扶正，白花蛇舌草、土茯苓、青黛、川连、升麻、炒黄芩、银花藤以清热解毒，凉血消斑。口干目涩者加枸杞子、天花粉；腰酸头晕，耳鸣盗汗等肝肾阴虚者可加山萸肉、炙鳖甲、浮小麦、五味子等。

65. 手足口病的中医病因病机是什么？如何辨证施治？

手足口病是由一种感染肠道柯萨奇病毒 A-16 型和埃可病毒 71 型而引起的发疹性流行性疾病，以手足皮肤及口腔黏膜发生斑疹、水疱和口腔黏膜形成溃疡为主要特征。多发于学龄儿童，以夏秋季发病率高，有较强的传染性。部分病例可并发心肌炎、脑膜脑炎、无菌性脑膜炎。中医通过辨证治疗本病有良好的疗效，并减少了并发症的发生。

病因病机及临床表现：手足口病据其发病有季节性、传染性及有卫气营血传变规律等特点，可归属中医温病之范畴。与肺、心、脾三脏关系密切。小儿肺为娇脏，又为五脏之华盖，温邪侵袭，首先犯肺，疾病早期表现为肺卫症状，常有发热、厌食、咽喉肿痛，或有咳嗽、流涕、舌红苔薄白、脉滑数等。由于病邪较猛烈，卫分症状刚出现即很快转入气分，甚至气营两燔。小儿乃纯阳之体，感邪后易从炎化，热毒炽盛，心脾受之，心脾积热。《内经》云：“手少阴之经通于舌，足太阴之经通于口；因心脾二经有热，则口舌生疮”。脾主四肢，足太阴脾经起于足部，手少阴心经止于手部，气血受热，热毒外发肌肤，可出现心脾二经行经部位斑疹、疱疹，手足为多。此乃本病的症状期，表现为发热，口舌生疮，牙龈肿痛，手足部疱疹，口干欲饮，舌红苔黄，脉数等。发病多在夏季，暑气当令，暑为阳邪，易入心营及引动肝风。气分热邪不能及时清解，化火内传，深入心营，生痰生风，而致气营两燔、痰热闭窍，风炎相煽等变证，相当于疾病的并发症期，主要表现为烦热，斑疹密布、呈紫黑色，神昏谵语，甚至四肢抽搐，角弓反张，喉间痰声漉漉，舌绛苔焦，脉弦数。疾病后期，邪热渐解，津气未复，呈现心脾二脏阴分的不足，症见身热不甚，手足心热，烦躁，口干欲饮，纳差，疲乏，舌红干，苔少，脉细等。

辨证论治：手足口病虽有卫气营血不同的传变过程，心脾积热是导致疾病症状期出现的病理基础，因此，治疗重点要在于清心泻脾，并根据不同的病理过程予以辨证施治。

风热犯肺：风热侵袭，邪客肺卫，循经上扰咽喉而致。此期口腔溃疡、手足斑疹等特征未出现，多以风热感冒论治，以疏风清热宣肺为治则，方药以银翘散加知母、石膏、竹叶等。

心脾积热：外感之邪不解，化火入里，内困心脾，上炎口舌，外发肌肤而致。脾为热邪所伤，脾失健运，水湿内停，湿郁久化热，又可加重本病，造成恶性循环，且湿性缠绵致疾病反复难解。治以清心泻脾，解毒利湿为治则，宜以导赤散合玉女煎的基础上，加入泽泻、蒲公英、银花、地肤子、苦参等清热解毒利湿之品，方中以生地黄清热凉血养阴，木通、竹叶、牛膝清心降火而利水，石膏、知母清脾胃之火。诸药共奏清心脾之火、利湿、解毒之功，既清热又不伤阴。若病情得以控制，则不出现气营两燔，热盛动风等并发症。

热入营血：热毒炽盛，内陷营血，逆传心包，风动痰生而致。治以清营凉血，清心开窍为原则，方药以清营汤合犀角地黄汤加减，必要时加用安宫牛黄丸。

心脾阴虚：疾病恢复期，邪去正伤，心阴受损，胃气未复，脾运不健所致。治以养阴健脾为治则，方药以生脉散加减。

三、食管疾病

66. 胃食管反流病相当于中医的什么病？病因病机是什么？

胃食管反流病相当于中医的“噎膈”“胸痛”“吐酸”“嘈杂”等疾病，中医学认为，食管属于胃，胃为水谷之海，与脾互为表里，一升一降，共司受纳、消化、运转和输布功能，而脾胃运化与肝疏泄、肺输布有关，故胃食管反流病病位虽在食管，但病理机制与肝肺脾胃关系密切。本病的主要机制是胃气上逆，升降失司，其中肝脾胃功能失调，肝郁脾虚、胃失和降，故产生烧心、反酸等症；气滞痰阻瘀结导致胸痛、吞咽困难甚则消化道出血等症；母病及子、肺气上逆，出现咳嗽、哮喘等食管外表现。情志不畅、饮食失调、劳累过度或久病伤脾均可发病。

（1）情志不畅　忧郁恼怒，肝失疏泄，横逆脾胃，气机升降失调，胃气上逆；或肝郁化火，火灼胃阴，胃失润降，食管干涩；两者均可损伤食管。

（2）饮食不节　过食辛辣、热烫之物，或烟酒过度，或服用了对食管有损伤的药物，损伤脾胃，气机阻滞，胃失和降，胃气上逆。

（3）劳累过度或久病伤脾　脾气虚弱，运化失职，痰湿内生，上贮于肺，痰气交阻，肺气上逆。

67．胃食管反流病有何症状？临床如何诊断？

（1）胃食管反流病的常见症状

1）胸骨后烧灼感：胸骨后烧灼感又称反流性烧心，为本病的主要症状，多在食后1小时左右发生。由于屈曲、弯腰、咳嗽、妊娠、腹腔积液、用力排便、穿紧身衣和围腰、头低位仰卧等腹压增高姿势，均可诱发或加重胃灼热感。亦可由于进食过程或摄入茶、酒、咖啡、阿司匹林等物而诱发。服制酸药后多可消失，过热或过酸之食物可使病情加重。如服制酸药的效果不佳，则烧灼感的原因主要由于胆汁反流所致。

2）胸骨后或心窝部疼痛：疼痛可放射到后背、胸部甚至耳后，如同心绞痛或胸膜炎，重者为剧烈性刺痛。如果胃食管反流病患者出现持续性胸骨后痛，甚至放射到颈部，提示为穿透性边界溃疡或同时伴有食管周围炎。

3）食物反流至口咽部：每于餐后、躯干前屈或夜间卧床睡觉时，有酸性液体或食物从胃、食管反流到咽部或口腔。

4）呼吸道症状：严重者因夜间出现反流，反流物吸入气管或肺内，引起咳嗽或哮喘发作。

5）吞咽困难：病程初期，由于炎症造成食管局限性痉挛，可发生间歇性咽下困难；后期由于纤维瘢痕所致的食管狭窄，出现持续性吞咽困难。较长时间吞咽困难，可因进食减少，导致营养不良，体重下降。

6）出血：食管的严重活动性炎症，因黏膜糜烂出血，致呕血或排黑便，从而出现面色苍白、头晕心悸、心率加快等。

（2）临床的诊断标准

1）胸骨后或剑突下烧灼性疼痛，多在进食辛、酸、脂肪食或酒类后出现。疼痛可放射至肩胛间区、胸骨两侧甚至两臂，服碱性药物后减轻。食后仰卧、躯干前屈或剧烈运动可有酸或苦味的胃内容物反流至食管上段甚至溢入口腔。并发食管黏膜水肿、管腔痉挛或瘢痕狭窄时可出现咽下困难。部分患者有食管贲门部或胃手术史。

2）食管钡剂检查黏膜正常，或可见黏膜皱襞不规则、紊乱、增粗；重者有食管狭窄。部分患者可见钡剂从胃反流至食管。

3）pH 测定：正常人 24 小时食管内 pH <4 的次数 <50 次，24 小时 pH <4 的时间百分比 <4%（小于 1 小时）、pH <4 且持续时间 5 分钟以上的次数 <3 次、反流指数，即 DeMeester 计分 <14.25有阳性意义。

4）食管测压：可显示 LESP 低下。

5）内镜检查：可显示不同程度的胃食管反流引起现象。一般分为非糜烂性食管炎、糜烂性食管炎或 Barrtt 食管。

68. 著名老中医赵荣莱如何根据“膈中积气论”治疗胃食管反流病?

所谓“膈中积气论”，为赵老经过多年的临床实践与中西医结合研究而提出的独特见解，他认为：“但凡嗳气与胸闷、咽中不利并见者，与呃逆不同，其气积滞于膈上食管之中，而非积于胃中也。此时嗳出之气是由食管而出，而非自胃中而出”。临床中嗳气、咽中不利、胸闷三症往往同时出现，且这三症多见于胃食管反流病，赵老认为："胃食管反流病，胃内容物流至食管，气滞胸膈为必有之症状，病人感气塞胸咽，嗳气频作，咽中不利。若有湿阻，往往气湿阻于胸膈，满闷不舒。若胸阳不足，阳郁不运，甚者胸背胀满，患者颇觉难受，上消化道检查往往无任何发现"。因此，对于检查未见明显异常，而具有嗳气、咽中不利、胸闷三症或其一的胃食管反流病患者，在治疗上可本以赵老的升降学说（升降学说，即脏腑经络气血阴阳的升降出入、方药性味的趋向和药性的升降沉浮），采用疏泄升降气机之法。常用方药：苍术15g，瓜蒌15g，苏梗15g，厚朴10g，竹茹6g，木香15g，黄连6g，佛手15g。可根据伴随症状、舌脉灵活加减，恶心呕吐者可加丁香、半夏、生姜，嗳腐、脘痞甚者加用焦三仙、焦槟榔等，两胁胀满者，可加用郁金、柴胡，舌红苔少者，可加石斛、天花粉，往往可获良效。

（1）赵老认为膈中积气是胃食管反流病的主要病机，临证时常分为以下四型治疗：

1）肝胃不和型：胃脘及胸骨后满闷，疼痛连及两胁，吞酸、嗳气、口苦咽干，舌红苔薄白，脉细弦。治以疏肝理气，和胃降逆。方用柴胡疏肝散加减。

2）脾胃虚气滞型：胸脘疼痛、嗳气、嘈杂、胸骨后及胃脘隐痛，泛吐清水或痰涎，食少纳呆，肢冷便溏，舌淡苔白，脉细弱。治以健脾益气，温胃降逆。方用香砂六君子汤加丁香柿蒂汤加减。

3）阴虚胃热型：胸骨后烧灼感、烧心泛酸，呃逆反胃，饥不欲食，烦躁口干，便秘，舌红少苔，脉细数，治以滋阴清热，和胃降逆。方用甘露饮合丹栀逍遥散加减。

4）脾胃湿热型：胸膈满闷，呕恶厌食，四肢沉重，大便不畅，口舌黏腻，苔黄腻，脉滑数。治以清热化湿，健脾和胃。方用藿香正气散合平胃散加减。

（2）赵老治疗胃食管反流病，多遵循以下原则：

1）补中升阳，和胃降逆：脾阳亏虚，脾不升清，失其运化之力，精微乏源，内生湿浊，宜补中升阳，温脾理中。对胃失通降、胃肠积滞者，宜通降腑气。常佐以宣降肺气之药，如杏仁、桔梗、紫菀、苏叶等，可使机体气机灵活。

2）条达肝气，濡养肝阴：肝主疏泄，助脾运化升发清阳之气，助胃受纳下降浊阳之气。若肝气郁结，失其疏泄，可致脾胃之气壅滞，宜疏肝和胃，方用四逆散加减，使肝气调达，胃气通降。若肝胃阴虚，失于濡润，宜滋养肝阴，方用一贯煎加减，以养肝柔肝，使肝气条达。

3）顺气和中：肝、脾、胃三脏气机失调，胃气上逆为胃食管反流病的基本病机。故通调气机，顺气和中，必须贯穿本病治疗的始终，胃气和降，方有受纳之功。治疗中必定加用理气之药，理气药多偏温，胃阴不足者，宜用益胃汤加佛手、香橼，使气机灵动而不伤其津液；对虚中夹实、寒热错杂者，宜用辛开苦降之法，加用黄连、吴茱萸或半夏、黄连或干姜、黄芩等治之。

4）通降镇逆：若脾虚不能升阳，使胸中阳微，浊阴上逆，可引发胃食管反流病。此时应通降镇逆，使胃气顺降，浊阴亦降。降逆药中有性偏寒者如竹茹、栀子、代赭石、黄连，有偏温者如生姜、干姜、良姜、丁香、吴茱萸、肉桂、半夏、苏子等，可据患者的临床症状，辨证用之，使胃气和顺，诸证自除。

5）升清泄浊：若胸阳不足，脾不升清，浊降失司，清浊反常，临床上多表现为膈咽不通、脘腹胀满、大便不行，均应升阳、泄浊并举，使胸阳、中阳温煦，方可使阴浊之气下降。

6）滋养胃阴：胃喜润恶燥，不宜用苦降或苦寒之品伐伤胃气，宜甘平或甘凉药濡润以滋养胃阴，治疗上多加用玉竹、花粉、沙参、石斛等，临床上因胃阴不足而致的口燥咽干、大便不通等症，均可选用上药。

赵老认为本病与肝肺的关系最为密切，肝喜条达而恶抑郁，肝气郁结，则升降失常。肝郁气滞，则可乘侮脾胃；脾胃不健，则肝气乘克脾胃，而见胃脘痛、腹痛、口干口苦、两胁胀痛等症，在临床上多用杏仁、桔梗、紫菀、白前、苏梗、薤白、炒莱菔子等宣降肺气，用瓜蒌清肺理气宽胸，或用苏叶配黄连，开肺和胃，宣上畅中。疏肝之药，当细分为二：一是柴胡、香附、佛手、荔枝核、川芎、薄荷之类，主升畅舒达；一是青皮、木香、香橼、郁金之类，主疏泄以畅达。

69 胃食管反流病的饮食疗法有哪些?

胃食管反流病的饮食疗法包括饮食注意和饮食调理两大方面。

(1) 饮食注意是胃食管反流病的基础治疗之一，良好的生活习惯，定时定量进食，清淡饮食，对远离胃食管反流病至关重要。常见的注意事项如下：

1) 减少进食量：饱食易导致食管下部括约肌松弛。进食应细嚼慢咽，少量多餐。晚餐尤其不宜饱食；睡前 3 小时不宜进食。

2) 少喝酸性饮料、戒烟酒等：酸性饮食会加重胃酸的情况，烟酒可引起食管下端括约肌张力下降，尤其是烈性酒可使食管蠕动收缩波的频率下降。

3) 减少脂肪摄入：脂肪能够刺激胆囊收缩素的分泌引起食管下端括约肌张力降低，促使胃食管反流。因此烹调应以煮、炖、氽、烩、蒸为主，少吃和不吃油炸食品。

4) 适当摄入蛋白质：食物蛋白质可刺激胃酸分泌，刺激胃泌素的分泌，胃泌素可使食管下端括约肌张力增加，抑制胃食管反流，因此可以在饮食中适当增加蛋白质，例如瘦肉、牛奶、豆制品、鸡蛋清等。

5) 饮食宜少刺激性：烹调少用香辛料，如辣椒、咖喱、胡椒粉、蒜、薄荷等。少用或不用能够引起食管下端括约肌张力降低的食物，如浓茶、咖啡、可可、巧克力、洋葱、大蒜等。

（2）饮食调理方面　具体食疗有：

1）用薤白30g，薏苡仁60g煮烂熟透，频频喝下，用于食管炎初起。

2）用猪肚一个，蒲公英100g，生地黄100g，麦冬100g，加水煮烂熟，再加佐料，单吃猪肚，饮汤。

3）饮食应顺四时：冬季应多食温热性食物如羊肉、鸡肉；夏季宜用清淡偏凉食物如黄瓜、西红柿；在暑季湿热交蒸之时宜用西瓜等消暑除湿之品；秋季宜用生津润燥食物如苹果、香蕉，而少用辛辣之物。

70 · 哪些消化系统疾病可导致吞咽困难？

吞咽困难是指食物从咽到胃的推进过程受阻而引起的主观感觉，一般可分为机械性与运动性两类。

机械性吞咽困难是指吞咽食物通过的食管管腔狭窄或食团体积过大引起的吞咽困难。一般由咽、食管或贲门的功能性或器质性梗阻引起。与之相关的消化系统疾病有食管炎（细菌性、真菌性、化学性）、食管良性肿瘤（平滑肌瘤、脂肪瘤、血管瘤等）、食管癌、食管异物等病变。

运动性吞咽困难是指各种原因引起的吞咽运动和吞咽反射运动的障碍，以致食管不能正常蠕动而将食物从口腔顺利地运送到胃。与之相关的消化系统疾病包括贲门失弛缓症、弥漫性食管痉挛等。

需要注意的是，有些患者虽然诉说（或自以为）“吞咽困难”，但只是自觉咽喉部有堵塞感，或有痰黏着感，或感到球状异物在咽部上下活动，既不能咽下，也不能吐出和咯出，但不妨碍进食（或者说与进食无关）；症状时轻时重，甚至时有时无：心情不佳时、安静独处时症状明显，心情愉快时，病情也随之转轻或消失。这种情况，应该先做食管镜、食管测压等检查，未发现异常时，我们称其为“咽异感症（梅核气）”，这种情况与吞咽无关，不影响食物的输送，一般不归为吞咽困难的范畴。

71· 为何有些“梅核气”用半夏厚朴汤效果不理想?

《金匮要略》云：“妇人如有炙脔，半夏厚朴汤主之”（《妇人杂病脉证并治第二十二》）。《医宋金鉴》云：“咽中如有炙脔，谓咽中有痰涎如同炙肉，咯之不出，咽之不下，即今梅核气病也。此病得于七情郁气凝痰而生，故用半夏、厚朴、生姜辛以散结，苦以降气。茯苓佐半夏，以利饮行气。紫苏芳香以宣通郁气。俾气舒涎去，病自愈矣。此证男子亦有，不独妇人也”。按梅核气病之名，始于宋·王硕之《易简方》。其论病机，有云“四七汤（即半夏厚朴汤）治喜怒悲恐惊之气，结成痰涎，状如破絮，或如梅核，在咽喉之间，咯不出，咽不下，此七气之所为是也。”其述所主证候，王氏谓“或中脘痞满，气不舒快；或痰涎壅盛，上气喘急；或因痰饮中节，呕吐恶心”。论证虽简，殊有重要之参考价值。可见半夏厚朴汤确实是治疗“梅核气”之良方。

但在临证之时，有些患者未必见效，究其原因，与产生“梅核气”之病因病机有关，若由于寒饮湿痰结所致，症见：咽中如有炙肉，吞之不下，咯之不出，胸脘痞闷，腹部胀满，呕吐恶心，二便不爽，舌白，脉弦等，则用之有效。若因痰火郁结而成，症见：咽中如有炙肉，吞之不下，咯之不出，咯出少数结痰，咽部发红，情绪急躁，舌质红，脉弦数等，用之则无效，李培生先生经验对于这种患者可以使用清火化痰宣郁解结之法。药用黄芩、玄参、浙贝母、海蛤粉、炒牛蒡子、白僵蚕、昆布、牡蛎、夏枯草、制香附、青果。方名清化解郁汤，以治此症，确有良好的效果。

由此可见，随着对疾病认识的不断深入，“梅核气”所涉及的中医证型并非“七情郁气凝痰”一端，因此，中医治疗疾病要始终遵循辨证论治的原则，要“师古而不泥古”，根据患者的具体证型进行治疗，才能取得良好的疗效。

72. 食管疾患中常用要药有哪些？如何使用？

在临床中我们体会，有些中药对食管疾患有特殊的疗效，我们将其称为常用要药，这些药物主要有：鹅管石、婆罗子、橘络、通草、急性子（凤仙花子）、威灵仙、王不留行等。

鹅管石能治胸膈痞满，与母丁香同用具有扩张食管的功用，如无母丁香，用公丁香也可。

婆罗子行气而宽胸膈，且能宣通心脉、食管，对胸骨后隐痛、刺痛，或兼冠状动脉供血不足而连及心前区疼痛者，用之有效。

橘络宣通气血，善治胸膈疾患，虽非主药，但轻清善行，久服无弊。

通草入肺、胃，甘淡而凉，凉而不寒，也是食管病具有宣通功用的辅助药。

急性子在《本草纲目》中早有“治噎膈、下骨鲠”的记录，功擅破瘀通利，散结软坚，对食管病吞咽不利或困难者用之有效。即使是食管功能障碍，经一般诸药治疗而效果不著者，短期用之，也较有效。

威灵仙走而不守，宣通十二经络，历来用治骨鲠在咽，也是治疗食管疾病的常用良药。

王不留行功擅行水化瘀，对食管疾病痰瘀互结者，疏通之功甚著，且无不良副作用。

73 食管疾患有什么独特的服药剂型和方法？

由于食管疾患具有特殊性，有时患者服用药物有一定的阻塞感或困难，有时患者服用后因对食管的直接刺激而出现不适感，因此医生创造了有一些特殊的服药剂型及方法以解决临床的难题。

（1）关于汤药的服法方面　多采用一日多次服法。每日1剂，煎2次，每次药液分2～3次服，包括晚间睡前服1次。如用沉香，最好加少量冷开水在粗糙的陶器或石上磨，使磨成混悬液状，少量频服，效果较好。也可用沉香粉极少量置于舌上（或舌下）含化，使药物作用较持久。如果白昼多次服药不方便者，可配用“代茶剂”，如每天用橘皮3g，桔梗2g，木蝴蝶3～5g，开水泡后加盖闷几分钟，代茶饮服。厚朴花也可泡服，每日用3～5g。如兼肝胃郁热者，加麦冬10～15g，生甘草2g。汤剂和代茶剂还可以含漱，通过口腔、咽部黏膜吸收，既有洁净作用，又可增强治疗食管疾病的效果。

（2）关于特殊的服药剂型方面　可考虑糊剂卧位服药法。“糊剂卧位服药法”可以增加治疗性药物在食管内的停留时间，使药物对食管黏膜直接起作用。具体方法如下：先辨证开方，汤药要求浓煎，头煎和第2煎各浓煎成150ml左右。每次药液中加入藕粉1～2匙。如无藕粉，可用山药粉、首乌粉或米粉代替。充分调匀后，文火加热，边煮边搅，煮沸而呈薄糊状半流质药，盛于碗中，置于床边。患者解衣卧床，左侧卧、平卧、右侧卧、俯卧各咽药1～2匙，余下的药可以仰卧时吞服。服药毕，温水漱口吐出，卧于床上，稍稍翻身，半小时内不饮水，不进任何食品，若是晚间服药，按上法服完后即睡，作用尤佳。但应注意，由于卧位服药（尤其是平卧位）可能会引起呛咳，因此，老年人、儿童等会厌功能不完善的患者或有舌咽神经受损病史者要慎用，以免引起窒息。

人在直立或坐位时服药，迅即经食管而入于胃中，所以改进为卧位服，加上粉糊的黏性，可有利于直接作用于“病所”。藕有清热凉血之功，藕粉性黏，兼能“护膜”。若患者胸骨后隐痛、刺痛，痛位固定，证兼瘀滞者，还可在药糊中调入参三七粉每次1~1.5g，或云南白药每次0.5g。如诊断为食管憩室炎症，可按X线片上所示，卧位服药后向憩室突向的一侧睡，腰臀部稍垫高。10~20min后转向对侧卧20min。此时抽出枕头，使头部位置低，20min后再加枕头。这样，可使药物先作用于憩室部位，再使之流出。

按上述方法服药，对食管炎症、溃疡等疾患，可以提高疗效。至于有的患者嫌药味较苦，可以放少量的糖调匀后服。但糖量不可多，特别是舌苔白腻、胸闷较著，有痰咯出者，不宜放白糖。

74. 何谓功能性食管源性胸痛？中医如何认识？

功能性食管源性胸痛系指由食管疾病或食管功能障碍引起的胸痛。其典型症状为胸胃灼热伴有胸骨后或胸骨下发作性疼痛，呈挤压性或烧灼样，多在饭后30~60min发生，酷似“心绞痛”。刺激性食物、运动、情绪紧张均可诱发，亦可自发性发作。其诊断根据罗马Ⅲ诊断标准应该包括以下内容：①胸骨后非烧灼样疼痛或不适；②无胃食管酸反流导致该症状的证据；③没有以组织病理学为基础的食管运动障碍。诊断前症状出现至少6个月，近3个月满足以上标准。

中医无食管源性胸痛这一名称，胸痛一症出自《内经》。《素问·藏气法时论》说“心病者，胸中痛”，胸痛与进食有关者，颇似食噎，《诸病源候论》认为“此由脏气冷而不理，津液涩少而不能传行饮食，故食入则噎塞不通，故谓之食噎胸内痛，不得喘息，食不下”。其因寒气填于胸膈而痛者，为气噎。十二经脉中脾经、心经、肾经、心包经脉其本经或因受外邪而发生病证时，均有心痛，如《灵枢·经脉》“脾足太阴之脉……入腹属脾，络胃上膈……其支者复从胃，别上膈，注心中，是动则舌本强，食则呕，胃脘痛，腹胀善噫，得后与气，则快然如衰……是主脾所生病者……食不下……心下急痛”这些描述，颇似本病。《医门法律》指出胸痹病因为“阳气不用，阴气在上”，其治法“微者但通其上焦不足之阳，甚者必驱其下焦厥逆之气”，可谓提纲挈领。其病机特点为各种致病原因，使食管不能顺利完成通降的功能，使食、气、痰、饮等滞于食管，噎塞不能下行而引起胸痛。其临床证型包括：肝郁气滞、肝胃郁热、阳虚寒盛、痰湿壅阻、瘀血内停等。

75 功能性食管源性胸痛中医如何治疗？

中医治疗功能性食管源性胸痛包括：辨证施治、中成药、针灸疗法及饮食调理等方面。

（1）辨证施治

1）肝郁气滞型

证候特点：胸脘灼痛，疼痛攻窜不定，痛连两胁，泛酸嘈杂，不思饮食，心胸郁闷，善太息，嗳气频作，情志抑郁时胸痛加重，苔薄白，脉弦。

治法：疏肝理气，和胃降逆止痛。

代表方剂：柴胡疏肝散合木香顺气丸加减。

常用药物：疏肝理气和血用柴胡、陈皮、香附、枳壳、白芍；理气用木香、乌药、厚朴、青皮；降逆和胃用旋覆花、代赭石。

2）肝胃郁热型

证候特点：胸脘灼热，胸胁胀痛，心烦易怒，嗳气频作，口干口苦，恶心泛酸，大便干结，苔黄，脉弦或数。

治法：清肝泄热，理气和胃止痛。

代表方剂：左金丸合橘皮竹茹汤加减。

常用药物：清肝胆之热，除胸脘灼热用吴茱萸配黄连与陈皮、竹茹、龙胆草；降逆下气用半夏、枇杷叶、旋覆花，配以滋养肺胃之麦冬。

3）阳虚寒盛型

证候特点：胸膈满痛，遇寒冷尤甚，泛酸嗳气，喘息气短，形寒肢冷，苔薄白，脉沉细或沉迟。

治法：通阳散寒，行气宽胸止痛。

代表方剂：枳实薤白桂枝汤加味。

常用药物：消痹除满用枳实，宽胸下气用厚朴，通阳宣痹用桂枝、薤白，开胸涤痰用瓜蒌，降逆气用半夏，温阳以消其阴可用干姜、桂枝、附子、吴茱萸、草豆蔻等。

4）痰湿壅塞型

证候特点：胸中闷塞而痛，动则短气喘促，身困重，咽梗如有黏痰，苔白腻，脉缓。

治法：通阳化痰，降逆下气止痛。

代表方剂：瓜蒌薤白半夏汤加味。

常用药物：开胸涤痰用全瓜蒌，疏滞散结用薤白，温化寒饮用苓、桂、术、甘，通阳温中用干姜、桂枝、白豆蔻、陈皮，下气化痰用半夏、厚朴，涤痰用胆南星。

5）瘀血停着型

证候特点：胸部窒塞满痛，痛有定处，舌紫黯或有瘀斑，脉涩。

治法：活血化瘀止痛。

代表方剂：丹参饮合失笑散加减。

常用药物：养血活血用丹参、红花、泽兰，活血散瘀止痛用蒲黄、五灵脂，理气止痛用檀香、砂仁。

（2）中成药

1）左金丸：平肝舒郁，制酸止痛。

2）沉香舒气丸：行气和中，消痞除满。

3）宽胸利膈丸：消痞除满，开胸顺气。

4）木香顺气丸：行气导滞，燥湿健脾。

5）温胃舒：温胃养胃，行气止痛。

6）元胡止痛片：散寒理气止痛。

7）十香止痛片：芳香理气，散寒止痛。

8）香砂和胃丸：健脾和胃，行气化滞。

9）越鞠丸：理气解郁，宽中除满。

10）活胃散：理气和胃，降逆止呕。

（3）针灸疗法

治则：温中散寒。

治法：取背俞、任脉、足阳明经穴，用平补平泻法。

处方：心俞、胃俞、膻中、中脘、足三里。

心俞补心气温心阳，胃俞、中脘调胃温中散寒，膻中宽胸调气，足三里疏通胃气。

（4）食疗

1）椒面粥（《普济方》）：花椒3～5g，白面粉100g，生姜3片，将花椒研极细末，取适量与面粉和匀，调入水中煮粥，后加生姜煮片刻。温阳散寒。

2）桂心粥（《食医心鉴》）：肉桂1～2g，茯苓10g，粳米50～100g，先煮肉桂、茯苓，取汁与粳米煮成粥，温阳除满。

3）吴茱萸粥：吴茱萸1g，葱白三寸，粳米50g，做粥，温阳逐寒。

4）薤白粥：薤白10g，粳米50g，做粥，温阳下气散结。

76. 贲门失弛缓症的中医病因病机和临床治疗要点是什么?

本病之发，多因忧思伤脾，脾失健运，痰浊内生；或恼怒郁思伤肝，肝气横胃，气机郁滞；或饮食燥热，耗伤津液，胃阴受损。痰浊与郁气交结阻于食管，或阴津不得以上承，食管涩滞，均可致胃气不通，难以顺降，产生胸脘疼痛，吞咽受阻，食入即吐之症。本病以气滞痰阻为标，以气阴不足为本。初起标实为主，中期虚实夹杂，后期多为本虚。有的病例可因水谷不入，精微乏源，气血不行生化，五脏失养俱虚，最终致头晕目眩，形体羸瘦，肢体浮肿等阴伤血枯、阳气亏虚之危候。

辨治本病关键在于早期诊断和早期治疗。初起的临床表现是吞咽困难、食物反流和胸骨后疼痛三大症状。辨治主要根据其脉症分为：气郁不舒、痰气交阻和津伤热结三型，分别施以疏肝理气、开郁化痰、养阴清热之法，选用柴胡疏肝散、半夏厚朴汤、沙参麦冬汤等。辨治本病的主要方法有以下几种：

（1）辛开苦泄法　即以辛味药与苦味药合用。本病之吞咽不顺、胸骨后疼痛与情绪因素关系密切，常因情绪波动而时轻时重。这是因为肝郁不畅所致。当胸骨后呈烧灼样痛，则为气郁化热，灼伤脘管。所以要重视用辛开苦泄法。辛开可宣通气机，苦泄可清泻郁热，两者合用，调和寒热以止噎。常用辛开药有郁金、法半夏、橘皮、香附等；苦泄药有黄连、黄芩、蒲公英、枳壳等。本法之运用，难免有伤阴之弊，因而遣方之中可适加柔润之品以防过燥，如麦冬、花粉、白芍等。

（2）降逆止呕法　病情稍重患者除了进食吞咽不顺，胸骨后疼痛外，还出现食入即吐之候。此病虽在脘管，但脘管乃属胃气所主，此症因胃失和降（反）而上逆所致。所以降逆止呕是治疗本症的重要法则。常用药有法半夏、生姜、橘皮、藿香，适用于痰阻气滞者。若为燥热伤阴，则选用竹茹配芦根，或竹茹配花粉，以清润降逆。对于用一般降逆止呕法不效者，常用重镇降逆法，选用代赭石配旋覆花。但在用降逆止呕法时，勿忘行气解郁，因本病之胃气上逆与肝气郁结有关，故常配用郁金、枳壳、佛手、香附等，意在“泄厥阴以和阳明”。

（3）升阳降浊法　本病之发，有部分是因脾气虚弱，痰浊内生，阻滞气机，胃失和降所致。对于此类患者，可运用升阳降浊法。升阳即升脾之阳气，降浊乃降胃之痰浊。常用黄芪、党参配柴胡、升麻以升清阳，用法半夏、陈皮、藿香、沉香以降浊阴。当然，这并不能单纯用健脾益气升阳法，而是要结合运用和胃降浊法或降逆止呕法，通过健脾、醒脾、燥脾，以断痰浊之源；化痰、降浊、和胃以顺胃降之气，从而起到畅膈顺咽止呕作用。

（4）祛风解痉法　一般医家较少运用祛风解痉法治疗脾胃病，其实脾胃病与肝的关系密切，肝主疏泄功能可调整脾之运化、胃之受纳功能。肝为刚脏，体阴用阳，性烈主动。即使肝气郁结，郁久也可化气为亢，旺气为风。肝气过亢，则“侮已所不胜”，“木侮乘土”，影响脾升胃降功能。所以，对于肝气由郁致亢，化旺为风之噎膈者，可运用敛肝祛风解痉法，如方中选加白芍、威灵仙、僵蚕、地龙、全蝎等。根据现代中药药理研究，此类药有解除平滑肌痉挛作用。但虫类药若滥用误用会有毒、副作用，体虚者要慎用、少用。

77 食管裂孔疝有何症状？如何辨证治疗？

食管裂孔疝患者可以无症状或症状轻微，其症状轻重与疝囊大小、食管炎症的严重程度无关。滑动型裂孔疝患者常常没有症状；若有症状，往往是由于胃食管反流造成的，小部分是由于疝的机械性影响。食管旁裂孔疝的临床表现主要由于机械性影响，患者可以耐受多年；混合型裂孔疝在两个方面都可以发生症状。症状归纳起来有以下三个方面：

（1）胃食管反流症状　表现胸骨后或剑突下烧灼感、胃内容物反流、上腹饱胀、嗳气、疼痛等。疼痛性质多为烧灼感或针刺样疼痛，可放射至背部、肩部、颈部等处。平卧、进食甜食、酸性食物，均可能诱发并可加重症状。此症状尤以滑动型裂孔疝多见。

（2）并发症症状

1）出血：裂孔疝有时可出血，主要是食管炎和疝囊炎所致，多为慢性少量渗血，可致贫血。

2）反流性食管狭窄：在有反流症状患者中，少数发生器质性狭窄，以致出现吞咽困难，吞咽疼痛，食后呕吐等症状。

3）疝囊嵌顿：一般见于食管旁疝。裂孔疝患者如突然剧烈上腹痛伴呕吐，完全不能吞咽或同时发生大出血，提示发生急性嵌顿。

（3）疝囊压迫症状　当疝囊较大压迫心肺、纵隔，可以产生气急、心悸、咳嗽、发绀等症状。压迫食管时可感觉在胸骨后有食物停滞或吞咽困难。

辨证治疗方面，如果没有临床症状，一般不需要治疗，如果出现严重并发症，则需要住院及手术治疗，一般情况下，主要以胃食管反流病为表现者，可参考胃食管反流病的相关辨证治疗一节内容。

78. 中医临床治疗“噎膈”的思路如何？

《内经》中谓鬲、膈、膈中、鬲咽者即噎膈也。宋《济生方》始有噎膈病名。食管机械性梗阻如食管癌、急慢性食管炎、食管内被化学药品等损伤所致之瘢痕狭窄，管内异物等；或由食管外器官或肿块压迫，如纵隔肿瘤、左心房扩大等造成吞咽困难；或是食管神经肌肉病变，如食管贲门失弛张症等均属“噎膈”范畴。

临床治疗方面，细参前代医家论噎膈，大致有：一为“气噎”，临食停箸，气平食入，病在上焦，治宜轻扬利膈。二为“痛膈”，食下格拒，呕涎嘈痛，病在中焦，治以辛香通降，兼理血络。三为“胃槁”，脘系窄隘，勺饮妨碍，衰年血枯，管道扁闭，二便俱少，治以辛滑润养。

噎膈有功能性、器质性两种。功能性有阴虚阳亢，热郁局部者；有痰浊凝滞而食不下者。而器质性者乃局部有所阻梗，或系癌肿。如“气噎”多数为功能性，而“痛噎”则有器质性病变之可能，“胃槁”则高龄多见。器质性病更为多见。

因此，临证之时，应首先明确有否器质性病变之存在。一般功能性者，用利膈、开郁、顺气、豁痰药每多见效。对器质性噎膈，如食管狭窄、食管癌，则视症情之轻重，若已手术治疗、饮食基本可进者，则着眼于扶正固本、补气、养阴、解毒散结。未经手术，进食困难者，先使渐通饮食，冬凌草为首选之草药，一般常用急性子、威灵仙或蜣螂等虫类药配于扶正药中，常使进食情况转佳。《本草经集注》曾载鹅之鲜血可治噎膈反胃，鹅血性平味咸，适量以开水冲服。此项单方流传颇广。中医治疗噎膈主要是辨证分型治疗，可按本章的胃食管反流症和食管癌的分型治疗选方用药。

79. 中医如何认识食管癌？食管癌的病因病机是什么？

食管癌属中医学“噎膈”范畴。

病因病机方面：中医学认为，食管癌的病因一为饮食劳倦、情志不调，二为外感六淫秽浊之邪。内外之邪可以单独致病，也可以交互影响，共同致病，最终导致脏腑功能失调，气血失和，经脉不通，形成气滞、痰阻、血瘀等邪气阻滞于食管，日久生癌，阻塞食管，使食管狭窄。病邪日久不去，耗伤津血，脏腑失养，食管干涩，则饮食难下。如：平素嗜好烟酒、嗜食辛辣热饮以及过食不洁之品，均可导致脾胃不和、津伤热结、食管受损并干涩不通，从而导致食入则痛、饮食难下。又如：忧思难解、损伤脾胃，郁怒伤肝、肝脾不和，致痰郁气结，交阻食管，食管不通。感受寒热之邪、烟毒秽气，寒入胸膈，噎塞不通，热结脾胃，津伤血燥，烟毒熏灼食管，津伤热结，秽浊之气内侵，闭阻胸膈，浊气不降，清气不升，气机逆乱，饮食格拒不入。若患者平素劳倦过度，精血亏虚，食管失养，津亏液少，则食管干涩，饮食难下；劳倦过度，脾肾不足，又易感受外来之邪而受病。

总之，食管癌的发生由于脏腑气血功能不足，复感外邪，或邪气内生，致气滞、痰阻、血瘀等互结于食管，日久不散，而化为癌肿。其疾病性质为本虚标实，病位在食管，属胃气所主，与肝、脾、肾密切相关。由于肝脾肾功能失调，导致气、痰、血互结，津枯血燥而食管狭窄、食管干涩是噎膈的基本病机。

80. 食管癌病理发展过程有何特点？如何分期用药？

食管癌早期病理变化在于气，往往由于情志不遂，抑郁伤肝，肝失调达，气结不行，食管梗阻，一般用疏肝理气解郁之法。常用药如醋炒柴胡、郁金、苏梗、青陈皮、川楝子、佛手花、枳壳、金果榄、绿萼梅、合欢花、白芍、木香等。有些患者也可兼有痰凝，或气郁化火，治疗上应当灵活机动。

食管癌中期主要是由肝气抑郁不达，久则气郁化火，灼津炼液成痰，以致痰气搏结，阻塞气机，血行不畅。证型以气滞痰瘀为最多见。治疗主要以理气化痰祛邪为法。常用药物如桃仁、红花、五灵脂、没药、三棱、莪术、穿山甲、郁金、生大黄、瓦楞子、当归、莱菔子、枳实等。

食管癌进入晚期阶段，往往正气衰败，形体消瘦，或为阴液大伤而转化为阴虚阳结证；或命门火衰，火不暖土，转化为脾肾阳虚证，往往在正虚同时兼有气滞血瘀。阴虚阳结证，治法宜甘寒濡润，常用药如麦门冬、沙参、石斛、白芍、橘皮、竹茹、天花粉、生地黄、炙甘草等。如口干甚者，加梨汁、藕汁、人乳、芦根汁、甘蔗汁等。大便燥结者加桃仁、杏仁、火麻仁、何首乌。脾肾阳衰证，治以益气温阳为主，常用药物如附子、干姜、党参、白术、肉桂、炙甘草、益智仁、诃子肉等。如有呃逆加丁香、柿蒂，大便泄泻用荷叶包赤石脂入煎，若阴伤及阳者，可用桂附八味丸。在扶正同时，辅以化瘀解毒，常用半枝莲、南星、急性子、威灵仙等药。食管以通降为顺，失于通降则病噎膈，故以半夏、南星化痰降逆止呕，消痞散结。急性子、威灵仙二者配合常用于临床鱼骨梗喉，治疗食管癌亦有明显的化瘀解毒作用，使噎、梗、痛等症状能得到明显改善。

81 怎样发挥中药在食管癌防复发和防转移方面的作用？

中医药在食管癌防复发和防转移方面有一定的优势。

（1）术后或放、化疗后，宜长期服用中药、以调动机体防御功能，延长无瘤或带瘤生存时间，提高远期疗效。为了预防局部狭窄和复发，除给补气养血、清热解毒、健脾和胃之剂为主进行治疗外，并佐以软坚散结、止血抗癌治疗。常用方药如下：生黄芪 15～30g，金银花 15～30g，山豆根 15～30g，板蓝根 15～30g，玄参 9g，炒陈皮 9g，夏枯草 15g，海藻 9g，仙鹤草 30g，焦白术 9g，薏苡仁 60g，半枝莲 30g，焦神曲 30。每日一剂，分

2～3 次内服，连服 3 个月以上。

（2）研究提示与肿瘤转移相关的多种因素中，机体内环境对瘤细胞的运转起重要的作用。增强瘤细胞的免疫原性，使进入循环系统的瘤细胞控制在免疫监视之下，通过具有自然杀伤性质及细胞毒作用的 T 淋巴细胞攻击瘤细胞，使其失去转移能力并崩解。具有健脾理气、补气养血、活血化瘀、滋阴助阳等作用的补益类中药可通过提高免疫功能达到预防目的。常用的中药与方剂有：人参、黄芪、白术、川芎、熟地黄、桑椹子、枸杞子、茯苓、姜黄、大枣、山茱萸、天门冬、天花粉、水红花子、甘草、白芷、肉桂、杜仲、补骨脂、刺五加、知母、益智仁、菟丝子、薏苡仁，八珍汤、人参养荣汤、人参归脾汤、六君子汤、六味地黄丸、柴胡疏肝散等，可随证加减选用。

（3）血液黏度与转移密切相关，肿瘤患者多瘀证，血液黏度增高会促进转移。活血化瘀药能降低血液黏度和周围血管阻力，具抗凝和促进纤维蛋白溶解作用，改善微循环，对抗肿瘤细胞。常用的药物有：姜黄、莪术、川芎、大黄、水红花子、牡丹皮等。可辨证施用。近年研究以祛邪为主要功能的清热解毒、软坚散结类中药，也有抑制和杀灭癌细胞的作用，在肿瘤转移过程中直接杀灭癌细胞。常用药物有：大黄、山豆根、山楂、牛蒡子、芦荟、青黛、板蓝根、大青叶、金银花、苦参、穿心莲、海藻、昆布、黄芩、黄连等，可辨证施用。一些中药还能激活巨噬细胞，促进其吞噬功能来减少转移的机会。如：黄芪、人参、冬虫夏草、刺五加、淫羊藿、灵芝、白术、猪苓、补骨脂、四君子汤、生脉散、玉屏风散等。

82 • 食管癌如何辨证论治？

食管癌无论早中晚期，均应本着辨证论治的原则治疗，具体辨证如下：

（1）痰气交阻型

证候特点：吞咽梗阻，满闷或疼痛，嗳气或呃逆，或呕吐痰涎及食物，口干咽燥，大便艰涩，形体日渐消瘦，舌质偏红，苔黄腻，脉沉细而滑。

治法：开郁化痰，润燥降气。

代表方剂：启膈散加味。

常用药物：活血化瘀理气用丹参、郁金、川楝子、皂刺、木香、香附等。降气化痰散结用紫菀、款冬花、竹茹、天竺黄、威灵仙、薏苡仁、桔梗、茯苓、荷叶蒂、杵头糠、瓜蒌、生半夏、天南星、砂仁、浙贝母、川贝母、枳实、鸡内金、海藻、昆布、川芎、柴胡、厚朴等。润燥用麦门冬、玄参、沙参、天花粉等。

加减法：若郁久化热，心烦口干者，可加栀子，黄连，山豆根以清热解毒；若津伤便秘，可配增液汤加白蜜 20ml（水冲服），以助生津润燥之力。

（2）津亏热结型

证候特点：吞咽梗涩而痛，固体食物难入，汤水可下，日渐消瘦，口干咽燥，大便干结，五心烦热，舌质红干，或带裂纹，脉细数。

治法：滋养津液，泻热散结。

代表方剂：沙参麦冬汤加味。

常用药物：滋养津液用花旗参、党参、珠儿参、沙参、麦门冬、天门冬、五味子、桑椹子、天花粉、知母、玉竹、桑叶、枸杞子、山药、丹参等。泄热散结用牡丹皮、栀子、茜草、金银花、野菊花、野葡萄藤、半枝莲、半边莲、芦根、扁豆、甘草、玄参、生地黄、石斛、黄连、黄芩、黄柏等。

加减法：若肠燥失润，大便干结，可加火麻仁，瓜蒌仁，何首乌润肠通便；若腹中胀满，大便不通，胃肠热盛，可用大黄甘草汤泻热存阴，但要中病即止，以免重伤阴津；食管干涩，口燥咽干，可用五汁安中饮生津养胃。

（3）瘀血内结型

证候特点：吞咽梗阻，胸骨后或剑突下疼痛，泛吐黏痰，面色晦黯，形体消瘦；肌肤甲错，舌质黯有瘀斑，苔腻，脉沉涩。

治法：破结化瘀，滋阴养血。

代表方剂：通幽汤加味。

常用药物：活血化瘀用桃仁、红花、当归、槟榔、升麻、乳香、没药、丹参、三七、三棱、莪术、海藻、昆布、瓜蒌、浙贝母、五灵脂、川芎、牡丹皮、赤芍、乌药、延胡索、川楝子、甘草、香附、枳壳、柴胡、蒲黄、豨莶草、牛膝、泽兰、鸡血藤、水蛭、虻虫、土鳖虫、鼠妇、水红花子、穿山甲、平地木、虎杖根、石见穿、郁金、姜黄等。滋阴养血用玄参、白芍、当归、生地黄、沙参等。

加减法：若气滞血瘀，胸膈胀痛者可用血府逐瘀汤；若服药即吐，难于下咽，可先服玉枢丹，或用烟斗盛该药，点燃吸入，以开膈降气后再服汤剂。

（4）气虚阳微型

证候特点：吞咽梗阻，饮食不下，面色苍白，精神疲惫，形寒气短，泛吐涎沫，面浮足肿，腹胀，舌淡苔白，脉细弱。

治法：温补脾肾，益气回阳。

代表方剂：温脾用补气运脾汤，温肾用右归丸。

常用药物：温补脾肾用白术、茯苓、甘草、生半夏、杜仲、菟丝子、锁阳、补骨脂、仙灵脾、肉苁蓉、仙茅、熟地黄、山茱萸、枸杞子、巴戟天、蛤蚧、当归、黄精、党参、扁豆、升麻、赤石脂、沙参、白芍药、山药、天门冬、当归、鸡血藤等。益气回阳用人参、附子、肉桂、鹿角胶、黄芪等。

加减法：泛吐呕恶重，可加旋覆花、代赭石降逆止吐；若气阴两虚加石斛、麦门冬、沙参以益气滋阴生津。

四、胃　病

急性胃炎

83. 什么是急性胃炎？中医如何认识急性胃炎？

急性胃炎是指由多种因素引起的胃黏膜急性炎症和损伤，病变大多仅局限于黏膜层，特殊情况下可穿过肌层达浆膜层。临床表现以上腹不适，上腹痛，恶心，呕吐最为多见，也可表现为上消化道出血，或无症状。常见的病因有酒精、药物、应激、感染、胃黏膜缺血缺氧、食物变质、不良饮食习惯、腐蚀性化学药物以及放射损伤或机械损伤等。在每个人的一生中都可能患有一过性的或持续性的胃部炎症，大多数患者并没有明显的临床症状，或仅有轻度的上腹不适感。

中医认为，导致急性胃炎发病的原因，不外有寒、热、积、气四种情况。患者常常出现胃脘部胀满、疼痛、嗳气、恶心、呕吐和食欲减退等。根据病史及症状的不同，中医分别诊断为“胃脘痛”“痞满”“呕吐”等。其中，以上腹部疼痛及压痛为主症，伴见食欲不振，胃脘痞闷胀满，恶心呕吐，吞酸嘈杂等胃气失和的症状者诊断为“胃脘痛”；以胃脘痞塞，满闷不舒为主要临床表现，其痞按之柔软，压之不痛，视之无胀大之形，伴见胸膈满闷，饮食减少，得食则胀，嗳气则舒者诊断为“痞满病”；以饮食、痰涎等胃内之物从胃中上涌，自口而出为临床特征者诊断为“呕吐”。虽然胃脘痛、痞满、呕吐中医诊断病名各异，但发病和加重都与饮食、情志、起居、冷暖失调等诱因有关。病机的关键都在于寒热两种外邪直中胃腑，食积、气滞内伤中焦，以致气机阻滞，升降失常。所以表现在证候诊断上具有其一致性，治疗上表现为具有中医特色的异病同治。

84 · 急性胃炎的治疗原则是什么？

（1）止痛为先　急症胃痛虽可因致病因素的不同，出现寒凝、热郁、食停、气滞、湿阻、血瘀、气虚、阴伤等各种见证，但都有一个突出的共同的症状：胃脘剧痛，难以忍受，患者十分痛苦，因此治疗上要根据“急则治其标”的原则，迅速采取止痛方法，莫待疼痛加剧，转为他证。然而临床止痛方法各有不同，这就要求在抓住主要矛盾的同时，注意综合分析四诊所得，辨病以析证，辨证以识病，审证求因，辨证论治，采取对证的有效的止痛方法，才能取得较好的止痛效果，在短时间内为患者解除疼痛的症状。

（2）以通为法　胃为六腑之一，其气主降，以通为用，降则为和，通则为补，而急症胃痛不论是何种病因所致，都是破坏了这种生理功能，因此其共同病机不外是胃失和降，气机郁滞，“不通则痛”。在治疗上，就必须顺应其性，吻合其机，遵循“通则不痛”的原则，采取通之为法，使其气血畅通，升降如常，则痛自止。然通之之法，十分广泛，绝不可限于通下一法。清·高士宗在《医学真传·心腹痛》中指出："夫通者不痛，理也，但通之之法，各有不同。调气以和血，调血以和气，通也；下逆者使之上行，中结者使之旁达，亦能也；虚者助之使通，寒者温之使通，无非通之之法也。若必以下泄为通则妄矣"。可见理气、活血、降逆、散结、化痰、导滞、除湿、散寒、清血、补虚等法，都属于通法范畴，临床运用当辨证候的寒热虚实，分别施治。实证要注意理气行滞，如《景岳全书》说："胃脘痛证，多有因食、因寒、因气不顺者，然因食、因寒、亦无不皆关于气。盖食停则气滞，寒留则气凝，所以治痛之要，但察其果属实邪，皆当以理气为主，食滞者兼乎消导，寒滞者兼乎温中"，具体如气滞者，当疏肝理气；瘀血者，当活血化瘀；气逆者，当降逆和胃；痞结者，当消痞散结；寒凝者，当散寒行气；郁热者，当泄热安胃。虚证要采用"虚则补气"的方法，阳虚者，当温阳益气；阴亏者，当益胃养阴，用药上也要注意调理气机。临床如上述诸证兼夹者，又当数法合用，熔于一炉。

（3）救治变证　急症胃痛，来势骤急，易生变证，如吐血、便血、穿孔、厥脱、昏迷等，临床上必须密切观察，一旦出现，立即抢救。出血病人，属于胃热壅盛者，治当清胃泻火止血；肝火犯胃者，应泻肝清火，凉血止血，气不摄血者，治当健脾益气，摄血止血。如见面色苍白、四肢厥冷、冷汗淋漓、脉微欲绝，或见神志不清者，为出血过多，气随血脱之危重证候，应急治以益气固脱，回阳救逆，并配合西医急救方法予以抢救。胃部穿孔，证见胃痛增剧、腹急如板者，宜立即请外科会诊手术，切莫贻误病机，否则一见厥脱之候，便危殆立至。

85 急性胃炎的辨证要点是什么？

（1）详问病史　急性胃痛的辨证，首先应向患者询问病史，了解病情，在病史中应重点询问：既往是否有同样的疾病，及其发病后的治疗用药经过，本次发病的诱因等。在现病史中要围绕胃痛的主症询问发病情况，包括胃痛发生的时间、部位、范围、性质、程度、缓解方法、有无节律性疼痛，与饮食、情志、气候变化的关系，伴随症状以及腹诊时的喜按、拒按、有形或无形等，询问病史虽说归诊法范畴，但对辨证准确与否十分重要，在急症胃痛中可视为辨证的第一步。

（2）分析病因　要注意了解发病的原因，如患者的饮食起居，有无暴饮暴食，或误食秽浊不洁之物，或偏嗜生冷、油腻、辛辣之品；有无情志不遂，争吵发怒等精神刺激；有无感受寒、热、暑、湿、火毒等病邪；以及有无外伤史。在此基础上，结合临床辨证分析，区分胃痛属外感所致还是内伤引起，辨别寒凝、热郁、食积、气滞、血瘀、湿阻、虫毒、气虚、阴伤等。

（3）辨明虚实　急症胃痛的辨证应注意区分证候的虚实属性（表1）。

表1　急性胃痛的虚实辨证

	实　证	虚　证
病程	新病体壮者	久病体弱者
诱因	食后疼痛加剧，空腹减轻者	疼痛食后得缓，空腹加剧者
病势	痛势急剧	痛势徐缓
触诊	按之尤甚或拒按者	按之得减或喜按者
脉诊	脉实气逆者	脉虚气少者
证型	寒邪犯胃、热邪犯胃、饮食积滞、肝气郁结、瘀血停胃	脾胃气（阳）虚、胃阴不足
症状	脘腹胀痛，呕恶厌食，嗳气吐腐，吐后痛减，大便不爽，苔厚腻，脉滑	胃脘隐痛，饥不欲食，渴而不欲饮，唇干口燥，干呕呃逆，大便干结，舌光红，脉细弱或数
服药反应	服用木香、陈皮、枳实等理气止痛药后，疼痛缓解者	服黄芪、党参、白术等健脾补气药后，疼痛缓解者

（4）区分寒热　寒与热是鉴别疾病属性的两个纲领，临床上急症胃痛也不外寒证与热证两大类，主要从体质和症状两方面加以辨别区分：

就体质而言，素体脾胃气虚，一般多兼有内寒，如气虚发展至阳虚，则属内寒之证。内寒体质易受外寒侵袭或为饮食生冷所伤，诱发的急症胃痛多为寒证。素体胃热偏盛，或气机常郁，滞而不舒，“气有余便是火”，引起的急症胃痛多属热证。

从症状而言，寒证常表现为胃脘冷痛，或拘急暴痛，遇寒加剧，得热痛减，口淡不渴或喜热饮，泛吐清水，四肢不温，舌淡苔白滑，脉沉细或弦或迟。如兼有外寒，则可见恶寒、头痛、鼻塞流清涕等；热证则表现为胃脘灼痛，痛势急迫，吐酸嘈杂，口干口臭，渴喜冷饮，消谷善饥或食入即吐，大便秘结，小便短赤，苔黄舌红，脉滑数。如属胃阴不足，阴虚生热者，则可兼见食少形瘦，舌光红少苔，脉细数。

（5）揆度气血　一般初病在气，久病在血。在气者，有气滞、气虚之分。气滞者，多胀痛并见，如胃气郁滞，气逆于上，则兼见恶心呕吐，嗳气频频；如肝郁气滞，肝胃失和者，则兼见胃脘胀痛，涉及两胁，性情急躁易怒，发病与情志因素有显著相关。由于胃为六腑之一，其性以通降为顺，气机郁滞，则胃失和降，不通则痛，所以急症胃痛无不存在气滞，气机郁滞是急症胃痛的基本病机。

至于气虚，是指脾胃气虚，属于急症胃痛的虚证，除胃脘疼痛外，还兼见饮食减少，食后腹胀，大便溏薄，面色少华，舌淡脉细等一派脾虚失运之象，但急症胃痛少见单纯虚证，往往兼有气滞之象。

胃痛在血者，有血瘀和血虚之异，其形成多经过一个由气到血的病理演变过程。诚如叶天士所云：“初病在气，久必入血，以经脉主气，络脉主血”。气滞不能行血，气虚推动无力，均可导致血瘀，阻于胃腑猝发急性胃痛。临床上常表现为胃痛部位固定不移，状如针刺，舌质紫暗，脉细涩。凡急症胃痛见有瘀血之候者，往往有出血之虞，易发生吐血，便血等变证，临证应特别重视。又血亏之证，多因小量出血，虚而不复或脾胃气虚，运化不健，气血生化不足所致，常表现为面色萎黄不华、唇甲舌淡、头晕目眩、心悸神倦、舌淡脉细弱等证，临床中不难区别。

（6）注意兼夹　急症胃痛以寒凝、湿热、食停、气滞、痰饮、血瘀、气虚、阴虚等所致而相应出现其证型为常见，但各类证型往往不是单独出现或一成不变的，而是互相转化和兼夹，如虚实互见，寒热错杂，气血同病，或兼有痰饮、食滞、湿热、暑浊、虫毒等复杂证候，临床上并不少见，应结合各证的临床特点，进行综合考虑，具体分析，方不致有误。

（7）细察变证　急症胃痛有时可出现呕血、便血、梗阻、穿孔、昏迷、厥脱等严重变证，临床之时应密切观察病情的变化。若见急症胃痛伴有泛吐清水痰涎，胃中水声漉漉，或食即呕吐，为水饮内停，阻于胃脘之候，多属幽门梗阻；若见呕吐物如咖啡样或排便黑如柏油，兼有头晕心悸、面色苍白、冷汗淋漓，脉细者，提示有大量出血，应警惕出现气随血脱，伤津亡阳之危局；若胃痛剧烈，全腹板状，按之疼痛加剧，或兼有厥脱证候者，则为穿孔危候，应及时请外科会诊，以免贻误危机，造成不良后果。

86. 著名老中医劳绍贤如何运用“肝胃同治”治疗胃痛？

著名老中医劳绍贤教授认为，胃脘痛属肝胃不和型者最为常见，可见胃脘胀痛，痛窜两胁，遇怒尤甚，嗳气频作，嘈杂吞酸，排便不畅，善太息，舌淡红，苔白，脉弦。长期郁闷不畅，肝气不疏，横逆犯胃，胃失和降，既而出现肝脾不调，肝胃不和，肝胃郁热及脾胃气机逆乱等一系列肝胆脾胃病变。该病的发生与气机通降失常关系密切，因此调达气机、疏肝和胃通降是治疗胃脘痛之关键。四逆散（柴胡、陈皮、白芍、炙甘草）组方精妙，药简力专，为行气止痛之首选方。

四逆散灵活加减，可为降逆行气止痛的主方。胃酸分泌过多致胃脘痛，因白芍味酸性敛，宜换用赤芍清热通达，且该药具杀灭幽门螺杆菌（Hp）的功效。若兼有大便秘结，酌加莱菔子、生白术等，生白术用量宜在20g以上；嗳气频频，加用丁香、柿蒂通降胃气；日久郁热，加用蒲公英、佩兰、滑石清热通降；燥热伤阴，酌用石斛、麦冬、知母滋润通降。

辨病与辨证结合治疗是劳教授治疗胃脘痛的重点之一。不仅与舌脉相参，还要考虑疾病病理表现，如西医的消化性溃疡，胃脘痛者，属中医胃痛范畴，劳教授经过临床研究，认为肝郁患者多位于活动期。结合胃镜检查，如显示蠕动减慢，可酌加槟榔、枳实、枳壳等；幽门开放不畅，逆蠕动增多，短期可使用丁香、柿蒂或旋覆花、代赭石等；胆汁反流明显，多选用疏肝利胆药郁金、柴胡以改善黏膜炎症。再如胃内容物呈大量清稀水样，常在辨证治疗基础上酌加茯苓、桂枝、白术等。

87. 四逆散和延年半夏汤都治疗急性胃炎胃脘痛，临床如何选择？

四逆散是《伤寒论》名方，组方之意是遵照《内经》治热淫之法中要“佐以甘苦，以酸收之，以苦发之”的精神，用枳实之苦泄里热，以甘草之甘缓逆气，以白芍之酸收阴气，以柴胡之苦发散郁结之邪热、透达表热。以甘苦酸辛之品，表里交治，和合阴阳，使阳气敷布于四末。近代在这四味药的基础上，衍化出不少新方，如柴胡疏肝散等，凡遇肝脾（胃）不和而致的两胁胀痛、胃脘堵胀或疼痛，嗳气吞酸等症，均可用本方加减治疗。

延年半夏汤，《古今录验》方，载于《外台秘要》。日本医家对此方颇有研究，《汉法医典》中即收录本方。原方为左胁下痃癖之症而设，现代用法：半夏12g，槟榔6g，桔梗3g，枳实3g，前胡6g，鳖甲9g，人参3g，吴茱萸3g，生姜3g，水煎温服。本方组成，除用半夏、吴茱萸、生姜和胃降逆以外，另有和肝、镇肝之品。其中鳖甲镇肝解痉；槟榔疏肝破气；桔梗与枳实相伍，一升一降，使胃气得调；再配以人参养肝和肝，培植元气，斡旋其间，可获速效。胃脘痛病位在胃，与肝密切相关，尤其是胃痉挛所致疼痛，多因情志不遂或郁怒伤肝，致肝失疏泄，横逆犯胃，胃失和降，气机郁滞，不通作痛。临床上用治胃痉挛疼痛属肝胃不和者，凡苔白腻，脉细弦者均可选用此方，常获效于顷刻之间。若以方中前胡改为柴胡，其效更著。该方对肝炎后综合征、早期肝硬化、胸膜炎、肋间神经痛证属痰湿内阻者，也可获得良效。

一些肝郁气滞的胃脘痛患者，遍服理气疏肝止痛之药而效不显，如用四逆散或柴胡疏肝散疏肝理气和胃无效，甚至加用芍药甘草汤缓急止痛，看似对症却也无效。而施用延年半夏汤，能速收效验。现就延年半夏汤和四逆散的区别分析如下：

（1）首先是气机升降不同　四逆散药力所及，由内达外，由里达表，气机旁达疏散；而延年半夏汤除用半夏、生姜、吴茱萸降胃气之外，还用鳖甲、槟榔和肝镇肝，主降肝气之逆，气机下行。

（2）其次虚实寒热有别　四逆散所治以郁为主，功在疏散，矛盾在于无形邪实，且偏于郁热；而延年半夏汤患者脉象多为弦细脉，盖弦脉主肝，弦细属虚，所以用人参扶正补虚，吴茱萸、半夏、生姜治肝寒降胃气，苔白为寒，肝胃偏寒无疑。

（3）患者屡服辛香温燥的疏肝行气之品，肝阴必竭，肝体不濡，多致肝气愈郁愈横，病反有增无减。延年半夏汤则寄抑肝于补胃之中无此弊端。

岳美中先生在《岳美中医话集》中盛赞此方治心胃痛收效迅捷，“然得力处，尤在治胃中着力于治肝”。并提出使用要点为：① 凡见胃部时有剧烈之疼痛者、且疼痛往往波及于左侧胸部及肩胛部；②凡见患者喜屈其上体抵压疼痛之部位，以冀图减轻疼痛者；③疼痛时发时止者；④多嗳气欠伸，呕吐后疼痛可缓解者，均可投用本方。

88 临床针刺止胃痛的特效穴有哪些？

针刺对急性胃痛有很好的立即止痛的效果，关键就在于疏通气机。通则不痛，因此应在这一前提下选穴配方。

（1）针刺治疗急性胃痛的配穴选择：

1）肝胃气滞：胃脘痞胀疼痛或攻窜胁背，嗳气频作，苔薄白，脉弦。治以疏肝理气，和胃止痛。以足厥阴肝经穴为主，针用泻法。

处方：足三里、中脘、太冲、期门。

足三里为脾经之合穴，泻之能疏理通调脾胃之气，补能扶脾土。和中脘穴同用能疏通胃气以升清降浊。太冲为肝经原穴，期门为肝之募穴，两穴相配以平抑肝气之冲逆，降逆和胃。嗳气甚者，加内关、膻中。

2）寒邪犯胃：胃脘冷痛暴作，呕吐清水痰诞，畏寒喜暖，口不渴，苔白，脉弦紧。治以温胃散寒，行气止痛。以任脉、足阳明胃经穴为主，针用泻法，并可加灸。

处方：中脘、足三里、内关、公孙。

胃之募穴中脘与下合穴足三里相配，以疏调胃气而止痛。内关、公孙是八脉交会穴相配，能宽胸理气，开郁止痛，善治胸胃疼痛。尤其内关为调中舒脘的有效经验穴；痛甚者，加梁丘。

3）胃热炽盛：胃痛急迫或痞满胀痛，嘈杂吐酸，心烦，口苦或黏，舌红，苔黄或腻，脉数。治以清胃泻火，和胃止痛。以足阳明胃经穴为主，针用泻法。

处方：上脘、梁丘、行间、内庭、合谷。

上脘穴位于胃上口，是任脉和足阳明胃经的交会穴，能开胃腑受纳之门，降逆和胃。梁丘为足阳明的郄穴，以治急性胃痛。行间以清泻肝胆湿热，和胃止痛。胃经荥穴内庭配合谷清泻胃热。口苦、舌红甚者，加少府。

4）食滞胃肠：胃脘胀痛，嗳腐吞酸或呕吐不消化食物，吐后痛缓，苔厚腻，脉滑或实。治以消食导滞，和胃止痛。以足阳明胃经穴为主，针用泻法。

处方：天枢、足三里、内关、里内庭、下脘。

足三里能健胃消积，推陈导滞。天枢穴既为足阳明胃经之穴，又为大肠之募，可通调腑气，使食滞下行。内关宽胸利膈，降逆止呕。里内庭、下脘专消宿食。胃脘胀痛、苔厚腻者，加阴陵泉。

5）瘀阻胃络：胃痛较剧，痛如针刺或刀割，痛有定处而拒按，或大便色黑，舌紫黯，脉涩。治以活血化瘀，通络止痛。以任脉、足阳明胃经穴为主，外用泻法。

处方：中脘、足三里、内关、膈俞、期门、公孙、三阴交。

中脘、足三里疏调胃气以止痛。内关、公孙是八脉交会穴相配，能宽胸理气，开郁止痛。膈俞乃血之会穴，配足厥阴经期门，可舒肝活血。三阴交为足三阴经之会穴，可活血通络，和膈俞同用有理气祛瘀之功。便血者，加血海。

6）胃阴亏虚：胃痛隐隐，灼热不适，嘈杂似饥，食少口干，大便干燥，舌红少津，脉细数。治以滋养胃阴，和胃止痛。以俞、募穴为主，针用补法。

处方：脾俞、胃俞、中脘、章门、足三里、内关、血海、三阴交。

脾俞、胃俞、章门、中脘乃俞募配穴法，加足三里、内关，可健脾和胃以促气血化生。血海、三阴交补阴以养血，使阴液得复，胃得其养。便黑者，加隐白、膈俞。

7）脾胃虚寒：胃痛绵绵，空腹为甚，得食则缓，喜热喜按，泛吐清水，神倦乏力，手足不温，大便多溏，舌淡，脉沉细。

治以温中散寒，健脾和胃。以俞、募穴为主，外用补法，加灸。

处方：脾俞、胃俞、章门、中脘、内关、公孙、关元。

脾俞、胃俞与章门、中脘相伍为俞募配穴法，针补加灸，可温中散寒，健脾补胃。内关、公孙乃八脉交会穴相配，可健脾和胃。取任脉之关元，以壮真火，助其温中补虚之效。心悸气短者，加内关、神门。

（2）常用的特效穴

1）针刺中脘、章门穴治疗急性胃痛：中脘为胃之募穴、腑之会穴，亦为八会穴之一。章门为脾之募穴、脏之会穴，足厥阴、少阳之会穴。针刺脾胃募穴具有祛邪扶正，和脾胃，疏肝脾，调诸经气血的多种功能，故临床上有较好的治疗效果。针刺中脘穴治疗胃痛符合近端取穴、以痛为俞的原别。如补泻得宜，取效甚捷。

注意事项：①中脘、章门穴应同时针刺，否则单刺章门穴止痛效果不佳，单刺中脘穴往往是疼痛顷刻即止，但须臾复作，远期效果不好；②针刺时须注意中脘穴深部有腹主动脉，章门穴位于胁下近于肝脾，针刺时要注意进针深度和检查肝脾是否肿大或下垂，以免损伤血管和肝脾产生不良后果。

2）点按至阳或灵台穴：《灵枢·杂病第二十六》提出：胃痛的患者可针刺第九节，针刺前要先按压穴位，按压后疼痛缓解了再针刺，一般情况下按压穴位后疼痛可立即缓解或消失；如果按压了第九节疼痛没有缓解，应该在第九节的上下找穴位，只要找到了，再按压就会立即缓解或消失。按压就会立即缓解或消失。山东中医药大学针灸推拿学院高树中教授认为，第九节是第7胸椎棘突下的至阳穴和第7胸椎上的灵台穴。他的经验以指代针，按压至阳、灵台穴，治疗急性胃痉挛有特效，疗效之快捷远胜于服药。据称临床应用20多年，治疗急性胃痉挛数十例，短则 3～5s，长则 3～5min，必能止痛，屡用屡效，从未失手。

注意事项：①俯卧体位：坐位效果不好，可能与坐位按压时用力的方向有关，应取俯卧位；②取穴方法：从两个肩胛骨下角找一连接线，与椎体相交的地方就是第 7 胸椎，上为灵台，下为至阳，一般情况下此二穴都有显著的压痛点；若压痛点不明显，可上移或下移一个椎体；③按压手法：医者立于患者一侧，用双手拇指指腹分别放于至阳穴和灵台穴上，行圆圈状按揉。用力要垂直朝向腹部方向，用力大小以患者能耐受为度，按压时间一般为 3～5min，按压时应嘱咐患者行缓慢而深长的腹式呼吸，以活动胃部，可提高疗效。

89· 呕吐的机制是什么？常见于哪些疾病？各有何特点？如何鉴别器质性呕吐与功能性呕吐？

（1）呕吐是非特异性的症状，是由于胃的强力收缩而驱使胃内容物，甚至部分小肠内容物经口排出的病理生理反射。呕吐时声门关闭，食管下括约肌弛缓，贲门上升开放，胃窦、幽门区收缩，加之腹肌和膈肌持续强有力的收缩，从而使腹内压骤增，迫使胃内容物经食管、口腔排出体外。呕吐是消化系统疾病的常见症状，部分可由全身疾病引起。

目前认为呕吐反射由中枢神经系统两个区域控制。一是延髓的呕吐中枢，接受来自胃肠道和内脏神经的冲动；另一是位于第四脑室底部的后极区，即化学感受器触发区（CTZ），接受来自血液循环的化学或药物等呕吐刺激信号，并发出引起呕吐反应的神经冲动。CTZ 必须在呕吐中枢完整及其介导下才能引起呕吐，但两者关系尚不完全明了。

现认为多巴胺受体在 CTZ 对呕吐的介导中起着重要作用。

多巴胺受体激动剂如左旋多巴等均能引起呕吐，而其拮抗剂胃复安、多潘立酮则有明显的止吐作用。近年来发现 CTZ 还含有其他神经递质，如 5-羟色胺、去甲肾上腺素、γ-氨基丁酸、P 物质、脑啡肽等。有不少这类内源性神经递质和神经肽均能通过血液循环或对 CTZ 的直接作用而引起呕吐。

（2）引起呕吐的病因很广泛，包括多方面因素，几乎涉及各个系统。常见病因有药物副作用（化疗药、阿司匹林和 NSAID）、妊娠、胃肠病（幽门梗阻、十二指肠壅滞、小肠梗阻、胃轻瘫、慢性假性肠梗阻、胰腺炎、胆囊炎、阑尾炎）、颅内压增高（脑肿瘤、梗死、出血或先天异常）、焦虑抑郁以及尿毒症、甲状腺危象、糖尿病酮症酸中毒、肾上腺功能不全等内分泌代谢病。对上述各病，询问病史、体检十分重要。检查包括内镜、小肠造影、腹部 B 超、腹部 CT、测定代谢内分泌功能、胃排空试验、胃十二指肠测压等。有时，呕吐可能为胃食管反流病（GERD）的不典型症状，故应做 24 小时食管 pH 监测。若自主神经功能测定显示不正常，应做磁共振检查，以确定是否存在中枢神经病变。

（3）不同疾病引起的呕吐，具有各自的特点，临床常以此作为诊断的依据。①时间特点：晨起呕吐在育龄期妇女应想到早孕反应；亦见于鼻窦炎浓稠的分泌物在卧位时向后反流，刺激咽喉部；晚间呕吐见于胃潴留；食物中毒、活动性溃疡多餐后呕吐；明确的饮食不洁史多为急性胃炎；幽门梗阻则多朝食暮吐；②呕吐物特点：幽门梗阻呕吐物含宿食，呈腐酵气味；急性胃扩张一次呕吐可超过 1000ml；十二指肠乳头以下梗阻呕吐物含胆汁；低位小肠梗阻或结肠呕吐物带粪臭味；呕吐物带血则见于上消化道溃疡、肿瘤及血管破裂等；③伴随症状：伴腹痛时应注意各种急腹症的鉴别诊断：呕吐后腹痛缓解见于溃疡病上消化道梗阻；腹痛不缓解则见于胆囊炎、胰腺炎等；伴腹泻者多为急性胃肠炎或食物中毒；伴黄疸、发热、右上腹痛多由肝胆疾患引起；伴头痛时应注意颅内高压、偏头痛、鼻窦炎、青光眼等；伴眩晕者应注意迷路病变，亦应了解用药史如氨基糖苷类抗生素引起；精神性呕吐可无恶心，呕吐也不费力；急性高血压或颅压增高性呕吐可呈喷射状，伴有头痛、脉缓，恶心很轻或缺如；④既往史特点：腹部手术史应考虑肠粘连肠梗阻；胃大部分切除后可能发生倾倒综合征，或输入袢综合征引起呕吐；过去用药史可帮助了解药物毒副作用，亦可供治疗借鉴。

（4）呕吐为多种疾病的症状，应特别注意器质性呕吐与功能性呕吐的鉴别。在排除器质性呕吐后，才可诊断功能性呕吐（表2）。

表2 功能性呕吐与器质性呕吐的鉴别

要　点	功能性呕吐	器质性呕吐
基础病变	无	有
精神因素	有，或者焦虑抑郁	无关
恶心、干呕	相对较轻	明显
呕吐量	量少	量多
呕吐程度	相对较轻	剧烈
全身情况	尚好或稍差	差
伴随症状	少且局限于消化道	多见或可见多系统症状
辅助检查	阴性	可见阳性发现

90. 《伤寒杂病论》如何治疗呕吐？有什么临床指导意义？

汉·张仲景在《伤寒杂病论》中，对呕吐的脉证治疗阐发甚为详细，并提出了一系列行之有效的治疗方法和方剂，为后世治疗呕吐奠定了基础。现试将《伤寒杂病论》中的呕吐治法论述如下：

（1）温补降逆止呕法　本法适用于呕吐属脾胃虚寒者。因脾胃阳虚，运化无权，清浊升降之机受阻而呕利者，用理中丸温运中阳、调理中焦；脾胃阳虚，不能腐熟运化水谷，证见朝食暮吐，暮食朝吐之胃反证，用大半夏汤和胃补虚、降逆润燥；脾胃阳虚，中焦寒盛，寒气犯胃，见呕吐而心胸中大寒痛，用大建中汤温中散寒，大建中气；因肝寒犯胃，浊阴上逆所致呕而胸满、吐涎沫而头痛者，用吴茱萸汤补虚温胃，降逆止呕；因中阳不足，阴寒上逆而致干呕、吐逆、吐涎沫者，用半夏干姜散温中降逆止呕；因脾虚湿停，寒气犯胃证见呕吐而腹中雷鸣切痛者，用附子粳米汤温中燥湿、降逆止痛。

（2）回阳救逆止呕法　本法适用于呕逆而阴盛于内，格阳于外者。因下焦阳虚，肾虚失于固摄，阴寒内盛，格阳于外，而见呕而脉弱、小便复利、厥逆微热者，用四逆汤回阳救逆；因阳亡阴竭，阴不恋阳，虚阳外越所致利不止、厥逆无脉、干呕烦者，用白通加猪胆汁汤回阳救逆，益阴和阳。

（3）清热降逆止呕法　本法适用于呕吐而胃有积热，或胃热津伤者。由于内有实热，胃热上冲，以致食入即吐者，用大黄甘草汤泻热去实；邪热内犯胃肠，致上逆于胃而呕，下迫肠而利者，用黄芩加半夏生姜汤清热止利、和胃降逆；因余热未尽，留扰胸膈，而兼呕吐者，用栀子生姜豉汤清宣郁热，降逆止呕；因病后肺胃余热未清，津气已伤，见气逆欲吐者，用竹叶石膏汤清热和胃，益气生津；因妇人产后育子，乳汁去多，阴血不足，致虚热内扰，胃气失和，而烦乱呕逆者，用竹皮大丸清热降逆，益气安中。

（4）和解降逆止呕法　本法适用于呕吐属邪在少阳或寒热错杂者。少阳邪热迫胃，胃气上逆致呕而发热者，用小柴胡汤和解少阳、和胃降逆；若兼阳明里实，见呕吐心下急，用大柴胡汤和解少阳、通里攻下；因寒热互结于中，脾胃升降失调，所致呕而肠鸣、心下痞者，用半夏泻心汤开结除痞，调中和胃；因脾胃损伤，升降失常，以致水热互结于中焦成痞者，用生姜泻心汤和胃降逆，宣散水气；若寒热错杂于中，升降失常，胃气虚弱者，用甘草泻心汤和胃补中，降逆消痞。

（5）化饮降逆止呕法　本法适用于呕吐而水饮内停者。因寒饮上逆，胃失和降，以致频频呕吐而谷不得下者，用小半夏汤散寒化饮，和胃降逆止呕；因饮停于胃，突发呕吐，心下痞满，头目昏眩，心下悸者，用小半夏加茯苓汤和胃止呕，宣阳利水；因饮停于胃，失于和降，上逆而呕吐，渴欲饮水者，用茯苓泽泻汤通阳化饮，健脾利水；因膀胱气化失职，小便不利，津液不能敷布，渴欲饮水，水入即吐者，用五苓散通阳化气利水；因饮邪内盛上逆眩冒而呕吐，用桂苓五味甘草去桂加干姜细辛半夏汤细以温阳散寒，除饮降逆；因阴虚水热互结，上犯于胃而呕者，用猪苓汤清热滋阴利水；因悬饮结于胸胁，肺胃之气不降而干呕、短气者，用十枣汤攻逐水饮。

（6）解表降逆止呕法　本法适用于呕逆而外感者。因太阳之邪不解，内迫阳明，影响于胃，胃气上逆所致呕者，用葛根加半夏汤以解表降逆止呕。

综上所述，仲景治疗呕吐，不是见呕治呕，而是把人体作为一个有机的整体，在辨证论治中抓住疾病的本质，治病求本。是根据疾病的不同的病因病机及病情发展的不同阶段而立法遣方，辨证施治的。

91 急性胃炎呕吐的辨治要点有哪些？

（1）辨病论治　呕吐虽非内科大症，若认病不准，误治失治，可由轻转重，久病久吐，可引起脾胃虚衰，或阴伤日重。故一定要区分呕吐是器质性还是功能性。而器质性呕吐，又应区别中枢性呕吐与反射性呕吐。中枢性呕吐的特点是喷射性，量不定，多因颅内压增高引起。反射性呕吐的特点是反射性，量偏大，或潴留性，如幽门梗阻、肠梗阻或药物、毒物引起。这种情况，均非内科治疗所宜，应酌情转相应科室诊治。功能性呕吐主要和精神情志因素相关，但与外邪、饮食亦多有关。

(2) 虚实转化　呕吐辨证要重视虚实之分。实证多因外邪侵袭（感受风寒、风热、暑湿、秽浊之气）、饮食所伤（饮食伤脾，宿谷不化）、情志不遂（忧思恼怒，气逆作呕）、痰饮内阻（脾虚失运，水湿不化，聚为痰饮，积聚于胃）。虚证多因脾胃虚寒或胃热阴虚。前者脾胃素虚，纳运失常，若火不生土，则脾阳不振，胃失和降，上逆而吐。而胃强阳胜之人，过食辛辣或喜饮酒，七情内伤，饮食不节，食滞胃腑，郁而化热，胃热伤津，失其润泽，胃气上逆而吐。

另一方面，虚实可以转化。如实证，病邪不除，吐久而伤正，可转化为虚证呕吐；而虚证呕吐，复感外邪或饮食失节，或忧思恼怒等刺激．又可出现虚实夹杂呕吐。而对虚实夹杂之治，何时培补，何时清理，当视胃气虚的程度而定。至于关格、卒中、噎膈等严重病时出现呕吐，多属虚实夹杂，其病机转化，又取决于原发病的转化。

(3) 专药止呕　临诊时可在辨证施治基础上，选用生姜、半夏、吴茱萸、竹茹、枇杷叶等和胃止呕药以提高疗效，要避免用对胃有明显刺激作用的药物，腥臭的如乳香、没药、水蛭、地龙，以及催吐药如瓜蒂、胆矾、常山、黎芦、半边莲、万年青等。

(4) 治病求源　功能性呕吐患者常有情志因素，与肝气郁结和思虑伤脾有关，因此除药物治疗外，要十分重视调整其心态，耐心地了解其思想，针对性地消除其顾虑和不安，鼓励其建立积极的心态，有助于提高止呕效果。

92 • 中医如何治疗急性呕吐？

关于急性呕吐的治疗，若由中毒所致者，应采取因势利导之法，及时探吐以驱毒外出，反复给水，然后探吐，力求洗净胃中毒物。若因暴饮暴食、酒食不节而致呕恶、胸脘懊恼不适，也不妨探吐以吐出胃中食物，不必即予止吐。

欲求止吐，一般可采用针药同治。针刺内关、天突、配间使、合谷、足三里等穴。若吐多而呈虚寒证候者，可灸神阙、天枢、中脘、关元等穴。

因暑湿秽浊引起的急性呕吐，首选药为红灵丹，其次为玉枢丹或行军散。此三种药可以口服，每次0.1～0.3g，用少量温开水送服，也可将药粉倒在口中或舌下，少量分次，含化后咽下。有寒湿征象者，可用藿香正气丸，每次3～5g，吞服，或用15g布包后煎浓汁，趁热饮其药汁。现有藿香正气水，每次服1支，藿香正气胶囊，每次2粒，其效相似。也可用辟瘟丹每日2～3次，每次0.2～0.5g。上述诸药均属应急之品，待呕吐止后，续服1～2次即可停药。

呕吐控制后，据证拟方内服，以防再吐。凡属外邪所致胸脘痞闷，恶心，伴有恶寒、身热、头痛、肢冷、舌苔薄白者，治当疏散表邪，化浊和胃。常用药如藿香、苏叶（或梗）、陈皮、法半夏、厚朴、蔻仁、茯苓、生姜、炒枳壳等，夏暑宜用香薷。如由温热病邪所致，吐止而身热汗出不解，当及时辨证用药。若因卒犯寒邪，或脾胃素虚，外内俱寒，舌白、脉细缓者，可用温胃祛寒和胃法，宋·《和剂局方》温中良姜丸（高良姜、生姜或干姜、肉桂、白术、甘草）或宋·严用和《济生方》丁香半夏丸（丁香、半夏、生姜、橘红、白术）加减。如因饮食所伤，胃气窒滞，上逆为吐，法当消食和胃，宜保和丸加减。热甚者配入黄连、黄芩，伴有脘腹胀痛，舌黄便秘者，应加大黄、元明粉以通导腑气。瓜果冷饮所伤，加丁香、肉桂，或七香饼（香附、丁香、干松、砂仁、陈皮、莪术、益智仁）。饮酒所伤者，加枳椇子、葛花，并可用枳椇子煎水代茶饮服。呕吐后脾胃气虚者，香砂六君子汤加减。若吐伤胃阴，干呕不止，中脘嘈杂，口干，舌红少苔者，宜麦门冬汤加减，常用药如麦门冬、法半夏、太子参、橘皮、白芍、枇杷叶、冬瓜子、茯苓、甘草、石见穿等，养胃和中，善后调理。

93. 孕妇呕吐的机制是什么？用药有何宜忌？中医如何治疗？

（1）妊娠早期出现恶心呕吐，头晕厌食，恶闻食味，甚则食入即吐，饮食阻隔，中医称为妊娠恶阻。恶心与呕吐是早孕期妇女常见症状之一，现代医学认为病因可能是由于体内高浓度孕激素的作用使胃肠平滑肌张力降低，贲门括约肌松弛，胃内容物逆流至食管下部导致恶心、呕吐。此外，还可能与大脑皮质及皮质下中枢功能失调，致使下丘脑自主神经系统功能紊乱有关。

（2）中医认为本病证的主要病理变化，在于冲脉之气，上逆，逆犯于胃，胃失和降所致。妊娠初期，子宫内因胎元初凝而气血旺盛，迫冲脉之气升逆，俗称为胎气。胎气内动，通过冲气而动乎肝，逆犯于上，程度较轻者，仅出现恶心欲吐之早孕反应。如胎气过旺，冲气升逆明显，或肝气亦甚者，逆犯于胃，胃失和降，此乃恶阻之主要病变也。

恶阻之发生，决定于两个方面：一是胎气包括冲脉之气过甚。即程度较重，或者肝气升逆过甚，超过了脾胃升降枢纽的调节能力，这是主要的方面；二是脾胃升降调节功能，尤其胃降功能有所不足，以致胎气夹肝气上逆，逆犯于胃，胃易失降而发病。肝胃不和，这是本病证的主要病变，也是主要证型。

本病证的治疗，首先在于降逆止呕，抑肝和胃，但随着病证的发展，要注意保护肝肾、调和脾胃、清热养阴护津，有时尚须结合化痰利湿、润肠通便等法：

肝胃不和证

主证：妊娠早期，恶心呕吐，吐出酸苦黄水，饮食阻隔，胸闷胁痛，嗳气善太息，烦热口渴，舌质偏红，苔黄腻，脉象细弦滑数。

治法：抑肝和胃，降逆止呕。

方药：苏叶黄连汤（清·王孟英《温热经纬》）加味。

苏叶3～9g，黄连3～5g，制半夏、广陈皮各6g，姜竹茹9g，钩藤15g，炒当归、白芍各10g，佛手片5g，炙枇杷叶9g。

服法：水煎频服，每日1剂，如病情较剧者可日服2剂。

加减：呕吐剧烈者，上方加重剂量，同时加乌梅3～5g，生姜汁1～2滴；如呕甚伤津，舌红苔燥者，加北沙参10g，麦冬9g，芦根10～15g；纳差脘痞者，加入炒香谷、麦芽各12g，苏梗5克；心烦失眠，舌尖偏红者，加入莲子心5g，青龙齿（先煎）10g。

气阴两虚证

主证：恶心呕吐，饮食阻隔，呕吐剧烈，饮水亦呕，吐出黄绿黏液，头晕神疲，气短懒言，烦热口渴，皮肤干糙，尿少便艰，脉象细弦滑数，舌质红绛，苔少干糙。

治法：益气养阴，生津止呕，佐以抑肝。

方药：沙参麦冬汤（《温病条辨》）合生脉散（《医学启源》）加减。

北沙参、麦冬各10g，天花粉6g，太子参10～30g，五味子5g。鲜石斛10g，苏叶3g，黄连5g，炒竹茹9g，陈皮6g。

服法：水煎频服，每日2剂。

加减：心烦寐差，甚则失眠者，加钩藤（后下）15g，炒枣仁9g，青龙齿（先煎）10g；脘腹作胀，纳食甚差，或恶食者，上方去麦冬、石斛，加佛手片5g，炒谷芽10～15g；胸闷有痰，舌苔中根部较厚腻者，上方去麦冬、石斛、天花粉，加入半夏6g，茯苓10g，瓜蒌皮10g。

火热伤肝证

主证：恶心呕吐，呕吐剧烈，吐出黄绿苦水，或夹有血液，伴有烦躁口渴，头晕发热目赤，视网膜出血，或伴黄疸，或伴昏迷，或伴抽搐，脉象细滑数疾，舌质红绛，苔质腻。

治法：养阴护肝，清热解毒，佐以抑肝。

方药：滋水清肝饮（清·高鼓峰《医宗己任编》）加味。

当归、白芍、生地黄各10g，山萸肉5g，钩藤（后下）15g，黄连5g，苏叶3g，五味子5g，栀子9g，蒲公英10g，炒柴胡5～9g，乌梅5g，陈皮6g。

服法：水煎频服，不拘时服，每日2剂。

加减：大便秘结，舌苔黄厚者，加炒枳实10g，大黄6g；口渴、舌干者，加麦冬6g，石斛10g；烦热尿少，黄疸者，加入绵茵陈10g，泽泻9g，益元散（包煎）10g；发热昏迷者，应加入牛黄清心丸，或安宫牛黄丸服之。

注意：本证型极为严重，治之乏效，应尽快终止妊娠，行人工流产术。

（3）服药方法，应以少量频饮、不拘时服为宜。在病情严重时所使用的方药，既要注意到“有故无殒”，有病治病，急则治标的原则，亦要注意到某些方药对胚胎发育之不利，如小承气汤中的枳实、大黄，毕竟容易致堕胎，用时慎之，病缓则舍之。又如半夏，虽有降逆止呕之功，是抑肝和胃的要药，妊娠剧吐需用之，但又要注意到现代医学研究表明半夏具有显著的胚胎毒性，对胎儿有致畸的可能，故应用时宜审慎，非必用者不用之，免致后害。

慢性胃炎

94. 慢性胃炎证候的分布有何特点？各种证候发病与季节有何关系？

慢性胃炎属于中医的“胃痛”“痞满”“嘈杂”等范畴。其证候主要分为肝胃不和证、脾胃虚弱证、脾胃湿热证、胃阴不足证等。有研究表明慢性胃炎以脾虚证候最为常见，约占1/3。另一项研究发现慢性浅表性胃炎以脾胃湿热证最为常见，占68.63%。这些研究结果说明，慢性胃炎的证候分布既往以脾胃相关证候最为常见。最新流行病学研究结果显示，在960例慢性浅表性胃炎患者中，证候的出现频率由大到小依次为肝胃不和证、肝郁脾虚证、脾胃虚弱证、脾胃湿热证、胃阴不足证。肝胃不和证占51.0%，肝郁脾虚证占18.8%。与肝郁相关的肝胃和肝脾证候出现频率为69.8%，与其他证候合计出现频率为30.5%。说明慢性胃炎的证候分布已经发生了变迁，由以前以脾胃相关证候为主转变为当今以肝郁相关的肝胃、肝脾证候为主。这种变迁原因可能与当今社会生活节奏快，竞争强烈，社会和生活压力大，精神紧张，情志变化过激等因素有关。

研究表明，慢性浅表性胃炎以冬季发病率最高，而证候分布在不同的季节则表现了各不相同的特点，肝胃不和证一年四季皆为多发，但春季、夏季以肝胃不和证和肝郁脾虚证多见，春季二者占季节发病的86.1%；夏季二者共占季节发病的72.90%。秋季以肝胃不和证和脾胃湿热证多见，占季节发病的65.9%。冬季以肝胃不和证和脾胃虚弱证多见，二者占69.6%。胃阴不足证在一年中以秋季最为常见。说明慢性胃炎证候分布与季节密切相关，在春夏秋冬呈现出不同的分布规律。

95 中药治疗慢性胃炎的作用机制是什么？

慢性胃炎以上腹部疼痛、饱胀、食欲不振、乏力为主要临床表现，中医中药治疗慢性胃炎疗效颇佳，不仅临床症状可获减轻或消失，而且曾被视为不可逆转的胃黏膜腺体萎缩也有不同程度的好转，受到国内外学者的瞩目。研究显示中药治疗慢性胃炎的作用机制有以下五点：

（1）中药对胃黏膜的保护作用　影响胃黏膜屏障因素很多，包括上皮、黏液屏障、HCO_3^-、H^+梯度、胃蛋白酶原、胃黏膜电位差、胃黏膜血流以及胃黏膜前列腺素 E_2（PGE_2）浓度和胃黏膜脂质过氧化物（MDA）等。中医学者在这方面的研究证明，某些中药具有保护胃黏膜功能。临床治疗和动物实验证明，中药可以通过增强胃黏膜的“保护因子”，同时抑制胃黏膜的“攻击因子”，增加胃黏膜 PGE_2，降低胃蛋白酶活性，对阿司匹林引起的胃炎具有保护作用，且无副作用。研究还显示活血药对胃黏液有显著性增加作用。

（2）中药对胃肠运动的协调作用

胃窦、十二指肠运动失调的结果导致胃酸及胃蛋白酶不能正常地被清除。空腹时胃窦的前进性协调运动削弱，餐后这一前进性协调运动的频率也较低。而十二指肠的逆行运动却增加，还有频繁的多向性运动，由于这种运动失调使正常十二指肠蠕动波被中断，不利于球内酸的清除，因而酸在近端十二指肠被“隔绝”，不能和碱性胰、胆液有效混合。致使黏膜与酸接触时间延长，发生炎症或溃疡。

研究显示，木香、香附等理气药可明显改善胃肠动力。对胃肠具有解痉作用的中药有白芍、陈皮、砂仁等，可增强胃肠蠕动的中药有大黄、芒硝、麻子仁、厚朴等。现代研究已显示中药在开发胃肠动力药方面具有很好的发展前景。

（3）中药对慢性胃炎与氧自由基的作用　自由基作为炎症介质与慢性胃炎有密切关系，同时也是急性胃黏膜损伤发生中的一个重要起始因子和独立的致病因素。研究显示胃黏膜损害的生成因素与自由基和脂质过氧化物有密切关系。近年来我国和日本对中药在此方面的作用进行了大量研究，中药的生物活性被逐渐发现，特别是抗氧化作用开始被人们所重视。

动物实验表明人参总皂苷抑制多种因素引起的脂质过氧化反应，并能有效地清除 O_2^- 和 OH^- 自由基。三七总苷与人参在抗氧化方面有相似作用，还有吴茱萸、党参、麦冬、枸杞子、白芍、丹参、何首乌等中药的生物活性和抗氧化作用逐渐被认识，均认为对防治慢性胃炎有一定的积极作用。

（4）中药对胃黏膜血流的影响　胃黏膜病变发生的机制与攻击因子和防御因子的异常有关。胃黏膜血流屏障引起的急性胃黏膜病变已引起人们的重视。研究显示益气活血化瘀法治疗症状明显改善，全血比黏度、血浆比黏度可明显下降，中和向胃黏膜扩散的 H^+，从而保护胃黏膜、增强胃黏膜屏障。药理研究表明黄芪、党参、炒白术、怀山药具有改善组织微循环的作用；还有三棱、莪术、红花、丹参、蒲黄、元胡、赤芍等活血药均能改善微循环，尤其对慢性胃炎久病气虚无力推动血液瘀滞效果好。

（5）中药对 Hp 相关性胃炎的治疗作用　中药治疗 Hp 作用发挥较慢，一般采用扶正祛邪法来杀灭 Hp，选用补益脾气和清热解毒药结合的方法。主要机制是调动机体能动性，改变 Hp 生存条件，具有可靠的疗效，配合抗生素常常能提高疗效。

综观中药治疗慢性胃炎的作用机制，可以看出是相当广泛的，它们是通过加强胃黏膜屏障、改善胃黏膜血流、胃肠运动协调或通过清除氧自由基及炎症介质，抑杀 Hp 等方面达到治疗目的。目前对本病的治疗已探索出中医辨证论治规律，总结出许多行之有效的用药经验。

96 慢性胃炎和上消化道溃疡的舌诊有何特点？

苔由胃气生，舌以津血养，故有“舌为胃镜”之说。舌诊观察简便，易于掌握。对胃病的诊断有很大帮助。胃病轻重的不同，舌诊的表现也有差异。一般情况下，由正常人到重症患者的舌象变化规律是：薄苔到厚苔，白苔到黄苔、黑苔，鲜红舌向暗紫、光剥裂纹舌发展。

(1) 慢性胃炎的舌诊特点

舌形：如常。或舌体稍胖，部分患者出现齿痕。舌体运动灵活、伸缩自如，病重者舌体可明显胖大。

舌质：多淡红。病重者舌前部色红或紫暗。部分患者因长期食欲不振、食少或恶心呕吐等因素致脱水和电解质紊乱，可出现绛舌和裂纹夹红，部分重症萎缩性胃炎患者舌质可呈淡、无华、暗、淡紫或青紫等色。舌下静脉多无改变。

舌苔：多呈黄苔，部分可呈薄白，或舌中心岛状黄苔。重症者常呈白腻或黄腻苔。

(2) 慢性胃炎的舌诊辨证

升降失调：若情志失和，多思悲忧，惊恐暴怒，气机乖乱，升降不利，脾气不能升清则舌失濡养、胃气不能降浊则苔垢发生。气机不利多见舌质淡或淡红，浊气上升则苔白或白厚。

湿热内蕴：若饮食不节或嗜食生冷，误下伤中，损伤中阳，影响脾胃的纳化升降至胃气壅塞、脾失健运，食滞不化，滞久郁而化热，郁热夹湿上蒸舌面则舌质红，苔黄、白厚腻或中心苔根苔黄腻。

痰浊壅盛：若脾失健运，水湿运化不能，痰气壅塞中焦，或平素嗜食肥甘厚味不节，痰浊内生，湿浊内忧，痰湿气郁上见于舌，则舌质淡或淡红，苔白厚腻或黄白厚腻而污秽。

（3）消化性溃疡的舌诊特点

舌型：舌体正常，约半数患者出现齿痕，运动灵活，伸缩自如，重症者舌体积可缩小。

舌质舌苔：胃溃疡以黄苔、厚苔和舌质红者居多；十二指肠溃疡以舌光无苔、薄白苔和舌质以淡或淡红者为多。舌苔黄或厚腻，舌质暗红或有青紫瘀点，长期胃痛，痛有规律性，食后疼痛加重，服制酸药或解痉药可缓解，可能是胃溃疡活动期；如舌苔薄腻而舌色正常，则属胃溃疡静止期或将近痊愈。如舌苔黄腻，长期出现饥饿痛、夜间痛，食后疼痛可缓解，并常反酸，用制酸药或解痉药有效，多属十二指肠球部溃疡。

并发有上消化道出血者，舌质淡，呈花剥苔、黑黄焦苔和黄干苔，齿痕加深。伴有幽门梗阻者由于恶心、呕吐、不能进食等原因，引起脱水和电解质紊乱，可出现舌干红少津或淡、暗及淡紫；多数舌苔白厚、黄苔，舌尖出现芒刺，偶可见瘀斑点。

（4）消化性溃疡的舌诊辨证

肝气犯胃：忧思恼怒，情志不畅，肝郁气滞，疏泄失职，横逆犯胃则舌质呈淡或淡红，苔薄白或白，舌下脉络紧束、色淡青。

肝火上炎：肝气久郁，化而为火，或嗜食肥甘辛辣，过饮剧酒以致湿热中阻。肝火上炎则舌质色红苔薄黄而干。湿热中阻、秽浊之气上蒸，则苔白厚腻。

中焦阳虚：素体脾胃虚弱、劳倦内伤或久病不愈延及脾胃，或用药不当损伤脾胃，致中阳不运，脾胃阳虚，阳虚寒凝则舌色淡，舌体胖大、边有齿痕，苔薄白或白。

郁火内盛：胃痛日久，气郁化火，或使用温燥之药不当，迫灼胃阴，下汲肾水而致胃液枯槁，火盛烁阴，阴液枯槁，则舌色红赤或淡紫，舌面干燥少津、中心苔黄或根苔黄腻，舌下出现瘀斑点。

血络受损：胃痛反复发作，损伤络脉、血不循经，而致吐血、黑便，血不盈脉，舌色失荣，则色淡或淡白无华、苔薄白或白。血积肠胃，化腐积瘀，瘀热上蒸，则舌色红、苔花剥或黑黄焦苔，舌下有瘀斑发生。

舌苔的变化对判断胃病的病情变化是有价值的。舌苔由厚变薄、由黄变白是好转趋势，反之则加重。多数患者的自觉症状与舌苔的变化也是相符的，在治疗中，通过舌苔的前后比较来估计疗效，是一种简便和较为可靠的方法。

97 慢性胃炎患者胃脘喜暖恶寒是阳虚吗？

慢性胃炎患者，多有上腹部惧怕寒凉刺激或食生冷之物引起胃脘部胀满或疼痛不适。根据传统中医学观点，胃脘部怕凉或触之发凉，伴见喜温喜按，遇寒加重，得温则舒，辨证属于寒证，但在临床中按照虚寒证确立治法，选择方药，疗效欠佳，是否还有其他病理机制呢？清代医家尤在泾《金匮翼》："恶寒有阳虚阳郁之异，阳虚者，宜补而温之；阳郁者，宜开发上焦，以开阳明之气"。《杂病广要》有"热实恶寒"之说，指阳气郁阻不达而失期温煦，若阳郁日久即可化热，便形成了真热假寒之证。

因此，本证可分虚实辨证论治，其虚证为荣血不足或阳气虚；其实证既有寒证也有阳郁之证。阳郁之证包括湿阻中焦、食滞胃脘、胃络瘀阻证等。寒症临床多见，实寒证可以附子理中丸或吴茱萸汤加减，虚寒可用小建中汤或玉屏风散加减。

慢性胃炎其病程一般较长，其病邪（如痰湿、食积、瘀血等）日久不祛，郁而化热，即可形成"热实恶寒"的胃真热假寒证。金元医家刘完素在其《素问玄机原病式》中明确指出了"病热甚而反觉自冷，此为病热，实非寒也。"若患者虽有寒象，但舌象方面舌，质黯红、紫红、紫黯，舌苔黄、厚腻或黄腻，脉象表现为滑大，可以很有把握地辨证为热证，而非寒证，放胆应用诸如生石膏、蒲公英等清宣郁热之品，患者病情很快恢复。

临床观察一部分胃凉证患者除胃脘部怕凉或触之发凉，伴见喜温喜按，遇寒加重，得温则舒等症状外，又见大便不爽或便溏，舌苔厚腻，脉滑等症，是属湿邪为患的证候。可予二陈汤、平胃散以燥湿运脾、行气和胃，促成中焦之通畅，升降自如，阴阳调和，诸症自愈。

对于胃络瘀阻证的胃凉症，治宜“疏其血气，令其条达”，治疗的要点不在于温阳补气，而在于活血通络。化瘀以行血，血至气至，胃腑得阳气之温煦则阴寒自散，冰冷自除，并佐以行气温中，气血调和，胃腑气血充足而胃冷自愈。化瘀通络用辛温之刘寄奴、莪术、延胡索、威灵仙、五灵脂；行气用香附、紫苏、青皮、陈皮等。

98· 慢性胃炎治疗中如何灵活运用调肝法?

肝与脾胃关系密切，慢性胃炎常常可以出现肝脏相关证候，如肝胃不和、肝脾不调等。因此临床上治疗慢性胃炎往往从调肝入手，常可取得良好临床疗效。根据临床表现，可以灵活运用疏肝、泄肝、清肝、平肝、镇肝、柔肝、养肝、滋肝、化肝、敛肝、温肝等法。

（1）疏肝法　适用于肝气郁结、肝郁脾虚证。此法最为常用，证见胃脘疼痛不适，连及两胁，或两胁隐痛伴胃脘不适，或脘腹胀闷窜痛，胸闷喜太息，情志不畅，抑郁易怒，妇女可见乳房胀痛，舌淡红，苔薄白，脉弦。代表方如四逆散、柴胡疏肝散，用药如柴胡、枳实、枳壳、陈皮、青皮、香附、佛手、香橼、白芍等。

（2）泄肝法　适用于肝胃郁热证。证见胃脘疼痛较明显，泛酸，嘈杂、烧心，舌质红，苔薄黄，脉弦数。用药多从苦寒泄热，方如左金丸、金铃子散，用药如黄连、吴茱萸、川楝子、青皮、象贝母、白芍等。本法又称制肝法、泄肝和胃法。

（3）清肝法　适用于肝火犯胃证。证见胃脘疼痛，急躁易怒，胁肋胀痛，舌质红，苔薄黄，脉弦数。方如丹栀逍遥散。若热象重，见头痛目赤、口苦且体实者可用龙胆草、夏枯草以加强清泄肝火之力。

（4）镇肝平肝法　此法多用治疗肝木上亢之眩晕、头痛，然胃痛表现为疼痛顽固，痛势较急，脉左关弦、或弦细数，伴急躁易怒，心烦失眠者，也可参用此法。常用药有代赭石、石决明、牡蛎、白蒺藜、钩藤等重镇平肝之品。

（5）柔肝养肝法　适用于肝血不足、肝气上逆之胃脘隐痛，面白无华，爪甲不荣，视力减退或肢体麻木，关节拘急不舒等症状时。方用逍遥散、养肝汤（四物汤加木瓜）。

（6）滋肝法　适用于肝胃阴虚者。证见胃脘隐痛伴见胁肋灼痛，五心烦热，口咽干燥，可伴见头晕耳鸣，两目干涩，舌红少津，脉弦细数。方用一贯煎等。

（7）温肝法　用于肝胃虚寒者。证见胃脘隐痛，喜暖喜按，或胁肋部不适，舌淡，苔薄，脉弦。方如吴茱萸汤、大建中汤等。

99. 慢性浅表性胃炎症状繁多，临床如何持简驭繁灵活辨证治疗？

慢性浅表性胃炎以胃脘近心窝部位疼痛胀满为主要症状，多伴有嘈杂、嗳气、纳呆、泛酸等，属于中医的“胃脘痛”“胃痞”“痞满”“纳呆”“吞酸”“嘈杂”范畴。饮食不节、劳倦太过、情志所伤或先天禀赋不足是发病的重要因素，在这些因素的综合作用下，导致脾胃虚弱，运化无权，胃气失和，气机升降失调而发为胃病。胃为阳土，喜润恶燥，胃为多气多血之腑，主受纳腐熟水谷，其气以降为顺；脾为阴土，主运化，输布水谷津液，喜燥恶湿，其气以升为顺。脾胃的受纳运化，中焦气机的升降，都有赖于肝的疏泄，故慢性浅表性胃炎和中医的脾、胃、肝等脏腑关系密切。

（1）慢性浅表性胃炎脾胃气虚证　临床上慢性浅表性胃炎症状虽虚实夹杂，但以脾胃气虚为主者居多。“脾旺不受邪”，脾胃气虚，运化失常则痰湿易生，升降失和则中焦气滞。故本病病机为本虚标实。其本是脾胃虚弱，其标是外寒袭胃，或是肝郁气滞，或是饮食内停，或是痰湿停滞，或是气滞血瘀。故而临床治疗慢性浅表性胃炎多从脾虚论治，以六君子汤类方健脾益气，以固后天之本。并根据症情结合疏肝、和胃、化湿、清热、温中、养阴诸法，效果较好。

本病基本病机是脾胃虚弱，唯有补益脾胃，使中气健旺，运化方能正常。但此类病人往往“虚不受补”，纯补、大补运化不及，反易导致中满，更增其病。因此，多采用补中健运之法，使“补而勿滞”、“补不碍胃”，方选六君子汤。治以补气健脾，和胃降逆。大便干燥时，用元参易党参，白术则生用，量大至30g，加酒军既有活血作用以加强胃黏膜血流，又有轻微通便作用，可谓一举两得。胃病治疗重在补脾胃、调气机，从本病例可略见一斑。

若脾气虚同时出现四末不温，畏寒喜暖等虚寒症状时，可在六君子的基础上加桂枝汤或黄芪建中汤甘温益气，缓急止痛；受凉后诱发胃痛兼表症者，里不和则卫气不和表不解，治当表里双解，六君子的基础上加芥穗、柴胡等；若见气虚气逆者，加旋覆代赭汤补虚降逆，升清降浊；兼气滞者加木香、槟榔理气宽中。若在脾胃气虚的基础上合并湿滞，症见胃脘痞满隐痛而无规律，食欲下降，便溏、口中乏味，嗳气泛恶，甚则呕哕恶心，舌苔白腻，脉缓滑。病性属本虚标实，临床治疗多补泻兼施。故以六君子汤健脾益气化湿，解决脾虚水湿不运的问题。同时加枳实、厚朴，炒莱菔子，降气和胃，除中焦湿邪气滞；焦三仙、内金消食化积，增强食欲，诸药合用，共奏健脾益气，和胃止呕之功。

（2）慢性浅表性胃炎肝胃不和证　中医认为“肝为将军之官”，其疏泄功能可以调畅气机，协助脾胃之气的升降。只有肝的疏泄调畅，才能保证脾胃受纳、腐熟和运化功能的正常。故《血证论》云：“木之性主于疏泄，食气入胃，全赖肝木之气以疏泄之，而水谷乃化”。肝疏泄失职，气机郁滞，横逆犯胃，导致肝胃不和，临床上见胸胁胀满，胃脘胀痛，嗳气呕恶。若肝郁化火则泛酸嘈杂，口干口苦，脉弦数。治以疏肝和胃，理气止痛，方选六君子汤合四逆散加减治疗。肝胃不和常见木旺乘土和土虚木乘两类。木旺乘土者肝气太过，土受木克。临床上表现为肝气横逆犯胃，症见胃脘胀满，攻撑作痛，痛连两胁，呃逆，嗳气，心烦易怒，吞酸嘈杂等证。因病起于肝，太过为实，治宜疏肝理气，和胃止痛为主，方中重用四逆散，以柴胡疏肝解郁，芍药柔肝平木，枳实行气导滞，甘草调和胃气，具有疏肝理气和胃之功；若为土虚木乘，则见倦怠乏力，舌淡脉弱等土虚为主之证，则当以补脾健胃，扶土抑木为主，则重用六君子汤益气补中，健脾化滞。又王旭高《西溪书屋夜话录》云：“肝气乘胃，脘痛呕酸，二陈汤加左金丸”多用于肝胃郁热之证，若见舌瘦苔白，热象不著，甚或偏寒者，可调整左金丸黄连与吴茱萸的比例，改清热疏肝，和胃降逆，为暖肝散寒，和胃降逆，知常达变。

若肝郁化热、内热伤津，导致阴液亏乏，燥热内生。其表现口干大便秘结，形体消瘦，皮肤干燥，脉细数，舌红苔少。当在疏肝、泻肝的基础上，综叶天士甘凉之法，滋养胃阴，改甘温之党参为甘凉之元参，滋阴润燥，清其浮游之火，阴虚津亏重者，加增液汤。四君子汤以元参易党参，尤其重用生白术，其富含油脂，既可助脾运化，又能润肠通便；佐以小量酒制大黄，对于久病体弱患者，扶正攻邪，安全稳妥。

（3）临床注意要点

久病入络多兼血瘀：本病病程迁延，也易导致因虚致瘀的病理改变。《临证指南医案·胃脘痛》所谓：“初病在经，久病病入络，以经主气，络主血，则知其治气治血之当然。”《素问·举痛论篇》认为：“寒邪客于肠胃之间，膜原之下，血不得散，小络引急，故痛。”指出血液运行失常导致胃脘痛发作。另外，微观胃黏膜局部胃镜征象，可看作中医望诊的延伸。慢性胃炎的胃黏膜相主要改变为胃黏膜慢性活动性炎症、充血、水肿、糜烂或出血，是由于瘀血阻滞胃络，胃体不得濡养所出现的瘀血征象，临床上在健脾益气的基础上加养血活血之品则可提高临床疗效。

重视饮食调理：应避免暴饮暴食，饥饱失常，以及偏嗜、过热过寒，肥甘厚味，过于滋腻都不适合脾胃的生理需求，七情不调时也不适合进食。定时定量的进餐有助于浅表性胃炎的康复。

保持情绪稳定：如《素问·天元正纪大论》曰：“木郁发之……故民病胃脘，当心而痛”肝主疏泄，情志功能失调，精神失于愉悦平和，则可加速慢性胃炎的发病和胃黏膜的病理变化。

保证生活规律：《素问·本病论》曰“饮食劳倦即伤脾”，劳役不当可以影响脾胃的功能。过度劳累，耗伤气血，脾胃气血生化之源负荷增加，可导致劳伤脾胃。

适当运动，动静结合：《素问·宣明五气论》有“久卧伤气，久坐伤肉”之说。气能行血，久卧则气机不畅，气虚不运，血行迟缓；久坐不动则气机阻滞，影响脾胃运化水谷功能，则中气不足，脾胃中气健运失职。八段锦中“两手托天理三焦”和“调理脾胃单举手”对脾胃病有一定的治疗作用。

100 慢性胃炎如何进行微观辨证？

由于胃镜技术在临床上的广泛应用和对胃黏膜相认识的不断深化，胃黏膜相正在逐渐引入到中医胃肠病的辨证施治中。胃黏膜相就是指在现代医学理论指导下，运用胃镜和活组织检查等手段获得的有关胃黏膜病变的客观征象，与中医四诊获得信息相比，具有微观、定量的特点。故把对胃黏膜病理改变的微观认识与临床宏观表现结合起来，不仅有利于对慢性胃炎多种证型本质的认识，而且可以弥补宏观辨证的不足，从而有效地提高了慢性胃炎的治疗水平。

一项研究对胃黏膜变化与辨证分型的关系作了详细分析，认为胃窦部黏膜苍白、幽门舒缩不良、胃体黏膜出血及溃疡可作为脾胃虚弱的指征；胃体黏膜红白相间、以红为主、胃窦黏膜皱襞粗乱及胆汁反流可作为肝胃不和的指征；胃窦分泌增多、皱襞细薄及存在溃疡，可作为痰湿中阻的指征。

另一项研究认为，胃寒型胃黏膜色泽淡白或苍白、黏膜反光减弱、黏膜下血管纹灰蓝；胃热型胃黏膜呈樱桃红或绛色、血管纹紫红色、呈网状样显露、黏膜粗糙呈疣状增生；胃络瘀滞型胃黏膜为黯红色、血管纹黯红、呈树枝样显露、黏膜薄、呈颗粒样或结节样增生；胃络灼伤型胃黏膜呈黯红色、血管纹紫黯、黏膜脆性增加或僵硬、呈结节样增生。

此外，有学者将慢性胃炎根据胃镜下黏膜病理改变来辨证可分为以下五型：①肝胃不和型：胃黏膜明显萎缩，红白相间，线状发红或小片状改变，常呈斑块样充血，线状充血常可见于皱襞隆起处，胆汁反流，胃蠕动快；②胃阴不足型：胃黏膜多呈黯灰色，深浅不一，萎缩范围可以是弥漫的，也可是局限的，皱襞变细或消失，胃内分泌量少，呈龟裂样改变，黏膜表面不平，可透见黏膜小血管网；③脾胃虚寒型：胃黏膜红白相间，以白为主，丝状血管可见，但也有相当部分胃黏膜红白相间，以红为主，或花斑样改变，为散在均匀的小红点，且有黏膜水肿，以胃小弯明显；④脾胃湿热型：胃黏膜有红肿及炎性剥脱及黏液斑，局部或大片发生，可有小丘疹状隆起，顶部有脐状凹陷；⑤胃络瘀滞型：胃黏膜红白相间，树枝样血管透见，色黯红，黏膜呈颗粒样或结节样增生，病理活检常示肠上皮化生和不典型增生。

101 如何辨证运用活血化瘀法治疗慢性胃炎?

慢性胃炎常常反复发作，病程久，导致血脉凝涩，瘀血内结，络脉不通。气滞、气虚、湿热、虚寒与阴虚等均易导致血液运行不畅，瘀血内生。临床治疗慢性胃炎，根据瘀血产生的原因辨证灵活运用活血化瘀法，可以提高临床疗效，具体如下：

（1）温中活血法　适用于脾胃虚寒、气血凝滞证。症见胃脘隐痛或刺痛，痛处不移，受凉或夜间痛甚，得热痛减，喜热饮食，唇舌紫黯，脉沉迟弦。临床上常用干姜、砂仁、高良姜、荜茇、桂枝与川芎、当归、生蒲黄、九香虫等配伍。

（2）益气活血法　适用于脾胃虚弱、气虚血瘀证。症见胃脘刺痛，或有隐痛，痛处不移，泛吐清水，纳少乏力，餐后饱胀，大便溏薄，唇舌紫黯，脉沉细迟。临床上常用黄芪、党参、太子参与当归、莪术、三棱等配伍。

（3）理气活血法　适用于肝胃不和、气滞血瘀证。证见胃脘及两胁胀痛，或刺痛，情志不畅时疼痛明显加重，舌质暗红，或有瘀斑，脉弦涩。临床上常用木香、香附、陈皮、香橼皮、佛手、与丹参、玄胡、三七、郁金等配伍。

（4）清热活血法　适用于湿热中阻，胃络阻滞证。症见胃脘灼痛，痛有定处，按则痛甚，嘈杂泛酸，口干口苦，舌苔黄厚腻，脉滑。临床上常用知母、蒲公英、黄芩、黄连与丹皮、赤芍、大黄、郁金、丹参等配伍。

（5）养阴活血法　适用于胃阴不足，瘀血阻络证。症见胃脘隐痛，痛有定处，口干欲饮，便干，舌淡红或红，苔少，脉细。常用白芍、鸡血藤、沙参、天花粉与当归、丹参、三七等配伍。

102 慢性萎缩性胃炎的主要病因病机是什么？

慢性萎缩性胃炎根据其临床表现，归属于祖国医学“痞满”“嘈杂”“胃脘痛”等病范畴。本病发病多因饮食不节、情志所伤、外邪内侵、劳倦失养或禀赋不足等所致。其病位在“胃”，但与“脾”“肝”“肾”关系密切，病机特点是虚实夹杂。

（1）饮食不节，损及脾胃　《素问·痹论》云：“饮食自倍，肠胃乃伤”。暴饮暴食，饥饱无常；或恣食生冷，寒积胃脘；或过食辛辣，嗜食肥甘；或长期纵酒，湿热内生等因素，损伤脾胃，气机升降失常，故而出现胃痛、痞满之症。

（2）情志所伤，横逆犯胃　肝为将军之官，喜条达而恶抑郁。若情志不畅，忧思恼怒，肝郁气滞，疏泄失职，横犯脾胃，脾胃失和则可致胃脘胀满嘈杂等症。正如《黄帝内经》云：“木郁之发，……民病胃脘当心而痛”。《沈氏尊生书·胃痛》曰：“胃痛，邪干胃脘病也，唯肝气相乘为尤甚，以木性暴且正克也。”

（3）禀赋不足，脾胃虚弱　身体脾胃虚弱，或劳倦内伤，中伤脾胃；或久病不愈，延及脾胃，脾胃虚弱，阳气不足，胃纳呆钝，脾运失健，而发为胃脘痞满、疼痛。正如《兰室秘藏·中满腹胀论》中谓“脾胃久虚之人，胃中寒则生胀满，或脏寒生满病。”

（4）外感内伤，脾胃湿热　外感暑湿、寒湿，内侵脾胃，水湿内停；或饮酒过度，酿湿生热，损及胃腑；或肝郁脾虚，脾失运化，蕴生湿热，而致痞满、嘈杂、反酸、胃脘灼痛等症。

（5）气滞不行，瘀血阻络　胃病日久，迁延不愈，气血阻滞胃腑；或术后损脉，瘀血内生，胃络失于滋养；或情绪不畅，肝气郁结，气滞血瘀，可致胃痛发作、嗳气痞满等症产生。正如《临证指南医案·胃脘痛》云：“胃痛久而屡发，必有凝痰聚瘀。”

（6）虚火内生，胃阴不足　恣食肥甘辛辣，饮酒过度，蕴湿酿热，日久不愈，灼伤胃络；或气滞血瘀，病邪留滞，瘀久化热；或肝气久郁，化而为火。上述原因均可灼烧胃腑，损耗胃阴，而发为胃脘灼痛，口干咽燥、大便干涩等症。

103 慢性萎缩性胃炎常用治法有哪些？

慢性萎缩性胃炎临床表现多种多样，其病机为本虚标实、虚实夹杂，以脾虚为本，湿热、痰湿、气滞、血瘀为标。临床治疗根据辨证采用不同的治法，常用的治法如下：

（1）疏肝和胃法　适用于胃痛肝胃不和证。主症：胃脘胀痛。次症：痛窜胁背，气怒痛重，胸脘堵闷，嗳气频作，善喜叹息，排便不爽，舌苔薄白，脉象多弦。常用方为柴胡疏肝散。

（2）散寒温胃法　适用于胃痛寒凝证。主症：胃部凉痛。次症：遇冷痛甚，口淡流涎，喜热喜按，或有寒热，大便溏薄，小便清长，舌淡苔白，脉象弦紧。常用方剂为良附丸。

（3）补中益气法　适用于胃病中气下陷证。主症：胃部坠胀。次症：不思饮食，食后症重，脘腹痞满，呕吐清水，漉漉水声，面黄体瘦，舌淡苔白，脉象沉细。常用方剂为补中益气汤。

（4）滋阴润胃法　适用于胃痛胃阴不足证。主症：胃灼隐痛。次症：五心烦热，口干舌燥，嘈杂干呕，口渴不饮，烦急易怒，纳少便干，舌红无苔，脉象细数。常用方剂为益胃汤。

（5）活血化瘀法　适用于胃痛瘀血证。主症：胃刺割痛。次症：痛处固定，痛时拒按，夜间痛甚，痛时持久，呕血黑便，食后痛甚，舌质暗红，脉象弦涩。常用方剂为失笑散。

（6）温中暖胃法　适用于胃痛虚寒证。主症：胃凉隐痛。

次症：遇寒痛甚，喜按喜暖，喜热饮食，畏寒肢冷，体乏无力，纳少便溏，舌淡苔白，脉象细弦。常用方剂为黄芪建中汤。

（7）化湿法　适用于胃痛湿热证。主症：胃痞灼痛。次症：胸脘满闷，口苦口黏，头身重着，食欲缺乏，大便黏滞，肛门灼热，舌苔黄腻，脉象濡数。常用方剂为胃苓汤。

（8）清热泻胃法　适用于胃痛实热证。主症：胃痛灼热。次症：痛势急迫，口干口苦，烦躁易怒，渴喜冷饮，大便干结，小便黄赤，舌红苔黄，脉象略数。常用方剂为清胃散。

104. 著名老中医单兆伟如何应用“治胃八法”治疗慢性萎缩性胃炎？

著名老中医单兆伟教授临证治疗慢性萎缩性胃炎数十年，学验俱丰。单老临证用药，遵吴鞠通“中焦如衡，非平不安”之训，处处以维护脾胃之生理特性为要，务求其平；寒热温凉，勿过偏执。强调理气重调升降，谨防香燥伤阴；脾贵运而不在补，益气以健脾为先；活血通络兼顾养血，慎用破血逐瘀之品；清热须防苦寒败胃，化湿慎勿温燥助热；益胃贵在柔润，养阴当防滋腻。总结出辨治慢性萎缩性胃炎八法：

（1）健脾助运法　方用参苓白术散合二陈汤加减。本法主治脾胃气虚，运化不力，胃气郁滞之慢性萎缩性胃炎患者。诸药合用，使脾胃气复，运化复常，水谷精气得以化生，诸症自然消失。

（2）益气活血法　方用六君子汤合丹参饮加减。本法主治脾胃虚弱兼有血瘀的慢性萎缩性胃炎患者。如此配伍，寓健脾益气、化瘀理气、消炎灭菌于一体，临床运用，能收桴鼓之效。

（3）清热化湿法　方用平胃散合二陈汤加减。本法主治脾胃气虚、湿热内阻、胃气失和的慢性萎缩性胃炎患者。诸药联合，可使脾胃复健，湿热得化，气机流畅，胃气和降，则诸症自除。

(4) 疏肝和胃法　方用柴胡疏肝散化裁。本法主治因心情急躁，肝失条达，致肝胃不和、胃气郁滞的慢性萎缩性胃炎患者。诸药合用，可使肝得疏泄，气机条畅，肝胃调和，诸症得消。

(5) 养阴益胃法　方用沙参麦冬汤加减。本法主治胃阴不足的慢性萎缩性胃炎患者。诸药配合，共奏补益中焦、养阴生津之效，胃阴得复，胃络得养，诸症自消。

(6) 温中理气法　方用黄芪建中汤合六君子汤加减。本法主治脾胃虚寒、胃气郁滞的慢性萎缩性胃炎患者。诸药联合，共奏温中补虚、健脾理气之效，诸症自愈。

(7) 温化水饮法　方用苓桂术甘汤加味。本法主治中阳不足、津液停滞的慢性萎缩性胃炎患者。“脾胃素弱，日饮水谷不能消受，停积中脘，则成痰饮而痛。”久病脾胃阳微，中寒不运，纳化不行，湿聚成饮，阻塞气机。诸药协同，相得益彰，合成温暖脾胃、利饮消痞之功。

(8) 辛开苦降法　方用半夏泻心汤合连苏饮化裁。本法主治脾胃寒热错杂、升降失常的慢性萎缩性胃炎患者。温清并用，攻补兼施，斡旋胃气，使脾胃升降无有阻留，药证合拍，故疗效甚佳。

105 著名老中医余绍源教授如何灵活运用“胃萎复元汤”治疗萎缩性胃炎？

余绍源教授从事消化内科中医临床、科研、教学工作近50年。学识渊博，医术精湛，精于脾胃病的诊治，特别是在慢性萎缩性胃炎方面经验丰富，现将其总结如下：

慢性萎缩性胃炎在临床上一般表现为胃部饱胀感或疼痛，伴有嗳气、纳差、消瘦等症状，常参照中医“痞满”或“胃痛”治疗。但余老认为，本病与导致“痞满”或“胃痛”的一般疾病不同，它属于癌前病变之一，如果不能有效的控制病情发展，部分患者有出现癌变的可能，所以两者的预后是完全不同的。

不仅从疾病的预后来讲本病与一般的胃炎不同，就连疾病的病机特点方面也与一般的胃炎有异，余老认为，其主要的区别在于：本病病程很长，无论是病情的恶化还是用药后的恢复，都要经过相当长的一段时间，从而造成了在病机方面多以虚实夹杂、寒热并见居多，即使有时患者从症状上来看有明显的寒热虚实趋势，但如果按照一般的辨证论治的方法治疗，就会发现患者的证型变化很快，会出现忽寒忽热、时虚时实的情况。

由于疾病的特殊性，自然也就造成了治疗方面的特殊性，余老认为：本病病情复杂，若随证加减，则需频频改方，但本病治疗周期很长，若改方太频，恐只能治其枝末，难动根本；本病患者虽表现不一，证型不同，但存在着共同的病机，就是在脾胃虚弱的基础上，兼夹气滞、湿阻、血瘀、郁热等，所以可以根据这一病机拟定一固定方为基础方，然后在基础方的前提下随证加减，这样既可以治疗本病的根本，又不违背中医辨证论治的原则。根据这一观点，余老自拟了胃萎复元汤（黄芪、太子参、救必应、三七、半枝莲、七叶莲、竹茹、蒲公英），本方补泻共举，寒热并治，有益气养阴、行气活血、清热解毒之功；可以使气滞解，湿阻化，郁热清，血瘀消，正气复，从而使整个病得以康复，故曰胃萎复元汤。

固定方一旦确立，加减方面的问题就显得特别重要，因为如果加减不当，就有可能破坏方剂的本来结构，而且会违背中医辨证论治的原则，从而影响疗效，余老根据自己多年的临床经验，总结了以下的加减方法，具体应用要根据兼夹的证型来决定：

（1）夹气滞　患者以胀痛为主，伴见嗳气或矢气，舌淡红，苔薄白，脉弦；选加金铃子、元胡、柴胡、郁金、枳壳、苏梗、素馨花、佛手、木香、砂仁、陈皮、香附、台乌等。

（2）夹湿阻　患者以脘腹胀闷，口黏纳差，便溏不爽为主，苔腻，脉滑，选加薏苡仁、蔻仁、藿香、佩兰、厚朴、法半夏、茯苓、布楂叶等。

（3）夹郁热　患者以胃脘灼热，口干口苦，嘈杂吞酸为主，舌红，苔黄，脉数有力，选加夏枯草、木贼、白花蛇舌草、花粉、芦根、青黛、黄芩、黄连等。

（4）夹血瘀　患者以胃痛拒按、痛处不移、刺痛为主，舌紫暗或有瘀斑瘀点，脉涩，选加蒲黄、五灵脂、三棱、莪术、丹参、红花、桃仁、乳香、没药等。

（5）夹阴虚　患者以胃脘隐痛，空腹较甚，似饥而不欲食为主，舌红少津，有裂纹，少苔或苔花剥，脉细数，选加沙参、石斛、麦冬、乌梅、五味子、玉竹、山楂等。

（6）夹脾虚　患者以胃部隐痛为主，伴见神疲，纳差，便溏，舌淡，脉弱，选加党参、白术、茯苓等。

（7）夹食滞　患者以胃部胀满疼痛、纳差、大便臭秽为主，苔厚，选加谷芽、麦芽、神曲、山楂、鸡内金等。

（8）夹腑气不通　患者以大便排出不畅为主，伴见全腹胀满感，排便后胀满感可减轻，选加厚朴、枳实、槟榔、防风、羌活等，若大便硬者选加火麻仁、郁李仁等润肠通便。

最后，由于本病病程较长，在治疗时如果有效，一定要耐心守法守方，以求病理的根本转变，不宜看到症状改善就随便停药，以免前功尽弃。

106 什么是不典型增生和肠上皮化生？有何意义？

慢性胃病常常伴有不典型增生和肠上皮化生，通过组织胃黏膜病理学检查可以明确，其具体含义如下：

不典型增生也叫胃黏膜上皮异型增生。其主要表现为细胞异型、结构紊乱和分化异常。目前多采用轻、中、重度3级分级方案：轻度异型增生指胃黏膜结构和上皮细胞的异型性呈很轻微异型增生；中度异型增生是结构异型和细胞的异型性较明显；重度异型增生是指结构异型及细胞异型非常明显或判定良性与恶性困难者，在胃黏膜活检标本上常很难与高分化微小癌鉴别，故将这一类异型增生病变划分为交界性病变。在内镜下，不典型增生大体形态分为凹陷型、平坦型及隆起型三种，但最具有特征的是隆起型。隆起型可呈扁平隆起状或扁盘状，常描述为花坛样或广基性隆起，表面比较粗糙，有的病灶中心部分略凹陷，侧面呈盘状或半球状，形如息肉，很像早期癌。

肠上皮化生（简称肠化）是指胃黏膜上皮细胞被肠型上皮细胞所代替，即胃黏膜中出现类似小肠或大肠黏膜的上皮细胞，是慢性胃病胃黏膜常见病变。肠上皮化生细胞来自胃固有腺体颈部未分化细胞，这部分细胞是增殖中心，具有向胃及肠上皮细胞分化的潜能。正常时，它不断分化成胃型上皮细胞，以补充衰老脱落的表面上皮；病理情况下，它可分化为肠型上皮细胞，形成肠化生。近来有人进一步研究肠化灶的组织学始发部位主要在胃小沟，微小的肠化灶以胃小沟为中心，可以不同程度地向周围胃小区发展为小灶及大片状肠化灶。通过病理学的研究，目前对肠上皮化生作了一系列的分类，按化生上皮功能来分肠上皮化生，可分为完全性或不完全性肠上皮化生。前者与小肠黏膜吸收细胞相似，有刷状缘，不分泌黏液，具有潘氏细胞、杯状细胞和吸收细胞，含蔗糖酶、海藻糖酶及亮氨酸基肽酶和碱性磷酸酶；而不完全性肠上皮化生刷状缘不明显，微绒毛发育不全，胞质内有黏液分泌颗粒，含蔗糖酶，但氨基肽酶和碱性磷酸酶活性低，无海藻糖酶。通过黏液组化染色把肠上皮化生分为小肠型化生（即完全性肠上皮化生）和结肠型化生（即不完全性肠上皮化生）。小肠型化生，其上皮分化好，是一种常见的黏膜病变，广泛见于各种良性胃病（57.8%），尤其多见于慢性胃炎，随着炎症的发展化生亦加重，故认为小肠型化生可能属于炎症反应的性质；而结肠型化生，其上皮分化差，在良性胃病中检出率很低（11.3%），但在肠型胃癌旁黏膜中检出率很高（88.2%），说明结肠型化生与胃癌的发生有密切关系。一般结肠型化生发生的年龄较小肠型化生为晚，而且均位于较重的小肠化生灶中。两型化生可混合存在，因此结肠型化生可能是在小肠型化生逐渐加重的基础上发生的。

慢性萎缩性胃炎常伴有肠化，肠化是胃黏膜损伤的一种指标，也是慢性萎缩性胃炎的重要上皮变化。相关统计表明萎缩性胃炎合并肠化者占65.5%，而且随着年龄增长而上升，随着萎缩区的扩大，肠化的比数也增加。肠化与萎缩性胃炎部位分布也基本一致，以胃窦部出现率为最高，其次是体窦移行部位，由于萎缩性胃炎并肠上皮化生与胃癌发生关系密切，故临床上对此种患者应引起高度重视，长期随访，定时复查，以防癌变。在胃黏膜癌前病变的研究方面肠化生和不典型增生是目前研究的重点，而不典型增生比肠化生更具癌前意义，所以更应引起高度重视，定期随访，每3~6个月复查胃镜一次，有条件者可查细胞脱氧核糖核酸（DNA）含量及肿瘤相关抗原。

107. 为什么说慢性萎缩性胃炎治疗宜攻补兼施？常用药对有哪些？

慢性萎缩性胃炎主要与外邪侵犯、饮食不节、情志不遂、素体虚弱、劳倦内伤等因素有关。这些因素导致脾胃虚弱，运化失健，气机阻滞，进而形成湿热、痰、瘀等病理产物，甚则导致肾虚。慢性萎缩性胃炎病机为本虚标实、虚实夹杂，以脾虚为本，湿热、痰湿、气滞、血瘀为标。虚则补之，故脾虚当健脾助运，肾虚当益肾固本；实则泻之，湿热、痰湿、气滞、血瘀之邪当攻之，或清热化湿，或化痰燥湿，或疏肝理气，或活血化瘀等等。故而在慢性萎缩性胃炎的治疗中宜攻补兼施。

临床上治疗慢性萎缩性胃炎攻补兼施的常用药对如下：

（1）党参配丹参　党参，甘平，归脾、肺经。性质和平，补燥不腻，为肺脾气虚之要药。丹参，苦，微寒，归心、肝经。功能活血通经、凉血消肿。二者合用，补气活血效果增加。常用于慢性胃炎气虚血瘀证。

（2）莪术配白术　莪术，辛苦，温，入肝、脾经。功能行气破瘀、健脾消积化食；白术，甘苦，微辛，性温，归脾、胃经，甘温补中，苦温燥湿，功能健脾补气、燥湿利水。二者合用，健脾消积，散结消痞之功显著，用于慢性胃炎脾虚兼积证。

（3）茯苓配白术　茯苓味甘、淡，性平。归心、脾、胃、肺、肾经。功能利水祛湿、补益脾胃。白术，味甘、苦、性温。归脾、胃经。功能健脾补气、燥湿利水。二者合用，补脾祛湿功效显著，常用于慢性胃炎脾虚湿盛证。

（4）青皮配陈皮　青皮，辛苦，温，入肝、胆经，主疏肝胆，破气滞，散结止痛；陈皮，辛苦，微温，入肝、胆、脾、胃经，功能健脾理气、燥湿化痰。二者合用，疏肝和胃、理气消胀功效显著，常用于慢性肝胃气滞证。

（5）芡实配莲子肉　芡实、莲子，均甘涩，平，归脾、肾、大肠经，功能补脾益肾、涩肠止泻。芡实偏于补肾，并能除湿；莲子长于益脾，且能养心宁神。二者合用，补脾益肾、涩肠止泻功效更强，常用于慢性胃炎脾肾虚弱而见泄泻者。

（6）旋覆花配代赭石　旋覆花，甘辛咸，温，入肺、脾、胃、大肠经，功能降逆止呕。代赭石，苦，寒，入肺、心经，功能重镇降气、平肝止呕。二者合用，共奏降气止呕、化痰消痞之功，常用于慢性胃炎肝胃不和而见呃逆或呕吐者。

（7）枳实配厚朴　枳实，苦，辛，微寒，入脾、胃、大肠经，功能破气消积、化痰除痞；厚朴，苦，辛，温，归脾、胃、肺、大肠经，功能行气燥湿、消积平喘。二者合用，理气消积，降逆化痞之功显著，常用于慢性胃炎气滞食积而见脘腹胀满者。

此外，桂枝配白芍、陈皮配半夏、黄连配干姜、黄连配吴茱萸等，均是临床常用药对，均可辨证应用。

108 慢性萎缩性胃炎如何辨证选用中成药进行治疗？

慢性萎缩性胃炎临床表现多种多样，其病机为本虚标实、虚实夹杂，以脾虚为本，湿热、痰湿、气滞、血瘀为标。临床根据其表现辨证选用中成药治疗可取得良好的临床疗效。常用中成药应用如下：

（1）疏肝理气、和胃止痛类　此类中成药具有调和肝（脾）的作用，适用于肝气犯胃所引起的胃脘疼痛，痛连两肋，胸肋胀满，嘈杂恶心等症。常用的有气滞胃痛冲剂、舒肝止痛丸、沉香舒气丸、舒肝丸、加味左金丸等，同时它们的侧重点又有所不同。气滞胃痛冲剂具有疏肝理气、和胃止痛作用，其特点是肝胃同调，药性温和。舒肝止痛丸特点是偏重于止痛。舒肝丸和沉香舒气丸这两种药特点是疏肝理气作用较强，多用于两肋胀满疼痛，兼有胃脘疼痛、嘈杂吞酸、恶心呕吐等症。加味左金丸特点是清肝制酸作用较强，主要用于肝气郁结，日久化火，肝火灼胃引起的胸脘痞满，灼热疼痛，急躁易怒，嗳气吞酸之症。

（2）健脾和胃、理气散寒止痛类　此类中成药具有健脾益气、理气止痛、温胃散寒的作用，适用于脾胃不和，或气滞，或虚弱，或虚寒所引起的胃脘疼痛或胀、嗳气、乏力等症。如胃苏冲剂具有理气消胀、和胃止痛的功效，适用于外邪侵袭，饮食不节等导致胃气壅滞，胃失和降的胃脘胀满、疼痛、嗳气、排便不畅等。因寒所致的胃痛可选用温胃舒、虚寒胃痛颗粒和胃气止痛丸。胃气止痛丸具有理气散寒、安胃止痛的功效，其特点是偏重于散寒，主要用于外感寒邪所致的胃脘痛，嗳气呃逆，不思饮食；温胃舒特点是偏重于温补，适用于脾胃虚寒所致的胃痛；虚寒胃痛颗粒其特点亦偏重于温补，但理气作用稍弱，亦适用于脾胃虚寒所致的胃痛。此外，素体脾胃虚弱，或胃病日久，脾胃受损，气机阻滞引起的脘腹胀满、嗳气食少、大便稀溏、形疲乏力等症状，可选用人参健脾丸、香砂六君子丸，其特点是健脾益气，和胃止痛。形体消瘦、脾胃虚弱、导致胃下垂者，可常服补中益气丸。

（3）清热化湿、消食导滞类　此类中成药具有清热化湿、消食导滞、调和脾胃的作用，适用于湿热，或食积等所引起的胃脘疼痛或胀、嗳腐吞酸、或兼下利、苔厚腻、脉滑等症。木香顺气丸特点是行气化湿，适用于湿困脾胃，阻滞气机而致胸膈痞闷、脘腹胀满、恶心呕吐等症；三九胃泰其特点是清热燥湿，行气活血，适用于湿热交阻，脾胃不和所致上腹隐痛，饱胀、反酸、恶心、呕吐、纳减、心口嘈杂等症；香连化滞丸其特点是清热化湿导滞，适用于湿热阻滞，饮食内停所致胃痛伴里急后重、腹痛下痢等症；加味保和丸其特点是健胃消食，适用于饮食内积所致胃脘胀痛，嗳腐吞酸，或腹痛下利等症。

（4）养阴和胃类　此类中成药具有养阴生津、和胃止痛作用，适用于阴血亏虚所引起的胃脘隐痛或胀、口干唇干、大便干结或潮热盗汗、苔少、脉细等症。临床常用养胃舒胶囊其特点是滋阴养胃，兼有扶正固本，适用于阴虚所致胃脘胀痛、手足心热、口干、口苦、纳差、消瘦等症。摩罗丹其特点是养阴和胃兼有化瘀作用，适用于阴虚血瘀所致胃痛、胀满、痞闷、纳呆、嗳气、烧心等症等症。

此外，其他如附子理中丸、四神丸等均可根据辨证，灵活运用。

109 慢性萎缩性胃炎患者如何正确服用制酸药？

慢性萎缩性胃炎一般分为两种类型并各自有其特点。

根据萎缩性胃炎发生的部位结合免疫学改变，包括自身免疫试验和血清胃泌素测定，Strick land 将萎缩性胃炎分为 A、B 两型。A 型萎缩性胃炎系自身免疫性疾病，自体抗体阳性。由于自身免疫性损伤发生在壁细胞，故病变以胃体部较重，胃体腺被破坏而萎缩，故胃泌酸功能明显降低或无酸，并因此而引起血清胃泌素水平增高，最后可发展成胃萎缩。B 型萎缩性胃炎并非免疫性疾病，自身抗体呈阴性。其发病与十二指肠液反流或其他化学、物理损伤有关，胃窦部黏膜较胃体部黏膜通透性更强（H^+逆弥散的能力胃窦部强于胃底部 20 倍）。由于胃窦易受十二指肠液及其内容物返流的影响，故胃窦部最易受累。胃体部病变轻，故胃泌酸功能一般正常。

慢性萎缩性胃炎胃液分析情况：慢性萎缩性胃炎病变主要累及腺体，影响分泌功能，故临床上慢性萎缩性胃炎的胃液分析较正常多会有所改变。慢性萎缩性胃炎的胃液分泌量一般较正常人为少。胃酸的缺乏程度根据萎缩性病部位和范围而定：B 型萎缩性胃炎病变局限在胃窦部，其胃酸可正常或低酸；A 型萎缩性胃炎病变在胃体部，壁细胞损害严重则可出现低酸或无酸。

因此，根据慢性萎缩性胃炎 A、B 型发病机制与胃酸分泌的不同特点，A 型慢性萎缩性胃炎胃酸分泌明显降低，临床治疗中不宜使用制酸药，并且可给予弱酸治疗，缓解消化不良症状，如可适量服用米醋，每次 1 ~ 2 匙，一日 3 次；或 10% 稀盐酸 0.5 ~ 1.0ml，饭前或饭时服。B 型慢性萎缩性胃炎胃酸分泌正常或轻度降低，一部分临床症状如胃痛等为酸相关症状，治疗中可适度使用制酸剂，如雷尼替丁、法莫替丁等。需要指出的是，我国萎缩性胃炎主要见于胃窦部，发生于胃体者少，故而可根据患者具体病情，适量使用制酸药。

110 慢性萎缩性胃炎患者应如何注意饮食？

良好的饮食习惯有助于慢性萎缩性胃炎的治疗，减少发病、缓解临床症状和促进病情恢复。其饮食要注意以下几个方面：

（1）饮食规律　养成良好的饮食习惯，做到定时定量，少量多餐，定时进餐，避免过饥过饱，每餐进食量要有一个基本定量。同时应避免吃零食或夜宵，饭后不要躺下休息。提倡细嚼慢咽，进食时保持思想松弛、精神愉快，切忌暴饮暴食，戒烟禁酒。

（2）调整食品的种类和口味　尽量选择营养价值高、细软、易消化食物，如：鸡蛋、精白面粉、豆浆、鱼、瘦肉等。选用含纤维少的瓜果、蔬菜，如嫩黄瓜、嫩茄子、嫩白菜叶、西红柿（去皮、籽）、冬瓜、胡萝卜和成熟的苹果、桃梨等。戒刺激性的食物：咖啡、酒、肉汁、辣椒、芥末、胡椒等；戒酸性食物：酸度较高的水果，如：凤梨、橘子等；戒产气性食物：如啤酒、雪碧、可乐等碳酸饮料以及土豆、地瓜、生葱、生蒜、生萝卜、蒜苗等；限制多渣食物应避免吃油煎、油炸食物以及含粗纤维较多的芹菜、韭菜、豆芽、火腿、腊肉、鱼干及各种粗粮。此外，炒饭、烤肉等太硬的食物，年糕、粽子等糯米类制品，各式甜点、糕饼、油炸的食物及冰品类食物，常会导致患者的不适，应留意选择。

（3）适当控制调味品　食物不宜过酸、过甜或过咸，要清淡爽口。应限制辛辣、浓烈的调味品，因为这些调味品如辣椒、芥末、咖喱粉、肉汤、浓茶、咖啡、巧克力、可乐饮料和酒类等都是胃酸分泌的强烈刺激物。也不宜食用大量的糖。

（4）戒烟　烟中含有尼古丁，尼古丁能刺激胃黏膜，引起黏膜下血管收缩和痉挛，导致胃黏膜缺血、缺氧，从而起到破坏胃黏膜的作用。尼古丁还使幽门括约肌松弛，胃运动功能失调，使胆汁及十二指肠液反流入胃。吸烟还影响胃黏膜合成前列腺素。前列腺素能使胃黏膜微循环血管扩张，改善胃的血液循环，对保护胃黏膜的完整性有重要作用。前列腺素合成一旦减少，胃黏膜的保护因素也随着减少，这样就会给胃黏膜的修复增加困难。

（5）烹调方法　慢性萎缩性胃炎的食物必须切碎煮烂；可选用蒸、煮、汆、烧、烩、焖等烹调方法，不宜用油煎、炸、爆炒、烟熏、腌腊、（醋熘）、冷拌等方法加工食物。

此外，中、重度A型萎缩性胃炎，胃黏膜萎缩明显，常可引起胃酸缺乏，而胃酸的作用对人体相当重要，除了能激活胃蛋白酶，分解食物等助消化作用外，还能协助铁、维生素B_{12}的吸收。故而中、重度A型萎缩性胃炎患者每餐进食适量新鲜山楂、橘子、苹果等，或饮少许米醋等，以刺激胃酸分泌，提高胃酸浓度。

111. 慢性萎缩性胃炎的转归如何？如何预防癌变？

既往认为慢性萎缩性胃炎形成后，病变部位萎缩的腺体不能恢复，病变不能逆转，从而认为慢性萎缩性胃炎不能治愈。但是临床与实验的研究进展认为慢性萎缩性胃炎若早期发现，及时积极治疗，病变部位萎缩的腺体是可以恢复的，其可转化为浅表性胃炎或被治愈，改变了以往人们对慢性萎缩性胃炎不可逆转的认识。慢性萎缩性胃炎被称为胃癌的背景性疾病，那么发生癌变的概率是多少呢？根据国内多年随访资料分析，其绝大多数预后良好，一般认为其癌变率是：5～10年癌变率3%～5%，10年以上10%，轻度异型增生10年癌变率2.5%～11%，中度异型增生10年癌变率4%～35%，重度异型增生10年癌变率10%～83%，其中重度萎缩性胃炎伴中、重度肠上皮化生及重度不典型增生者，或伴癌胚抗原阳性的患者，癌变率更高，应引起高度重视，定期随访，每3~6个月复查胃镜一次，有条件者可查细胞脱氧核糖核酸（DNA）含量及肿瘤相关抗原；手术后萎缩性残胃炎者因其长期受胆汁反流的刺激，癌变率亦较高，应积极采取措施，减轻碱性反流液的刺激，预防癌变的发生。

目前慢性萎缩性胃炎尚无直接药物预防其癌变，但是祛除慢性萎缩性胃炎的病因及纠正其病理状态，能起到预防胃癌发生的作用。如幽门螺杆菌是引起胃炎，促发胃癌的重要因素。幽门螺杆菌产生细胞毒性因子然后导致萎缩性胃炎。幽门螺杆菌感染患者胃癌发病率是非感染患者的3~6倍，杀灭幽门螺杆菌可预防癌变。硒可清除慢性萎缩性胃炎组织中的自由基，并干扰致癌物代谢，增强人体细胞免疫功能，可起到防癌抗癌的作用。动物肝脏、肾脏、鱼虾及甲壳类海产品、大蒜、芹菜、蘑菇、芝麻等食物含有丰富的硒。叶酸是一种水溶性维生素，与DNA的合成、修复及稳定密切相关。叶酸能够维持DNA甲基化，如果DNA甲基化水平低，癌基因就容易活化，从而促发癌症的发生。叶酸可抑制癌基因活化而起到防止癌变作用。动物肝脏、肾脏、绿叶蔬菜（如西红柿、菠菜、卷心菜、胡萝卜）。含有丰富叶酸。维生素C和胃液可共同防止致癌物前体亚硝胺化合物的合成，可吃橘子、橙子、西红柿、菠菜、鲜枣、猕猴桃。中医药在防治慢性萎缩性胃癌发生中起着重要作用。研究发现中医药治疗慢性萎缩性胃炎伴有肠化生、细胞异型增生患者，在辨证论治的基础上，适当运用活血化瘀、解毒散结、益气扶正、健脾祛湿、养阴生津等中药，能起到防癌作用。活血化瘀中药有三棱、莪术、八月札、三七、桃仁、生蒲黄、五灵脂等；解毒散结中药有石见穿、半枝莲、蜀羊泉、白花蛇舌草、龙葵、黄药子、海藻、昆布、威灵仙、半边莲、石打穿、虎杖、蚤休等；益气扶正中药有黄芪、党参、太子参、白术、炒山药等；健脾祛湿中药有薏苡仁、茯苓、半夏、泽泻等；养阴生津中药有乌梅、山萸肉、天冬、天花粉、女贞子等。

112 胆汁反流性胃炎西医如何治疗？

胆汁反流性胃炎也称碱性反流性胃炎，系指由于胆汁反流入胃所引起的上腹痛、呕吐胆汁、腹胀、体重减轻等一系列表现的综合征。常见于胃切除、胃肠吻合术后，总发病率约5%。单纯胆汁直接接触胃黏膜一般不引起损害，但可通过其刺激胃酸分泌的作用，胆盐与胃酸结合可增强酸性水解酶的活力，破坏溶酶体膜，溶解脂蛋白而破坏胃黏膜的屏障作用，H^+逆向弥散增加，进入黏膜和黏膜下层，可刺激肥大细胞而释放组胺，后者又刺激分泌胃酸和胃蛋白酶，最终导致胃黏膜炎症、糜烂、出血。胆汁与胰液混合后，胆汁中的卵磷脂与胰液中的磷酸酯酶A起作用而转化为溶血卵磷脂，如反流入胃，也可造成胃黏膜屏障的损害。

临床西医常用治疗药物如下：

（1）促胃动力药　吗丁啉为外周多巴胺受体阻滞剂，通过拮抗上消化道多巴胺受体，可增加胃蠕动，促进胃排空，协调胃与十二指肠运动，并能有效地防止胆汁反流。莫沙比利主要作用部位为胃和十二指肠，可防治十二指肠胃反流。此外，红霉素是胃肠肽，促进全消化道动力，减少十二指肠胃反流。

（2）胃黏膜保护药　如硫糖铝具有黏膜保护作用，保护受伤组织，中和胃酸，对防止正常黏膜分泌有害的H^+的逆扩散是有效的，同时对Hp有直接杀灭作用，从而促进胃黏膜愈合；胃膜素，能在胃内形成膜状物覆盖胃黏膜，以减轻反流的胆汁和胃酸对胃黏膜的刺激；思密达，为胃黏膜保护药，有加强消化道黏膜屏障作用，有利于胃黏膜的再生。

（3）铝碳酸镁　口服后可以广泛覆盖于胃黏膜表面，既有胃黏膜保护作用，又可以在酸性环境下结合胃内胆汁酸，减轻十二指肠胃反流，阻止溶血卵磷脂对胃的损伤。当结合胆汁酸进入肠内碱性环境时，又释放出胆汁酸，因而不影响胆汁酸的肠肝循环。铝碳酸镁口服后几乎不吸收入血，仅在胃黏膜局部发挥作用，故可以长期服用，副作用极少。一般治疗 1 周后症状即可改善。

（4）抗酸分泌治疗　胆酸需要在 H^+ 介导下才构成对胃黏膜的损伤，因此抑酸药对保护胃黏膜有一定的作用。目前临床常用的抑酸分泌药物有 H_2 RA 和 PPI 两大类。前者如雷尼替丁、法莫替丁等，后者如奥美拉唑、雷贝拉唑等。

（5）熊去氧胆酸　可抑制胆酸的合成，服用后，胆汁中大量的熊去氧胆酸排出，使胃液中的去氧胆酸和石胆酸的浓度相对减少，胃黏膜损伤减轻，故有较好疗效。

（6）消胆胺　消胆胺是一种阴离子交换树脂，与胆汁有亲和力，可与胆酸结合，减少可溶性胆酸的浓度，防止胃炎的发生，用药时间超过 3 个月，并要求补充脂溶性维生素。

此外，须注意饮食调养：饮食要清淡，不吃油腻食物，以免刺激胆汁分泌增多，加重反流和病情。避免饮浓茶、烈酒、浓咖啡和进食辛辣、过冷、过热和粗糙食物。去除某些加重病情的因素，包括戒烟酒、避免精神紧张，保持心情舒畅，不服或慎服对胃黏膜有刺激的药物，如阿司匹林、消炎痛、去痛片和保泰松等。

113. 胆汁反流性胃炎中医如何辨证治疗？

中医认为胆汁反流性胃炎属于中医“胃脘痛”“痞满”等范畴。本病病因多为情志失调，饮食不节，劳倦过度，中气不足，病位在胆胃，涉及肝脾，病性为本虚标实，以脾胃虚弱，运化无力为本，以胆胃郁滞，胆邪逆胃，湿热壅阻为标，以胃脘疼痛、痞胀、烧心、口苦、呕吐酸苦、嗳气、纳呆等为特点。临床根据辨证论治，其常见证候及治法如下：

（1）肝胃不和证　症见胃脘痞胀，纳差，呕吐酸苦水，随情绪波动而加剧，动则烦怒，嗳气，叹息，舌红苔薄黄，脉弦。治宜疏肝理气、降逆和胃。方用柴胡疏肝散加减：柴胡10g，芍药15g，枳实15g，炙甘草6g，川芎10g，香附10g，陈皮6g等。

（2）脾胃湿热证　症见胃脘痞满，灼热，呕恶酸苦，舌淡红苔黄腻，脉滑数。治宜清热利湿、畅通中焦。方用半夏泻心汤合旋覆代赭汤加减：制半夏9g，黄芩6g，黄连6g，党参9g，大枣6g，甘草6g，旋覆花（包）10g，代赭石（先煎）20g等。

（3）胃络瘀血证　症见胃脘疼痛，痛处固定不移，或如针刺，呕吐苦水，脘腹胀闷，入暮加重，烧心，嘈杂，舌紫苔白，脉沉弦而涩。治宜活血化瘀，理气止痛。方用四逆散合丹参饮加减：柴胡9g，芍药12g，枳实12g，甘草6g，丹参15g，檀香5g，砂仁（后下）5g等。

（4）脾胃虚弱（寒）证　症见胃脘胀闷，恶心，呕苦水，或口苦，纳呆，乏力，消瘦，舌淡胖苔白，脉沉细。治宜健脾益胃、疏肝理气。香砂六君子汤合四逆散加减：党参10g，茯苓10g，白术10g，甘草6g，陈皮6g，法夏9g，木香6g，砂仁（后下）5g，柴胡10g，芍药15g，枳壳10g等。

（5）胃阴不足证　症见胃脘隐痛，灼热，口苦恶心，干呕口渴，大便干结，舌红少苔，脉细数。治宜滋阴养胃、健脾疏肝。方用麦门冬汤加减：麦门冬30g，法半夏15g，党参9g，粳米5g，大枣6g等。

114. 为什么说胆汁反流性胃炎病位在胆胃，且与肝脾关系密切？

胆胃同为六腑，以通为用，肝胆疏泄正常，脾胃升降有度，则肝随脾升，胆随胃降，胆汁排泄正常。脾主运化，升清，与胃同居中焦，为气机升降运动之枢纽，脾气不升，则胃气不降，而且可以影响肝胆的疏泄功能，土壅木郁，导致胆汁排泄失常。肝胆在生理与病理上密切相关，肝疏泄正常，则胆汁能正常分泌和排泄，有助于脾胃的运化功能，肝失疏泄，就可影响胆汁的分泌与排泄，导致胆汁反流，胃失和降。若经常抑郁愤怒，肝胆之气失于疏泄，木郁不能疏土，或饮食不节，嗜食肥甘煎炸炙煿之品，酿生湿热，既伤于胃，尤易损及肝胆，使肝胆湿热逐渐滋长，疏泄失常；或经常烦劳，劳则伤脾，常可影响胃腑功能，或胃手术后，瘀血内留，胃失和降，导致胃中气滞，升降失司，胆汁上犯，出现脘胁疼痛，痞胀，食欲不振，口苦等症状。《灵枢》曰："胆随胃降""善呕，呕有苦……邪在胆，逆在胃，胆液泄则口苦，胃气逆则呕苦，故曰呕胆"。

115·现代中医对胃石症有何认识？

胃石症，是指进食的某种食物，物品或异物，既不能被消化，又不能及时地通过幽门，在胃内滞留并聚集成团块，或和胃黏液凝结成硬块。根据其成分不同可分为植物性、动物性、药物性、混合性结块。中医对本病虽无专述，但属癥瘕积聚，阳明腑实等范畴。

发病关键责之于胃气郁滞，失于通降：临床上最常见的病因是进食柿子、山楂等黏腻滞涩之品或嗜食其他难以腐熟的异物引起。正如《景岳全书》所说："饮食之滞，留蓄于中，或结聚成块，或胀满疼痛，不化不行，有所阻隔者，乃为之积。"然而本病虽与饮食有关，但胃腑通降功能的正常与否是决定其发生的关键因素。胃为六腑之一，其气以和降为顺，以通为用。若正气充沛，气血流畅，脾胃功能健运，升降协调，则饮食积滞难以留蓄，故不易发病；相反，如因素体亏虚，脾胃运化乏力，或因痰浊、湿热、血瘀及肝气等邪气侵扰，引起胃腑郁滞，失其通降之性，则极易致食停胃脘，酿生痰浊，痰食与气血相搏结而成石。因此，胃气郁滞，失于通降，实为导致本病发生的根本所在。

病理因素归结于气滞、食停、痰浊、血瘀。在胃石形成的过程中，胃腑气滞为其始动因素，诚如朱丹溪云：“气血冲和，万病不生，一有怫郁，诸病生焉”。引起胃腑气滞的因素不外乎虚实两端，虚者主要有年老体弱、久病或年幼正气未充，中气不足，运化乏力所致；实者多为痰浊、湿热及瘀血内阻或肝气横逆犯胃而成。脾胃同居中焦，以膜相连，互为表里，同主升降。胃气郁滞必影响及脾，脾失健运，则积滞内停，津液不归正化，则痰浊中生，《济生方·痰饮论治》中说：“人之气道，贵乎顺，顺则津液流通，决无痰饮之患，调摄失宜，气道闭塞，则水饮停膈。”痰浊积滞壅盛阻于中焦，胶结难化而成结石，同时又可进一步使中焦气机阻滞，加重病情。气滞痰结日久，正气耗伤，胃腑血络不畅，则瘀血遂生，形成痰瘀互结为主的病理变化，从而使结石愈坚不易消散，甚或逐渐增大，同时更伤正气，而致气血日益衰少，形成虚实夹杂的复杂证候。故气滞、食停、痰浊、血瘀即为促进胃石形成的重要因素，又是本病的主要病理产物。此四者在本病的病程之中相互为因，错杂为患，从而使结石胶着难化，不断使病情加重。

辨证分型、治则方药归纳起来较为常见的有以下四型：

（1）阳明腑实证　症见胃痛、恶心呕吐、腹胀、便秘，上腹部扪之有结块可移动，兼有发热，消瘦，舌质红，舌苔黄腻，脉沉弦有力，治则为攻坚破积，消积化滞，临床常用三承气汤加减施治，药用：厚朴、枳实、生大黄、芒硝，或加番泻叶、牵牛子等导滞药，兼加三仙、鸡内金、槟榔、陈皮、半夏。消化道出血者加茜草、藕节；诊断不明的情况下可先用小承气汤，调胃承气汤试服 1 剂，但必须掌握适度。

（2）中焦寒湿，痰食积滞　此型病证以胃脘痛，腹部发凉，喜温喜按、便溏，时有恶心呕吐，胃脘胀满，上腹多扪及包块或扪不清包块，舌苔白腻，脉缓，治则温中化湿，消积导滞，药用干姜、附子、陈皮、吴茱萸、荜澄茄、木香、莱菔子、鸡内金等。

（3）中焦湿热、结聚成积　上腹痞满疼痛，痛无规律，昼夜皆作，进食不解，泛酸、胃灼热，夜间腹胀下坠感，纳呆，口干不欲饮，脉弦滑，舌苔黄腻，治以清热化湿、辛开苦降法，药用川楝、苏叶、砂仁、木香、陈皮、半夏、甘草、麦芽、青蒿、苍术等。

（4）饮食停滞　多以脘腹胀满或疼痛、呃逆、纳呆、恶心、呕吐酸腐，上腹有积块或扪不清积块，脉弦滑，治则和胃化积，行气消胀，宗保和丸方意，药用焦三仙、三棱、白术、焦槟榔、莱菔子、鸡内金，便秘加大黄、元明粉。

功能性消化不良

116. 引起功能性消化不良的病因有哪些？可能的病理生理机制有什么？

（1）功能性消化不良（functional dyspepsia，FD）的发病因素　尚未完全阐明，其发病的相关因素包括酸、Hp 感染、脂肪饮食和心理因素等。

酸：酸在 FD 病理生理机制中的作用未明。多数 FD 患者胃酸分泌正常，胃黏膜对酸或十二指肠内容物的敏感性也无异常，但抑酸治疗对少数患者确实可起到缓解消化不良症状的作用。

Hp 感染：流行病学研究未能证实 Hp 感染与 FD 之间密切相关，但也无足够证据排除两者间可能存在一定的因果关系。对 Hp 感染与消化不良症状或其病理生理机制相关性的研究表明，

Hp 阳性与阴性患者间消化不良症状的发生率、严重程度、胃排空速率、餐后胃松弛水平以及对胃扩张的敏感性均无显著差异。但鉴于根除 Hp 后确实有部分 FD 患者消化不良症状得到改善，Hp 感染仍可能在 FD 的致病因素中占一席之地。

脂肪饮食：消化不良症状常在高脂肪餐后加重。

心理因素：心理因素是否为 FD，尤其是对胃扩张高敏感患者的致病因素之一，以及是否为 FD 的调节因素、是否决定了患者的就诊情况、对症状的感受以及疾病预后等均未明确。但有证据表明，中枢神经系统对内脏高敏感性的发生起重要作用。动物实验研究发现，急性精神应激易增加机体对内脏刺激的敏感性，处于焦虑状态的大鼠内脏敏感性明显增加。类似情况也见于人类，精神不集中时，机体对胃肠道扩张的敏感性降低，而注意力集中或处于焦虑等精神紧张状态时敏感性增高。

（2）FD 可能的病理生理机制

胃排空延迟：胃排空延迟曾被认为是 FD 和特发性胃轻瘫最主要的病理生理机制。研究表明胃排空延迟与消化不良症状的类型及其严重程度相关。约 30% 的消化不良患者有胃固体食物排空功能障碍，这些患者更易出现餐后饱胀、恶心或呕吐等症状。

胃容受功能受损：近端胃和远端胃的动力作用完全不同，远端胃主要起排空固体食物的作用，近端胃主要起贮存食物的作用。胃对食物的容受作用指的是近端胃的松弛反应，包括由吞咽和食物通过食管引起的获得性松弛及由胃机械性扩张、十二指肠化学性刺激引起的适应性松弛。胃容受作用为食物提供贮存空间，同时使胃内压力在胃容积明显增加时不升高或仅稍升高。放射性核素和超声研究证实，FD 患者胃内食物分布异常，在远端胃积聚相对较多，提示餐后近端胃容受功能受损。胃测压实验也显示 FD 患者餐后近端胃松弛减少。餐后胃容受功能降低往往伴有胃内压力上升，激活胃壁机械感受器，从而引起消化不良症状。

对胃扩张敏感性增高：内脏高敏感性一直被认为是功能性胃

肠道疾病发生的主要机制之一。功能性胃肠病患者可能存在胃肠道感觉功能异常，因而正常生理性刺激也能引起症状。消化不良可由进餐触发或加重，提示餐后对胃扩张的敏感性可能介导症状产生。FD 患者进餐相关症状的严重程度与餐后对胃扩张的敏感性而非禁食状态下的敏感性相关。

胃窦 - 十二指肠 - 空肠动力障碍：以往测压研究均表明胃窦低动力是 FD 患者的共同特征。还有研究发现 FD 无特定的动力改变形式。

胃肌电活动异常：通过胃电图测定可发现高达 2/3 的 FD 患者存在胃肌电活动异常。

近端胃餐后期相性收缩活动增强：有研究表明，15% 的 FD 患者餐后近端胃出现未受抑制的时相性收缩，这一改变与 Hp 感染和中、重度胀气呈正相关，与恶心呈负相关。

脑 - 肠轴功能障碍：自主神经系统功能异常对部分 FD 患者具有非常重要的意义，尤其是迷走传出神经功能障碍被认为是胃容受功能受损和胃窦动力低下的可能机制之一。FD 患者的胃功能和症状与心理、情感等因素显著相关，如恶心、呕吐、早饱和体重减轻与女性、就诊次数和残留症状的多少相关，上腹痛与健康有关的生活质量低下等因素相关，低迷走神经活性可能是介导这一相关性的机制。

特定基因型改变：新近研究发现 G 蛋白 β_3 亚单位基因多态性与消化不良症状相关。

117. 中医对功能性消化不良的发病机制如何认识？

（1）肝气郁结——胃肠节律功能的紊乱、精神的焦虑和紧张　中医所说的肝包括了消化、神经等多个系统，认为肝具有疏泄的功能，肝疏泄正常，则能保障情志的舒畅，气血的流动和脾胃功能健运。当因情志抑郁，心情不畅，则可导致肝气的郁滞，肝气郁滞的结果，一是出现精神的焦虑，紧张易怒；二是克犯脾胃，导致脾失健运，胃失和降，升降功能失常。而脾胃久病亦可累及肝脏（如消化不良影响患者的睡眠，引起精神的紧张和不畅）。两者的病理特点均是肝失疏泄，气机阻滞，横逆犯胃，中焦气滞，出现上腹部疼痛、痞满、嗳气等症。曾有调查显示，功能性消化不良患者常有神经质、性格内向、易于焦虑等个性特点，在性格缺陷的基础上，不良的社会心理因素可作为诱因导致消化不良症状和抑郁、焦虑情绪。心理因素和消化不良相互影响，互为因果，形成恶性循环。中医多归纳为肝和脾胃之间功能的失调。

（2）脾胃虚弱——消化吸收功能低下，胃肠运动迟缓　中医认为脾胃居于中焦，主运化，脾主升清，脾气能够上升，则营养物质才能输布全身；胃主降浊，胃气得降，则糟粕方能排出体外。一旦脾胃虚弱，气机升降失调，则必然会出现消化能力的减退和运动功能的紊乱。导致脾胃虚弱的原因较多，如先天禀赋不足，体质性的消化功能薄弱；或因劳倦过度，损伤脾胃；或因大病久病，延及脾胃，或因饮食不节，损伤脾胃，导致脾胃虚弱，运化失常，饮食不能消化，升降失司，浊气滞留胃脘，中焦痞塞不畅而发生胃痞，出现上腹部胀满、隐痛、食欲减退等症状。又脾胃虚弱一般又分为脾胃气（阳）虚和胃阴不足，两者除出现消化不良和运动障碍的症状外，前者多伴有不思饮食，疲劳乏力，少气懒言，或畏寒怕冷等功能低下的表现；后者常合并有饥而不欲食，烧心，口干不欲饮，手足心热，舌光红无苔等内热的证候。

（3）食（湿）滞胃脘——胃排空障碍　临床上，功能性消化不良患者常见的上腹部饱胀，食后加重，疼痛，早饱，厌食，舌苔厚腻，中医多归属于饮食的停滞和湿浊的阻滞，其形成的原因，多由于饮食不节，饥饱失调，或因暴饮暴食，反复伤胃，阻滞气机，升降失常，或有脾胃素弱，饮食停滞，酿生湿浊之邪，蕴结于中焦脾胃，使气机的升降失常，表现为痞满之证，这也是诱发功能性消化不良的主要因素和病机的关键。

118 中医对胃肠动力障碍如何认识？

胃肠动力障碍是由多种原因所导致的以胃排空延迟和小肠推进减慢为特征的一组病证，它既是众多功能性消化道疾病的共同病理变化，又是加重疾病本身和产生继发性病证的因素。根据其症状特点，它属于祖国医学的痞证、腹满、纳呆、嘈杂、反胃、呕吐、呃逆、胃脘痛、腹痛、便秘等疾病范畴。

祖国医学认为脾胃升降失常是胃肠动力障碍的关键因素。脾升胃降是脾胃运动的基本形式，是人体消化吸收功能活动的过程，胃为腑，以降为顺；脾为脏，以升为职。二者一升一降的对立统一运动，使胃主受纳水谷、脾主运化水谷精微的功能处于正常状态。即叶天士所谓“脾宜升则健，胃宜降则和”。如果脾胃运纳升降的矛盾一旦遭到破坏，则可直接导致胃肠运动功能障碍。从临床来看脾胃升降失常与现代医学的胃肠动力障碍性疾病的临床表现相同，进一步说明脾升胃降是胃肠运动的基本动力。

中医学还认为相关脏腑功能的异常对胃肠动力障碍也有间接影响。胃肠运动功能的正常与否，一方面与脾胃的气机升降直接相关，另一方面还与其他脏腑的功能紧密相连，他们在功能上相互协调，病理上相互影响。如上所述，胃肠动力的主宰在于脾胃的正常升降运动，但这种正常功能同时还需要肝（胆）气的疏泄、肺气的肃降、肾阳的温养、小肠的泌别清浊及大肠的传导等功能作重要保证。如果这些相关脏腑的功能异常，亦会影响，脾胃的升降功能，进而影响到胃肠的运动功能。肝主疏泄，能调畅全身气机，而脾胃的升降是全身气机的一个组成部分。只有肝的疏泄功能正常，全身气机疏通畅达，才能有助于脾胃的升降和二者之间的协调。《素问·宝命全形论》曰："土得木而达。"《血证论·脏腑病机论》又曰："木之性主于疏泄，食气入胃，全赖肝木之气以疏泄之，而水谷乃化；设肝之清阳不升，则不能疏泄水谷，渗泄中满之证，在所不免。"指出肝的疏泄功能是脾胃气机升降协调的重要条件，若肝的疏泄功能异常，可产生升发不及而导致脾的清阳不升，胃浊不降，最终气滞中焦，枢机不利。甚则因肝气升散太过导致胃气随肝上逆，出现恶心、呕吐及反酸等反胃症状。肺主一身之气，通过肺的宣降和呼吸功能，进行着肺气的升降出入运动，从而对全身的气机起着调节作用。《素问·经脉别论》曰："饮入于胃，游溢精气，上输于脾，脾气散精，上归于肺，通调水道，水精四布，五经并行。"说明人体中的水谷精微和津液虽由脾胃而来，但水谷精微和津液的输布、运行和排泄，又依赖于肺的疏通和调节功能。若肺的宣降功能失职，则水津不布，水液上下、内外的输布及运行受阻，最终必然影响到脾胃的消化吸收及运动功能。肾阳为全身阳气的根本，能促进气的运动和气化功能。祖国医学认为"脾阳根于肾阳"，脾的运化功能，必须依赖于肾阳的推动。《医贯·后天要论》曰："饮食入胃，犹水谷在釜中，非火不熟，脾能化食，全借少阳相火之无形者在下焦蒸腐，始能运化也"。如果肾阳不足，则脾阳亏虚，脾失健运，脾胃的消化吸收及运动功能失调。

119. 为什么说健脾理气是功能性消化不良的基本治法？

功能性消化不良是指一组持续或反复发作的以中上腹部疼痛或上腹部胀满不适、早饱、嗳气、恶心、呕吐等症状为主要表现，经过内镜、影像学及生化检查除外了可以解释其症状的器质性疾病的临床综合征。功能性消化不良属于中医的"痞满""胃痛"的范畴。

中医认为功能性消化不良发病在于情志不畅、思虑过度、饮食积滞、外感内伤、湿热内阻以及禀赋不足等因素导致脾胃虚弱、升降失调，气机阻滞，进而形成食积、湿热、痰湿、气滞、血瘀等病理产物，出现功能性消化不良的临床症状。功能性消化不良病机为本虚标实、虚实夹杂。一项研究以寒、热、虚、实为纲，将功能性消化不良分为脾胃虚寒证、脾虚气滞证、脾胃湿热证、寒热错杂证，发现功能性消化不良以脾虚气滞证最为多见，并且脾胃虚寒证、脾胃湿热证、寒热错杂证等证候患者经过治疗后，均表现出脾虚气滞证的症状。文献报道以健脾理气法治疗功能性消化不良明显改善患者临床症状，促进胃动力。

120 功能性消化不良的辨证要点有哪些？

功能性消化不良属中医“痞满”“胃脘痛”的范畴。

（1）痞满　本病临床需辨别虚实寒热。痞满以不能食，或食少不化，大便利者为虚，能食而大便闭者为实；痞满时减而喜按者为虚，痞满无时或减，或兼有疼痛拒按者为实。脉弦急而滑，骤然胸中痞闷，乃肝气与食滞而成，为实；脉弦，或沉弦，或涩，或虚大无力，气口为甚，此日久脾胃受伤，或过服克伐药物所致，为虚。胸膈痞闷而寸口脉沉滑、或迟滑者为热；舌苔白腻，或薄白，舌质淡，脉沉迟、沉涩，口不渴或渴不思饮而痞满者为寒。

（2）胃脘痛　临证需分清寒热，辨别虚实与气血的不同。

1）辨寒热：寒性凝滞收引，故寒邪犯胃之疼痛，多伴脘腹胀满拒按，纳呆，苔白，脉弦紧等症。脾胃阳虚之虚寒胃痛，多见隐隐作痛，喜暖喜按，遇冷加剧，四肢不温，舌淡苔薄，脉弱等症。热结火郁，胃失通降的胃痛，多伴烦渴思饮，恶热喜凉，溲赤，便结，苔黄少津，脉象弦数等症。

2）辨虚实：胃痛而胀，大便闭结不通者多实；痛而不胀，大便不闭结者多虚；喜凉者多实；喜温者多虚；拒按者多实；喜按者多虚；食后痛甚者多实；饥则腹痛者多虚；脉实气逆者多实；脉虚气少者多虚；痛剧而坚，固定不移者多实；痛徐而缓，痛处不定者多虚；新病体壮者多实；久病体衰者多虚；用补法治疗不效者多夹实；用攻法治疗加重者多兼虚。

3）辨气血：胃痛有在气在血之分。一般初病在气，久病在血。凡病属气分者，多见既胀且痛，以胀为主，痛无定处，时作时止，聚散无形，此乃无形之气痛；凡痛属血分者，多见持续刺痛，痛有定处，舌质紫黯，此乃有形之血痛；其他如食积、痰阻，亦属有形疼痛之列。

121· 著名老中医吉良晨如何巧用药对治疗功能性消化不良？

著名老中医吉良晨认为功能性消化不良多属中医“痞满”范畴，临床上多表现为上腹部或胸骨后胀满、疼痛不适、纳呆、饱闷、烧心反酸、恶心呕吐、大便异常等消化不良症状，病程较长，反复发作。

吉老熟谙药性，深明配伍，对药物的协同作用运用自如，在临证时针对消化不良各种典型症状，擅用药对，方小药精，疗效突出。常用的药物如下：

（1）白术与鸡内金　此两味常置于群药之首，白术偏于补，多服久服有壅滞之弊，鸡内金偏于消，两药合用使补不壅滞，消不伤正，消补合用健脾开胃之效甚佳，正合中焦纳化之机。主治脾胃虚弱、食滞不化所致脘腹胀满痞闷，纳食不馨，食谷难消之症。

（2）陈皮与砂仁　陈皮有调中快膈、导滞消痰之功，是常用的理脾胃之气的要药。砂仁为和胃醒脾，快气调中，通行结滞之品，兼有温肾化湿之功，二药用量不大，相伍而用，一燥一化，理气除湿，脾喜燥恶湿，还可促进脾运。

（3）陈皮与竹茹　陈皮平胃降逆，调理气机，竹茹清热除烦，化痰止呕，两药温清相济，除胃中寒热，治疗久病体虚或胃有虚热，气逆不降而呃逆或干呕等症。

（4）黄连与半夏　两药寒温并用以和阴阳，辛开苦降以调升降。是典型的辛开苦降之药物组合。这种既用辛温之半夏，也用苦寒之黄连的配伍形式，符合脾喜温，胃喜凉的特点，是调肠胃、理气机、和阴阳的常用药对。

（5）枳实与白术　白术升补，健脾燥湿。枳实降泄，导滞消痞。降中有升，泻中有补，二药互用，正合中焦气机升降之宜。枳实以走为主，白术以守为要，合而用之，一补一消，一守一走，一急一缓，相互制约，相互为用，助脾胃升清降浊之枢机，使其机升降自复。

（6）黄连和吴萸　吉老治疗见寒热错杂，吞吐酸水者，常用黄连、吴萸治疗，但不拘于6:1的比例。两药相配之比，随寒热的变化而增减，偏热者则多用黄连，少用吴萸；偏寒者则多用吴萸，少用黄连，方能取得良好效果。

122 为什么部分功能性消化不良患者要联合抗抑郁药治疗？

功能性消化不良（functional dyspepsia，FD）发病率高，发病机制未完全清楚，其中部分与精神心理因素密切相关。单纯应用治疗消化不良药和抗抑郁药均能显示出两方面的疗效，说明FD病例消化不良与抑郁、焦虑症状密切相关，互为因果。

近年来，国内有学者对FD患者进行焦虑与抑郁调查，结果发现FD患者中26.3%有焦虑情绪，31.7%有抑郁情绪，FD患者的焦虑、抑郁评分显著高于我国正常人群水平，消化不良症状程度与焦虑、抑郁分数成正相关。其他一些国内外的研究结果也相似。临床上常见到此类患者如睡眠改善，情绪轻松，则食欲改善，腹胀痛减轻，如便秘 2 ~3 天又出现烦躁，情绪低落。这类患者（或其中部分）的消化不良症状有别于抑郁症的躯体化症状，其抑郁、焦虑症状估计是长期慢性消化不良疾病，久治不愈所诱发，其中也有个体心理素质问题，有些学者把它分为原发性抑郁症与继发性抑郁症，并提出 3 个指标作鉴别：①精神胃肠症状哪种先出现；②精神症状是否引致胃肠症状加重；③精神心理治疗是否有效。

123 如何辨证治疗纳呆？

纳呆是临床常见的症状，由饮食不节，情志失调，脾胃虚弱等导致脾胃功能失调，升降失司，运化失健而成。脾胃运化失健是其病机关键，恢复脾胃运化功能是治疗的重点。纳呆临床常见的证候如下：

（1）饮食内停证　临床症见纳呆，厌食，嗳腐吞酸，胃脘痞满，按之尤甚，恶心或呕吐，大便不调，舌苔厚腻，脉弦滑。治法：消食导滞，行气消痞。以保和丸为主方加减。方中山楂、神曲、莱菔子消食导滞，半夏、陈皮行气开结，茯苓健脾利湿，连翘清热散结，全方共奏消食导滞，行气消痞之效。若食积较重，脘腹胀满者，可加枳实、厚朴以行气消积；若食积化热，大便秘结者，可加大黄、槟榔以清热导滞通便；若脾虚食积，大便溏薄者，可加白术、黄芪以健脾益气。

（2）脾胃虚弱证　临床症见：纳呆，食少不饥，胃脘痞闷，胀满时减，喜温喜按，身倦乏力，少气懒言，大便溏薄，舌质淡，苔薄白，脉沉弱或虚大无力。治法：健脾益气。以香砂六君子汤为主方加减。方中党参、茯苓、白术、甘草健脾益气；陈皮、半夏理气和胃；木香、砂仁芳香运脾。若寒象明显者，可加高良姜、香附；若舌苔白腻，恶心欲吐者，可加草豆蔻、薏苡仁、藿香。

(3) 肝胃不和证 临床症见纳呆，胃脘痞满闷塞，脘腹不舒，胸膈胀满，心烦易怒，喜太息，恶心嗳气，大便不爽，常因情志因素而加重，舌苔薄白，脉弦。治法：疏肝解郁，理气和胃。以越鞠丸为主方加减。方中香附、川芎疏肝理气，活血解郁；苍术、神曲燥湿健脾，消食除痞；栀子泻火解郁。若气郁较甚，胀满明显者，可加柴胡、郁金、枳壳，或合四逆散以助疏肝理气；若气郁化火，口苦咽干者，可加龙胆草、川楝子，或合左金丸，以清肝泻火。

(4) 脾胃湿热证 临床症见纳呆，胃脘灼热疼痛，嘈杂泛酸，口干口苦，渴不欲饮，或口中黏腻感，时有恶心，身重肢倦，小便色黄，大便不畅，舌苔黄腻，脉象滑数。治法：清热祛湿、调和脾胃。方用连朴饮为主方加减。方中黄连清热燥湿，厚朴理气化湿，均为君药，焦栀子、香豉清郁热，除烦闷，芦根清热生津，均为臣药，石菖蒲芳香化浊，制半夏化湿和中，均为佐使药。热盛便秘者，加大黄、枳实；气滞腹胀者，加枳壳、大腹皮。若寒热互结，干噫食臭，心下痞硬，可用半夏泻心汤加减。

124. 呃逆的辨证要点是什么？如何辨证论治？

呃逆是指胃气上逆动膈，以气逆上冲，喉间呃呃连声，声短而频，令人不能自止为主要临床表现的病证。呃逆古称“哕”，又称“哕逆”。呃逆的病位在膈，病变关键为胃，并与肺、肝、肾有关。产生呃逆的主要病机为胃气上逆动膈。

呃逆的临床辨证要点重在辨寒热虚实。呃声沉缓有力，胃脘不舒，得热则减，遇寒则甚，面青肢冷，舌苔白滑，多为寒证；

呃声响亮。声高短促，胃脘灼热，口臭烦渴，面色红赤，便秘溲赤，舌苔黄厚，多为热证；呃声时断时续，呃声低长，气出无力，脉虚弱者，多为虚证；呃逆初起，呃声响亮，声频有力，连续发作，脉实者，多属实证。

呃逆临床常见证候及治法如下：

（1）寒邪犯胃证　症见呃声沉缓有力，胸膈及胃脘不舒，得热则减，遇寒则甚，进食减少，口淡不渴，舌苔白，脉迟缓。治法：温中散寒，降逆止呃。方用丁香散加减。

（2）胃火上逆证　症见呃声洪亮有力，冲逆而出，口臭烦渴，多喜饮冷，脘腹满闷，大便秘结，小便短赤，苔黄燥，脉滑数。治法：清热和胃，降逆止呃。方用竹叶石膏汤加减。

（3）肝胃气滞证　症见呃逆连声，常因情志不畅而诱发或加重，胸胁满闷，脘腹胀满，纳减嗳气，肠鸣矢气，苔薄白，脉弦。治法：理气解郁，降逆止呃。方用五磨饮子加减。

（4）中焦虚寒证　症见呃声低长无力，气不得续，泛吐清水，脘腹不舒，喜温喜按，面色㿠白，手足不温，食少乏力，大便溏薄，舌质淡，苔薄白，脉细弱。治法：温中健脾，和中降逆。方用黄芪建中汤或附子理中丸加减。

（5）胃阴不足证　症见呃声短促而不得续，口干咽燥，烦躁不安，不思饮食，或食后饱胀，大便干结，舌质红，苔少而干，脉细数。治法：益胃养阴，和中止呃。方用益胃汤加减。

125. 中医对嗳气如何认识？治疗嗳气的方法有哪些？

嗳气是指胃浊气上逆，经食管由口排出的症状。多因饮食停滞、情志不和、痰浊、痰热、气滞及脾胃亏虚等所致。为临床常见病症，可见于多种疾病过程中。西医学中的胃肠神经症、慢性胃炎、消化性溃疡、胃黏膜脱垂、胃下垂、消化不良、慢性胆囊炎等病均可引起本症。早在《内经》称其为噫，朱丹溪在《丹溪心法》一书中以“嗳气”作为篇名，自后才逐渐沿用之。

中医认为嗳气病位主要在脾胃，亦与肺、肝、大肠有关。凡脾胃不和，清浊升降失常，浊气上逆而作嗳气。故《景岳全书·恶心嗳气》谓：“嗳气多由滞逆，滞逆多由气不行。”嗳气的病因病机大致可以有以下几个方面：

痰食内阻：过食生冷黏腻食物，食滞不化，而气逆于上；或脾胃受损，聚湿生痰，痰阻胃气而上逆，皆可发生嗳气。故《景岳全书·恶心嗳气》说：“凡人饮食太饱者，多有此证，及饮食不易消化者，亦多有此证。”

情志不和：恼怒忧思，有伤于肝，肝气横逆犯胃，胃气不得顺降，上逆而为嗳气。

脾胃虚弱：素体脾胃亏虚，运化无力；或久病伤脾，脾失健运，清气不升，浊气不降而气逆于上，故发生本症。

肺失清降：肺气上逆，失其清肃下行之性，中焦谷气随肺气之上逆而为嗳气。

治疗上根据症状病机特点，从调气机升降入手。不仅责之于脾胃升降中枢，还要通过肝升肺降调一身气机，具体辨证用药如下：

（1）食滞不化

症状：食后嗳气频作，气味酸腐而臭，脘腹饱胀，恶心。苔厚浊；脉滑。

辨证：食积肠胃，胃失和降。

治法：消食导滞，和胃降逆。

方药：保和丸（《丹溪心法》）加减。

山楂12g，神曲10g，麦芽10g，炒莱菔子3g，陈皮6g，法半夏6g，茯苓6g。

大便秘结者，加大黄、槟榔通便导滞；大便稀溏者，加苍术、厚朴燥脾化湿；食滞化热，苔黄腻者，加连翘以清热；胸脘痞塞者，加枳实、厚朴以行气宽中。

（2）痰浊中阻

症状：嗳气胸闷，恶心欲吐，晨起眩晕。苔腻；脉弦滑。

辨证：痰浊内阻，胃失和降。

治法：化痰顺气。

方药：二陈汤（《太平惠民和剂局方》）加减。

法夏10g，陈皮10g，茯苓15g，甘草5g，砂仁3g，制南星5g，苍术5g。

日久不愈，导致脾虚，食少倦怠者，加党参、白术健脾益气。

（3）痰热内郁

症状：嗳气口苦，胸闷脘胀，苔黄腻；脉滑数。

辨证：痰热内蕴，胃气不和。

治法：清热化痰。

方药：温胆汤（《备急千金要方》）加味。

竹茹10g，枳实10g，法半夏10g，陈皮6g，茯苓15g，甘草3g，金银花12g。

咳嗽痰黄者，加杏仁、贝母以化痰止咳。

（4）肝气犯胃

症状：嗳气吐酸，腹胀胁痛，每因精神抑郁而加重。苔薄；脉弦。

辨证：肝气犯胃，胃气上逆。

治法：疏肝和胃。

方药：柴胡疏肝散（《景岳全书》）加减。

柴胡10g，枳壳10g，白芍10g，甘草3g，青皮6g，陈皮6g，香附10g，郁金10g，旋覆花6g。

嗳气频作者，去柴胡，加赭石以重镇降逆；口苦、嘈杂者加佐金丸、竹茹以清热降逆。

（5）脾胃气虚

症状：嗳气时作时止，嗳声低弱，神疲乏力，食少。舌淡苔白；脉细弱。

辨证：脾胃虚弱，浊气上逆。

治法：健脾益胃。

方药：香砂六君子汤（《时方歌括》）加减。

木香5g，砂仁5g，法半夏10g，陈皮10g，党参12g，白术10g，茯苓12g，甘草3g，枳壳10g。

气逆明显，嗳气频作者加旋覆花、代赭石以重镇降逆；四肢不温，泛吐清水者加炮姜、吴茱萸以温中散寒。

（6）肺失清降

症状：先咳喘而后嗳气，恶心呕吐，心腹胀满。苔白；脉浮缓。

辨证：肺气不降，胃气上逆。

治法：清降肺气。

方药：苏子降气汤（《太平惠民和剂局方》）加减。

苏子10g，陈皮10g，法半夏10g，厚朴10g，前胡10g，杏仁6g，贝母6g，甘草3g。

痰郁化热、口苦痰黄者，加黄芩、瓜蒌仁以清化痰热。

胃下垂和胃黏膜脱垂

126 胃下垂有何症状？临床如何诊断？

胃下垂是消化系统一种慢性渐进性疾病，临床多见于体形瘦弱者，尤其是年长女性多见，胃下垂患者可无任何症状或出现多种临床表现，但均无特征性，包括胃下垂本身及其并发症两个方面，一般难以区分：上腹胀痛不适，尤以进食后和立位时加重，卧位时可减轻或消失、食欲不振、消化不良、嗳气、反酸、恶心、呕吐、便秘。

胃下垂的主要临床症状为：上腹胀痛，食后胃饱胀，厌食，恶心，呕吐，嗳气，大便不爽，或便秘或腹泻等。从以上症状上分析，胃下垂的症状多以胃腑通降功能不畅为主，而脾虚见症，多不突出。故本病病位主要在胃腑。

胃下垂的综合诊断依据：当前胃镜应用普及，但胃镜检查取卧位操作，下垂胃体易因卧位而回复，容易漏诊。B 超检查胃下垂时，多以探查胃体下缘（胃大弯）为标准，上界又以脐为标记，但由于患者体位不尽相同，探头切线角度不易控制等因素，故 B 超诊断胃下垂不够准确。惟有上消化道气钡双重造影检查取直立位，吞服钡液量也容易掌握，尤以腹部平片，可按标准精确测量、对比，最为准确，故应视为诊断胃下垂病的金标准。胃下垂不仅仅指胃在腹腔内位置低于正常而言，真正的胃下垂还必须有神经肌肉系统功能减弱，导致张力低下。如果只有位置偏低（尤其瘦长型患者）不能轻易诊断为胃下垂（尤其无临床症状或并发症者），否则可引起患者精神不安，甚至为了“胃下垂”这个诊断而到处求医检查治疗，从而加重患者的精神负担和经济负担。胃下垂的综合诊断依据包括以下几个方面：①胃位置明显低下，即站立位充盈像上胃角切迹位置低于两髂嵴连线以下，胃下界位置到达骨盆腔；②胃张力极度低下；③伴有或不伴有并发症、临床症状。

127. 胃下垂的病机是什么？中医如何辨证治疗？

中医认为胃下垂多由长期饮食失节，或七情内伤，或劳倦伤脾，导致中气下陷而发病。脾主升，喜润恶燥，脾主运化水谷，胃主受纳腐熟；饮食失节，脾胃失和，运化失常，升举无力，中气下陷。劳倦伤脾，脾虚不运，胃失通降；七情内伤，气机阻滞或脾湿不化，湿滞胃脘，积湿为痰为饮，坠于胃中而致胃体下垂。气滞则痰生，痰瘀阻络，胃体失养；或过食辛热，灼伤胃阴，络脉失养，致胃弛缓而下垂。或肝郁脾虚，气机失司，升降失常；或素体阳虚，脾胃阳气虚弱，气虚下陷，清者不升，浊者不降，留滞胃中而致胃下垂。

总之，胃下垂以中气下陷，升举无力为基本病理。可伴有痰饮内阻，气滞中焦，夹滞夹瘀等邪实之候，故本病多为本虚标实之证。所以不能一味强调脾虚气陷，临证时还应根据脉证详审病因病机进行辨证论治。其临床常见证型辨治如下：

（1）脾虚气陷

症状：形体消瘦，面色萎黄，精神倦怠，不思饮食，食后脘痞腹满或腹胀而坠，嗳气不舒，或有呕吐清水痰涎。舌淡苔白；脉缓弱。

病机：脾虚胃弱，中气下陷。

治法：健脾强胃，补中益气。

方药：补中益气汤（《脾胃论》）加味。

党参18g，白术10g，黄芪24g，升麻6g，柴胡4g，当归12g，陈皮6g，枳实6g，半夏8g，茯苓10g，鸡内金10g，山楂10g，麦芽10g，神曲10g，炙甘草6g。

脘腹胀满加木香、枳实、乌梅；恶心呕吐合旋覆代赭汤；有寒象者可加附子、肉桂；兼痰热者加黄连、竹茹。

（2）肝胃不和

症状：胃脘、胸胁胀满疼痛，食纳呆滞，嗳噫频作或嘈杂吞酸，郁闷烦躁，善太息。苔薄或薄黄；脉弦。

病机：肝郁气滞，胃失和降。

治法：疏肝理气，健脾和胃。

方药：四逆散（《伤寒论》）加味。

柴胡10g，枳实10g，白芍10g，炙甘草3g，香附10g，元胡10g，党参10g，山药15g。

兼食滞者加山楂、麦芽、神曲；血虚者加当归、熟地；兼血瘀者加丹参、当归；兼有胃阴不足者加沙参、麦冬、乌梅。

（3）胃肠停饮

症状：胃脘胀满，有振水音或水在肠间漉漉有声，恶心、呕吐清水痰涎；或头昏目眩，心悸气短。苔白滑；脉弦滑或弦细。

病机：水停胃肠，脾胃失运。

治法：逐饮祛痰，健脾和胃。

方药：小半夏汤（《金匮要略》）合苓桂术甘汤（《伤寒论》）。

茯苓 12g，桂枝 9g，白术 10g，炙甘草 6g，半夏 9g，生姜 3g。

脾虚甚者加山药、党参；血虚者加当归、熟地；肝郁者加枳实、香附、元胡。

（4）胃阴不足

症状：形瘦唇红，口干思饮，嗳气频繁，食后腹胀脘痞，烦闷不舒或有恶心呕吐，大便干燥。舌红少津；脉细数。

病机：胃津匮乏，胃缓气逆。

治法：濡养胃阴，强胃降逆。

方药：益胃汤（《温病条辨》）合一贯煎（《续名医类案》）加味。

生地黄 10g，玉竹 10g，沙参 10g，麦冬 10g，枸杞 15g，当归 10g，川楝子 8g，乌梅 10g，石斛 10g。

兼气滞者加枳壳；气虚加党参、黄芪；兼血瘀者加桃仁、红花；兼肾亏虚者加杜仲、熟地黄、菟丝子；肠燥便秘者加肉苁蓉、郁李仁、火麻仁。

128 辅助治疗胃下垂的医疗体操有哪些？

（1）腹式呼吸举腿法

1）两腿交替抬举法：配合腹式呼吸，两腿交替伸直，抬举

90°停片刻放下，反复数次。

2）两腿一齐抬举法：配合腹式呼吸，双腿伸直，一齐抬举至最大限度，稍停片刻放下，反复数次。

（2）双足空中蹬车法　屈膝曲髋在空中做蹬自行车动作1～2min。

（3）双手抱膝屈腰法　双腿举至90°屈膝，然后两手抱膝，屈髓抬髋使腰部屈曲，复原休息片刻，反复数次。

（4）仰卧起坐收腹法　双下肢伸直靠紧，两手十指在枕部交叉，腹直肌用力收缩，同时上身抬起坐立，再慢慢躺下还原，休息片刻并逐渐增加其次数。

（5）收腹抬臀缩肛法　屈膝抬臀，足蹬床面，然后收腹抬臀，肛门紧缩停半分钟后，臀部着床，腹肌放松，休息片刻，复做数次。

（6）静卧双掌摩腹法　双掌紧贴下腹部，循顺时针方向掌揉全腹部（自下腹起经右下腹向上，横过上腹，转向左侧，向下至左下部，循环全腹部），连续摩揉10～20遍。

治疗时辅助医疗体操，有利于巩固疗效，但在进食前后一小时内慎用。

129. 何为“胃黏膜脱垂症”？常见症状有哪些？

胃黏膜脱垂症（prolapse of gastric mucosa）是指异常松弛的胃窦黏膜向前通过幽门管脱入十二指肠球部。其发生被认为是胃窦部黏膜皱襞活动度过大和活跃的胃窦蠕动相互作用的结果。

正常胃壁结构中的黏膜层与深层的肌层之间并无坚固的连接，而是通过疏松的黏膜下层与肌层连接，相互间有一定的移动度。当胃、十二指肠发生炎症或其他病变时，胃黏膜下层变得更加疏松，胃黏膜移动度更大；同时胃、十二指肠蠕动功能紊乱，如胃窦蠕动增强，则黏膜皱襞很容易被送入幽门，形成胃黏膜脱垂。一切能引起胃剧烈蠕动的因素，如精神紧张、烟酒、咖啡刺激等均为本病的诱因。本病常与胃及十二指肠炎症并存。

由于绝大多数胃黏膜脱垂是可复性的，所以手术时或尸体解剖时未必能证实其存在，严重脱垂的黏膜表面充血、水肿，并可有糜烂、溃疡或息肉状增生，幽门部增厚和幽门口变宽。显微镜下可见幽门部黏膜及黏膜下层充血、水肿和腺体增生，并有不同程度的淋巴细胞、浆细胞及嗜酸性粒细胞浸润。

部分患者粪便隐血试验阳性。胃镜检查时，可见胃窦黏膜充血、水肿，有时可见出血点、糜烂或浅表溃疡等。当胃窦部收缩时，胃黏膜皱襞随蠕动经幽门进入十二指肠；舒张时，脱垂的黏膜皱襞可自幽门以下回复至胃腔。胃镜检查还有鉴别诊断价值。X线胃肠钡餐检查有肯定诊断价值。患者取俯卧位及右侧卧位时，可见可变的十二指肠球部中心性充盈缺损。典型病例可见幽门管增宽，胃黏膜皱襞通过幽门管进入十二指肠球部，使十二指肠球部呈“蕈状”或“降落伞”状变形。

胃黏膜脱垂症多见于30~60岁男性，男女比例为（2.5~3）:1，临床上轻症患者可无症状，或仅有腹胀、嗳气等非特异性症状。部分胃黏膜脱入幽门而不能立即复位者，可有中上腹隐痛、烧灼痛甚至绞痛，并可向后背部放射，常伴有恶心、呕吐。症状的出现常与患者体位有关，如右侧卧位时容易发生，左侧卧位时则较少，甚至不发生。因进食可促进胃的蠕动，有利于胃黏膜脱垂的发生，故症状与进食有明显的关系，但缺乏明显的周期性与节律性。服用碱性药物有时亦可使疼痛缓解，但其效果远不如消化性溃疡显著。上腹部压痛可能是本症惟一的阳性体征。当脱垂的黏膜阻塞幽门管而发生嵌顿或绞窄时，上腹部可扪到柔软而有压痛的肿块，并出现幽门梗阻的症状，伴或不伴消化道出血。

临床上引起胃黏膜脱垂的常见病有消化性溃疡、心力衰竭以及低蛋白血症，有时也见于黏膜和黏膜下层肿瘤细胞浸润等。病

草)、半夏泻心汤合左金丸加减（党参、半夏、黄连、黄芩、干姜、木香、肉豆蔻、陈皮、吴萸、甘草）治疗，取得满意疗效。

外治及按摩法：亦用于胃黏膜脱垂症的治疗。韩明道用鲜毛茛根洗净后切碎，加3%红糖共捣烂，敷贴于胃俞、肾俞两穴，至局部有灼热感时即弃去，胃痛当时即可减轻或消失。李炎高运用推拿配合热敷治疗本病24例，手法按摩后上腹部用石蜡饼或热水袋热敷20～30min，每日1次，取得较好疗效。

消化性溃疡及幽门梗阻

131. 消化性溃疡有何症状？临床如何诊断？

消化性溃疡是胃肠黏膜缺损穿透黏膜肌层以下的病变，缺损未达黏膜肌层者为表浅糜烂，两者不同。消化性溃疡多发生于胃、十二指肠球部，也能发生于食管及十二指肠球后部。其临床症状可见到：

（1）消化不良　消化性溃疡通常表现为上腹部疼痛及消化不良，而消化不良含义并不明确，一般认为除上腹疼痛及不适外，尚包括恶心、呕吐、食欲减退、上腹饱满及胀气等。

（2）疼痛　可以根据疼痛部位、性质及加重、减轻的因素等特点作出溃疡病的初步临床诊断。典型的溃疡疼痛是慢性、周期性、节律性发作的上腹疼痛，疼痛的部位以及发作的时间，因溃疡的位置不同而有所差异。一般而言，在进食后半小时到1小时左右发生疼痛，疼痛部位多在上腹正中或稍偏左，持续1～2小时后逐渐缓解，下次进食后又重复出现者，多为胃溃疡；而在进食后2～4小时发生疼痛，部位多在上腹偏右，呈空腹痛或饥饿样疼痛，进食后疼痛缓解，则多为十二指肠溃疡。

（3）并发症

1）出血：胃、十二指肠溃疡合并出血是上消化道出血的常见原因之一。出血是由于血管受到溃疡的侵袭、破裂等所致。毛细血管受损时，仅在粪便检查时发现隐血，较大血管受损时，出现黑便、呕血。

2）穿孔：溃疡深达浆膜层时可通透而发生急性穿孔。胃或十二指肠内容物溢入腹腔导致急性弥漫性腹膜炎。临床表现为突然上腹部剧痛，恶心，呕吐，腹部呈板样，有明显压痛及反跳痛，肝浊界及肠鸣音消失，腹部透视见膈下游离气体，部分患者呈休克状态。

3）幽门梗阻：十二指肠球部或幽门溃疡可引起幽门括约肌痉挛，溃疡周围组织充血、水肿均能妨碍幽门过道的通畅，造成暂时性幽门梗阻。在溃疡愈合时，约3%的溃疡患者可因瘢痕形成或周围组织粘连而引起持久性的器质性的幽门狭窄。幽门梗阻临床表现为胃排空延迟，上腹疼痛，胀满不适，餐后加重，伴有胃蠕动波、震水音，后期无蠕动波但可见扩大的胃型轮廓，往往有大量呕吐，吐后上述症状可以减轻或缓解，呕吐物常为隔夜宿食，味酸臭。

消化性溃疡的诊断依据其典型的临床表现（长期反复发作周期性、节律性的脘腹饱胀、疼痛、恶心呕吐、嗳气泛酸、大便失调等胃肠道症状）可作出初步诊断，结合胃镜或X线钡餐透视检查所见可确诊。

132 诊断幽门螺杆菌的方法有哪些？

目前幽门螺杆菌（Hp）感染的诊断方法众多，进展迅速，参照第三次全国幽门螺杆菌感染若干问题共识（2007年8月，庐山）意见，总结如下：

（1）Hp 感染的诊断方法　包括侵入性和非侵入性两类方法。侵入性方法依赖胃镜活检，包括快速尿素酶试验（RUT）、胃黏膜直接涂片染色镜检、胃黏膜组织切片染色镜检（如 WS 银染、改良 Giemsa 染色、甲苯胺蓝染色、免疫组化染色）、细菌培养、基因检测方法［如聚合酶链反应（PCR）、寡核苷酸探针杂交等］、免疫快速尿素酶试验（IRUT）。而非侵入性检测方法不依赖内镜检查，包括：^{13}C 或 ^{14}C 尿素呼气试验（UBT）、粪便 Hp 抗原（HpSA）检测（依检测抗体可分为单抗和多抗两类）、血清和分泌物（唾液、尿液等）抗体检测、基因芯片和蛋白芯片检测等，患者依从性较好。临床常用 Hp 诊断方法的敏感性和特异性见表 3。

表 3　常用 H. pylori 检测方法的敏感性和特异性

检测项目	敏感性（%）*	特异性（%）*
细菌培养	70 ~ 92	100
组织切片染色	93 ~ 99	95 ~ 99
RUT	88 ~ 98	88 ~ 98
UBT	90 ~ 99	89 ~ 99
HpSA	89 ~ 96	87 ~ 94
血清 Hp 抗体	88 ~ 99	86 ~ 99

* 因技术方法、试剂和仪器不同，结果可有差异

（2）Hp 感染的诊断标准　以下方法检查结果阳性者可诊断 Hp 现症感染：①胃黏膜组织 RUT、组织切片染色、Hp 培养三项中任一项阳性；② ^{13}C-UBT 或 ^{14}C-UBT 阳性；③HpSA 检测（单克隆法）阳性；④血清 Hp 抗体检测阳性提示曾经感染（Hp 根除后，抗体效价在 5 ~ 6 个月后降至正常），从未治疗者可视为现症感染。

Hp 感染的诊断方法众多，各有优缺点，各诊断和根除标准

在使用过程中有着不同的适应证和注意事项。参照 Maastricht Ⅲ 和相关文献，共识意见中推荐在 Hp 诊断过程中遵循下列使用说明：

1）使用抑酸药者应在停药至少 2 周后进行检查。

2）血清学检测仍是流行病学调查的首选，唾液和尿液 Hp 抗体检测适用于儿童 Hp 感染的流行病学调查。

3）血清学检测在如下情况下可作为现症感染的诊断手段：消化性溃疡出血、胃 MALT 淋巴瘤、萎缩性胃炎、近期或正在使用 PPI 或抗生素。

4）胃黏膜有活动性炎症高度提示存在 Hp 感染；活动性消化性溃疡患者排除 NSAID 因素后，Hp 感染的可能性 >95%。因此在上述情况下，如 Hp 检测阴性，则要高度怀疑假阴性的可能。不同时间或多种方法检测可取得更可靠的结果。

5）RUT 阳性就可以进行 Hp 根除治疗：放射性核素标记尿素呼气试验是目前认为诊断 Hp 感染最佳的非侵入性方法。^{13}C 是一种稳定的放射性核素，不具有放射性，可适用于所有年龄和类型的受试者，但 ^{13}C－尿素呼气试验需要价格昂贵的质谱仪进行检测。^{14}C－尿素呼气试验价格便宜，试验中所用 ^{14}C－尿素剂量极小，有资料显示其放射剂量仅相当于胸透照射剂量的 1/7 或 1/500 次上消化道全钡双重造影，中国国家食品药品管理局和国家环境保护总局以及美国 FDA 均已通过了该技术的临床应用，并指出应用该技术不需要任何防护，实验器材也可以作为普通物品处理。

粪便抗原检测不需要患者口服任何试剂，只需留取粪便标本即可检测受试者是否存在 Hp 感染，因此本方法适用于所有年龄和类型的受检查者，可以反映现症感染情况，并可以用于治疗后复查，判断疗效，让患者在治疗结束后 6～8 周进行检测，可以明显降低试验的假阳性率。还可以用于大规模流行病学调查。

如果患者曾接受了 Hp 根除治疗，则不能用血清学检测的方法对患者的现症感染及疗效进行判断，因为即便在成功治疗后，

Hp感染率、密度值均低，无产毒菌占优势；轻度、非活动性炎症占多数；胃黏膜损伤防御能力减弱，血流量减少，温度明显降低；胃黏膜免疫反应亦增强；胃酸分泌减少，胃液pH值高；胃动力低下；血微循环障碍。

幽门螺杆菌感染主要涉及脾、胃、肝三脏及湿热、气滞、血瘀多种病理因素。湿热既是外因，又是结果，而肝胃不和、脾胃气虚是内因，也是结果。本病病机实质以“脾虚”为本，“湿阻”为标，由于脾虚不运，湿浊中阻，气机阻滞，进一步导致郁久化热，热伤胃阴；久病入络，胃络瘀血等多种复杂病理变化。在此基础上形成的气滞、郁热、血瘀等病理变化为Hp附着、繁殖、致病提供了客观条件。外邪犯胃→脾胃气虚→内邪丛生是Hp相关性慢性胃病的主要病因病机。

对中药抑杀Hp作用的筛选中，黄连、黄芩、白花蛇舌草、蒲公英、紫花地丁等清热利湿药，丹参、三七、赤芍等活血化瘀药具有抗Hp的作用。其中黄连抑菌作用最强；其次是大黄、黄芩、大青叶；黄柏、玄参、连翘、白花蛇舌草、马鞭草、知母有一定的抑菌作用，但为低敏。有抑菌作用的中药较多，有补气、化湿、理气、温阳药，如党参、甘草、白芍、石斛、枸杞子、厚朴、陈皮、木香、延胡索、枳壳、吴茱萸等。脾胃病常用方剂中左金丸、香连丸有较强抑菌作用。黄芪、丹参具有调节免疫系统的功能，抑制适宜Hp生长的胃内环境。同时发现中药对有毒株、无毒株抑菌作用无差异。

有些学者认为，一些具有清热解毒作用的中药能杀灭和抑制Hp，主张以清热解毒为主，组成专方治疗，常用药物如蒲公英、白花蛇舌草、红藤、虎杖、半枝莲、银花、大黄、黄芩、黄连等；有人主张以清热化湿法为主，常用药物如黄连、黄芩、大黄、半夏、厚朴、陈皮等。根治Hp并非只依靠某一类药，辨证施治，合理组方能起到更好的结果。结合Hp相关性胃病的辨证规律，选用清利湿热、疏肝理气、健脾益气、化瘀通络等方法，能有效改善疾病的临床症状，同时注意病证结合，加用对Hp有抑杀作用的药物，是最佳方案。总结相关文献发现，补泻兼施处方对病的疗效好，对 Hp 的清除与纯泻方相当，而根除则纯泻方高；补泻兼施方中，以泻实为主，补虚为辅，这也与本病辨证规律中实证居多相符；用药规律为清热药使用最多，其次为理气、散瘀和健脾药。除根据辨证自拟方治疗外，一些复方也常被使用，如左金丸、香连丸、半夏泻心汤等，临床可辨证选用。

实践证明，中药抗 Hp 感染可直接抑菌，并通过辨证施治，整体调节增强人体综合抗 Hp 能力，且长期应用无耐药性。若中西药联合治疗，可增强西药对 Hp 的根除率，减少西药的毒副作用和耐药性，提高患者治疗的依从性。

136. 中医如何用健脾清化法治疗幽门螺杆菌感染？

现代医学已经证明幽门螺杆菌与慢性胃炎、消化性溃疡、MALT 淋巴瘤、胃癌等有密切关系，是引发胃癌的独立危险因子，已被列为第一级致癌物质。目前西药用三联法、四联法根除幽门螺杆菌，价格贵，副作用大，患者耐受性差以及耐药性增加而引起 Hp 根除率显著下降成为其主要缺点。

中医药治疗 Hp 感染有着自己的独特优势。有学者总结了 65 篇文献，其中 62 篇认为黄连为抗 Hp 的高度敏感药物；大蒜具有明显的抗菌、消炎、杀虫作用，是植物性广谱抗生素，大量的体外实验已经证明了其提取液具有较强的抗 Hp 菌株作用。通过检索文献，可见单味中药对 Hp 的抑菌实验研究，多集中在清热解毒类药物，其中对 Hp 有抑制作用且研究频率较高的单味中药有黄连、黄柏、黄芩、大黄、大蒜、丁香、炙甘草、山楂等。

中药复方抗 Hp 的体外实验研究多集中在一些治疗脾胃疾病的常用方或经方。有研究报道左金丸、香连丸对 Hp 抑制作用较强。另有研究报道逍遥散、黄芪建中汤均有一定的杀灭作用，随着浓度的增加，杀菌作用增强。猴头菇口服液具有抗氧化能力，对 Hp 所致的胃上皮细胞损害具有明显的抑制作用，从而起到保护胃上皮细胞。日本学者研究显示黄连解毒汤、黄连汤、半夏泻心汤、六君子汤对 Hp 抑菌作用较好，其中以黄连解毒汤的作用最强。另外，双黄连口服液、和胃康胶囊均有较强的抑杀 Hp 的作用。

临床研究表明慢性胃炎患者以脾虚湿热者 Hp 检出率最高，脾虚湿热是幽门螺杆菌相关性胃炎的中医病理基础。李乾构认为，根据中医理论“四季脾旺不受邪”“邪之所凑，其气必虚”，幽门螺杆菌作为外邪致病因素，它只有在脾胃虚弱，正气不足的情况下才可以附着定植于胃黏膜，导致脾胃升降失调，水谷不能化为精微而为水湿，内蕴中焦，阻滞气机，水湿久蕴又生热而化为湿热。故从健脾清化立论，临床可用四君子汤补益脾气，辅以黄连、蒲公英清热祛湿，配合丹参活血化瘀，具有较好的杀菌效果。

137. 中医证型与幽门螺杆菌感染有何关系?

Hp 感染相关性胃病多属于中医“胃脘痛”“胃痞”的范畴，临床常见于胃炎、消化性溃疡等疾病。近年来国内学者做了大量翔实的临床研究，表明其辨证分型与 Hp 感染之间有一定内在联系。

虽然意见并不统一，但多数研究认为，Hp 感染相关性胃病以实证居多，脾胃湿热、胃络血瘀、肝胃不和最为常见，尤与脾胃湿热密切相关，大量临床治疗报道也从另一角度反证了这一观点。脾胃虚弱、脾胃虚寒及胃阴不足等虚证相对较少。Hp 感染中医属“邪气”范畴，外邪致病多为疾病的早期或急性期，相当于慢性胃炎的急性发作或溃疡活动期，邪气旺盛，正气不衰，邪正相争。肝胃不和，脾胃湿热多属疾病的此阶段。临床上脾胃湿热常见胃黏膜充血、水肿、糜烂、溃疡；肝胃不和常见胃窦炎症和胆汁反流，可以认为实证所表现出的充血、水肿、糜烂及溃疡与 Hp 感染有关。而脾胃虚弱多为疾病反复发作，迁延不愈，此时邪气不盛，正气已虚，故 Hp 感染较低。有的研究却得出相反的结论，认为脾虚气滞证 Hp 感染率最高，其次为脾胃湿热证、湿浊中阻证。故认为 Hp 感染可能与湿证及虚证一定程度相关，湿证在慢性胃炎 Hp 感染患者中具有非常显著的意义，湿浊、痰饮之邪阻滞中焦，是 Hp 感染生存的有利条件。

根据中医“四季脾旺不受邪”“邪之所凑，其气必虚”的理论，认为 Hp 感染作为外邪致病因素，它只有在脾胃虚弱，正气不足的情况下才可以附着定植于胃黏膜，导致炎症反应，引起胃炎等疾病的发生。脾胃气虚，不能运化水谷，升清降浊失调，水谷不能化为精微而为水湿，内蕴中焦，阻滞气机，水湿久蕴又生热而化为湿热。故根据目前研究结果，认为 Hp 感染相关性胃病属于在脾胃虚弱的基础上，感受外邪，造成湿热、血瘀、气滞而致病。

138 中医如何认识消化性溃疡？

中医文献中并没有消化性溃疡的病名记载，消化性溃疡临床以上腹部剑突下、脐以上胃脘部经常发生疼痛为主症，病属中医“吞酸”“胃脘痛”之范畴。《内经》早载有“胃脘痛”之名如《灵枢·经脉》篇说：“脾，足太阴之脉，……入腹属脾络胃，……是动则病，舌本强，食则呕，胃脘痛，腹胀善噫，得后与气，则快然如衰。”这里所述的“胃脘痛”，虽是指足太阴脾经“是动则病”的一个症状，但与其他如“腹胀善噫，得后与气，则快然如衰”等症状联系起来看，类似胃痛的一个证型。

同时也说明胃脘痛的发生与脾有关。《灵枢·邪气脏腑病形》有“胃病者，腹䐜胀，胃脘当心而痛，上支两胁，膈咽不通，饮食不下，取足三里也”等描述。阐明了本病的主要病变部位、临床表现及治法。尤其是针刺足三里治疗胃痛，至今仍是临床常用的有效方法。唐代孙思邈《备急千金要方·卷十三·心腹痛》载有：“九痛丸，治九种心痛，一触心痛，二注心痛，三风心痛，四悸心痛，五食心痛，六饮心痛，七冷心痛，八热心痛，九去来心痛。”孙氏所论，虽未明确描述九种心痛的症状，但从名称上分析，有属心痛者，而大部分系指胃痛。如宋代严用和《济生方·心腹痛门·心痛论治》说：“夫心痛之病，医经所载凡有九种，……其名虽不同，而其所致皆因外感六淫，内伤七情，或饮啖生冷果食之类，使邪气搏于正气，邪正交击，气道闭塞，郁于中焦，遂成心痛。”严氏所说的九种心痛与《千金要方》的九种心痛，名称完全一致，但从其对病因病机及病变部位的阐发来看，与胃痛极相类似，更说明古之所谓心痛者，属胃痛者不少。

自明代以后的中医文献，重点论述了胃痛的病因病机及其辨证与治疗。张景岳《景岳全书·心腹痛》有：“胃脘痛证，多有因食、因寒、因气不顺者，然因食因寒，亦无不皆关于气，盖食停则气滞，寒留则气凝。所以治痛之要，但察其果属实邪，皆当以理气为主。”着重强调了“气滞”这一病理因素，并主张以“理气为主”，可谓切中胃痛的病机及治疗要领。《明医指掌·心痛》提出“胃脘湿热痛”的论点。关于湿热中阻引起的胃痛，在中医文献记述甚少，而临床所见，这一类胃痛患者，也不罕见，故文中虽只五个字，但它提示了常被人们忽视的胃痛的另一个类型。

清·叶天士《临证指南医案·胃脘痛》说：“初病在经，久痛入络，以经主气，络主血。则知其治气治血之当然。凡气既久阻，血亦应病，循行之脉络自痹，而辛香理气，辛柔和血之法，实为对待必然之理。”说明胃痛之病，不仅与气滞的关系密切，而久病必致血行不畅，故治疗胃痛，当明其在气、在血，而施以理气活血之法。从而充实了胃痛辨证施治的内容。《杂病源流犀烛·胃病》说："胃痛，邪干胃脘病也。胃察冲和之气，多气多血，壮者邪不能干，虚则着而为病，偏寒偏热，水停食积，皆与真气相搏而痛。惟肝气相乘为尤甚，以木性暴，且正克也。"阐明了病邪犯胃，则以胃虚为前提。同时进一步强调肝气横逆犯胃是胃痛较常见的因素。

林佩琴《类证治裁·胃脘痛》指出："其因胃阳衰而脘痛者，食入不运，当辛甘理阳。……因肝乘胃而脘痛者，气冲胁胀，当辛酸制木。……因肾寒厥逆而脘痛者，吐沫呕涎，当辛温泄浊……因烦劳伤气而脘痛者，得食稍缓，当甘温和中。……因客寒犯膈而猝痛者，呕逆不食，当温中散寒。……积寒致痛，绵绵不绝，无增无减，当辛热通阳。……火郁致痛，发则连日，脉必弦数，当苦辛泄热。……食滞脘痛必嗳腐。……气郁脘痛，必攻刺胀满。……伤力脘痛，必瘀血停留。"林氏所论，概括了胃痛之寒、热、虚、实及在气、在血的病机、主症、治法。从而使本病的辨证论治理论更趋完善。《医述·心胃痛》有："胃痛有食、痰、死血、气、寒、火、中气虚之别，方书所载甚明。独有一种肝胆之火，移入于胃。"（按：此语转引自《医宗已任编》）此说在论述胃痛发生多种因素的基础上，特别强调"肝胆之火，移入于胃"，即肝胃郁热，这亦是临床较常见的一种类型。

139 消化性溃疡的病因病机是什么？

中医认为本病的病因可有以下几个方面：

（1）六淫伤中　调摄不当，或因热贪凉，寒邪内犯；或冒雨涉水，或坐卧湿地，湿邪内侵；或外感暑热之邪，脾胃受困，皆可导致脾胃失和，气机阻滞。

（2）饮食伤胃　饮食不节，或过饥过饱，损伤脾胃；或偏啖生冷瓜果，寒湿内生；或恣饮酒浆、喜好辛辣厚味、肥甘油腻，湿热蕴结中焦，导致脾胃受损，气机失和。

（3）肝气犯胃　忧思恼怒，气郁伤肝，肝失疏泄，横逆犯胃，致气机阻滞，发生疼痛。

（4）脾胃虚弱　饥饱失常，或劳倦过度，或久病脾胃受伤，均能引起脾阳不足，中焦虚寒，或胃阴受损，失其濡养而发生疼痛。

胃为五脏六腑之大源，主受纳腐熟水谷，以上诸因皆可使胃受纳腐熟水谷功能失常，胃失和降，不通而痛。由于胃与脾以膜相连，互为表里，共主升降；与肝是木土乘克关系，肝主疏泄有调畅脾胃气机功能，所以胃病常可影响脾、肝两脏，脾、肝两脏有病也可影响及胃，出现脾胃、肝胃、脾胃肝同病。在病机转化方面可以出现气病及血、实证转虚、虚中夹实、寒热互化的病机演变。初病多在气分，可因脾胃气虚，推动无力，或气滞血瘀，导致胃络瘀滞，并可因胃络受伤而出现呕血、黑便；实证日久，若气郁化火，或素体胃热偏盛往往伤及胃阴，出现胃阴不足证；若寒凉伤中，或过服苦寒药物损伤脾阳，而成脾胃虚寒之证，虚证外感或因虚致实，可出现虚中夹实，本虚标实证。寒证日久可以郁而化热；热证过用苦寒药，中阳受损，可以转化为寒证，部分患者可以出现寒热虚实错杂的病情变化。

140 现代医学如何治疗消化性溃疡？

消化性溃疡指溃疡的形成与胃酸和胃蛋白酶的自身消化作用有关；主要发生在胃和十二指肠段的溃疡。现代医学对消化性溃疡的治疗原则是休息和消除有害环境，减少精神刺激；治疗目的是消除病因、解除症状、愈合溃疡、防止复发和避免并发症。

（1）一般治疗　饮食规律、生活节律，保持心情舒畅，建立战胜疾病信心，避免食用刺激性食物、烟、酒、咖啡、浓茶等，慎用某些药物，如非甾体抗炎药物。

（2）药物治疗　主要包括抑制胃酸、根除幽门螺杆菌和保护胃黏膜。

1）抑制胃酸：胃内 pH 值维持在 4.0 以上是满意的溃疡愈合环境和必备的治疗条件。因此抑制胃酸分泌，提高胃内 pH 值是消化性溃疡治疗的基础。PPI 可与壁细胞分泌小管和囊泡内 H^+-K^+-ATP 酶（又称质子泵）结合，使其不可逆地失去活性，使壁细胞内的 H^+ 不能移到胃腔中，从而阻滞胃酸的最后分泌过程。PPI 类药物用法为奥美拉唑 20mg/d、兰索拉唑 30mg/d、泮托拉唑 40mg/d、雷贝拉唑 10mg/d 和埃索美拉唑 40mg/d。亦可选用 H_2 受体阻滞剂（H_2 RA），该类药可选择性与组胺竞争结合壁细胞的 H_2 受体，从而抑制胃酸的分泌，达到治疗消化性溃疡的目的。目前应用于临床的共有三代 H_2 受体阻滞剂，即第一代的西咪替丁，第二代的雷尼替丁，第三代的法莫替丁、罗沙替丁、尼扎替丁等。不同的 H_2 RA 抑制胃酸的程度不同，以法莫替丁最强，尼扎替丁次之，雷尼替丁和罗沙替丁相近并弱于前 2 种，西咪替丁最弱。该类药物的经典用法是每日多次口服法，如西咪替丁 0.2g 三餐后及 0.4g 睡前口服；雷尼替丁 0.15g 每日 2 次；法莫替丁 20mg 每日 2 次；尼扎替丁 0.15g 或罗沙替丁 75mg 每日 2 次等。亦可睡前 1 次口服，即西咪替丁 0.8g；雷尼替丁 0.3g；法莫替丁 40mg；尼扎替丁 0.3g 或罗沙替丁 0.15g 等，其疗效与每日多次口服法相似。应用 H_2 RA 6～8 周可使多数消化性溃疡愈合，而 PPI 则可使溃疡愈合时间缩短 1/3～1/2。因此，对消化性溃疡的疗效更为优越。

2）根除幽门螺杆菌：存在感染的消化性溃疡称相关性溃疡，不论其活动或静止，初发或复发，也无论其有无并发症史，除了应用抗溃疡药物外，需同时对进行联合抗生素的根除治疗。中国幽门螺杆菌若干临床问题的共识意见（2007 年，庐山）推荐的治疗策略参照 134 问如何根除 Hp。

3）保护胃黏膜：消化性溃疡的愈合质量，要求愈合溃疡的瘢痕较厚，黏膜腺体结构较为正常，腺体间结缔组织较少。良好的愈合质量是预防溃疡复发的重要先决条件之一，为保证消化性溃疡的愈合质量，在根除和抑酸的同时应给予黏膜保护剂，此类药物多有中和胃酸和促进黏膜自身防御－修复因素的作用。主要有硫糖铝、铝碳酸镁、胶体铋和前列腺素类药物，如米索前列醇、替普瑞酮、瑞巴派特等。①硫糖铝：常用剂量为 4.0g/d，餐前及睡前口服。长期服用可出现便秘；②胶体铋：胶体次枸橼酸铋（CBS），是氢氧化铋和枸橼酸的络合盐。常用剂量为 480mg/d，分 2 次或 4 次餐前 30min 口服；③前列腺素：临床上常用其人工合成品，较广泛应用的是人工合成的前列腺素 E_1 类似物米索前列醇，用法为 800μg/d，三餐前及睡前分次口服，疗程 4～8 周，治疗 4 周。

消化性溃疡的治疗由于强有力的抗溃疡药物的出现，外科手术治疗已逐渐转变为针对其并发症的辅助方法，在外科手术中，单纯修补术加高选择性迷走神经切断术增多，而胃大部切除术逐年减少。目前胃溃疡手术治疗主要适应证为：严格内科治疗 8～12 周溃疡不愈合，并发穿孔、机械性梗阻、内科不能控制的大出血；Ⅱ型胃溃疡；巨大胃溃疡或怀疑恶变者。十二指肠溃疡手术治疗主要适应证为：并发穿孔、机械性梗阻、内科不能控制的大出血以及经 3 个疗程系统内科治疗无效者。

141 中医药治疗消化性溃疡的现代机制是什么？

全国名老中医周学文教授认为消化性溃疡的病机特点，乃脾虚为本，瘀热为标。“脾主肌肉”，溃疡是内疡，亦是肌肉的损害，故其病机的根本是脾虚。现代医学研究表明，消化性溃疡病患者免疫功能低下与中医认为溃疡的病机根本在于脾虚具有某种一致性。从微观的角度看，溃疡病急性期内镜下有红肿的表现，而病理组织学检查常提示有大量炎性细胞的浸润，这些是有热有瘀的依据。

近年来通过大量的临床与实验研究出现不少特异治疗的方药，如大黄、槟榔、枳实、枳壳、白豆蔻，有促进胃肠收缩、增加胃动力的作用，如用瓦楞子、乌贼骨、浙贝母等有制酸治疗作用；白芍加甘草、佛手、川厚朴、元胡、徐长卿有缓解胃肠平滑肌痉挛和镇痛作用；白及、滑石等药有修复、保护受损黏膜的治疗作用；黄连、蒲公英、白花蛇舌草、丹参、田七、赤芍有抗炎、抗 Hp、促进炎症吸收的作用；丹参、莪术、三七等具有增加胃黏膜血流量、改善血循环的作用；四逆散具有抗酸性胃溃疡的作用；四君子汤和柴胡疏肝散健脾疏肝，能分别恢复脾虚证和肝郁证的神经－内分泌－免疫网络的正常调控。通过现代药理研究，寻找一些中药的特异治疗作用，参考现代医学治疗溃疡病的基本模式，选用中药的特异治疗作用配入组方中，是提高临床疗效的又一途径。

142 消化性溃疡的辨证要点有哪些？

（1）本病以胃脘部疼痛为主要症状，可呈胀痛、刺痛、灼痛、隐痛、剧痛等。常伴有脘腹胀满、吞酸嗳气、恶心呕吐、纳呆食少、便溏或便秘等脾胃症状及神疲乏力、面黄消瘦、浮肿等全身症状。

（2）胃脘痛之辨证要注意辨部位、辨缓急、辨寒热、辨虚实、辨气血等。

1）辨部位：胃脘部指从上脘至下脘穴之间方圆范围内，凡此部位发生疼痛则属胃脘痛。亦有称："胃痛，其痛在胃脘至岐骨陷处”，所指范围上限较宽；更有泛指“胃脘痛，在胸之下，脐之上，两肋中间”。

2）辨缓急：胃痛渐发，起病缓者，多属脾胃素虚，肝胃不和，气滞血瘀，痰饮为患；胃痛暴作，起病急者，多属寒邪犯胃，食伤积滞，亦见暴怒伤肝骤发者。

3）辨寒热：若遇冷饮或受凉之后，胃痛加重，或得温为舒者，则属寒，可见苔白，脉弦紧等；胃脘灼痛，痛势急迫，得冷饮舒适者，则属热，可见苔黄少津，脉弦数等。

4）辨虚实：凡胃痛不胀，便调或便薄，喜温喜按，饥而痛者，痛势徐缓，久病体衰者，多为虚证；反之，胃痛作胀，大便秘结，喜凉拒按，食后痛甚，痛剧而坚，新病体壮者，多属实证。

5）辨气血：初病在气，而久病在血。气分者，以胀为主，痛无定处，时作时止；血分者，持续刺痛，痛有定处，舌质紫黯等。

143. 消化性溃疡的中医辨证用药规律是什么？

溃疡病在中医证候学上的表现是多种多样的，如脾胃虚寒、肝胃郁热、肝胃不和、气滞血瘀等，治疗多通过整体辨证、归纳病机，采用相应的温中健脾、调肝清胃、疏肝和胃、理气活血等治法，已取得肯定疗效。但对于如何提高溃疡愈合质量，只强调整体治疗是不够的，随着胃镜的普及和病理组织学等检查的应用，在重视传统辨证论治方法的同时，不可忽视对溃疡病灶的局部治疗。近年来有关外用类中药内服治疗溃疡病取得良好疗效的大量报道正说明这一点。如锡类散、赛胃安、加减生肌散、乌贼骨粉、田七粉、儿茶等，具有敛溃疡、护胃膜、制胃酸、生新肌的作用，对加速胃黏膜的修复、促进溃疡的愈合质量大有裨益。

因此，溃疡病中医药治疗要重视整体辨证与局部治疗结合，以提高溃疡愈合质量，抗溃疡病复发。

根据经典方剂和用药的统计结果，临床上脾胃虚寒与脾胃虚弱者，脾虚气血生化不足，加之脾虚水湿不能被正常吸收、转输和布散，湿浊壅于脏腑经络之中，阻滞气机，久之产生瘀阻，湿、瘀有形之邪盘结交错。故治疗多用黄芪建中汤、香砂六君子汤、吴茱萸汤健脾理气，调补气血，使湿化瘀散。临床上多用运脾化湿补气之药如茯苓、白术、人参、当归、薏苡仁、陈皮、甘草、黄芪等。

肝胃郁热与肝胃不和者，肝失疏泄，气机的疏通和畅达受到阻碍，不能推动血和津液的正常运行，从而形成气滞血瘀的病理变化。故治疗用柴胡疏肝散、化肝煎，四逆散、竹叶石膏汤、一贯煎等以疏肝解郁，使气行血行。肝属木，为刚脏，性喜条达而主疏泄；胃属土，为多气多血之腑，喜濡润而主受纳。肝胃之间，土木相乘，故肝气郁结，易于横逆犯胃，以致气机痞阻，发为胃痛。中药多用柴胡、当归、白芍、香附、茯苓、甘草、川芎、红花、白术、牡丹皮、赤芍、桃仁等以行气疏肝，养血柔肝，活血化瘀为主。

胃阴不足者，乃因胃热不清，能伤胃阴，以致胃失和降；似饥而不欲食，胃失濡润，受纳无权；津液耗伤，不能上承；舌红少津，脉象细数为津液耗伤，而有虚热之象。治疗多使用麦门冬汤、一贯煎、益胃汤等；中药多用石斛、玉竹、竹茹、甘草以和胃养阴。

中虚气滞及气血两虚型者使用四君子汤、八珍汤最多。中药多用人参、白术、茯苓、甘草、当归、芍药、川芎、地黄。

《明医指掌·心痛》提出“胃脘湿热痛”的论点。关于湿热中阻引起的胃痛，在中医文献记述甚少，而临床所见，这一类胃痛患者，也不罕见，故文中虽只五个字，但它提示了常被人们忽视的胃痛的另一个类型。该类型使用清中汤为多。中药多用黄连、栀子、半夏、茯苓、白豆蔻、陈皮、甘草。

144 消化性溃疡胃脘痛的治疗原则是什么？

消化性溃疡属中医“胃脘痛”范畴。多由外感寒邪、饮食所伤、情志不遂等病因而引发。胃是本病的主要病位，涉及肝脾等多个脏腑。胃气失和，气机不利，胃失濡养是发生胃痛的主要病机。胃病初期，病机较单一，久则相互影响，由实转虚，虚实错杂，迁延不愈。临床上寒邪、食停、气滞、热郁、血瘀、湿阻等多属实证，脾胃虚寒、胃阴亏虚等多为虚证。各证型之间可合并出现，相互转化。可由实致虚，虚实夹杂；可由寒化热，可寒热错杂；可因气滞而血瘀；可由瘀血阻遏气机而气滞。治疗本着辨证论治的原则，分型治疗：

（1）寒邪犯胃型　主要表现为胃脘疼痛暴作，畏寒喜暖，温熨脘部可使疼痛减轻，口不渴，喜热饮，苔白，脉弦紧。当以散寒止痛为治，可选用藿香正气散加减，药用大腹皮、白芷、紫苏、茯苓、半夏曲、白术、陈皮、姜制厚朴、桔梗各10g，藿香15g，炙甘草5g。中成药可选用藿香正气水、玉枢丹、温胃舒等。

（2）饮食停滞型　主要表现为胃脘胀满，甚则疼痛，嗳腐吞酸，或呕吐不消化食物，吐后痛减，或大便不爽，苔厚腻，脉滑。当以消食导滞为治，可选用保和丸加减，药用神曲、陈皮、山楂、连翘、莱菔子、茯苓、法半夏、炒谷芽、炒麦芽、鸡内金、枳壳各10g。中成药可选用保和丸、大山楂丸、健胃消食片、沉香化滞丸、开胸顺气丸、神曲胃痛胶囊等。

（3）肝气犯胃型　主要表现为胃脘胀满，攻撑作痛，脘痛连胁，嗳气频繁，大便不畅，每因情志因素而疼痛发作，舌苔薄白，脉弦。当以疏肝理气为治，可选用逍遥丸加减，药用柴胡、当归、白芍、白术、茯苓、白梅花、月季花、枳壳、佛手、郁金各10g，甘草、薄荷（后下）各5g。中成药可选用逍遥丸、木香顺气丸、胃苏颗粒、气滞胃痛颗粒、四逆散、柴胡疏肝丸、枳术宽中胶囊等。

（4）肝胃郁热型　主要表现为胃脘灼痛，痛势急迫，烦躁易怒，泛酸嘈杂，口干口苦，舌红苔黄，脉弦或数。当以泄热和胃为治，可选用丹栀逍遥散加减，药用牡丹皮、黄连、黄芩、柴胡、当归、白芍、白术、茯苓、栀子、郁金各10g，甘草、薄荷（后下）各5g。中成药可选用左金丸、三九胃泰颗粒、丹栀逍遥丸等。

（5）阴虚胃痛　主要表现为胃痛隐隐，口干咽燥，或口渴，大便干燥，舌红少津，脉多弦细。当以养阴益胃为治，可选用沙参麦门冬汤加减，药用沙参、麦冬、天花粉、玉竹、桑叶、扁豆、黄精、石斛、天冬、郁金各10g，甘草、竹叶各5g。中成药可选用参麦胶囊、生脉口服液、养胃舒等。

（6）瘀血停滞型　主要表现为胃脘疼痛，痛有定处而拒按，痛为针刺或刀割样，舌质紫黯，脉涩。当以活血化瘀，理气止痛为治，可选用桃红四物汤加减，药用桃仁、柴胡、当归、川芎、白芍、生地黄、三七、延胡索、蒲黄、枳壳各10g，红花、甘草各5g。中成药可选用云南白药胶囊、三七片、元胡止痛片等。

（7）脾胃虚寒型　主要表现为胃痛隐隐，泛吐清水，喜暖喜按，纳食减少，神疲乏力，甚者手足不温，大便溏薄，舌质淡，脉软弱。当以温中健脾为治，可选用理中汤加减，药用党参、白术、陈皮、茯苓、法半夏、黄芪各10g，炙甘草、干姜、花椒、小茴香、丁香、吴茱萸各5g。中成药可选用暖胃舒乐片、小建中颗粒、附子理中丸、温胃舒、虚寒胃痛颗粒等。

同时须注意如下原则：胃脘痛虚证虽以正气虚馁为本，但所以作痛，多因虚中夹滞，故治疗当以叶天士所倡通补法为主，即在补益之中加通调气血之药，使补而勿壅、通勿伤正。临证注意调节通与补的比例：痛甚标实较重者，加大通调药物之量；痛缓本虚重者，减少通药比重。如胃阴亏证，虽系阴失濡养，虚热内迫为主，但气血郁滞亦是致痛病机之一。故单纯柔润，不若合入行气血药收效更捷。可用养胃汤、一贯煎中加入金铃子散行气和血止痛。

实证胃痛多由饮食不节，七情所伤，内生气、血、痰、湿、食、火诸郁阻滞而致。六郁虽属实邪，但非有形之物，故施治关键不在攻邪，而在开郁，郁结之势一解，则气、血、津液各归其道，郁邪化为乌有，疼痛自愈。如对血瘀证，参《景岳全书》“无论是血是痰，必兼顺气为主”的原则，可用丹参饮，取气为血帅，气行则血行之意。

在辨证的基础上结合辨病用药，如大黄、厚朴、枳实、陈皮、白豆蔻等有促进胃肠蠕动，增加胃动力作用；煅瓦楞、乌贼骨、白及有抑酸作用；白芍、甘草、延胡索、川楝子有缓急止痛作用；黄连、蒲公英、白花蛇舌草有抗 Hp 作用；丹参、三七具有改善微循环作用。病证结合可进一步提高临床疗效。

溃疡病多病程较长，复发率较高，所以要强调治疗的长期性和系统性。所谓长期性和系统性就是要在症状改善及溃疡愈合后继续巩固治疗，同时定期复查，防止复发。所谓“精神内守，病安从来”，要求患者戒烟酒及忌食辛辣刺激饮食；保持生活规律；对于情志所伤，临证之时多疏导患者，保持心情舒畅，避免过度紧张。防治结合对溃疡病愈合即防止复发起重要作用。

145 著名老中医周学文如何“以痈论治”消化性溃疡?

著名老中医周学文教授在中医内痈学说的启示下，首次提出消化性溃疡“以痈论治”的学术思想。认为中医外科内治法的“消、托、补”治疗原则同样适用于消化性溃疡病的治疗。

在临床上中医多以胃痛、痞满等病进行辨证论治。中医病因多为外邪犯胃，饮食不节，情志不畅，脾胃虚弱；初起病位多在胃，间可及肝，病久主要在脾，或脾胃同病，或肝脾同病，局部气血壅遏，热盛肉腐为主要病机。正如《诸病源候论》卷三十三内痈候：“内痈者，由饮食不节，冷热不调，寒气客于内，或在胸膈，或在肠胃，寒折于血，血气留止，与寒相搏，壅结不散，热气乘之，则化为脓，故曰内痈也”，周老在临床上多从热从毒从痈上进行更高层次的辨证论治。

周老认为“热者”是因胃为五脏六腑之大主，主受纳腐熟水谷，脾胃同居中焦，脾主升，胃主降，为气机升降之枢纽。外邪伤中，或胆火、或情志犯脾挟胃，致脾胃气机升降失司，气机郁滞，邪气不解，日久则郁而化热。周老认为“毒者”是该病的关键病机，邪气蕴结不解之谓毒，其有两层含义即“蕴结”与“不解”。“毒邪”作为致病因素又有内外之分：外毒或为外感六淫过盛，或为疫病之邪炽盛，侵袭人体；内毒系由脏腑功能气血失养，调节失度，致毒内生，蕴积体内，或外邪袭中，由口而入，或情志过极，或胆汁反流，不循常道，或为药邪伤胃，或失治误治，或对本病不当理解，或过度诊疗，或心理负担过度，其忧思再伤其脾，重伤于胃，此种种可致邪气长期蕴结于胃而不解，致使胃腑失养，气血凝滞。毒侵热盛，故《灵枢·痈疽》曰：“热盛则肉腐，肉腐则为脓”。“痈者”是在一定条件下内外毒邪相兼为患，日久而发，《三指禅·卷三·内外痈疽先变脉论》云：“凡属肺痈与胃脘诸痈，总是热毒蕴结，四字概之。”《圣济总录》中也提到“胃脘痈者，由寒气隔阳，热聚胃口，寒热不调，故血肉腐败”，而成溃疡。可见痈是热毒蕴结不解的结果。

周老根据内痈理论，结合临床，拟定“清热解毒、消腐生肌”之法。将中医外科“消”、“托”、“补”法引入消化性溃疡病的治疗。“消”法：是指运用不同的治疗方法和方药使初起痈肿消散，不使邪毒结聚成脓，是痈肿初起的治疗总则。“托”法：是用补益气血或透脓的药物扶益正气，托毒外出，以免邪毒内陷的治疗法则，适用于溃疡中期，即成脓期。此时热毒已腐肉成脓，但机体正气虚弱，无力托毒外出，导致溃疡久不愈合。治疗上根据病人体质强弱和邪毒盛衰状况，分为“透托”和“补托”。补托法用于正虚毒盛的患者，透托用于毒气虽盛而正气未衰的患者。“补”法：是指用补养的药物，恢复其正气，助养其新生，使疮口早日愈合的治疗法则。此法适用于溃疡后期，此时毒势已去，血气虚弱，胃镜下可见溃疡缩小、变浅，苔变薄，再生上皮形成的红晕向溃疡围拢，但由于正气不足，溃疡面难以收口而愈。周老认为三法可有先后，也可融于一方。遣方用药，剂量设计当以病情而定，始终要体现中医辨证论治的原则性和随机调节的灵活性。

周老认为消化性溃疡的治疗目的在于缓解症状，促进愈合，防止复发。他以消痈生肌、祛腐生新为旨，针对性地选择一些现代药理研究表明具有抑杀 Hp、中和胃酸、保护胃黏膜及生肌作用的药物组成主体方药。治疗时，以主体方药为主结合辨证进行加减运用。主体方药有黄芪、黄连、苦参、白及、三七、蒲公英、连翘、浙贝等药物组成。黄芪“主痈疽久败疮，排脓止痛”。黄芪甘温纯阳，能壮脾胃，排脓止痛，活血生血，内托阴疽，黄芪取治痈从托、从补之意。黄连清热燥湿，消痈解毒，为去火之要药。苦参，苦能燥湿、寒能清热，走胃经，“主心腑气结，瘕积聚，除痈肿”，外科应用多取其解毒、杀虫、消痈之功，周老活用来清内痈。白及寒凉苦泄，质黏性涩，用治胃肠内痈，无论已溃未溃均可应用，初起者能消散痈肿；已溃者，行收敛止血，去腐生肌之功。三七具有化瘀止血、止血不留瘀、活血定痛的作用，在治疗消化性溃疡方面，可生肌敛疮，活血排脓。连翘清热解毒，消痈散结，用治痈肿疮毒，既可用于红肿未溃，也可用于疮疡脓出红肿溃烂。蒲公英为清热解毒、消痈散结之佳品，主治内外疮痈诸证。浙贝能清热，开郁散结，消肿，用于痈疽疮疡初起，局部红肿热痛治疗。上述诸药合用，随证加减变化，具有很好的疗效。

146 如何微观辨证和宏观辨证相结合诊治溃疡病?

《内经》曰:“有诸内必形诸外”。胃镜诊断以胃黏膜形态改变及胃黏膜的病理诊断为依据，中医辨证则是以患者的症状、体征、舌苔脉象为依据。消化性溃疡胃镜下表现的各种征象，它包括现代医学研究的胃黏膜表现，又能体现中医特有的虚寒、肝郁、血瘀、阴虚、内热等宏观辨证依据。胃镜微观像与中医宏观辨证相结合，能够对病情有更全面的认识，延伸了传统中医四诊中望诊的深度和范围，使辨证与辨病相结合，提高了诊断的准确性和用药的针对性，从而更进一步为临床治疗提供客观依据。临床上亦有一些患者只有胃痛胃胀的主诉，而无其他症状可辨；有些患者在体检时才发现溃疡，而无其他明显不适，此时，可参考胃镜征象进行辨证论治。

临床观察表明，中医各证型与胃镜下黏膜病变有密切关系。消化性溃疡分类和胃镜下溃疡面积与中医各不同证型之间无明显相关性。溃疡色泽、胃黏膜形态、Hp 感染与中医各不同证型之间有相关性。寒邪犯胃型、脾胃虚寒型消化性溃疡患者的溃疡面更多表现为白色，肝胃气滞型、胃热炽盛型、胃阴亏虚型消化性溃疡患者的溃疡面更多表现为黄色。肝胃气滞型的胃及十二指肠黏膜多出现糜烂、充血、水肿；胃热炽盛型的胃及十二指肠黏膜多出现糜烂、出血、充血、水肿；瘀阻胃络型及胃阴亏虚型的胃及十二指肠黏膜多出现黏膜苍白、充血、水肿，且球部或幽门变形者多见；脾胃虚寒型的胃及十二指肠黏膜多出现黏膜苍白、水肿，出血。

通过中西医结合影像学的检查可丰富中医在辨证时的信息量，可作为望诊之延伸应用于临床，并为消化性溃疡临床辨证论治提供有力的客观化指标，提高对消化性溃疡病中医辨证治疗规律的认识，促进溃疡病科学化、规范化的研究。

147 十二指肠球部溃疡如何按分期治疗？

十二指肠球部溃疡是一种主要以规律性和周期性上腹痛，进食和服用抑酸剂可缓解的长期、慢性、反复发作为特征的疾病。在诊断方法上，消化道内镜检查为首选。我国采用的消化性溃疡形态分型为日本崎田隆夫分型：活动期（A_1、A_2）、愈合期（H_1、H_2）、瘢痕期（S_1、S_2）。

十二指肠球部溃疡按分期辨证，证型相对集中。活动期以热证、实证居多，如脾胃湿热、肝胃郁热与肝胃气滞；愈合期，胃热与肝胃气滞证渐少，气虚湿滞证渐增；瘢痕期则以脾胃虚弱证型多见。也有学者认为十二指肠球部溃疡活动期以本虚标实居多，本虚为脾气虚或脾阳虚，标实为气血瘀滞或湿浊内阻，蕴积化热，而二者的静止期即愈合期，瘢痕期多表现脾气虚或脾阳不振。两者并无根本的分歧。在十二指肠球部溃疡的不同阶段，其舌象表面同样存在着不同的特点及转化规律。在活动期其舌苔表现以黄厚、黄腻、白厚、白腻苔象为多；舌色表现以淡白、红、暗红为多；舌体表现以胖大为多，符合中医湿热内蕴、气虚湿滞、气郁化热的证候表现。在愈合期尽管溃疡病灶已趋向好转，但其舌苔、舌色、舌体异常仍占相当比例。相对活动期而言，只是程度的减轻而已，符合中医余邪未尽的证候表现。在瘢痕期由于溃疡病灶已基本消失，其舌象表现则多为正常舌象，符合中医邪去正复的证候特点。

活动期的治疗应立足于辨病治疗，脾胃虚弱是根本，胃络瘀阻是关键，治疗则以清热化瘀、健脾益气、温经活血为主，药物可选用黄芪、党参、白术、茯苓、桂枝、蒲公英、黄连、田七、陈皮、佛手、乌贼骨等。寒温并调，虚实同理，共奏健脾益气，清热化瘀之功效。愈合期、瘢痕期为溃疡修复阶段，病情趋于缓解期，治疗以脏腑辨证为主。脾胃虚寒，治宜温中健脾为主，选用黄芪、党参、白术、茯苓、桂枝、炙甘草等，以抗胃黏膜损伤，增加胃黏膜血流和前列腺素 E_2，促进溃疡愈合；肝胃不和，治以疏肝和胃为主，选用柴胡、白芍、枳壳、香附、陈皮、佛手之类，以达肝气条畅，胃气自安，气机调畅之效；气郁化火，治以清降肺气，理气疏肝，选用百合、乌药之属，以达肺气肃降，诸气皆调，气行痛止之功；脾肾阳虚，以温补脾肾为主，选用白术、干姜、肉桂、补骨脂、附子之辈，以达补火暖土，脾胃健运之目的。在脏腑辨证用药中要特别注意脾胃的生理特点，“脾宜升则健，治以燥药升之”、“胃宜降则和，治以润药降之”的治则。并根据病情选用一些具有抑酸解痉、抗菌护膜的中药配入方中，如煅瓦楞、乌贼骨、白及等，使辨证与辨病有机结合。此外还要注意三因辨证，因时不同则夏季易湿热，秋冬多脾虚或虚寒，春季多肝郁或化热。因地不同则南方易伤阴伤气，多气阴两虚而夹湿，北方则每因寒凝阻滞气血。因人不同，男女有别，女性更兼经带胎产；或老少有异，老者每伴脾肾亏虚、中气不足；劳倦过度，病则脾气愈虚；肝气素旺，情志郁怒，则肝郁常易化火犯胃；以及肥人多痰湿，瘦人多虚火等。因此，在治疗用药上，需综合考虑上述因素。

因此，根据十二指肠球部溃疡在活动期、愈合期、瘢痕期表现的不同特点。用现代胃镜检查方法指导中医临床用药，辨病与辨证相结合，对缩短病程，提高疗效，以及了解疾病的转归，都具有积极的意义。

148. 胃溃疡和十二指肠溃疡中医辨证（治）有何异同？

胃溃疡与十二指肠溃疡同属消化性溃疡而其疼痛之性质，同中有异，临证时不可不辨。二者均是久痛，而胃溃疡疼痛常于食后半小时至1小时发作，俗称“食后痛”或“饱食痛”，夹杂胃气不降，“不通则痛”之病机，是虚中夹实；十二指肠溃疡疼痛常于食后3~4小时发作，俗称“食前痛”或“饥时痛”，多属脾不升清，“不荣则痛”。再者，初痛气结在经，久则血伤入络，故两种溃疡病均可伴黑便，亦为脾虚不能统血之征，然而胃溃疡常兼呕血，夹杂胃气上逆之病机，亦虚中夹实；十二指肠溃疡除非出血过多，并不呕血。可见诊治两种溃疡病，原宜细察精详，审问辨异，分别论治，方有准的。尚有一种倾向：近人治此证之属于“脾胃虚寒”者，多习用黄芪建中汤，此方中之桂枝最能动血，若伴见便血或呕血者，亟宜慎用！治此证，宜用归脾汤加炮姜（寓理中汤，且干姜炮黑又能止血）；其不伴出血者，可用归脾汤加桂枝、白芍（寓黄芪建中汤），均获佳效。

149 乌贝散如何抑酸？

乌贝散具有制酸止痛的作用，适用于胃酸过多所致的胃脘疼痛。

乌贼骨：为乌贼科海产软体动物全乌贼的内贝壳。性微温，味咸、涩。归肝、胃、肾经。功能制酸止痛，收敛止血。常规用量6~15g，外用适量。阴虚发热者不宜用。

乌贼骨微温而涩，咸能入血，功专制酸止血，疗效卓著，治胃及十二指肠溃疡、胃酸过多症和上消化道出血效果确实。研末吞服比入汤剂效果更好。其主要成分有碳酸钙、磷酸钙、甲壳质、胶质等。据药理研究乌贼骨有中和胃酸，促进溃疡愈合和收敛止血作用。

瓦楞子：为柑科动物魁柑、泥柑、毛柑的贝壳。性平，味甘、咸。归肝、脾、胃、肺经。功能制酸止痛，散结消痰。主治肝热犯胃，痰血郁结，胃酸过多，泛酸胃痛，癥瘕瘰疬，无名肿块等证。常规用量 10～15g，外用适量。胃酸缺少者忌服。

瓦楞子为制酸散结专药。生用偏于消痰散结，治癥瘕瘰疬；煅用偏于制酸止痛，治疗胃痛溃疡。其主要成分碳酸钙、有机质和铁、镁、硅酸盐、磷酸盐、硫酸盐等。据药理研究瓦楞子有制酸解痉止痛作用。

150 中药如何保护胃黏膜？

近年来中药胃黏膜保护作用的实验研究表明，中药主要是从以下几种途径来实现其胃黏膜保护作用的：

（1）抑制胃酸、胃蛋白酶分泌　胃酸、胃蛋白酶是胃黏膜攻击因子，当胃酸和胃蛋白酶分泌增多或胃黏膜的自身保护作用减弱时，就能造成胃及十二指肠黏膜损伤，故减少胃酸分泌，减低胃蛋白酶活性，是抗胃黏膜损伤的一个重要方面。中药能抑制胃酸分泌和降低胃蛋白酶活性，减轻胃黏膜损伤。

（2）强化胃黏膜－黏液屏障作用　胃黏膜上皮细胞、贲门腺、幽门腺、颈黏液细胞分泌的黏液是胃黏膜的第一道防线，黏液中主要含有黏蛋白、蛋白质、碳酸氢盐等重要成分，它们共同构成黏液－碳酸氢盐屏障，起着保护胃黏膜的作用。胃黏膜上皮细胞紧密连接组成的胃黏膜细胞屏障是胃黏膜的第二道防线，它能阻止胃腔内的 H^+ 逆向扩散到黏膜内，以保护黏膜免受损伤。大量实验研究表明，许多中药及其有效成分、中药复方有保护胃黏膜屏障的作用。如研究证实，丹参能增加胃黏膜表面凝胶层厚度，促进胃黏膜细胞分泌黏液，从而加强“第一道防线”防御有害因子的作用。

（3）改善胃黏膜血液循环　胃黏膜血流量（GMBF）对胃黏膜正常的代谢与功能，抗损伤能力与修复等极为重要。刘海鹏等发现单味党参可增加幽门型结扎大鼠胃溃疡黏膜的 GMBF。诸多研究表明，三七能改善胃黏膜血液循环，降低毛细血管的通透性，抑制炎症渗出，消除溃疡及周围组织炎症，并能促进肉芽生长及上皮细胞新生，促进黏膜增生，加快组织创面修复。有关研究发现，大黄提取液有增加胃黏膜血流量、改善局部微循环的作用，有利于组织修复，从而使溃疡面积缩小，达到治疗效果。

（4）抑制杀灭幽门螺杆菌（Hp） 许多实验研究和临床观察证实 Hp 感染除与 PU 的发病、病变的活动性、溃疡的顽固不愈有关外，还与溃疡复发有关。持续的 Hp 感染不仅可使胃黏膜结构遭到破坏，阻断胃酸对 G 细胞分泌的负反馈作用，改变胃内 pH 值，并可通过免疫及内分泌等多种途径削弱黏膜屏障导致 PU；此外，Hp 所产生的细胞毒素还可抑制溃疡边缘细胞的增殖，从而影响溃疡组织的修复，导致溃疡愈合质量低下。因此，抑杀 Hp 也是中医药抗溃疡复发的重要机制。徐州等报道 Hp 对 17 味中药敏感，其中对黄连高度敏感；对大黄、黄芩、丹参、延胡索、生地、皂角、甘草中度敏感；对白花蛇舌草、陈皮、柴胡、石斛、白及、吴茱萸、熊胆、连翘低度敏感。大黄、黄连、黄芩、丹参、延胡索、生地黄、甘草具有杀灭 Hp 的作用，而其他药物只有抑菌作用，且敏感药物相互配伍其抑菌作用多可产生协同或相加作用。

（5）诱导胃黏膜内源性保护因子的合成和释放，增强胃黏膜细胞保护作用 前列腺素（PG）和一氧化氮（NO）均为胃黏膜内源性保护因子，对黏膜有强力的细胞保护作用和抗溃疡作用。中药作为一种外源物质，可诱发内源性保护因子（如 PG、NO 等）的产生和释放，发挥细胞保护作用，PG 是一种自体活性物质，对胃黏膜有保护作用，可能与增加胃黏膜血流量、抑制胃酸分泌、促进胃黏液和碳酸氢盐分泌、抑制胃平滑肌收缩等环节有关。

（6）抗自由基损伤 氧自由基通过脂质过氧化及共价键结合的方式造成胃黏膜的损伤。清除氧自由基不但能防止胃肠黏膜损伤，还可促进损伤的修复。提高 SOD 及谷胱甘肽过氧化物酶

(GSH-Px）活性，加强自由基的清除，减轻脂质过氧化反应，是中药胃黏膜保护作用的重要环节之一。

（7）促进胃黏膜更新　胃黏膜上皮细胞的适时更新，是保证胃黏膜上皮完整及正常分泌功能所必需的。生理情况下，胃黏膜上皮细胞的损耗及更新处于动态平衡之中，任何具有抑制胃黏膜上皮细胞损耗和刺激胃黏膜上皮细胞更新的因素均对胃黏膜具有保护作用。如三七既可活血化瘀，改善微循环，又可促进胃、十二指肠黏膜的再生更新，促进溃疡愈合。

151 • 老年人消化性溃疡有何特点？

（1）老年人的溃疡发病因素与非老年人的差异　老年人的溃疡发病影响因素中，NSAID 长期应用与非老年人存在明显差异。NSAID 损伤胃、十二指肠黏膜的原因，除药物直接作用外，主要通过抑制前列腺素合成，削弱胃黏膜保护作用。精神因素也是老年人溃疡发病的一个特别的致病原因，因子女外出打工，空巢居住老年人增加，以及退休后的失落感等作为负性生活事件引起孤独或抑郁，可加重和促发消化性溃疡，这种老年人因特定的生活环境造成的不良精神情绪亦应加以重视。

（2）老年消化性溃疡缺乏典型临床症状　老年人胃黏膜普遍呈退行性变，且多合并有不同程度的动脉硬化，导致对溃疡疼痛的敏感性降低。且老年人常因其他疾病而服用解热镇痛药或糖皮质激素，这些药物抑制疼痛，导致缺乏特异性的症状。因此，对于老年患者临床上出现原因不明的上腹饱胀感、腹痛、黑便、消化不良和消瘦等症状，都应常规做胃镜或钡餐检查，明确诊断。

（3）老年人胃溃疡的发病率高　老年消化性溃疡以胃溃疡多见，中青年好发于十二指肠。这是因为老年人胃肠平滑肌退行性变，胃动力功能减弱，胃排空功能减慢，致食物郁积胃内，胃泌素分泌增多，刺激胃酸分泌，促使胃溃疡的形成；且老年人胃黏膜普遍呈退行性变，胃黏膜萎缩，胃动脉硬化导致胃黏膜血流减少，胃黏膜屏障防御功能减退，易受损害。

（4）老年人高位溃疡比非老年人发病率高　老年人胃溃疡发生部位多在胃体上部，可能因为胃溃疡大多发生在幽门腺区（胃窦）与泌酸腺区（胃体）交界处的幽门腺区一侧，而幽门腺区黏膜随年龄增长而扩大［假幽门腺化生和（或）肠化生］，使其与泌酸腺区之交界线上移，使胃溃疡的发病部位由幽门向贲门方向推移，胃体上部易发生溃疡。临床上，胃镜检查对于近小弯高位胃底贲门部溃疡较易漏诊，因此，对老年人在内镜检查过程中，应格外注意对高部位的倒镜旋转镜身仔细观察，以免漏诊。

（5）老年消化性溃疡患者的溃疡面较大　老年人胃黏膜血流减少，引起黏膜萎缩、固有层细胞及胃底腺体减少；还影响黏膜细胞再生能力及上皮细胞分泌黏液和结缔组织合成酸性黏多糖的功能，导致氢离子反渗；黏膜缺血也可引起胃黏膜内的自由基、白三烯等增多，造成胃黏膜损伤，防御功能弱。故老年人胃溃疡大而深、不易愈合、复发率高。

（6）病理检查显示老年消化性溃疡的病理学改变较重　老年人多有胃黏膜层变薄、腺体萎缩或腺体减少，腺上皮呈肠上皮化生，胃黏膜腺体及上皮细胞的不典型增生。在幽门螺杆菌（Hp）感染—慢性胃炎—萎缩性胃炎—肠化生—不典型增生—胃癌的这一病变模式中，不典型增生为公认的癌前期病变。不典型增生是指胃黏膜表面或腺上皮异型，系界于良性和恶性之间的增生性病变。一般其发生率随年龄增长而增加，因此，对老年消化性疾病患者，尤其是伴异型增生和肠上皮化生的老年患者，应警惕消化性溃疡的病理学改变，及时或定期做胃镜检查和病理检查，以便早期发现，早期治疗。

（7）并发症　老年溃疡患者常伴有动脉硬化，因动脉收缩不良而易致大出血；出血后不易止血，其病死率也较高。同样，因为老年人胃黏膜屏障保护功能也减弱，溃疡穿孔发生率也较青壮年高。因老年人反应性差，穿孔时症状较轻，体征常不明显。文献资料显示，25%～28%病例腹部X线检查未见膈下游离气体，容易延误诊断和手术时机。

152 怎样调理消化性溃疡患者的饮食？

消化性溃疡患者的饮食调理是影响治疗效果的一个重要因素。医护人员在诊治过程中，需对患者进行宣教，进行饮食调理来配合药物治疗，以达到较为理想的疗效并防止复发。

消化性溃疡患者饮食上须注意的基本原则：

（1）饮食四宜

1）合理搭配，适当忌口：由于很多患者心理压力大，对饮食有很多顾忌。因此，既要提醒患者适当忌口，控制进食某些食物的欲望，如油炸、辛辣食物等，并要长期坚持；又要根据其具体情况指导合理搭配饮食，不能只吃某几种食物，如有的患者只敢喝粥或吃汤面，煮青菜，别的食物都不敢吃。这样不仅不能保证营养的供给，也不利于溃疡的修复。

2）宜食清淡，少食熏爆：应少食烟熏、油爆、盐渍、辛辣、酸甜、粗糙、冷硬等刺激性食物。蛋白质食品选用易消化的牛奶、鸡蛋、豆浆、鸡肉、瘦肉、鱼等。由于植物油内含的多价不饱和脂肪酸可作为前列腺素的前体，而前列腺素具有细胞保护和抑制胃酸分泌作用，因此以摄入植物油为主，少进动物油脂。

3）新鲜丰富，冷热适宜：患者的饮食应具有新鲜、高维生素、高蛋白、营养丰富易消化的特点。不吃过冷过热食物，因胃黏膜娇嫩，只能承受50～60℃的温度，食物过冷过热均可刺激消化道黏膜，不利溃疡修复愈合。有发作倾向或在消化性溃疡的好发季节，应多食中性和碱性食物，保护胃黏膜屏障。

4）规律进食，细嚼慢咽：发作期应少量多餐，食物要求细、软、少渣，不宜用粗、硬且纤维多的食物，如芹菜、韭菜、豆芽菜、生萝卜及生硬的水果如菠萝等；缓解期可定时定量一日三餐，不可过饥过饱、暴饮暴食，进食不可急，养成细嚼慢咽的良好习惯，使唾液与食物充分搅拌混合，减少对胃黏膜机械性刺激，利于食物的消化吸收。

（2）饮食四忌

1）禁吸烟：吸烟与消化性溃疡的发生呈剂量效应关系，吸烟时间越长，数量越多，发生率越高。烟中的尼古丁能降低幽门括约肌和食管下端括约肌张力，造成胆汁反流及胃酸分泌增加。

2）禁饮酒：乙醇与消化性溃疡的发生关系十分密切。由于乙醇对胃黏膜具有直接的刺激作用，长期饮用含乙醇 40% 以上的酒会引起消化道黏膜糜烂、溃疡。在急性活动期饮酒，会使胃黏膜明显充血和血流量的增加，诱发出血。

3）戒饮茶及咖啡：茶叶中含有茶碱，是磷酸二酸酶活力的强抑制剂，可增强 cAMP 活力，促进胃酸的分泌，破坏胃黏膜屏障。咖啡可刺激胃酸分泌，摄入后易产生消化不良症状，对患者而言，可诱发溃疡的疼痛，故发作期应禁饮咖啡。

4）少食盐：食盐过量能损伤胃黏膜，可增加消化性溃疡的危险性，应控制食盐的摄入量，每日不宜超过 8g 为宜。

在疾病不同阶段，消化性溃疡的饮食调理有不同侧重。急性期旨在减轻食物对胃黏膜的刺激，同时应尽可能提供人体正常代谢和溃疡组织修复所需要的营养物质；缓解期旨在改善患者的营养状况和预防溃疡的复发，并需要持之以恒。通过饮食健康指导，可以使消化性溃疡患者明确科学合理的饮食结构、文明健康的生活方式，掌握基本的饮食原则，提高自我保健意识及自我护理能力，从而配合药物治疗达到治愈消化性溃疡、降低发病率和复发率的目的。

153 中医中药如何预防消化性溃疡复发？

随着质子泵抑制剂等强抑酸剂的广泛使用及合用根除幽门螺杆菌治疗，消化性溃疡的近期愈合率明显提高，但其复发问题临床尚未根本解决。近年研究表明，中医药对预防消化性溃疡复发有独到之处，能针对多种机制达到抗溃疡复发的作用。

（1）抗消化性溃疡复发的中医思路和方法

1）辨证论治抗复发，温中健脾为基本：中医药预防消化性溃疡，根本方法仍是坚持辨证论治。脾胃虚寒、胃气壅滞、肝胃积热、邪毒未尽、瘀血阻络等是临床较为常见证型，通常采用健脾益气、和胃止痛、清热利湿、疏肝理气、活血化瘀等方法施治。多数学者认为消化性溃疡反复发作者多有胃部怕凉、不敢进生冷饮食、遇凉易诱发肢冷、便溏等虚寒征象，故脾胃虚寒是根本因素，兼有血瘀、气滞、瘀热等。治疗以健脾温中的黄芪建中汤、四君子汤、良附丸为基本方，根据具体情况加减，如血虚面白无华，加当归、党参或红参须；便溏加煨肉豆蔻、焦白术、炮姜炭；寒象重或疼痛明显者加附子10～15g、细辛3g，当归10～15g，这类药止痛温阳效果好。外寒诱发者加苏叶、吴茱萸、生姜。溃疡愈合后，汤药可维持1个月左右，以后改隔日1剂，或每周2～3剂，可间或伍用香砂六君子丸或附子理中丸等成药，连用半年至1年（盛夏除外），可望脾胃虚寒证获彻底根除和溃疡获得根治。

2）参用活血化瘀，佐使抗酸药物：“久病入络，久病留瘀”，因此，在抗溃疡复发时要适当佐以活血化瘀药，通过调理气血达到血气流畅、养护胃络的作用。药物的选用应掌握好辨证为主、辨病为辅这一基本原则，在用药主次上做到恰到好处；并应注意药物之间相互协调、相互制约等内在的配伍机制。例如正规内科治疗阶段，有虚寒而无瘀血证，当以小建中汤、良附丸为主方，加当归养血和血，有助于止痛。当经过一段时间治疗，脾胃虚寒证好转，活血化瘀药可适当加强，酌加丹参、红花等。虚寒现象渐除，呈现瘀血征象，则宜选用桃红四物饮、丹参饮为主方，痛者可参用失笑散、金铃子散、当归拈痛丸等。炙黄的刺猬皮，研末调服，每服 2～3g，一日 2～3 次，也有较好的止痛化瘀和促进溃疡愈合、防止复发的作用。如虚寒与瘀血并见，巩固阶段则以归芍六君子汤或补中益气汤加丹参、红花为主。

在溃疡愈合后，需继续配用中药止酸剂。中药苦辛剂、止酸剂对改善胃灼热、反酸等胃症状有良好的作用。属虚寒者，可选乌贼骨 15～30g，煅龙牡各 30g，白螺蛳壳 10～30g，甘草 6g；属实属热者，可选浙贝母 10g，左金丸 6～10g。至于瓦楞子、鸡蛋壳、海蛤壳等属性平之品，虚实均可酌选。上述药物一般选取一两味即可。

3）中西医结合互参，根除 Hp 防复发：根除 Hp 可有效防止消化性溃疡复发，由于抗生素耐药问题的逐渐加重，有相当一部分患者使用西药抗 Hp 无法达到根除目的。近年研究表明，中西医结合根除 Hp 可提高根除率，减少复发，副作用小，耐药率低。

大黄、黄连、黄芩、丹参、玄胡、生地黄、甘草具有杀灭 Hp 的作用，Hp 对黄连、大黄、黄柏、桂枝、紫花地丁、玫瑰花、土茯苓、高良姜、乌梅、山楂、厚朴、枳实、侧柏叶等中药敏感。故认为中医宏观辨证和采用具有抗 Hp 的中药结合是提高疗效的重要手段。

（2）中医抗消化性溃疡复发的机制：中医抗消化性溃疡复发的主要手段在于改善胃黏膜循环灌注，增加胃黏膜前列腺素合成，改善再生黏膜组织结构成熟度，增强胃黏膜屏障，保护胃黏膜免受胃酸侵袭等方面。如柴胡桂枝汤能通过抑制胃泌素（GAS）释放，减少胃酸分泌对胃黏膜的损害作用，从而保护胃黏膜；同时可以通过增加再生黏膜厚度、黏液指数及 NO 含量，提高溃疡愈合质量进而达到有效抗消化性溃疡复发的目的。益气化瘀中药可降低血清胃蛋白酶元含量，有促进细胞增殖功能，加速溃疡由红色瘢痕期向白色瘢痕期过渡的作用。

总之，重视病因病机分析，因人因地施治，整体辨证与局部用药相结合，注重长期治疗，实施健康教育，建立长期随访机制，可有效防治消化性溃疡复发。

154. 如何运用活血化瘀法治疗消化性溃疡？

消化性溃疡与血瘀关系非常密切，从瘀论治往往可以收到满意疗效。

（1）瘀血形成的病因病机

1）病程长，反复发作，久痛则气血凝滞，不通则痛。其结果是“久痛必瘀”“久痛入络”。《临证指南医案》云：“胃痛久而屡发，必有凝痰聚瘀”，即所谓“初病在气，久必入血”。胃脘痛缠绵不止，病程较长，病久则中气受损，脾胃气弱，推运无力，气血运行不畅而致瘀。正如王清任所云：“久病入络即瘀血”。

2）溃疡病可因郁而病，病成之后又可影响肝之疏泄功能，导致气机不畅而形成瘀血。消化性溃疡属身心性疾病，频繁的情志刺激致肝气郁结，横逆犯胃；又血赖气行，气赖血载，气滞日久，必然引起血运不畅，瘀阻胃络。《医学入门》曰：“瘀血痛有常处，或逆思抑郁而得”，则是对瘀血与情志关系形象的描述。

3）多种原因可致脉管内的血液积而为瘀：或肝气郁结日久，化热化火，邪热煎熬脉管内之血，“血受热则煎熬成块”而内积为瘀血；或热盛灼伤脉络，“脉为血之府”，脉失滑利，血行艰涩而内积为瘀；或胃脘痛日久，脾胃阳虚，易感寒而血凝内积为瘀，正所谓“血受寒则凝结成块”；亦可因多食生冷而中寒，“久积心腹痛者，必饮啖生冷果实，中寒不能消散，结而为积……便出干血”；或因饮食不调，或因痰湿内生，或因六淫外浸，导致食积、痰湿、寒热之邪阻滞，气机被郁，血行不畅，而形成瘀血。

总之，瘀血是在消化性溃疡病发生发展过程中，各种病因综合作用下逐渐形成的，瘀血是其必然的病理产物。

（2）瘀血的诊断依据　从胃脘痛的辨证看，典型的瘀血证表现，如胃脘痛如针刺，痛有定处，按之痛甚，或见吐血、黑便，舌质紫黯或有瘀斑，脉涩等，自当从瘀论治。除此以外，下列情况常提示瘀血存在之可能：

1）临床的某些特征性症状，如胃脘隐痛，痛时持久，食后加剧，入夜尤甚等。

2）曾有上消化道出血病史，出血时往往急以治标，一旦血止后，极易发生余血滞留体内，而作为日后发病的宿根。唐宗海特别重视出血后的留瘀问题，把“消瘀”作为“治血证四法”（止血、消瘀、宁血、补血）中的第二大法、即是此理。

3）病程长或久治无效的顽固胃脘疼痛。

4）素体性情善郁，寡言内向，胃痛而脉弦，且对一般理气药反应差者。

5）胃痛而舌上有苔，口干口燥，渴而不思饮，或漱水而不欲咽，大便秘结，此非阴虚之证，则应为内有瘀血。

（3）瘀血的治疗　治疗上当以“通”为主，即是指活血通络，调和气血，瘀去则通。对消化性溃疡，活血化瘀治疗必须立足于辨证，即以辨证为主，辨病为辅，并综合考虑瘀血的成因、病理影响来选定药物才能取得最好的疗效。总结有以下几种基本治则：

1）补气活血法：症见胃脘隐痛，过劳即发，神疲乏力，舌质紫黯，苔薄，脉细涩无力。方以血府逐瘀汤合四君子汤加减。

2）行气活血法：症见胃脘疼痛，痛有定处，痛处拒按，饥时痛减，食后转重，情志忧郁时疼痛发作，甚则出现黑便或呕血，面色晦滞，舌质发紫或瘀斑，苔白腻，脉弦或细涩。方以失笑散或血府逐瘀汤合四逆散加减。

3）滋阴活血法：症见胃脘隐隐灼痛，伴见嘈杂不知饥，或虽饥而不能多食，口干咽燥，舌质暗红而苔少，脉细涩。方以血府逐瘀汤合一贯煎加减。

4）温阳活血法：症见胃痛隐隐，绵绵不已，泛吐清水，饮食喜热，四肢不温，舌质淡，苔薄白，舌底部静脉瘀紫，脉沉涩。方以血府逐瘀汤合黄芪建中汤加减。

5）清热活血法：症见胃痛阵作，痛势急迫，其痛如灼，泛酸嘈杂，大便秘结，口干口苦，舌质红，苔黄，舌底静脉瘀紫，脉弦。方以桃核承气汤加减。

使用活血化瘀药应注意以下两点：一是适当配伍行气药，以加强活血化瘀效果，如唐容川所言："凡治血者，必调气"。二是注意活血药用之不宜过久，剂量也不宜过大。

除了以上方药论治外，临床治疗时还应注意以下几点：

一是药味以辛为主。盖辛则通，使血络瘀滞得行，气机调畅，邪去正安。或投以辛温，血得温则行；或投以辛香，血闻香则动；或投以辛润，润可制其弊。常用药物有桃仁、当归、红花、延胡索、蒲黄、茜草、丹参、虎杖、苏木、乳香、没药、五灵脂、莪术、桂枝等。从另外一方面讲，治瘀血要"气血分消"，"治在血中之气"，故在使用活血化瘀药的同时，也要适当配伍辛散、温通、香窜之品，如川楝、香附、陈皮、木香、枳实、厚朴、莪术等。

二是配合虫蚁通络。对瘀血较重之顽疾痼证，则当配合运用虫蚁通络药，如叶天士所云，以其"灵动迅速，以搜剔络中混处之邪"，使"血无凝著，气可宣通"。常用药物有蜣螂、九香虫、地龙、蜂房等。注意用量要轻，以免伤血、破血。这里要特别介绍九香虫，其味甘性温，行气活血止痛，历来用治气滞血瘀之胃痛。因其性微温而走窜，故常用于中虚气滞，胃纳不振，血瘀内留之证。若以气滞血瘀为主者，配延胡索、香附、降香等，行气化瘀定痛的作用较为明显。但对胃阴已虚舌红或光，常合并上消化道出血之胃痛，不适宜用本药，以免损伤血络。

三是结合内镜检查或病理选用活血药。内镜检查提示消化性溃疡愈合期或红色瘢痕期。在辨证基础上加用活血药，可改善微循环，增加胃黏膜的血流量，有利于溃疡愈合。一般溃疡病患者，选用养血活血通络之品，如当归、丹参、川芎、红花、桃仁、延胡索等，慎用破血逐瘀药，以防出血之变。对于中焦虚寒者，在温阳益气基础上，适当加用此类药，亦每见良效。

155 消化性溃疡如何从肝论治？

消化性溃疡临床发病率高，相当于中医学“胃脘痛”。每因烦恼郁怒劳累而作，七情内伤在其发病中不可忽视，故有人将本病归属于身心疾病。从肝论治消化性溃疡是治疗的重要方面。

肝主疏泄、调畅气机的功能主要体现为助脾运化。脾胃的运化具体表现在脾的升清和胃的降浊功能，脾胃的升降与肝的疏泄功能密切相关。肝的疏泄功能正常，全身气机疏通畅达，有助于脾升胃降和二者之间的协调以及脾胃对饮食物的消化、吸收。此外，肝能生成胆汁，胆汁的分泌与排泄，实质上有赖于肝疏泄功能的正常，胆汁能正常地分泌与排泄才有助于脾胃的运化功能。若肝的疏泄功能异常，影响脾的升清功能，在上则为眩晕，在下则为飧泄；影响胃的降浊功能，在上则为呕逆、嗳气，在中则为脘腹胀痛，在下则为便秘；若肝气郁结，影响胆汁的分泌与排泄，而出现胁下胀满疼痛、口苦、纳食不化，甚则黄疸等症。所以《素问·宝命全形论》说：“土得木而达”消化性溃疡肝郁气滞、木旺乘土，或脾胃虚弱、土壅木郁而致肝胃不和、气滞血瘀。《素问·六元正纪大论》谓“木郁之发……故民病胃脘当心而痛，上支两胁，鬲咽不通，食饮不下……”；《至真要大论》云“厥阴司上，风淫所胜，民病胃脘当心而痛”；说明胃脘痛与木气偏胜、肝胃失和有关。肝郁得舒，木气调达，则中土健旺，脾胃健运，溃疡自愈，即“治肝可以安胃”之理。

此病初病多实，久病多虚多瘀，临床上往往虚实夹杂，气滞、湿热、寒凝、血瘀单一为病或相兼为病。《沈氏尊生书·胃痛》“胃痛，邪干胃脘痛也……唯肝气相乘为尤甚，以木性暴，且正克也”，故治疗以清肝、疏肝、柔肝、温肝为主，佐以健脾化湿、清热、温中、理气活血。按辨证分型治疗，可有如下分型：

（1）疏肝健脾和胃法　性情抑郁，则肝气郁结，疏泄不及，横逆克脾犯胃，则中焦运化失常，气机不畅。症见：胃脘胀痛连胁，嗳气、吐酸、善叹息，烦恼或情志刺激加重，女性患者可见经前乳房胀痛或小腹痛，大便干稀不调，纳谷不香，眠不安，脉沉弦。方药：以肝郁为重，方用柴胡疏肝散加减，以疏肝理气和胃；以脾虚为主，方用柴芍六君子汤加减，以健脾疏肝。

（2）清肝和胃降逆法　大怒伤肝或肝郁久化火，致肝疏泄太过，乘克于胃，气火郁滞中焦，气机升降失调，气滞不通。症见：胃脘灼痛，喜食凉物，胸胁胀闷，急躁易怒，嘈杂嗳气，吞酸，口干口苦，大便干，舌红苔黄厚，脉弦硬有力。方用丹栀逍遥丸合左金丸加减。

（3）化湿理气和中法　嗜食肥甘厚味，湿热内生或素体脾胃虚弱，运化失职，湿浊中阻，郁久化热，湿热煎熬，中焦气机不调，土壅则木郁，肝疏泄失调，进一步影响脾胃运化。症见：脘腹痞满疼痛，胸闷善叹息，呕恶食少，吐酸，口中黏腻，大便黏滞不爽，舌红苔黄腻，脉弦滑。方用半夏泻心汤合四逆散加减。

（4）柔肝养胃止痛　素体阴虚或肝郁久化火伤阴，或过用苦寒药伤阴，胃失濡养，或阴虚失荣，脉失濡养致阴虚胃痛。症见：胃痛隐隐，伴胁痛，饥而不欲食，口燥咽干，消瘦乏力，口干口渴，大便干结，舌红少苔或苔薄黄有裂纹，脉细数。方用一贯煎合沙参麦冬汤加减。

（5）温肝暖胃止痛法　素体阳虚，寒自内生，脾胃虚弱，寒邪侵犯，胃失温养致虚寒胃痛。症见：胃痛隐隐，喜温喜按，空腹痛甚，得食则减，受凉或劳累后加重，呕吐清水，少腹冷痛，畏寒肢冷，便溏，舌淡红，苔薄白，脉沉迟。方用吴茱萸汤合黄芪建中汤加减。

（6）疏肝理气化瘀和胃法　久病多瘀，肝气郁结，气滞血瘀或肝郁化火伤阴，血液煎熬凝结，瘀血内停，胃络不通则痛。如《临证指南医案·胃脘痛》云："胃痛久而屡发，必有凝痰聚瘀。"症见：胃脘刺痛，按之痛甚，痛有定处，入夜尤甚，或疼痛连胁，舌质黯红或有瘀斑，脉弦滑。方用丹参饮合金铃子散、百合乌药汤加减。

如按病情进展，人体虚实，可把胃病分为3个阶段，依此3阶段特点从肝论治消化性溃疡。第一阶段，体质较好，虚证不明显者，表现为急躁易怒，口苦，胸闷，善太息，胁肋胀满，胃脘胀痛，脉弦细，以调肝为主。常配合以小柴胡汤调和肝胃。若痰热明显，按之心下疼痛者合用小陷胸汤；痛如针刺，痛有定处，伴口干不欲饮、唇舌紫黯者合用失笑散。第二阶段，胃病日久或体质偏虚多易土虚木乘，此时若要再一味疏肝则脾气更虚，当扶土抑木。脾胃互为表里，实则阳明，虚则太阴，虚证明显则以健脾益气为主，以小建中汤或六君子汤化裁。如寒热错杂、心下痞满者合用半夏泻心汤；如湿浊较重者合用平胃散；如过用寒凉或脾胃虚寒者合用吴茱萸汤或理中汤加减。第三阶段，素体阴分不足，或肝郁日久化火伤阴，或嗜食辛辣、过用温燥均可导致阴虚胃痛。阴虚且肝郁胃痛者，症见胃脘隐隐疼痛，嘈杂不安，口干欲饮，饥不能食，五心烦热，舌红少苔，或有裂纹或舌苔花剥，脉弦细数，此时虽有肝气郁结，不可过用香燥，当肝肾同治，滋水涵木。且肾为胃之关，滋阴补肾，养血柔肝，可使胃得濡养而和降，肝得滋养不至恣肆，常配伍一贯煎。若阴虚气滞较重者，多在前方的基础上合用百合乌药汤；若气滞重者合用金铃子散；若兼有乏力、纳差、腹胀者加太子参、山药、玉竹、石斛；若夜寐欠安者加炒酸枣仁、珍珠母。

156 幽门梗阻常见的病因有哪些？现代医学如何诊断？

幽门梗阻指的是胃的幽门部位，由于溃疡或肿瘤等病变所致的食物和胃液通过障碍。它可分为不完全性梗阻和完全性梗阻两大类。幽门梗阻是胃、十二指肠溃疡的常见并发症之一，可发生在溃疡病的活动期、愈合期或瘢痕期。其他可以形成幽门梗阻的疾病还有胃窦癌、胃黏膜脱垂、胃结核、邻近器官组织病变压迫等。

当幽门附近有溃疡或炎性病变时，便刺激幽门括约肌，引起其痉挛或幽门区水肿，由此发生的梗阻，称为幽门不完全性梗阻，或称部分性梗阻。它是暂时的，但也可有反复发作。另外一种情况是，由于溃疡愈合后形成的瘢痕组织，或胃部手术后发生的粘连牵拉，或因肿瘤侵犯幽门，均可造成幽门区狭窄而出现梗阻，这种梗阻是很难或不能缓解的，称为完全性梗阻。

诊断：根据溃疡病史、典型症状以及X线和胃镜检查结果，不难做出诊断。但应进一步明确病因及病情严重程度以利治疗。

实验室检查：血常规检查可发现因营养不良所致轻度贫血，钠、钾、氯等电解质往往低于正常，二氧化碳结合力和pH值升高，二氧化碳分压亦高，呈低钾性碱中毒。非蛋白氮或尿素氮因尿少亦高于正常。由于长期饥饿，可出现低蛋白血症。如贫血严重，大便潜血阳性，应考虑恶性溃疡之可能性。胃液检查，良性溃疡病的胃液酸度高，一般在50~1400mmol/h。如胃液中盐酸缺乏，须进一步做细胞学检查以及其他检查以排除肿瘤。

X线检查：X线钡剂胃肠造影。可清楚地看见扩大的胃和排空困难。如为幽门痉挛，可在较长的观察过程中见到幽门松弛时胃内容暂时排出现象。一般在注射阿托品或654－2后亦可观察到幽门松弛，因此容易鉴别，但黏膜水肿和瘢痕挛缩所引起之幽门狭窄，则难以在X线照片上区别。经一段时间内科治疗以后，再作造影，如幽门梗阻情况好转，则可以说明有水肿的因素存在。此外，还能看见溃疡的龛影或十二指肠壶腹部变形，对于鉴别良性或恶性溃疡，亦有80%~85%的可靠性。

胃镜检查：纤维胃镜能看出幽门痉挛、黏膜水肿或黏膜脱垂以及瘢痕性狭窄等不同的病理变化，并可以看出溃疡的大小、位置与形态。对可疑恶性的病例，须做活组织检查。因此胃镜检查能为幽门梗阻的病因提供确切的诊断依据。

157. 为什么说幽门不全梗阻的病机特点是“清浊相干”？

清升浊降是人体正常的生理功能。“升清”是新陈代谢运动的一种表现形式，是在饮食物消化运输过程中将其有用的精微物质保留于体内，以供人体各组织生理活动之需要。“降浊”同样也是新陈代谢运动的一种表现形式，与“升清”相反相成，是指在饮食消化输布过程中将其无用的“糟粕”“废物”通过不同的途径排出于体外。在人体“升清降浊”过程中，脾胃起着最为重要的作用，脾胃为“后天之本”，一脏一腑对水谷消化吸收与输布的协调作用，脾气升清，胃气和降，两者的功能既对立又统一。《素问·厥论》有“脾为胃行其津液者也”；《素问·经脉别论》亦曰“饮入于胃，游溢精气，上输于脾，脾气散精，上归于肺”。脾气升，则水谷精微得以正常吸收并上归心肺，通过心肺的作用，化生气血，营养周身。故升是脾气的运动特点，升清是脾运化的结果。胃主降，是言胃除腐熟与消化水谷之外，还包括有向下传递食糜到小肠的作用，胃的向下传导是胃气和降的具体表现，只有胃气和降功能正常，食糜才能有规律地下降传至小肠，而进行泌别清浊的吸收活动，并保持胃肠虚实更替、“实而不满”的生理状态。

脾胃的“升清降浊”，是相互协调的，一方失调，必将影响另一方失常。叶天士说：“纳食主胃，运化主脾，脾升则健，胃降则和。”清浊的升降失常表现为脾胃气机升降失调，则会出现清阳之气不能敷布，后天之精不能归藏，饮食水谷无法摄入，废浊糟粕无法排出，继而可变生多种病症。若脾胃亏虚，运化失司，升降失调，清浊相干，痰、饮、湿、瘀又可从中而生，所谓因虚致实，虚中挟滞，虚实相兼。正如《素问·调经论》所云“有所劳倦，形气衰少，谷气不盛，上焦不行，下脘不通”，华佗认为“阳气上而不下曰否，阴气下而不上亦曰否；阳气下而不上曰格，阴气上而不下亦曰格。否格者，谓阴阳不相顺从也。”诸病“皆由阴阳否格不通而生焉”（《中藏经》）。由此可见，幽门梗阻的病理基础是清浊相干，是由于痰、饮、湿、瘀、食等各种邪气阻滞中焦，否格不通，清浊升降失常，而产生呕吐等症，其病位在脾胃。故治疗以升清降浊、调理脾胃为法。

清浊相干是幽门梗阻的病机特征，针对这一基本病机特点，可采用升清降浊之法治疗。清气不升多为中焦脾胃虚弱所致，故治疗以健脾益胃为法，同时辅以其性升发的药物如柴胡、升麻、桔梗等；降浊之法，除应用其性下降之药物如旋覆花、代赭石等，祛除病邪亦是其中一个重要原则。痰湿、水饮、瘀血、食滞等邪气均属于“浊”之范畴，故浊气宜通宜降。如肝气郁滞者，则宜疏肝理气通降；食积停滞者，则消食化积通降；湿浊中阻者，则燥湿和胃通降；腑气壅滞者，则泻腑导滞通降；血瘀阻络者，则祛瘀活血通降；郁热者，则清热散郁通降；寒滞者，则温中散寒通降。总以顺应胃之“宜降”“以通为用”“以通为补”为宗旨。

158 如何辨证论治幽门不全梗阻？

幽门不全梗阻属于中医学“反胃”的范畴，历代医家多有阐述，《金匮要略·呕吐哕下利病脉证治》云：“……脾伤则不磨，朝食暮吐，暮食朝吐，宿食不化，名曰胃反……”，清·沈金鳌在《杂病源流犀烛·噎膈反胃关格源流》云：“反胃源于真火衰微，胃寒脾微，不能纳谷，故早食晚吐，……若脉数为邪热不杀谷，乃火性上炎，多升少降也。……亦有瘀血阻滞者”，均详细阐述了本病的病因病机及临床症状。中医认为，本病多因饮食不节，饥饱无常；或中焦阳气不振，寒自内生，致脾胃虚损，失于腐化；或脾虚不运，湿聚生痰，痰浊阻胃；或过食辛辣煎炸及肥甘之物，致胃中积热；或久病入络，瘀血阻滞等致使胃失和降，食积不化，逆而上出，则谓反胃。临床一般分为脾胃虚寒、痰浊阻胃、胃中积热、瘀血阻结、气阴两虚等五种证型，在疾病变化过程中，各种证型可相互转化，相兼出现。

临证时，首先应权衡病情，把握治疗时机，本病为重症顽疴，临床应根据梗阻的不同性质及病情演变过程中的不同情况，把握内科和外科治疗时机尤为重要，否则延误病情，耽误治疗。其次，当遵古法今，明辨寒热痰郁，本病病因较多，病机复杂，临床一般将此病概括为寒、热、痰、虚、瘀五个证型，本病多有寒热错杂，痰中夹瘀，虚实相兼等，临床应四诊合参，详审病因，细查病机，明辨虚实，随证施治，不可拘泥于一证一型。三是本病虚寒多见，补虚更需培火；四是久病多虚，选药平和为宜。

脾胃虚寒者可以丁香透膈散加减，方用丁香、木香、香附、砂仁、蔻仁、党参、白术、麦芽、神曲、炙甘草等以温中健脾，化积降逆。呕吐甚者加法半夏、厚朴以和胃降逆；病程日久，腰膝酸软，畏寒喜暖，眩晕耳鸣者为脾肾阳虚，命门火衰，宜附子理中丸或六味回阳饮加减。

痰浊阻胃者可以导痰汤加味以涤痰化浊，和胃降逆，方用半夏、茯苓、橘红、甘草、竹茹、枳实、厚朴，痰多胸闷者加瓜蒌、白芥子以化痰降气，痰郁化热者加黄芩、黄连以清化痰热。

胃中积热者大黄黄连泻心汤加味以清泄胃热，和中降逆，方用大黄、黄连、黄芩、竹茹、半夏等。热结腑实，大便不通者加枳实、芒硝以行气通便。

瘀血内结者以膈下逐瘀汤加味以活血化瘀，消积和胃，方用当归、赤芍、川芎、牡丹皮、五灵脂、桃仁、红花、元胡、乌药、香附、枳壳、甘草、焦山楂、竹茹等，上腹部剧痛者加乳香、没药化瘀止痛，呕吐褐色浊液或血块者加三七、茜草以活血止血。

气阴两虚者则以麦门冬汤加减以益气生津，降逆止呕，方用麦冬、半夏、党参、甘草、粳米、大枣等。

159· 现代医学怎样治疗幽门梗阻？

一般幽门梗阻的患者，不宜施行紧急手术；如经过 3 ~ 5 天胃肠减压，患者能恢复饮食，病情逐渐好转，说明痉挛和水肿的因素得到消除，可继续观察。必要时重复钡餐检查。反之，如减压无效则说明为瘢痕性狭窄，必须采取手术治疗。如有恶性肿瘤的证据，无疑更须积极采取手术措施。

内科治疗：纠正水与电解质紊乱是治疗幽门梗阻的首要问题，因为丢失胃酸多，存在不同程度的碱中毒。每天输入液体量，除按血化学测定结果输入适量的电解质溶液外，不足水分以葡萄糖液补充。其次，是使扩张的胃经持续减压得到复原。炎症水肿消失，胃壁肌层的张力得以恢复。如梗阻为幽门痉挛或黏膜水肿所致，则于梗阻消除后，按溃疡病调节饮食和相应的药物。

内镜下治疗：对于良性的幽门梗阻，经内科保守治疗无效者，可考虑内镜下幽门气囊扩张术，或置入金属支架，虽然随着金属支架制作的改进和支架的置入系统长度的增加，但应注意金属支架置入时可能引起局部黏膜损伤、出血甚至穿孔等风险。

外科治疗：经短期内科治疗无效，说明瘢痕挛缩为引起幽门梗阻的主要因素。或经检查诊断为胃溃疡，尤其是有恶变可疑者，于非手术疗法使炎症水肿消失后，应择期行手术治疗。既往所采用的单纯引流术，如幽门成形术或胃空肠吻合术，不能解决溃疡病的问题。因此现在普遍施行胃切除术或迷走神经切断术，后者以选择性或高选择性迷走神经切断术为主，而迷走神经干切断术已很少应用。选择性迷走神经切断术加胃窦切除术，并作胃十二指肠吻合，曾经被认为是治疗幽门梗阻最好的手术，但有时十二指肠不易游离，则作选择性迷走神经切断术加胃窦切除术，而后行胃空肠吻合术。近来主张做高选择性迷走神经切断术而不加幽门成形术者较多。如果溃疡位于幽门部的前壁，在做幽门成形术时应将溃疡切除；但若溃疡是在后壁，则幽门成形术不能同时切除溃疡；只有行胃窦切除才能切除溃疡，或将溃疡旷置。总之，为幽门梗阻施行手术，首要任务是解决梗阻，其次是根治溃疡病，究竟那种术式效果好，主要根据病情来考虑：患者的年龄、全身情况、胃酸的高低、胃炎的程度以及溃疡所在位置，还要考虑术者对各种术式的熟练程度。如病情不允许做复杂手术，可选择简单引流手术，以解决当务之急。

上消化道出血

160· 上消化道出血的病因是什么？出血量及预后如何判断？

上消化道出血的病因繁多，包括食管疾病、胃及十二指肠疾病、上胃肠道邻近器官或组织的疾病，如胆道出血、胰腺疾病、胸腹主动脉瘤破裂、一些全身性疾病在胃肠道表现，如血液病、尿毒症、应激反应、结缔组织病等，均可引起上消化道出血。传统观点认为以上诸多原因中以消化性溃疡最常见，约占全部发病率的50%，其次为食管胃底静脉曲张破裂、急慢性胃黏膜损害、胃癌，这四大病因占上消出血的80%~90%。

近年来，上消化道出血的病因结构发生较大变化，消化性溃疡仍占首位，但急性胃黏膜损害的发病率上升，其中NASID及应激性溃疡所致出血渐被重视。服用NASID患者胃黏膜损伤多于十二指肠黏膜损伤，其中50%常见胃黏膜糜烂，10%~30%出现胃溃疡，20%~30%的胃溃疡合并出血。而颅脑损伤、急性脑血管病、烧伤、心肺复苏、感染、休克和多脏器功能不全等严重应激因素所导致的急性胃黏膜损伤包括糜烂、溃疡，严重导致出血、穿孔等。应激性溃疡消化道出血的特点为：原发病情愈重，发病率越高；一旦发病，死亡率很高；发病时间集中在3~7日内；无明显前驱症状；间断性、反复性消化道出血；病变以胃体部最多；表现为糜烂、多发出血点、出血伴溃疡。

病情严重度与失血量呈正相关，因呕血与黑便混有胃内容物与粪便，而部分血液贮留在胃肠道内未排出，故难以根据呕血或黑便量判断出血量。常根据临床综合指标判断失血量的多寡，对出血量判断通常分为：大量出血（急性循环衰竭，需输血纠正者。一般出血量在1000ml以上或血容量减少20%以上）、显性出血（呕血或黑便，不伴循环衰竭）和隐性出血（粪便隐血试验阳性）。临床可以根据血容量减少导致周围循环的改变（伴随症状、脉搏和血压、实验室检查）来判断失血量（表4）。

表4 上消化道出血病情严重程度分级

分级	年龄（岁）	伴发病	失血量（ml）	血压（mmHg）	脉搏（次/分）	血红蛋白（g/L）	症状
轻度	<60	无	<500	基本正常	正常	无变化	头晕
中度	<60	有	500~1000	>100	>100	70~100	晕厥、口渴、少尿
重度	>60	有	>1500	收缩压<80	>120	<70	肢冷、少尿、意识模糊

根据临床表现来判断出血量：粪便隐血阳性：出血量5~10ml/d；黑便50~100ml/d；呕血：每次胃内积血250~300ml；出现头晕、心悸、口干等全身症状：出血量400~500ml；出现晕厥、尿少、烦躁等周围循环衰竭症状：出血量>1000ml；出现气促、昏迷、无尿等濒危症状：出血量>2000ml。如SBP<80mmHg，或较基础血压降低20%，P>120次/分，Hb<50g/L（Hb变化不能反映早期急性出血，且受出血前有无贫血的影响）为严重大出血的征象，少数患者因出血速度快，早期可无呕血及黑便，仅有周围循环衰竭表现，故可根据周围循环的表现对消化道出血进行早期识别。

判断出血有无停止，对决定治疗措施极有帮助。如果患者症状好转、脉搏及血压稳定、尿量足（>30ml/h），提示出血停止。临床上，下述症候与检验提示有活动性出血：①呕血或黑便次数增多，呕吐物呈鲜红色或排出暗红血便，或伴有肠鸣音活跃；②经快速输液或输血，周围循环衰竭的表现未见明显改善，或虽暂时好转而又恶化，中心静脉压仍有波动，稍稳定又再下降；③红细胞计数、血红蛋白测定与 HCT 继续下降，网织红细胞计数持续增高；④补液与尿量足够的情况下，血尿素氮持续或再次增高；⑤胃管抽出物有较多新鲜血。内镜检查根据溃疡基底特征，可用来判断病变是否稳定，凡基底有血凝块、血管显露等易于再出血，内镜检查时对出血灶病变应作 Forrest 分级（表5）。

表5　出血性消化性溃疡的 Forrest 分级

Forrest 分级	溃疡病变	再出血概率（%）	Forrest 分级	溃疡病变	再出血概率（%）
Ⅰa	喷射样出血	55	Ⅱb	附着血凝块	22
Ⅰb	活动性渗血	55	Ⅱc	黑色基底	10
Ⅱa	血管显露	43	Ⅲ	基底洁净	5

预后的评估：

（1）病情严重程度分级　一般根据年龄、有无伴发病、失血量等指标将 ANVU GIB 分为轻、中、重度。年龄超过 65 岁、伴发重要器官疾患、休克、血红蛋白浓度低、需要输血者再出血危险性增高。无肝肾疾患者的血尿素氮或肌酐或血清转氨酶升高者，病死率增高。

（2）Rockall 评分系统分级（表6）　Rockall 评分系统将患者分为高危、中危或低危人群，积分≥5 者为高危，3～4 分为中危，0～2 分为低危。如出血患者，61 岁，收缩压为 105mmHg，心率为 110 次/分，胃镜下可见一巨大溃疡，活检示胃腺癌，附血凝块，无伴发病。则该患者 Rockall 积分 = 年龄（2）+ 心动过速（1）+ 无伴发病（0）+ 胃癌（2）+ 近期出血征象（2）= 7 分，为高危患者。

表6　急性上消化道出血患者的 Rockall 再出血和死亡危险性评分系统

变量	评分			
	0	1	2	3
年龄（岁）	<60	60～79	≥80	
休克	无休克*	心动过速△	低血压▲	
伴发病	无		心力衰竭、缺血性心脏病和其他重要伴发病	肝衰竭、肾衰竭和癌肿播散
内镜诊断	无病变，Mallory-Weiss 综合征	溃疡等其他病变	上消化道恶性疾病	
内镜下出血征象	无或有黑斑		上消化道血液潴留，黏附血凝块，血管显露或喷血	

* 收缩压>100mmHg，心率<100次/分

△ 收缩压>100mmHg，心率>100次/分

▲收缩压<100mmHg，心率>100次/分

161. 上消化道出血现代医学有什么处理措施?

须准确全面地采集病史、规范体检及必要的实验室检查，尽快明确病因和诊断，估计出血严重度，判断预后，指导治疗。再出血或持续出血的患者病死率较高。因此，应根据病情行个体化分级救治，高危患者的救治应由富有经验的消化内科医师、普通外科医师、内镜医师、高年资护士等多学科协作实施。监护室应具备上消化道内镜治疗设备；血库应备有O型及Rh阴性血液，并可提供24h输血服务；常规配备急救设备与药物，救治人员应具备气管插管技术。

（1）出血征象的监测

1）记录呕血、黑便和便血的频度、颜色、性质、次数和总

量，定期复查红细胞计数、血红蛋白、HCT与血尿素氮等，需要注意HCT在24～72h后才能真实反映出血程度。推荐对活动性出血或重度患者应插入胃管，以观察出血停止与否。

2）监测意识状态、脉搏和血压（注意排除服用β受体阻滞剂或抗胆碱能药物对脉搏和血压的影响）、肢体温度、皮肤和甲床色泽、周围静脉特别是颈静脉充盈情况、尿量等，意识障碍和排尿困难者需留置尿管，危重大出血者必要时进行中心静脉压测定，老年患者常需心电、血氧饱和度、呼吸监护。

（2）液体复苏

1）应立即建立快速静脉通道，并选择较粗静脉以备输血，最好能留置导管。根据失血的多少在短时间内输入足量液体，以纠正血容量的不足。对高龄、伴心肺肾疾病患者，应防止输液量过多，以免引起急性肺水肿。对于急性大量出血者，应尽可能施行中心静脉压监测，以指导液体的输入量。下述征象提示血容量已补足：意识恢复；四肢末端由湿冷、青紫转为温暖、红润，肛温与皮温差减小（1℃）；脉搏由快弱转为正常有力，收缩压接近正常，脉压大于30mmHg；尿量多于30ml/h；中心静脉压恢复正常。

2）液体的种类和输液量：常用液体包括等渗葡萄糖液、生理盐水、平衡液、血浆、全血或其他血浆代用品。急性失血后血液浓缩，血较黏稠，应静脉输入5%～10%葡萄糖液或平衡液等晶体液。失血量较大（如减少20%血容量以上）时，可输入血浆等胶体扩容剂。必要时可输血，紧急时输液、输血同时进行。输血指征为：①收缩压<90mmHg，或较基础收缩压降低幅度>30mmHg；②血红蛋白<50～70g/L，HCT<25%；③心率增快（>120次/分）。

3）血管活性药物：在补足液体的前提下，如血压仍不稳定，可以适当地选用血管活性药物（如多巴胺）以改善重要脏器的血液灌注。

（3）止血措施

1）内镜下止血：起效迅速、疗效确切，应作为首选。可根据医院的设备和病变的性质选用药物喷洒和注射、热凝治疗（高频电、氩气血浆凝固术、热探头、微波、激光等）和止血夹等治疗。对食管胃底静脉曲张合并出血，可选用食管静脉曲张硬化剂疗法、食管静脉套扎疗法、内镜下硬化剂注射和内镜下组织胶注射。急诊内镜下止血适用于大量出血的患者（需在内镜止血前及止血期间保持血流动力学的稳定）及 12 ~ 24h 内轻中度出血的患者（呕吐咖啡色液体，黑便，无或轻度血流动力学改变的患者）。

2）抑酸药物：抑酸药能提高胃内 pH 值，既可促进血小板聚集和纤维蛋白凝块的形成，避免血凝块过早溶解，有利于止血和预防再出血，又可治疗消化性溃疡。临床常用的制酸剂主要包括质子泵抑制剂（PPI）和组胺 H_2 受体阻滞剂（H_2 RA）。①诊断明确后推荐使用大剂量 PPI 治疗：奥美拉唑（如洛赛克）80mg 静脉推注后，以 8mg/h 输注持续 72h，其他 PPI 尚有泮托拉唑、兰索拉唑、雷贝拉唑、埃索美拉唑等，目前仅奥美拉唑和泮托拉唑有针剂；②H_2RA：常用药物包括西咪替丁、雷尼替丁、法莫替丁等，口服或静脉滴注，可用于低危患者。

3）止血药物：止血药物的确切效果未能证实，不作为一线药物使用。对有凝血功能障碍者，可静脉注射维生素 K_1；为防止继发性纤溶，可使用止血芳酸等抗纤溶药；云南白药等中药也有一定疗效。对插入胃管者可灌注硫糖铝混悬液或冰冻去甲肾上腺素溶液（去甲肾上腺素 8mg，加入冰生理盐水 100 ~ 200ml），应避免滥用止血药。对食管胃底静脉曲张合并出血，可使用血管加压素（vasopressin，VP），国内制剂为垂体后叶素（血管加压素/催产素 = 7 ~ 10U/10U），该药须与硝酸甘油合用，减少 VP 所致的全身血管阻力增加、心排血量降低等副作用。生长抑素可减少门静脉主干血流量，降低门静脉压，是治疗食管胃底静脉曲张破裂出血的首选治疗药物。缺乏凝血因子和纤维蛋白原者可补充凝血因子。

4）选择性血管造影及栓塞治疗：选择性胃左动脉、胃十二指肠动脉、脾动脉或胰十二指肠动脉血管造影，针对造影剂外溢或病变部位经血管导管滴注血管升压素或去甲肾上腺素，导致小动脉和毛细血管收缩，使出血停止。无效者可用吸收性明胶海绵栓塞。食管胃底静脉曲张患者可选用胃冠状静脉栓塞术闭塞曲张的静脉，TIPS 分流术和部分脾动脉栓塞术降低门脉压力。

5）食管胃底静脉曲张破裂患者有活动性出血、出血量大时，可应用三腔二囊管压迫止血。

6）手术治疗：诊断明确但药物和介入治疗无效者，诊断不明确、但无禁忌证者，可考虑手术结合术中内镜止血治疗。

（4）原发病的治疗　对出血的病因比较明确者，如幽门螺杆菌阳性的消化性溃疡患者，应予抗幽门螺杆菌治疗及抗溃疡治疗。需要长期服用非甾体抗炎药者一般推荐同时服用 PPI 或黏膜保护剂。

162 上消化道出血的辨证要点是什么？

上消化道出血，多由胃中积热，肠道湿热或脾胃虚寒等因素形成。胃中积热和肠道湿热属于实证，脾胃虚弱或虚寒则属虚证。若患病日久，下血不止，营血亏虚，湿热未清，可成为虚中夹实之证。而脾胃虚弱之虚证，日久也可由气虚渐成阳虚。或病久邪入脉络，也见虚中夹实之象。故临证之时，当详查病情，分清虚实，辨别寒热，然后确立治疗原则，选择恰当方药。本病辨证要点为：

（1）辨吐血便血的颜色　吐血、便血是上消化道出血的主要症状，因此观察吐血、便血的颜色，是辨识上消化道出血特点的一个重要方面。吐血见血色鲜红或紫红，心烦，面赤脉数等为“有火”，多属实证或虚火；“无火”即气伤，多兼中气不足或脾胃虚弱的症状。而便血《证治汇补·便血》对此有详尽的记述："纯下清血者，风也；色如烟尘者，湿也；色黯者，寒也；鲜红者，热也；糟粕相混者，食积也；遇劳烦发者，内伤元气也；后重便溏者，湿毒蕴滞也；后重便增者，脾元下陷也；跌伤便黑者，瘀也。"李氏对便血颜色、病性与病机关系的论述，实属临床经验之总结，可作临证参考。

（2）辨出血部位　吐血属胃或食管出血，便血较难辨别。张景岳曾以排便前后下血来确定出血部位，即先血后便者，血来自大肠或肛门；先便后血者，血来自胃或小肠。这种以便前、便后的下血确定出血部位并不准确，在许多情况下是血与粪便混杂而下，不能截然分出是便前下血还是便后下血。因此临床上往往是结合便色来确定出血部位。如便血颜色黯红，或黑便光亮如柏油，且与粪便混杂排出，其出血部位多在胃及小肠；便血颜色鲜红，或大便中带有血液，其出血部位多在大肠、直肠。

（3）辨病情之寒热　上消化道出血的性质、类型中医可用寒热两方面加以概括。属于寒者，多为虚证，常兼脘腹胀痛，纳呆食少，畏寒怯冷，倦怠乏力，舌淡脉细等；属于热者，多为实证，常兼见胃脘胀闷而痛，口苦口干，甚至口渴，畏热喜冷，舌红脉数等。由于患者体质各异，病情转归不一，在诊治过程中，也可见到寒热相兼，虚实夹杂之证，临床当中少有单纯的虚寒导致的出血，即使是虚寒性出血，也多夹有虚火，若单用温热，恐伤阴血而迫血外溢，独用寒凉，又惧损及阳气而气不摄血，故需寒热并用，阴阳兼顾，共成止血之功。此点应当审慎，参合四诊，详加辨别为要。

（4）辨出血与瘀血　明代缪仲淳《吐血三要法》强调：宜行血，不宜止血；宜补肝，不宜伐肝；宜降气，不宜降火。现代许多医家认为治疗出血首应止血，但许多止血药往往有收涩之性，具有留瘀之弊。而临床当中许多出血的患者往往有瘀血内停之因，宿血不除，出血不止。但也不是所有的难治性出血的患者皆可用行血之法，如果没有瘀血内停之因，投之往往可加重病情。瘀血内停特点为：①瘀血内停引起的出血首先表现为脉的不流利，甚至涩，脉是诊断瘀血内停的最重要依据之一；②瘀血内停引起的出血具有反复性；③血色黯红甚至夹有血块。上述血证如用行血祛瘀之法，往往显效。而如果这时单用止血之法，会造成迁延不愈，甚至出血不止。故在临床当中，治疗反复出血患者，行血之法尤为重要。

（5）辨标本缓急　出血量多时，病情较重，应“急，则治其标”，止血乃当务之急。中医治则应收敛止血、补气固脱。出血暂停后，缓解期用药应慎重。因血止后近期再出血的可能性较大，这时患者气血亏虚明显，脏腑功能虚弱，脾胃亏虚。一方面可因气不摄血造成再出血，另一方面可造成水谷精微摄入减少，气血来源不足。此阶段病机虽以虚损为主，但不能补之过急，不可用过于滋腻药物，否则易造成腹胀，影响脾胃的消化功能。应根据患者情况辨证施治，重点是预防再出血。此阶段的病机特点是气血亏虚、瘀血阻络，故应以补气血、收敛胃气为主要治法，做到活血止血、标本兼顾。

163. 上消化道出血中医如何辨证治疗？

祖国医学认为上消化道出血的原因，最常见是饮食失节、忧思恼怒、情志不和、过度劳累、或外感急性温热之邪所致。但无论何种原因，其病机大多数为火盛或气虚所致。《景岳全书》云：“动者多由于火，火盛则迫血妄行；损者多由于气，气伤则血无所藏。”故上消化道出血的中医辨证基本上可分为实热出血和虚寒出血两大类型。前者病机为邪毒侵袭，肝胃郁热，迫血妄行，血液不循常道而成本病；后者病机为脾不统血，气虚不能摄血，血不循经，溢于脉外。而不论何因，出血之后，离经之血，留积体内，形成瘀血，阻滞脉络而妨碍新血生成，不仅出血不易停止并可加重出血。若进一步发展则气血亏耗，脾气不足，心肾阳虚，不能统血摄血，血失更甚。如《灵枢·百病始生》言："阳络伤则血外溢、阴络伤则血内溢。"这说明其出血的本质是络伤血溢。在治疗上既要抓住络伤血溢这个病理特点，又要审清病证寒热虚实之多寡，或寒热相兼，或虚实夹杂之不同，而采用相应的治疗措施。

首先辨清虚实。初次出血者以火热伤络居多；而反复出血者则脾虚不摄型有增多趋势。凡胃内积热，肝火犯胃等实证，一般起病急，舌红苔黄厚，脉滑数或弦数；脾胃虚弱，阴虚火旺等虚证，则起病较缓，舌淡苔薄白或舌红少苔，脉细。其次辨明寒热。临床上突然出现呕血或排暗红色血便，多责之火热；起病慢，大便干结色暗，以寒瘀居多。目前辨证分型较多见有胃热炽盛、肝火犯胃、气虚不摄、脾胃虚寒、气滞血瘀、阴虚火旺、气虚血脱等，临床常用治法如下：

（1）清胃泻火，凉血止血　适用于火热熏灼，迫血妄行之证。临床多见吐血突然发生或同时伴有黑便。可有发热、口苦、口渴、口臭、心烦、脐周灼痛等症，舌红苔黄，脉滑数或弦数。由于这种证型多因火盛气逆所致，故治当清胃凉血为主。常选用泻心汤加味，以三黄苦寒直折清胃泻火，止血效果显著。如因胃肠积滞、湿热偏甚而出血者，可于本方中加枳实、神曲、茯苓、泽泻以消食导滞，渗利湿热；若因肝火犯胃而迫血妄行，则宜加龙胆草、牡丹皮、山栀等以增强泻肝清胃凉血之功。

（2）滋阴降火，凉血止血　适用于阴虚火旺，虚火灼络之候。证见胃痛隐隐，吐血鲜红，量多而反复不已，大便干黑或隐血试验阳性。伴见口渴，五心烦热，头晕心悸，舌红少苔或光剥，脉细数。本证由于其起病缓慢，病程较长，本质属虚，为无根之火，故不宜寒凉直折，宜养阴而清胃热，凉血而降虚火，方选玉女煎加牡丹皮、旱莲草、茜草根、藕节等以凉血止血。兼见气虚者可加山药、党参或合用生脉散以气阴双补。

（3）补中益气，摄血归脾　适用于中气虚弱，脾失统摄之候。证见大便色黑而溏薄，亦可吐血如赤豆汁，平时可有胃痛，时作时止，饥劳更甚，痛处喜热喜按，兼见面色晄白、神疲乏力、头晕心悸等症状，舌淡苔薄，脉虚弱。由于证属脾胃虚弱，气不摄血，血无所主而从胃腑膜络破损处溢出，故治当健脾补中，益气摄血，使之归于常道。选方以归脾汤引血归经，可加白及、乌贼骨以增强止血生肌之效。倘出血量大，见面色苍白、心悸气短、肢冷汗出、脉微等气随血脱征象者，当急投独参汤或参附龙牡汤以回阳固脱。

（4）温中健脾，养血止血　适用于中阳虚衰，脉络失于温养，血失裹约之候。除出血外，尚可见腹痛绵绵，呕吐清涎，纳差运迟，喜热饮，全身症状可有形寒畏冷，甚则肢厥不温，舌淡胖，脉虚软无力等。症情较之脾气虚弱者为重，故治当温中健脾，养血止血。方选黄土汤加炮姜炭、乌贼骨、白及等以增强温中护膜，宁络止血之功。如日久脾虚及肾，渐至脾肾阳虚，宜原方加仙茅、仙灵脾、补骨脂等温补固涩之品。

（5）行气解郁，活血止血　适用于气机郁滞或久病入络，脉络瘀阻，血溢于外之候。证见便血紫黯，脘腹胀痛，面色黯滞，或有胁下胀痛，舌质紫黯，脉弦细或涩。治当行气解郁，活血止血。方选膈下逐瘀汤活血而不耗血，祛瘀又能生新。若胁下肿块胀大难消，可加鳖甲、三棱、莪术消积化癥。或用失笑散加延胡索、赤芍、白及、乌贼骨，也有活血化瘀止血之效。

上消化道出血，不外乎火热灼伤胃络和脾虚统血无权这两个主要病机。脾虚是本，胃热是标。但倘拘于胃热而过用寒凉，损伤脾阳，出血反而难止；若泥于脾虚当补，一味参芪温中升阳，不但于事无补，有时会诱发再次出血。故辨证应严谨，观察要认真，用药宜灵活，主次要分明，循常规而不拘教条，守法度而善于变通。

根据疾病发展不同阶段，治疗也有所不同。出血期应“急则治标”，以止血为第一要法。首选止血药，但止血又易致瘀，因此必须根据不同病因选用不同止血化瘀药，如热证选大黄、牡丹皮等，止血不留瘀。常用的有清热止血法、祛瘀止血法、益气止血法、温中止血法等。静止期多采用“宁血”法，首推犀角地黄汤，适当加少量止血药。血证后期，不论原系虚实寒热，总须以胃药收功。因血之既动，精血必耗，故治当补血。然胃肠失血既多，脾胃本身亦已衰惫，吸收运化障碍。况人之精血，主要来源于水谷，药食之入，总须胃化脾传。故当血止以后，务必注意畅中焦而滋化源，或补气健脾，或养阴益胃，莫忘灵动、流通之要，脾胃强健，纳运如常，气血生化有源，方能促使机体早日康复。

164 中医如何抢救上消化道出血？

上消化道出血是临床常见病，以呕血、黑便为其主要特征表现，如治疗不当，失血过多，可出现气血虚脱之危象。运用中医药治疗，疗效确切，副作用小，具有一定优势。其抢救措施如下：

（1）辨证分型治疗　辨证论治是中医治疗疾病的精髓和特色，因而上消化道出血的辨证治疗占有重要的位置，临床疗效亦较好。胃热伤络型治以清胃泻火、祛瘀止血，以大黄黄连泻心汤、清胃散、犀角地黄汤加减大黄、白及、地榆等；肝郁脾虚治以健脾益气、疏肝解郁，用柴胡疏肝散、香砂六君子汤、左金丸加减；肝火犯胃型治以清肝泻火、理气和胃，方用丹栀逍遥散、龙胆泻肝汤、泻心汤、金铃子散合左金丸加减；脾胃虚寒型治以温中散寒、活血止血，以黄土汤或理中汤、四君子汤加减地榆、白及、乌贼骨、姜炭等；脾胃湿热型用芩连二陈汤、泻心汤加地榆散；寒热夹杂型用黄连理中汤、黄土左金丸加减；胃阴不足型用沙参麦冬汤、玉女煎加减；脾失统摄型治以益气摄血固脱，急则用独参汤或参附汤合生脉散加减，缓则以归脾汤加减，配合参附注射液、生脉注射液、黄芪注射液静推或滴注；呕血量多，来势凶猛有脱象者，先宜独参汤急煎服。肝硬化食管静脉曲张破裂出血，是一种急重病证，往往出血量多，危险性较大，一般在应用三腔二囊管压迫止血同时，配合中药止血。若病性偏寒的，加入炮姜、灶心土、当归等；病性偏热的，加入藕节、侧柏叶、白茅根、大小蓟等。而三七、白及、地榆、紫珠草、生大黄粉、云南白药常被选为以上各型的共用止血药物。

（2）专方治疗　上消化道出血由于应用方便、疗效好，越来越受到临床医师的欢迎。大多集中在以止血、清热、收敛的三七、白及、大黄、乌贼骨等药物为基础拟定。如大黄三七粉，为大黄粉15～20g、三七粉5～10g，1日3剂，冷开水100～120ml冲服；止血合剂，为人参20g，加水300ml，煎煮30min，取液200ml后，加入云南白药2g、大黄粉3g、白及粉3g，摇匀口服，每次100ml，每日2次；大黄白及散：大黄、白及、大贝、当归、蒲黄炭、乌贼骨各10g，黄芪、淮山15g，炙甘草6g等方药均取得较好疗效。专方治疗具有止血速度快、疗效高、药味少等优点。

以紫珠草为主要成分研制的紫地宁血散已成为国家新药，被国家中医药管理局指定为全国中医院急诊科必备中成药。该药具有清热凉血、收敛止血功效，其中所含胶类成分可加强胃黏膜屏障，对溃疡面有保护作用。有文献报道独一味胶囊治疗消化性溃疡合并出血，既可止血，又能促进溃疡愈合。

（3）单味药治疗　大黄早在明代就有“用单味大黄水泛为丸，名将军丸，治疗吐血”的记载，清代唐容川称赞大黄“止血不留瘀，尤为妙药”。由于其具有良好的止血效果而历年来被用以治疗上消化道出血的重要药物之一。以生大黄粉5～7g，每4～6h口服或经胃管注入为临床常用。白及质极黏腻，性极收涩，能清血热，涩血络，破瘀血，生新血，同时有消肿生肌之效，因而为收敛止血之主药。以白及粉5～10g，以水调成糊状，饭前30min服，每日3次，或白及散剂每次5g，用生理盐水

50ml 调成糊状，经胃管迅速给药，每 4h 1 次，血止 24h 后改为口服，剂量不变，每日 3 次；单用白及粉治疗新生儿上消化道出血亦取得显著疗效。尚有使用当归粉每次 4.5g 口服，一日 3 次治疗上消出血属虚寒者；口服血竭粉每次 1g，每日 4 次的经验。

（4）结合胃镜治疗　胃镜下局部喷洒药物，对消化性溃疡、急性胃黏膜病变、食管静脉曲张破裂及癌性出血有良好效果，可以达到快速止血的目的。临床常用的有复方五倍子液（五倍子、诃子、明矾）、纯五倍子液等。以五倍子、诃子、明矾按1∶2∶1比例，每 70ml 煎液浓缩至 20ml，经内镜喷洒治疗本病 22 例，经 1 次喷洒，出血全部停止。将 1g 白及粉末加 20ml 生理盐水调成糊状液注入出血病灶表面，注入后即刻可见病灶表面形成胶膜，一般 2～3 分钟后出血即可停止。有文献报道以云南白药调成糊状从胃镜喷洒出血灶治疗上消化道出血，优于喷洒去甲肾上腺素组。以炮姜炭煎液和乌贼骨、白及粉在内镜直视下喷洒于上消化道出血创面取得较好效果。复方苎麻根液经胃镜直接喷洒在出血部位，不仅可直接止血，还能促进黏膜愈合。中药制剂用于内镜下注射治疗食管胃底静脉曲张和破裂出血，以其副作用小、价格低廉而逐步受到人们的重视。有报道用消痔灵混合液注入曲张静脉中心部位获满意疗效。

165 对上消化道出血如何应用中药止血？

上消化道出血属中医“吐血”“便血”等范畴，对于血症的治疗，止血为第一要法，迅速有效地止血是救治本病的关键所在。止血之后，离经之血留积体内形成瘀血，阻滞脉络而妨碍新血生成，不仅出血不易停止还可加重出血。故诸多医家均采用化瘀止血之法。并结合病因、病机及辨证辅以清热、泻火、凉血益气、温经、固脱等法。除辨证治疗外，止血药多见于局部用药，即内镜下药物直接喷洒于出血部位；或单方治疗，使用几味药物研末混匀后吞服，一般以两三味居多，使药物与胃黏膜充分接触，直达病所，既节省药源又可提高疗效。常用止血药有五倍子、三七、白及、云南白药、大黄等。

（1）五倍子　含50%～80%鞣酸，能使出血创面的黏膜组织蛋白凝固，形成保护膜，使黏膜小血管压迫收缩，并防护胃酸、胃蛋白酶及其他物质对黏膜创面再刺激，而达到止血目的。该药还能杀灭幽门螺杆菌，促进创面修复及炎症消散。纯五倍子液对消化性溃疡、急性胃黏膜病变出血，局部喷洒止血效果良好；对食管静脉曲张破裂出血，局部喷洒后一次止血效果良好，而再出血率较高，这与肝功能差，门脉压过高有关。局部喷洒后再口服该药、可预防再出血。五倍子药广价廉，药液制作简单，使用方便，特别适应于广大基层医院。

（2）三七　三七末1g，白及粉1g，用温开水调和，每日4～6次。三七和白及有止血功效，三七和白及加水混合物呈弱酸性，极黏稠呈糊状。口服药物直接与出血胃肠道黏膜接触，有外治效果。三七的功用为止血愈伤，活血散瘀，消炎、消肿、排脓去毒。《本草纲目》曰“出血不止者，嚼烂涂、或为研末掺之，其血即止”，《本草纲目》又曰“白及性涩而敛”“生肌治疮”等。另外，药物经胃肠道吸收有内治作用。药理研究表明，白及有良好的局部止血作用，其原理使血细胞凝集，形成血栓，白及末止血效果迅速、确切，有“生肌治疮”“封填破损”“溃败可托”“托旧生新”作用，使糜烂溃疡面达到修复；三七有缩短凝血时间，降低毛细血管通透性，收缩血管使血小板凝集形成血栓达到局部止血目的。故此，三七及白及治疗急性上消化道出血止血迅速、有效、安全，无副作用，又可以与其他止血疗法联合应用。

（3）云南白药　具体用法是用云南白药0.25～0.5g，加凉开水20ml兑服，每4～6小时服1次，疗程3～7日，粪潜血转阴停药；或白及50g，加水100～200ml煎至40ml左右，去渣冷却后 4 ~ 6 小时服 50 ~ 100ml（与云南白药交替服），疗程 3 ~ 7 天至粪潜血转阴停药；或将云南白药 2 ~ 4g 加入 0.9% 氯化钠溶液 50 ~ 100ml 中，以胃管注入，20h 用 4 次，总量达 12g，首次加云南白药保险丸 1 粒。祖国医学认为云南白药具有活血散瘀、祛腐生肌、止血愈伤的功效，活血而不妄行，可以止血、化瘀、祛腐，可促进肉芽生长，有利于创面及溃疡面愈合。其主要成分是三七，三七为五加科多年生草本植物，内含三七皂苷、黄酮苷生物碱等成分，现代药理研究证实该药能降低毛细血管通透性，改善血管黏膜脆性，使固有黏膜血管炎改善，修复黏膜溃疡，所含三七皂苷能收缩血管，缩短凝血酶原时间，能促使血小板凝聚，起止血作用，可显著增强吞噬细胞功能，对炎症过程的介质释放，毛细血管渗透性增加及白细胞游走，结缔组织增生等环节有抑制作用，可促进溃疡愈合。云南白药在体外对多种细菌有明显抑制。此外还可增加肌营养血流量，促进皮质激素分泌。

（4）大黄　急性期采用单味大黄粉口服，剂量大多以每次 0.5 ~ 6g，每日 3 ~ 4 次。有人认为，每日不要超过 6g，剂量过大，疗效并无增加而只增加排便次数。可以根据服药后排便次数调整大黄的给药剂量，宜以每日排便 3 ~ 5 次为度。复方治疗常用生大黄粉与白及，或与云南白药，或与乌贼骨粉、三七面、五倍子等药物等分或按一定比例混合调制，制成粉剂，每日分次口服，严重者通过胃管注入。还有在辨证的基础上，如理气化湿、健脾益气等治疗同时加入大黄复方治疗。结合现代治疗手段，将大黄胃镜下局部喷洒应用也取得一定效果，有人用白及、大黄、黄芩、黄连或大黄、五倍子、华山矾、明矾煎药取汁过滤后喷洒；有人直接用生大黄混悬液喷洒；晚近有学者使用微米大黄炭局部喷洒止血，克服了以前药液浓度不均，混悬颗粒堵塞胃镜通道的弊病。大黄具有攻积导滞、泻火凉血、逐瘀通经之效。上消化道出血急性阶段，血热瘀滞为其基本病机特点，故宜用大黄止血，急则治其标。

166 如何应用大黄治疗上消化道出血？属气血亏虚者能否应用大黄？

大黄味苦性寒，现代《中药学》把它列入泻下药中。其实，大黄也是中药治疗上消化道出血的重要药物之一。汉张仲景曾提到“心气不足吐血，泻心汤主治”。“阳明证其人喜忘者必有蓄血，所以然者本有久瘀血，故令喜忘，屎虽硬，大便反易其色必黑者，宜抵当汤下之。”上述所提到的“吐血”及“屎虽硬大便反易其色必黑者”即相当于现今急性上消化道出血所表现的呕血与黑便。治疗用的泻心汤与抵当汤内均含有大黄。张仲景在桃仁承气汤（内含大黄）的临床应用时，更明确地指出了“血自下，下者愈”的规律。在我国医学史上首次提出了下瘀止血的理论。明代有“用单味大黄水泛为丸，名将军丸，治疗吐血”的记载；清朝血证专家唐容川更进一步论述：“况血入胃中则胃家实，虽不似伤寒证，以胃有燥屎为胃家实，然其血积在胃，亦实象也，故必亟夺其实，釜底抽薪，然后降气止逆。”“大黄一味，既是气药，又是血药，止血不留瘀，尤为妙药”。

大黄具有攻积导滞、泻火凉血、逐瘀通经之效。上消化道出血急性阶段，血热瘀滞为其基本病机特点，故宜用大黄止血，急则治其标。大黄具有缓泻作用，主要是大黄内含有蒽醌化合物成分所致，这可促进停积在胃肠道的瘀血排出，避免瘀血停积胃中直接引起或诱发出血。上消化道出血的急性期往往都有较明显的胃腑局部热象，随着疾病的进一步加剧，出血日久，气随血耗，才表现出气血亏虚的全身性证候，急性期应将局部证候放在首位，只有尽快地消除胃腑实热，才能有效地制止出血，从而防止全身性气血亏虚的进一步加剧。现代药理研究证实，大黄具有多方面的止血作用：大黄止血的有效成分 A（α-儿茶素）、B（没食子酸）可促进血小板的黏附和聚集功能，利于血栓形成，且可降低抗凝血酶Ⅲ（AT-Ⅲ）的活性，没食子酸还能增高 α_2 巨球蛋白（α_2-MG）含量，降低纤溶性，加速血液凝固；大黄酚能降低毛细血管的通透性，减少溃疡面渗出，改善血管脆性，缩短凝血时间，促进骨髓造血功能等；大黄所含鞣质具有局部收敛、止血作用，并能促进结肠、远端平滑肌收缩而产生泻下作用，并有利于血管平滑肌收缩而止血；此外，大黄的止血作用还与抑制胃蛋白酶、促进血小板在血管破裂处凝集有关。

临床应用见165问。

由于大黄味苦性寒，易刺激胃肠而有脘腹疼痛等副作用，因此消除或减轻其副作用，是提高大黄治疗安全有效性的关键所在。根据病情调整用量；或将蜂蜜与大黄调服，可明显降低胃脘痛和便前腹痛的发生率；而炮制后上述副作用则基本消失，但对大量出血的止血效果减弱。

传统认为，大黄为苦寒攻伐之品，有败胃伤正之弊，似属气血亏虚者不太适宜。凡具攻邪之证，即便是气血大亏的患者，大黄仍可用之。但要注意中病即止，切忌攻伐太过，徒伤正气。本病出血阶段，血热瘀滞为基本病理特点，故宜用大黄止血，急则治其标；血止之后，再针对出血之因进行辨证论治清气血亏虚者，当用益气养血药物，如人参、黄芪、当归之属，缓则治其本。这样，既有利于疾病的早日康复，又可提高其远期疗效。

总之，大黄治疗上消化道出血，中医有长期的临床基础，尤其对轻、中度出血患者，疗效确切。其应用体现了中医简、便、验、廉的特色，在基层可广泛推广使用。

167. 肝硬化上消化道出血的辨治特点是什么？

肝硬化上消化道出血多由门静脉高压导致食管下段及胃底静脉曲张破裂出血，出血量多，来势凶猛。根据出血的不同阶段采取中西医结合方法，急性期以西医为主，中医为辅，缓解期以中医为主，可达到优势互补，提高疗效的目的，对治疗肝硬化上消化道出血很有意义。

祖国医学认为本病病因为胃中积热、湿热伤胃、肝火犯胃、脾失统血、瘀血内阻致血络受伤，血溢脉外；或血失统摄，不能归经所致。血热妄行，灼伤脉络而出血，火热之中当分胃热与肝火，两者均为实证；出血量多或反复出血，易由实转虚，致脾气亏虚、脾阳不足，甚至脾肾俱虚；也有出血较多，正气已虚而邪热未清，脉络瘀滞等虚实夹杂之证。临证时当辨别寒热，察其虚实进行治疗。治疗上如《血证论》指出："存得一分血，便保得一分生命"，强调"止血为第一要法"，迅速有效地止血是救治本病的关键。治疗中注意止血不留瘀，化瘀不动血贯穿始终。除治血外，还应治火、治气。治实火宜清泻火热，或佐以降气，治虚火宜滋阴降火；治气盛当清气降气，治气虚宜补气益气。

具体分型治疗如下：胃中积热证，法当清胃泻火，化瘀止血，泻心汤合十灰散加减；若胃气上逆，证见恶心呕吐者，加代赭石、竹茹、旋覆花以和胃降逆。湿热伤胃证，法当清热化湿，凉血止血，枳实导滞丸合四生丸加减。肝火犯胃证，法当泻肝清胃，凉血止血，龙胆泻肝汤加减；如吐血不止，兼见胸脘满闷，口渴不欲饮者为瘀血，可合用花蕊石散及三七末调服，以化瘀止血。瘀阻胃络证，法当活血化瘀，行气止痛，血府逐瘀汤加减。阴虚火旺证，法当滋阴清热，凉血止血，玉女煎加减，可酌加白茅根、牡丹皮、侧柏叶、旱莲草、藕节等宜滋阴凉血止血。气血亏虚证，法当健脾益气摄血，归脾汤加减，可加白及、三七、炮姜炭温阳止血。

根据病情分期，治疗原则也有所不同。

出血期急则治标：出血量多时，病情较重，应"急则治其标"，止血乃当务之急，临床应采用中西医结合方法，西医用垂体后叶素、三腔二囊管等方法止血及胃镜下注射硬化剂、结扎及喷洒止血剂等治疗措施已在临床上广泛应用，同时配合降低门静脉压，使用收缩血管药物和输血等。中医治则应收敛止血、补气固脱，药用三七、白及、海螵蛸、浙贝母、刘寄奴等，均有止血制酸、保护胃黏膜的作用。黄芪、人参补气固脱，以多次频服较好，有利于快速止血。

缓解期标本兼治：出血暂停后，用药应慎重。因血止后近期再出血的可能性较大，这时患者气血亏虚明显，脏腑功能虚弱，脾胃气虚。一方面可因气不摄血造成再出血；另一方面可造成水谷精微摄入减少，气血来源不足，患者多伴有乏力头晕、心悸、动则汗出。此阶段病机虽以虚损为主，但不能补之过急，不可用过于滋腻药物，否则易造成腹胀，影响脾胃的消化功能。应根据患者情况辨证施治，重点是预防再出血。此阶段的病机特点是气血亏虚、瘀血阻络，故应以补气血、收敛胃气为主要治法，做到活血止血、标本兼顾。不可过早过量使用活血化瘀药和燥烈伤胃气的药物，以免损伤胃中血络，导致再出血。

稳定期缓则治本：消化道出血已止，病情较稳定后，可采取治病求本的原则。本病的发生发展均与肝脾关系密切。肝瘀脾虚、气不摄血是本病的主要病因病机。应审因论治，整体调节，舒其气血，令其条达，祛瘀而不伤正，重在恢复肝脾功能。肝血充足，才能发挥正常的疏泄功能；脾气健运则水谷精微得以化生。瘀血不去，新血不生，血不能归经。临床要分清标本主次，轻重缓急，逐瘀而不破血。活血补血之品如当归、丹参、川芎等较宜选用，这类药物可改善肝脾血液循环，降低门静脉压，改善胃黏膜供血，促进黏膜修复；薏苡仁、炮穿山甲、鸡内金、鳖甲具有软坚散结、改善肝纤维化的作用；白及、海螵蛸、浙贝母能收敛制酸止血。总之，活血化瘀、补气养血、疏肝健脾等法则，均应注意整体调节，是治病求本之法。

168. “脾主统血”理论的机制是什么？临床中如何应用？

“脾主统血”的理论，最早可追溯到《内经》、《难经》，《难经·四十二难》云：“脾重二斤三两，扁广三寸，长五寸，有散膏半斤，主裹血，温五藏，主藏意”，《素问·示从容论》说：“脾气不守，胃气不清，经气不为使，真脏坏决，经脉傍绝，五脏漏泄，不衄则呕”。揭示脾虚不固致衄血、呕血的病理现象。“脾统血”一词最早是由明代薛己提出，《薛氏医案》云：“心主血，肝藏血，亦能统摄于脾”。明清时期，“脾主统血”的理论日臻完善，《景岳全书》即指出：“盖脾统血，脾气虚则不能收摄；脾化血，脾气虚则不能运化，是皆血无所主，因而脱陷妄行”。

现代研究发现脾虚、脾不统血者，血小板黏附、聚集、收缩功能下降，血小板对毛细血管的支持、营养作用降低，毛细血管脆性增加，导致出血；脾虚小鼠红细胞介导的清除循环免疫复合物及免疫黏附功能下降；脾虚患者的免疫功能均有不同程度的降低，其治疗后的抗血小板抗体水平及淋巴细胞转化率均显著改善；脾虚证存在明显的外周微循环障碍，表现为毛细血管抗力减弱，毛细血管的渗透脆性增高，血液自血管溢出而出血；全血黏度、血细胞比积在脾不统血证中明显降低，而且脾不统血组的降低高于脾气虚组；血沉在脾不统血证中明显加快。另有研究发现，脾不统血证消化道出血患者其出、凝血系统并没有病变，正常人组与吐血黑便组脾不统血证血小板相关抗体无显著性差异，说明吐血黑便脾不统血证患者病理损害以消化道为主，以脾不运化功能的病损更为突出。故脾统血理论对消化道出血的影响研究还有待深入。

脾为气血生化之源，乃后天之本。脾气发挥的生理功能不仅关系到全身之气的充足与否，而且也影响着全身之气的生理功能。气属阳，对于体内属阴的液态物质有统摄、驾驭和控制作用。气可以固摄血液在脉中正常运行而不致逸出脉外，这种认识是中医理论知识的独特之处。因此，若受多种因素影响而导致脾气亏虚，则不仅影响着全身之气的生成和功能的发挥，而且往往导致气对血液的控摄能力减弱，致使血液逸出脉外。此时患者有倦怠乏力、少气懒言、腹胀纳呆、大便溏泄、舌淡脉虚等脾虚症状，以及出血色淡、起病较缓、病程较长等特点的脾不统血证。又由于脾气以升为主，故脾气虚者常常不能升清，极易虚陷而下，故临床中又以下部出血多见，如便血、尿血、崩漏等。当然临床中也有时会出现鼻衄、吐血及齿衄等上部出血。由此可知，脾不统血为虚证，治疗应以健脾、补气、摄血为法，代表方如黄土汤、补中益气汤、归脾汤、拯阳理劳汤、保元汤等，甚者投以参附汤、独参汤。《伤寒杂病论》中创立的黄土汤，其主要作用即是温脾摄血，主治脾气虚寒失于统摄的下血证。“病人面无色，无寒热，脉沉弦者，衄；浮弱，手按之绝者，下血”。“下血，先便后血，此远血也，黄土汤主之”。元·危亦林在宋·严用和《济生方》为劳伤心脾所设归脾汤的基础上，丰富和发展了严氏理论，在《世医得效方》中提出：“归脾汤治思虑伤脾、心虚健忘，为脾不能统摄心血，以致妄行，或吐血下血”，使归脾汤成为后世医家治疗脾不统血的经典方剂。唐容川在《血证论》中指出“谓血乃中州脾土所统摄。脾不统血……治法总以治脾为主，或劳倦伤脾，饥饱伤脾，脾虚不摄宜用归脾汤”，同时在“便血篇”中还指出：“血者，脾之所统也。先便后血，乃脾气不摄，故便行气下泄，而血因随之以下。方用灶土、草、术健补脾土，以为摄血之本”。

脾不统血证是消化道出血的常见证型，故掌握正确的治疗法则，无论对于脾不统血的急性、慢性乃至重症出血都是必要的。《景岳全书》说：“故凡见血脱等证，必当用甘药先补脾胃，以益发生之气。盖甘能生血，甘能养营，但使脾胃气强，则阳生阴长，而血自归经矣，故曰脾统血。”

169. 怎样用“治血先治肝”理论指导消化道出血的治疗?

肝在生理上具有疏泄条达气机和主藏血以调节血量的双重作用，故为气血调节枢纽。既指肝有贮藏血液与调节血量的作用，还包括肝通过疏泄以调畅气机，使周身血液循行畅达而不妄行外溢的机制。肝之疏泄和藏血关系正常则气血调和，若情志失和或它病及肝，则导致肝气疏泄不利，气机郁结，肝不藏血，从而影响血液的正常运行而导致血证的发生。缪希雍在《本草经疏》中曰：“夫血者，阴也，有形者也，周流夫一身者也，一有凝滞，则为癥瘕，瘀血，血闭，或妇人月水不通，或击扑损伤积血，及心下宿血坚痛，皆从足厥阴受病，以其为藏血之脏也”。《药品化义·紫菀》曰：“吐血衄血，肝气逆上也；便血溺血，肝气妄下也”。说明肝失疏泄，血不得藏，血不藏则妄行而为诸般血证。

肝病而血不得藏的机制十分复杂，涉及肝气、肝火、肝虚诸端，出血部位不同，病因病机各异，然而出血的病因病机大多总离不开阴阳相乘、火与气，同时更离不开肝脏的疏泄和藏血功能。肝为藏血之脏，又司相火，血足则火温而不烈，能游行三焦，送于腠理，温养肌肉；血虚则肝失所藏，木旺而愈动火，木火内燃，亢烈为害，致令血不能藏而外溢。因此，肝脏对于血之治乱具有举足轻重的作用，也是血证病机的关键所在。若肝经之火并相火，横决不遏，则灼伤胃络而为吐血；若过旺下乘，灼伤阳明肠络则便血。

血证的治法，古人有很多精辟的论述，突出的有缪仲淳的吐血三要法，即宜行血不宜止血，宜补肝不宜伐肝，宜降气不宜降火。唐容川提出止血四要法，然而无论是治吐血三法，还是止血四要法，均不能离开肝。治吐血三要法之一的行血，也是通过调整肝脏的疏泄功能而实现的。木郁达之，肝之疏泄功能正常，则气机调畅，气血运行和平，血止而不外溢，故《医贯·血症论》云：“血随乎气，治血必先理气。”其二补肝，即是养肝平肝，肝为阴阳之脏，易动气化火，肝得养，则气得平火得降，不激怒横逆，血得安而不外溢；其三降气，即是降冲脉之气、冲气上逆，则血随气逆而上溢，冲脉隶属阳明，但也归所司，降冲气即是降肝气，气降不逆，则血安不溢。至于止血、消瘀、宁血、补虚等法，也均是从肝着眼。抑肝降逆泻火则血止，疏肝调气通络则瘀消，柔肝潜阳安冲则血宁，养肝补肾滋胃则血充而归位。唐容川特别强调治血证要：“里者和其肝气”，而治疗血证的著名方剂如泻心汤、黛蛤散、丹栀逍遥散、当归芦荟丸、龙胆泻肝汤、滋水清肝饮等，无不都是从肝论治而取得显著效果的。血证从肝论治，是因为治肝则阴阳不相乘，血热得清，逆气得降，疏泄功能得调，藏血功能得固，冲脉之气得降，相火得安故宅，肾水也能上滋，则气不动，火不升，血得静。心主血、肺布血、肝藏血、脾统血，各脏之职也得守，阴阳重归于平衡，而血海安宁，气机调畅，血运和平，何出血之有？故血证从肝论治，不失为治疗血证大法之一。故《血证论》曰：“肝藏血，即一切血证，总不外理肝也”。

具体到消化道出血，常用的有疏肝止血法，由于肝气郁结，郁怒伤肝，肝气横逆犯胃，疏泄无权，气机滞阻。见呕血或便血，胃脘胀痛，吞酸泛酸，易激动，胸闷烦躁，口干，口苦，舌质淡红舌边红，苔薄白或薄黄，脉弦。常用药为柴胡、枳壳、川楝子、郁金、香附、白芍、青皮、荔枝核等。代表方剂，有四逆散、柴胡疏肝散、逍遥散。若胃中灼热、嘈杂，用左金丸合化肝煎加煅瓦楞，以平肝和胃，或胃脘痛甚可加沉香、元胡，以理气止痛。还有泻肝止血法，由于肝郁化火，或暴怒伤肝，肝火犯胃，肝胃火炽，损伤阳络。证见吐血色红或大便色如胶漆，心烦易怒，目赤肿痛，口苦胁痛，多梦少寐，舌质红，苔黄，脉弦数。病势较急，如《证因脉治·内吐血》中言：“内伤吐血，时而呕吐纯血，一连数口，此胃家吐血之证；若倾盆大出者，肝家吐血也”。常用药为龙胆草、夏枯草、牡丹皮、黄连、大黄、黄芩等。代表方剂有龙胆泻肝汤，丹栀逍遥散，或《张氏医通》泻青丸加槐花、地榆，血出如涌者加三七、花蕊石、蒲黄之类，以化瘀止血。同时在滋阴止血、化瘀止血、凉血止血等方法中，如见肝阴亏虚、肝郁气滞血瘀、肝火妄行动血等证，可应用一贯煎、膈下逐瘀汤、龙胆泻肝汤等以从肝论治。

综上所述，在治疗消化道出血时，根据辨证分析从肝论治，采用疏肝、柔肝、清肝、泻肝等法，合以化瘀通络之品，清除瘀血等方法，常获良效。

170. 如何灵活使用炭类药治疗消化道出血？

中药制炭用于止血距今已有两千多年的历史，在历代中医用药中占有重要地位，形成了独特的炭药止血理论。最早在《五十二病方》中就有了“止血出者，燔发，以安其病”的记载。在消化道出血中，炭药也是常用的止血药之一。

传统的炭药制备包括炒炭法、沙烫法、焖煅法。炮制炭药的要点，就是“存性”，所谓存性就是保持中药的治疗效应，也就是说，不能因炮制而失去有效成分。一般来说，炒的过火，则完全成炭，其药效也随之丧失；炒的过嫩，则无炭药之功，也就达不到治疗目的。所以，必须存性是也。

常用的炭药按性味说：炒炭止血之寒凉药，大约有生地炭、牡丹皮炭、黄芩炭、地榆炭、侧柏炭、茜草炭、白茅根炭、大黄炭、蒲黄炭、槐花炭、大小蓟炭、白及炭等。常用炒炭止血之温热药，大约有荆芥炭、炮姜炭、艾叶炭、百草霜等。另外还有一种性平的收涩止血药，亦多作炭剂使用，如藕节炭、陈棕炭、血余炭等等。至于用炭方剂，负有盛名者，当推十灰散（丸）为最，方中十味药全都炒炭而用，可谓用炭止血之代表方。

现代研究证实，以药炒炭作止血之用，确有其理。炒炭后药中的炭素、鞣质、Ca^{2+}、微量元素等能在一定程度上起到止血的作用。如地榆、槐米炒炭后其鞣质含量可增加，而其止血止泻等作用亦相应加强；棕榈炒炭后 Ca^{2+} 含量明显增加；侧柏叶、山楂炒炭后 Zn、Mn、Cu、Fe、Ca 等微量元素含量发生变化，止血作用较生品得到增强。根据实验研究，藕节、槐角、棕榈等炒炭都能明显缩短凝血时间；又如大黄炭、白芍炭治食管出血等都有效。中药炒炭的止血作用比较复杂，是一个多成分、多环节、多靶点的综合作用，炒炭后增强或产生了止血作用。但也不能一概而论，如熟地黄经炒成炭后，凝血时间比其生品略差；旱莲草、侧柏叶炒炭均不及生品；三七、白及也宜直接用生品入药。所以用于治疗出血症的中药不能受“血见黑则止”理论的影响而一概而论，要辨证地看待这一理论。

辨证施治应是炭药的应用原则。根据消化道出血的不同特点，临床多采用凉血止血、温经止血、化瘀止血、收敛止血，除此之外还有行散止血、补气止血、降逆止血等，根据不同的证来选不同的止血药。故凡实热证不需用炭，其药之生用效果远远超过炒炭者，如用泻心汤之类方剂，苦寒泻火，火熄血自止，大黄、黄芩等药不必制炭，制炭反显弄巧成拙，此时正需苦寒之药以直折其火势，炒炭必减弱其苦寒之性；而虚寒证用炒炭则自有其妙处，如阴盛隔阳，火不归元及阳虚不能摄血而为吐、下血者宜用干姜炭即属此理。以药而论，经炒炭后用于血证，大约可以制药性辛散之弊，减弱或消除药物寒凉之性，缓解药物峻下之猛；荆芥、姜、艾之类药物都具有辛散作用，荆芥一味，用于疏散风热，生用甚好，既已出血，不需辛散，仅取其理血止血，故用炒炭；姜有辛散温中与补虚之功，用于血证仅取其温补之力，不需其辛散，故宜炒炭用。炒炭以去其药物之辛，辛散易伤正，今已出血，何能再伤之，此为炒炭以去其辛。寒热夹杂或兼体虚人之血证，寒热并用，需用寒凉之药，但又恐其寒凉助寒妨虚，而弃去寒凉又不可，则应炒炭，以减其寒凉之性。如此，既以寒凉清热，又不助寒不妨虚，可谓用心之巧矣，如黄芩炭、牡丹皮炭等皆是。此为炒炭以减药性之寒凉。对血证有瘀血内结而又体衰正虚者，须逐其瘀，瘀除则血自止，逐瘀下结，大黄本是涤荡之药，但其力之猛又非体弱之人所能承受的，用之炒炭存性，所谓存性者留其功效也，经炒炭后，寒凉峻下之力俱已衰，而逐瘀之功尚存，用之瘀去而血止，此岂非炒炭之效乎！

临床用炭剂止血，有宜有不宜者，不能一概而论。不可一见血证即炒炭以用之，须认真考虑其功过得失，生用有利则用生者，炭剂有利则用炒炭，只有正确掌握使用炒炭止血方法，才能显见炭剂止血之妙用。

胃　癌

171·胃癌早期有何症状？临床如何诊断？

胃癌是指发生在胃上皮组织的恶性肿瘤，95%为腺癌，在我国位居消化系统肿瘤的首位，具有起病隐匿，易转移与复发，预后差等特点。胃癌任何年龄均可发生，以50～60岁居多，男女发病率之比为（2～3）：1。胃癌的病因与环境因素有关，不良饮食习惯、胃部良性疾病以及致癌物如N-亚硝基化合物、真菌污染以及幽门螺杆菌感染都是胃癌的致病因素。中医学虽无胃癌的名称，但根据胃癌的临床表现，可归属于胃脘痛、反胃、噎膈。

癌组织限于黏膜层和黏膜下层，无论有无淋巴结转移，称为早期胃癌，按日本分类方法可分为隆起型、平坦型、凹陷型三型。癌组织浸润达肌层或浆膜层称为进展期胃癌，也称为中、晚期胃癌，一般把癌组织浸润肌层称为中期，超出肌层称为晚期胃癌，按 Borrmann 分型可分为隆起型、溃疡型、溃疡浸润型、弥漫型。早期胃癌常因无特征性症状而漏诊，常表现为上腹部隐痛、腹胀、食欲不振、恶心呕吐等，故易被诊断为一般性胃病，也是患者确诊较晚的主要原因。因此，一旦出现持续的胃脘部不适、尤其有不良生活病史、家族胃癌病史、胃溃疡、慢性萎缩性胃炎、幽门螺杆菌感染等病史，应该及时行胃镜检查排除早癌。同时，建议有上述危险因素的、年龄大于 40 岁（吸烟者大于 35 岁）的中年患者，应该每年行胃镜检查筛查早癌。

胃癌临床诊断需要掌握以下要点

（1）出现以下情况，特别是 40 岁以上患者，应警惕胃癌的可能　有上腹痛或上腹部胀满病史，近期疼痛加重，疼痛节律改变；原因不明的消瘦、黑便，伴有食欲不振、乏力、血红蛋白降低或伴有顽固性上腹疼痛；粪便隐血持续阳性；检查发现有肺、肝转移灶，锁骨上淋巴结肿大。

（2）有胃癌家族史或有慢性萎缩性胃炎伴有肠化、异型增生等胃癌前疾病、癌前状态者，属于高危人群，应定期检查，特别是胃镜或 X 线钡餐检查。

（3）X 线钡餐检查　主要表现为胃壁僵硬、蠕动消失、充盈缺损、癌性龛影或皮革样胃等。

（4）胃镜检查　见癌性溃疡、菜花样肿块等，进一步活检可明确诊断。

（5）胃癌要注意与胃良性病变（胃溃疡、胃息肉、胃平滑肌瘤）及其他胃部恶性肿瘤（原发性恶性淋巴瘤、胃平滑肌肉瘤）鉴别，最可靠的鉴别是经胃镜活检行病理学检查。

172. 胃癌的病因病机是什么？中医是如何认识胃癌的？

中医学对胃癌的认识可追溯到两千年前，《黄帝内经·四时气篇》说道："饮食不下，膈塞不通，邪在胃脘。"汉代医家张仲景在《金匮要略·呕吐哕下利病脉证治第十七》讲到"朝食暮吐，暮食朝吐，宿谷不化，名曰胃反。脉紧而涩，其病难治。"当时认为此病很难治。在疾病诊断方面，中医根据胃癌的临床表现，将之归属于"噎膈""反胃""癥瘕""积聚""伏梁""胃脘痛"等范畴。在病因病机方面，现代中医认为内外两种因素引起胃癌的发病，内因主要为劳倦内伤或脾胃虚弱，痰湿内生，肝气郁结，气机不畅，行血无力，则致气滞、痰凝、血瘀；外因是饮食不节，嗜好辛辣烟酒，情志失调，邪毒外侵等，内外结合而生积块，互结于胃，形成胃癌。在治疗方面，中医治疗能改善胃癌患者生存质量，延长生存期，并减缓放、化疗的毒副作用。中医强调在辨证论治的基础上，采用辨证与辨病相结合，扶正与祛邪相结合的方法。既应遵循又不可拘泥于早期以攻为主、中期攻补兼施、晚期以扶正为主这一般规律，而应灵活运用攻补兼施这一原则。应强调审证用药，积极调整患者的脏腑气血功能，有助于消除或缓解癌症患者的临床症状。

173. 胃癌如何进行辨证论治？

根据全国中西医结合胃癌协作组意见，胃癌多按以下六个证候分治，但证候之间多相互关联，各个证候亦不一定典型地出现。随着胃癌病情的发展，证候亦随之变化，临床上应根据病情变化辨证论治。现介绍如下：

（1）肝胃不和证　胃脘胀满，时时作痛，窜及两胁，口苦心烦，嗳气陈腐，饮食少时或呕吐反胃，舌苔薄黄或薄白，脉细。治法：降逆止痛，舒肝和胃。方药：柴胡疏肝散加减：柴胡、枳壳、郁金、法半夏、川芎各10g，丹参20g，白芍15g，白花蛇舌草30g，炙甘草6g。加减：恶心苔腻者，加藿香、陈皮；反酸者，加吴茱萸、黄连；脘胁痛甚者，加川楝子、延胡索、木香或砂仁（后下）、三七粉（冲服）。

（2）脾胃虚寒证　胃脘隐约胀痛，喜按就温，或暮食朝吐，朝食暮吐，或食人经久仍复吐，时呕清水，面色苍白，肢凉神疲，或便溏浮肿，舌淡胖有齿痕，苔白滑润，脉沉缓或沉细濡。治法：温中散寒，健脾和胃。方药：理中汤合四君子汤加味：熟附子（先煎）、炮姜、吴茱萸各10g，人参、白术、茯苓、砂仁各12g，黄芪30g，生薏苡仁60g，法半夏、陈皮各15g，甘草6g。加减：便溏泄泻者，加山药、芡实、鸡内金、儿茶、补骨脂、制肉豆蔻；脘胀嗳气者，加藿香、苍术、草果。

（3）胃热伤阴证　胃内灼热，口干欲食，胃脘嘈杂，食后剧痛，五心烦热，大便干燥，脉滑细数，舌红少苔，或舌黄少津。治法：养阴润燥，清热和胃。方药：养胃汤加减：生地黄15g、玉竹10g、石斛30g、玄参10g、麦冬10g、生石膏（先煎）15g、白芍10g、知母10g、沙参30g、竹茹10g、天花粉9g、藤梨根15g。加减：胃脘灼热疼痛明显，嘈杂反酸者，加黄连、吴茱萸。

（4）痰湿凝结证　胸闷膈满，面黄虚肿，呕吐痰涎，腹胀便溏，痰核累累，舌淡，苔滑腻。治法：化痰散结，温化中焦。方药：开郁二陈汤加减：苏子、莱菔子、贝母、胆南星、法半夏、海藻、苍术、白术、茯苓、陈皮、各10g，生牡蛎（先煎）30g，夏枯草15g，生薏苡仁15g，白花蛇舌草30g。加减：脾虚中寒痛甚、呕吐、肢冷者，加人参、干姜、砂仁、川椒；恶心呕吐者，加旋覆花、代赭石、生姜汁；食滞者，加炒山楂、鸡内金；气滞甚者，加厚朴、大腹皮。

（5）瘀毒内阻证　胃脘刺痛，灼热灼痛，食后痛剧，口干思饮，脘胀拒按，心下触及痞块，或有呕血便血，肌肤枯燥甲错，舌唇紫黯或见瘀点，脉沉弦、细涩或弦数。治法：理气活血，软坚消积。方药：蜂魔汤加味：露蜂房、土鳖虫、五灵脂、生蒲黄、桃仁、红花、乌药、延胡索、生地黄各10g，铁树叶、石见穿各20g，莪术12g。加减：服上方后神疲乏力者，去莪术、土鳖虫，加黄芪、党参；服后泛恶纳减者，加神曲、藿香。

（6）气血双亏证　全身乏力，心悸气短，头晕目眩，面色无华，虚烦不寐，自汗盗汗，甚则阴阳两虚，脉沉细无力，舌淡少苔。治法：补气养血，温阳健脾。方药：八珍汤加减：黄芪、党参、白花蛇舌草各30g，白术、茯苓、紫河车、阿胶（烊化）各10g，当归、白芍、黄精各15g，熟地黄12g，甘草6g。加减：便黑者，加白及、灶心土。同时，在临床过程中，可采取一些对症治疗法则。如在胃癌化疗后采用健脾益肾，扶正固本法，用于化疗后脾肾亏虚，气血不足证；胃癌手术后采用通里攻下，祛满行气，用于手术后肠梗阻；胃癌放疗后采用养阴和胃法，用于放疗后胃阴亏虚证等。

174. 著名老中医郁仁存如何运用补虚平衡理论防治肿瘤？

著名老中医郁仁存教授从事临床实践及科研、教学工作达四十余年，逐步形成了中西结合的学术思想体系，在肿瘤领域创立了中医肿瘤学，形成了独具特色的诊治体系。肿瘤发病“内虚”学说是主要从正虚方面认识肿瘤的观点，由郁老在《中医肿瘤学》（1983年科学出版社）中正式提出。他将肿瘤的主要病因病机概括为气滞血瘀、痰结湿聚、热毒内蕴、脏腑亏虚、经络瘀阻五个方面，并认为脏腑亏虚是肿瘤发生发展的根本原因。内虚是这种有利于肿瘤发生、发展的内环境的概括。这一学说对防治肿瘤有指导意义：在预防方面，除了防止和阻断外界致癌物质进入人体及其长期作用外，更重要的是使人体器官组织与功能不致失调，保持和提高机体的防御能力；在治疗方面，除了消除癌灶的手术、放疗、化疗外，还必须根据内虚情况调整机体的内环境，才能取得良效。肿瘤复发和转移的因素极为复杂，但仍以内因起决定性作用，以中医药改变或调整机体的内在条件，可以使一些病例延迟转移及复发，甚至不再复发。

郁老丰富了“阴平阳秘，精神乃治”理论在肿瘤诊治领域中的内涵，提出了“平衡理论”与肿瘤的综合治疗，指出肿瘤发病和治疗过程中将造成“失衡状态”，提出在“平衡理论”指导下的肿瘤综合治疗原则。以失衡的邪正消长状态为根据，采取中西医结合分阶段战略战术，在杀伤癌细胞同时，维护机体内环境的相对稳定，建立新的平衡状态，最大限度地抑制肿瘤生长，同时保护机体的正气，改善患者生存质量，延长生存期，这在晚期肿瘤患者更为重要。因此，郁老提出了在中医治疗中的辨证与辨病相结合、扶正与祛邪相结合；局部与整体相结合；短期治疗与长期调养相结合的四大原则，提倡以整体观运用中医和西医理论及其治疗方法，取长补短，分工合作，相辅相成，使中医治疗与手术、放射治疗、化学药物治疗及生物免疫治疗等现代治疗手段相结合以提高临床疗效。

郁老总结出肿瘤患者脾虚证及气虚血瘀证是基本的证型。郁老重视患者的脾胃功能，补益后天之本、补气健脾、开胃和中，照顾胃气始终是他临诊时的主要经验之一。他认为服中药后要感觉胃中舒适，食欲改善，病人才能获益。除益后天脾胃外，还必要照顾先天之本肾气，在补先天、益后天思想指导下，做好肿瘤患者的扶正治疗；从而使正气存内，邪不可干。郁老通过长期的临床观察发现肿瘤患者气虚血瘀证也比较多见，往往多在脾虚证的基础上发生。郁老通过研究证实了气虚血瘀证患者会出现血液流变学及免疫功能低下的表现，为益气活血法治疗肿瘤提出了理论与实践根据。气虚血瘀证是一种与肿瘤发生、发展、复发、耐药等现象存在密切关联的病理状态，因而郁老在肿瘤临床上十分重视益气活血法的应用。

郁老认为：在临证处方用药既要符合中医辨证论治的原则，又要充分运用中药现代药理研究的最新成果而选用，这样疗效才有针对性，效果才可更好。临证时，郁老多使用被现代药理实验证明有一定的抗肿瘤活性或有提高机体免疫功能作用的药物，比如：活血化瘀善用莪术、茜草、紫草、鸡血藤等；清热解毒喜用龙葵、山豆根、土茯苓、半枝莲、红蚤休、白花蛇舌草、白英、蛇莓、瓜蒌等；补虚扶正常用生黄芪、党参、白术、补骨脂、茯苓、女贞子、枸杞子、山萸肉、仙灵脾等。这样在一定程度上实现了中西医的配合应用，提高了临床疗效。

175. 胃手术后怎样调理脾胃？

胃手术后脾胃的调理常常涉及以下几个问题：

（1）关于补的问题　胃手术后的病理特点是脾胃虚弱，“虚则补之”是治本的方法。但胃手术后调理脾胃过程中的“补”应该适当，如对某些胃手术后患者的脾胃调理，尤其是肥胖、嗜酒等痰湿之体，应注意在术后 1～2 周内不宜早用参、芪之类，仅予以白术、茯苓、山药等即足，并须配以木香、砂仁、山楂、神曲等理气消食之药。待自感胃旺能纳，知饥欲食时，则可逐步投以补气养血之剂。

（2）关于“胃宜降则和”的问题　在胃手术后的脾胃调理中，“胃宜降则和”对临床的指导意义更大。在胃手术后绝大部分患者都会出现胃气不降、水谷停滞的“胃胀纳呆，痞塞不舒”等症状，而在中医辨证上却有不同的病因病机。但不论脾胃阳虚、肝邪犯胃或胃虚肝乘等，其治法方药上都参用理气和胃药，如木香、砂仁、丁香、橘红、枳壳、莱菔子、苏子、乌药、陈皮、半夏、厚朴等，以及消食药物如神曲、山楂、谷麦芽、鸡内金等。升清必先降浊，浊气下降，清气自升。理气、和胃、消食的目的都是“降浊”。

（3）关于痰、湿与“养胃阴”问题　“脾虚则湿胜”。胃手术后的脾胃虚弱常并有痰、湿的症状，夹痰夹湿影响到胃气通降，除应注意饮食外，处方用药亦宜兼有化痰祛湿的如二陈、平胃之剂。由于胃手术后须禁食二三天，尤其是上消化道大出血急症胃手术患者，虽然通过补液输血、纠正水和电解质的紊乱，但部分病人仍会有“胃阴伤”的症状，而且常在肠蠕动恢复进流食后出现。此时白腻苔渐化，可出现苔渐化，可出现花剥、舌光无苔、口干无津、便秘等症，如予以沙参、麦冬、石斛等养阴之品，往往苔又转厚。一些学者认为，此时患者只要能进流食，虽有胃阴伤现象，可不予处理，经数日自能纠正。因此说胃手术后见胃阴伤证并不是脾胃调理的一个问题。而且养阴生津之品没有助湿的副作用，且药性黏腻，有呆滞难化之弊，对于胃手术后脾胃虚弱、容易生湿生痰之体，更需引为注意。

176 残胃炎的病机和治疗有何特点？

早期胃癌、消化性溃疡经久不愈或合并上消化道出血等多种疾患，经胃次全切除术后，不少患者仍有残胃炎症（包括吻合口炎症），发病率约为60％。由于胃大部分切除后失去正常机械消化和化学消化功能，同时胆液、十二指肠液容易反流入残胃腔内，破坏胃黏膜的屏障作用，形成残胃炎。

病机上，一方面，因为残胃容量减少，患者的饮食均不同程度地减少，而且胃的磨化腐熟功能不足，气血生化之源亦减少，所以中虚气血不足是本病的基本病机。加以气机不畅，升降失调，肝气郁结，横逆犯胃，胃气不降而上逆，是以呕恶、嗳噫、吞酸。脾气不升而反降，浊阴填塞中焦，故见脘痛痞胀，便溏不实。另一方面，胆胃通降失常，肝之“余气”胆液可以上逆入胃，可见口苦，甚则泛吐苦黄液，胃镜可见胃中不断有黄绿色胆汁自吻合处反流入胃的征象。因此，肝失疏泄、胃失和降，胆汁逆入于胃，也是本病的主要病机。其三，手术损伤组织，脉络难免有留血。留血为瘀，影响气化功能，导致气滞血瘀。气滞与血瘀又互为因果，使血瘀内结，不易骤化。有的患者术前就有血瘀，术后又添血瘀，故残胃验证的病理因素中血瘀也是其中之一。气虚、阳虚者，瘀得寒而尤凝；阴虚、郁热者，易致瘀热互结，并有可能因瘀热伤络，继病出血，复因离经之血内留，使血瘀更甚。总之，残胃炎症的病机比较复杂，以虚为本，以实为标。血瘀、气滞、湿浊、食滞均易形成，升降平衡遭受障碍，因而诸症丛生，不易速愈。然而，胃腑阳明多气多血，虽然切除大半，若术前身体较健壮，手术精细，术后调养得宜，残胃之腔逐渐扩充，虽有轻度升降失调，其虚不甚，其实亦较轻者，患有炎症也可经及时防治而向愈。

残胃炎的治疗大法主要掌握四个原则，即益气和胃、利胆疏泄、化瘀泻热和化湿消积等治法，根据病情，随证用药。南京中医药大学附属医院徐景藩教授自拟“残胃饮”治疗该病，效果良好，凡残胃炎症具有胃脘痞胀、隐痛、口苦、饮食减少、乏力等症状者，为该方的适应证。方中药物为炒白术、炒枳壳、炒白芍、制香附、五灵脂、石见穿、刀豆壳、柿蒂等。主要加减为：兼湿盛者，加藿香、佩兰、制川朴；兼郁热者加黄连、象贝母、蒲公英；兼阴虚者加麦门冬、石斛；兼食滞加炙鸡金、焦建曲、麦芽；血瘀明显者加入紫丹参、桃仁、制大黄。每日1剂，加水煎至100～150ml，2次煎服。在药物治疗的同时，应该嘱咐患者（及其家属），务使患者做到慎饮食、起居。尤其是饮食宜少量多次，勿过烫过冷，食物要质软容易消化，进食时要细嚼慢咽；

要使其心情开朗，戒躁戒怒。由于残胃已经丧失幽门的特点而易致胆汁反流，卧床时头及上背部略垫高，尽量多向左侧卧。白天服药后应坐或仰卧片刻，有利于药物在残胃中借胃气以行药力。配合上述调护措施，可以提高疗效。

五、肠道疾病

感染性腹泻

177 如何根据症状判断感染性腹泻?

感染性腹泻是各种病原体肠道感染引起之腹泻，可由细菌、病毒、真菌、原虫等多种病原体引起。现将各临床症状分述如下。

(1) 细菌性腹泻

1) 霍乱：剧烈的腹泻（便量大，可呈米泔水样）、呕吐、脱水、电解质紊乱、代谢性酸中毒等。临床表现可分为三期：①泻吐期：急性起病。剧烈腹泻（特点为水样便，典型为米泔水样便，每次便量大，无明显不适和腹痛），每日十余次或数十次。少数伴有呕吐（特点为无明显恶心，呕吐物为水样，喷射性，性状与粪便性状相同），一般无发热。本期一般持续数小时至2～3日；②脱水期：持续和大量泻吐，导致水和电解质严重丢失，引起脱水、电解质紊乱、代谢性酸中毒症状。表现：口渴、皮肤弹性差、手指皱缩、眼窝下陷、舟状腹、哭无泪等，血压下降，脉细弱、心音低钝、尿少甚至无尿；神经精神症状，如烦躁不安、神志淡漠等；酸中毒表现，如呼吸深长、神志不清等；电解质紊乱，如低血钾表现等；此期持续数小时至2～3日；③反应恢复期：泻吐逐渐减轻而停止，脱水表现好转，尿量增加，多数症状消失。部分患者出现发热反应，体温38～39℃，持续1～3日，自行消退。此期持续2～4日。霍乱总病程不长，一般3～7日。

2）细菌性痢疾：主要临床特征为全身感染中毒症状（发热等）及肠道的痢疾三联征：便次多量少的黏液血便或脓血便、痉挛性腹痛、里急后重。根据严重程度可分为三型：

普通型：起病急，高热寒战，腹痛腹泻和里急后重，排便每日10多次或更多，量少，开始为稀便，迅速转为黏液脓血便，左下腹压痛及肠鸣音亢进，多于1周左右病情恢复。

轻型：全身中毒症状和肠道症状均轻，腹泻数次，稀便，黏液，无脓血，腹痛轻，无里急后重，3～7日痊愈。

中毒型：多见于2～7岁健壮儿童，起病急骤，病情凶险，高热伴严重全身毒血症状，体温高达40℃以上，迅速发生循环和呼吸衰竭。大多数患者起病时无腹泻症状，但是冷盐水灌肠可发现黏液便，镜检可发现红、白细胞以及巨噬细胞。可以分为三型：①休克型（周围循环衰竭型）：表现为感染中毒性休克，重要脏器灌注不足，面色苍白，皮肤花斑，四肢厥冷，血压下降，脉搏细弱；②脑型（呼吸衰竭型）：以严重神经精神症状为主。表现脑缺血、缺氧、脑水肿、脑疝、呼吸衰竭等；③混合型：具有以上两型表现，病情最凶险，病死率高。

3）细菌性食物中毒：临床上以呕吐及腹泻为主要表现，特点为发病急、潜伏期短、病程短、恢复快。食物中毒的流行特征：①流行突然发生，病例集中，潜伏期短；②能找到共同的可疑食品，患病者全部进食了可疑食物，未食者不患病，停止可疑食物的食用，流行迅速停止；③常呈集体发病；④多发生于气温高，细菌繁殖的季节。

4）致腹泻性大肠杆菌肠炎：致病菌主要分为四类：致病性大肠杆菌、产肠毒素性大肠杆菌、侵袭性大肠杆菌、出血性大肠杆菌。其中致病性大肠杆菌肠炎起病可急可缓，常因饮食不调引起。大便黄色蛋花样，量多。继而发热、呕吐、厌食、腹胀、肠麻痹。成人起病急，有腹痛、腹泻、里急后重等痢疾样表现。婴幼儿可发生水盐代谢紊乱、酸中毒、心肝肾功能衰竭和败血症等，预后凶险。产肠毒素性大肠杆菌肠炎潜伏期非常短，数小时至1日。临床表现有腹痛、恶心、寒战、头痛、肌痛，很少发热。病重者可呈霍乱样脱水，酸中毒直至死亡。成人发病较小儿严重，且持续时间长。侵袭型大肠杆菌肠炎临床表现有发热、腹痛、腹泻、里急后重和脓血便，不易与菌痢区别。需作侵袭性大肠杆菌血清凝集试验鉴别。出血性大肠杆菌肠炎临床表现：起病急，常不发热或有低热，伴痉挛性腹痛、腹泻，粪便初为水样便，继之血便、脓血便。病程7~10日，有时可延长至12日。少数人有上呼吸道症状。5%~10%病例（尤为儿童）出现急性溶血性贫血、血小板减少和肾功能衰竭。

5）难辨梭状芽胞杆菌结肠炎：轻重相差悬殊，轻者腹泻每日3~4次，黄绿色黏液便，停用抗生素自行缓解。重者腹泻严重，每日20~30次，排便量4000~5000ml，24~48h内转为血便。部分患者腹泻持续2~3个月。可有腹部压痛、反跳痛，出现水电平衡紊乱、酸中毒、休克、肠出血与穿孔、中毒性巨结肠症等。

6）空肠弯曲菌肠炎：有急起发热，腹痛腹泻，初为水样便，继以黏液脓血便，可有里急后重、恶心呕吐。

（2）病毒性腹泻

1）人轮状病毒肠炎：患者起病急，发热、腹泻，部分患者有咳嗽和呕吐。热程平均3～4日，很少超过7日。腹泻程度中等，粪便为黄色水样，也可呈白色或绿色，持续6～7日。也可先吐后泻，一般1～2日后消失。有半数患者有呼吸道症状，40%～80%患者有中度以下脱水（等渗性）和酸中毒，病程7日可自愈。老年患者如有其他慢性疾患，可出现凶险情况。本病病死率低，偶可导致婴儿猝死综合征，也可并发肝炎、心肌炎、脑膜炎、中耳炎等。并发真菌性肠炎时表现为不易控制的腹泻。

2）腺病毒肠炎：表现为体温高，持续时间达5～7日。腹泻轻，粪便以水样黏液便多见，2～3日消失。

3）新轮状病毒肠炎：大部分无发热，少数可有39℃以下低热1～2日。腹泻中等程度，10次/日左右，持续6日左右。少数患者病初2～3日有脐周痛、腹胀、呕吐。个别病例有呼吸道卡他样症状及轻度脱水（等渗性）。病程8日，预后好。

4）诺沃克病毒性肠炎：症状与轮状病毒相似，但较轻。病程6小时到6日不等，大部分在24小时内症状减轻。

（3）真菌性腹泻　真菌性腹泻主要见于慢性消耗患者，抵抗力低下，或有滥用抗菌药物或糖皮质激素等诱发原因。常由念珠菌、毛霉菌、组织胞浆菌和人体酵母菌引起。近年来由耐药菌株引起小儿真菌感染腹泻增加。表现主要为间歇暴发性水样腹泻，8～10次/日，伴有腹痛、吸收不良、体重减轻。

（4）寄生虫性腹泻　患者常有间歇发作的水样腹泻，特别是长期反复发作的腹泻。还有阵发性腹痛，胃肠胀气，恶心呕吐。患者亦常表现体重减轻、厌食等。

178. 感染性腹泻和功能性腹泻中医病机治则有何不同?

感染性腹泻和功能性腹泻属于中医泄泻的范畴，其致病原因，有感受外邪，饮食所伤，七情不和及脏腑虚弱等。感染性腹泻主要是感受外邪或饮食不洁而影响脾胃运化功能而引起泄泻；功能性腹泻是由于饮食所伤，情志失调，脏腑虚弱而影响脾胃功能而引起泄泻。在治疗上，感染性腹泻主要是驱邪，要根据感受寒湿、湿热病邪的性质，采取解表散寒、芳香化湿、清热利湿的方法；功能性腹泻，由饮食积滞引起的主要是消食导滞，由情志不调、肝气乘脾引起的主要是调畅情志、抑肝扶脾，由脾胃虚弱引起的主要是健脾益胃，由肾阳虚衰引起的主要是温肾健脾、固摄止泻。

179. 中医是如何认识细菌性痢疾和其传染性的？

细菌性痢疾以腹痛、里急后重、下利赤白脓血为主症，属于中医“痢疾”“大瘕泄”“肠澼”“赤沃”范畴。

（1）病因　本病多由外受湿热、疫毒之气，或内伤饮食生冷，损伤脾胃与肠腑而成。

1）外感时邪：外感暑湿、疫毒之邪，侵及肠胃，湿热蕴蒸，或疫毒弥漫，气血阻滞，与暑湿、疫毒相搏结，化为脓血而成为湿热痢或疫毒痢。一般认为湿热伤于气分则为白痢，伤于血分则为赤痢，气血俱伤则为赤白痢。

2）内伤饮食：饮食不节，或误食不洁之物，如其人平素好食肥甘厚味，酿生湿热，湿热内蕴，腑气壅阻，气血凝滞，化为脓血，则为湿热痢。若湿热内郁不清，又易伤及阴血，而成阴虚痢。若其人平素恣食生冷瓜果，有伤脾胃，脾虚不运，水湿内停，中阳受困，湿从寒化，寒湿内蕴，如再饮食不慎，寒湿食积壅塞肠中，肠中气机受阻，气滞血瘀，与肠中腐浊之气相搏结，化为脓血而成寒湿痢。更有脾胃素虚之人，感受寒湿之气，或热痢过服寒凉药物，克伐中阳，每成虚寒痢。

（2）病机

1）发病机制主要为：邪阻大肠，传导失司，气血壅滞，肠络受损，滞下脓血。

2）病理性质有寒热虚实之分：①湿热郁蒸、湿热食滞互结，大肠通降失司，可以导致湿热痢，其中有湿热俱重、热重于湿、湿重于热的不同；②寒湿伤中，湿从寒化，伤及脾阳，则为寒湿痢；③暴痢多为邪实，久痢多为正虚邪实；④邪恋不去，久痢伤正，均可伤及阴血阳气。其中湿热痢迁延日久，耗伤阴血而成阴虚痢；寒湿痢反复发作，伤及脾阳可转为虚寒痢。

3）湿热疫毒深重：可内传营血，逆陷心肝，引动肝风，内闭外脱；如湿热疫毒上冲犯胃，气逆不降则为噤口痢。

（3）治疗　对细菌性痢疾的治疗，总的原则是热痢清之，寒痢温之。初痢多实，治宜通之、清之、调之；久痢多虚，治宜补之、温之、涩之。寒热错杂者，清温并用，虚实夹杂者，通涩兼施。赤多重用血药，白多重用气药。

具体来说，对于初痢，宜清肠化湿解毒，调气行血导滞，如刘河间指出："调气则后重自除，行血则便脓自愈"；对于疫毒痢，宜清热解毒，开窍镇痉；对于噤口痢，宜清热解毒，和胃降逆，且忌用收涩。久痢多为虚证，若属脾阳不振，寒湿停滞于中焦，治宜温中理脾；若属久痢不止，脾肾虚寒，关门不固者，治宜温补固涩，忌用攻伐之品；若伤及阴血者，治宜养阴清肠；若日久下痢无度，呕不能食，脉虚气弱者，治宜补脾健胃，益气固脱。

（4）证治分类　湿热痢，治以清肠化湿，调气行血，方以芍药汤加减；疫毒痢，治以清热凉血，解毒清肠，方以白头翁汤加减；寒湿痢，治以温中燥湿，散寒导滞，方以胃苓汤加减；阴虚痢，治以养阴清肠，方以驻车丸加减；虚寒痢，治以温补脾肾，收涩固脱，方以真人养脏汤加减；休息痢，治以温中清肠，调气化滞，方以连理汤加减；噤口痢，实证治以泄热和胃，苦辛通降，方以开噤散加减，虚证治宜健脾和胃，方以六君子汤加减。

（5）对其传染性的认识　金元时代已认识到本病能相互传

染，因而有时疫痢之名。如《丹溪心法·痢》指出：“时疫作痢，一方一家，上下传染相似。”《三指禅·痢证脉论》说：“风之所过，行于一家，则病一家，行于一境，则病一境。……气之所触，染于一人，则病一人，染于一方，则病一方。”认识到本病既有散发性的，又有流行性的，痢疾流行具有强烈的传染性。

180·细菌性痢疾的辨证要点是什么？

细菌性痢疾是以大便次数增多、腹痛、里急后重、痢下赤白黏冻为主证，是夏秋季常见的肠道传染病。内经称本病为“肠澼”“赤沃”，《素问·太阴阳明论》说：“食饮不节，起居不时者，阴受之。……入五脏则䐜满闭塞，下为飧泄，久为肠澼。”《素问·至真要大论》说：“少阴之胜，……呕逆躁烦，腹满痛溏泄，传为赤沃。”

中医认为，细菌性痢疾的病因主要是人体正气虚弱和外感时邪、饮食所伤，而外邪与饮食又往往互相影响，一般多属饮食伤中，复加感受时邪而发病。

张景岳曰：“凡治痢疾最当察虚、实，辨寒、热，此泻痢中最大关系，若四者不明，则杀人甚易也。”故细菌性痢疾的患者除了根据发病时日、腹痛、里急后重、便次频繁和痢下的排泄物等临床表现辨识外，更重要的是应用“望、闻、问、切”，找出它的病位（表、里）、病性（寒、热），结合患者的体质以及所处环境的不同，作为临床辨治的依据。

（1）辨“轻”“重”　暴痢初见邪正相争而发热恶寒，病轻而浅；疫毒炽盛，内陷心包，引动肝风，热深厥深或邪毒攻胃而噤口不食，病重而深。下痢脓血亦有气血之分，痢下白冻，或白多赤少者，多为湿重于热，邪伤气分，其病浅；痢下赤冻，或赤多白少，多为热重于湿，邪伤血分，其病较深；纯血鲜红者，为热毒炽盛，热迫血行所致。

（2）辨“寒”“热” 明代张景岳曰：“凡泻痢寒热之辨，若果是热，则必畏热喜冷，不欲衣被，渴甚，饮水，多亦无碍，或小便赤涩而痛，或下痢纯血鲜红，脉息必滑实有力，形气必躁急多烦……”可见“热证”症状明显、来势凶猛，说明此时正邪搏斗剧烈，病邪亢盛而机体抵抗力也正强。热可分为湿热与燥热，菌痢以湿热致病最为多见，湿热疫毒壅滞肠中，气血凝滞，症见发热、腹痛、痢下脓血、赤多白少、里急后重、肛门灼热、小便短赤；热盛伤阴，燥热内生，下痢赤白，枯涩难下。“寒证”与“热证”恰恰相反，寒证是出现在病邪未去，机体抵抗力趋向衰沉之时，“或口不渴，身不热，喜热手熨烫，是名挟寒”“身凉不渴，溺清者为寒”，痢下白多赤少，或纯为白冻，或如鱼脑，舌淡苔白，脉濡缓。寒可分为寒湿与虚寒，皆与湿相关。寒湿最易伤脾胃，而运化失常，大肠传导失司，气机阻遏，气滞络伤而发痢疾，多见痢下白冻或白多赤少。

（3）辨“虚”“实” 一般而言，新病者，多急属实，久病者，多缓属虚，属虚者或为虚寒、或为阴虚，虚寒证临床多见痢下稀薄，兼有白冻，腹部隐痛绵绵，喜按喜温等症；阴虚多见痢下赤白，甚或下痢鲜血，夜间加剧，潮热盗汗等症。一般病程多长，由实转虚者居多；属实证者，其证起病急骤，来势凶猛，下痢鲜血，甚则蒙闭清窍，神志不清，或见邪毒内闭，或见暴痢致脱之象。由此可见根据病之新久，推断病之虚实，对指导临床治疗尤为重要，否则将犯虚虚实实之戒。

181. 细菌性痢疾的中医治则治法及禁忌是什么？

《景岳全书·痢疾》说“凡治痢疾，最当察虚实，辨寒热，此泻痢中最大关系”，痢疾的治疗应根据其病证的寒热虚实而确定治疗原则。

（1）总的治则　热痢清之、寒痢温之、初痢实则通之、久痢虚则补之、寒热错杂者清温并用、虚实夹杂者标本同治、攻补兼施。

痢疾初起多为实证、热证，治宜清（清热化湿解毒）；暴痢多为实证，治宜通（清导积滞）、清（清热利湿，清热解毒，清热凉血）、调（调和气血）并用；久痢多为虚证、寒证，治宜补（补虚温中）、调（调理脾胃），兼以清（清肠化湿）、涩（收涩固脱）。

刘河间提出的："调气则后重自除，行血则便脓自愈"调气和血之法，可用于痢疾的多个证型，赤多重用血药、白多重用气药，在治疗过程中尚须始终顾护胃气。

（2）具体的治法

1）湿热痢：治宜清肠化湿、调气和血，方宜芍药汤加减。

2）疫毒痢：治宜清热解毒凉血，方宜白头翁汤加减。

3）寒湿痢：治宜温中燥湿、调气和血，方宜不换金正气散加减。

4）阴虚痢：治宜养阴和营、清肠化湿，方宜黄连阿胶汤合驻车丸加减。

5）虚寒痢：治宜温补脾肾、收涩固脱，方宜桃花汤合真人养脏汤加减。

6）休息痢：治宜温中清肠、调气化滞，方宜连理汤加减。

（3）禁忌　《类证治裁》记载治痢疾四忌。

1）忌温补过早：痢起于湿热蕴积，胶滞肠胃，宜清热邪，导滞气，行瘀血，其病即去。若用参、术等温补药，则热愈盛，气愈滞，血亦凝，邪何由去。

2）忌大下：痢因邪热胶滞，用疏通则愈。若用大承气汤下之，胶滞未去，徒伤胃气，损元气耳。正气伤损，邪气不可除，壮者尤可，弱者危矣。

3）忌发汗：痢发寒热，头目痛眩，由内毒熏蒸，自内达外，非表邪也。若发汗，则风剂燥热，愈助热邪，正虚于外，邪炽于内，鲜不毙矣。

4）忌分利：痢因热邪胶滞，津液枯涩，若用五苓等分利其水，则津液愈枯，枯涩愈甚，缠绵不止。第清热导滞，则痢自愈，而小便自清。安用分利为哉？利小便为治水泻之良法，以之治痢，则大乖矣。

对于古今医家提出的治疗痢疾之禁忌，如忌过早补涩，忌峻下攻伐，忌分利小便等，均可供临床用药时结合具体病情参考借鉴，惟知常而能达变，否则徒劳而无益。在临床实际中，这些治疗原则非常切合实际，例如使用大黄一味药物，即采用酒大黄，活血而通下，而非使用生大黄仅以攻下为唯一目标。对迁延不愈之久痢，因病情复杂，正气已虚，而余邪积滞又未尽，若单纯补涩，则积滞不去，贸然予以通导，又恐伤正气。此时治宜兼顾，于补益之中佐以清肠导下祛积，扶正祛邪，权衡运用。

182 痢疾和泄泻的诊治有何不同？

痢疾《内经》中称为“肠澼”“赤沃”，是以大便次数增多，腹痛，里急后重，痢下赤白黏冻，其腹痛与里急后重同时出现，便后痛不减为主症。相当于临床上的溃疡性结肠炎、放射性肠炎、细菌性食物中毒等出现类似痢疾的症状者。

《内经》中称泄泻为“注下”“骛溏”，是以排便次数增多，粪质稀溏或完谷不化，甚至泄如水样，其腹痛与肠鸣脘胀同时出现，便后痛减为主症。相当于如急性肠炎、炎症性肠病、肠易激综合征、吸收不良综合征、肠道肿瘤、肠结核，或其他脏器病变影响消化吸收功能以泄泻为主症者。

两者的相同点在于：均为排便次数增多，粪质稀薄的病证；均多发于夏秋季节，病变部位在胃肠；病因亦有相同之处，即外感时邪和饮食不节；症状都有腹痛、大便次数增多。

两者的区别点从以下几个方面进行鉴别：①病因病理：痢疾多实热，热多于寒，日久多损耗真阴。泄泻多寒湿，寒多于热，日久多损伤脾阳。泄以水谷不分，病在中焦；痢以气滞血瘀，肠膜血络受损，病在下焦；②传染性：痢疾有传染性，而泄泻则没有；③证候：痢疾有里急后重，下痢赤白脓血，腹痛，而泄泻大便稀薄，甚则如水样；④病情：痢疾病情较轻，而泄泻病情较重；⑤治法：痢疾以清热化湿为主，佐以调气行血，日久宜调理真阴，切忌兜涩太早。泄泻宜温化寒湿为主，佐以分利，日久宜温补脾阳，切忌疏利太过。

183. 临床腹泻患者如何使用“通因通用法”？

“通因通用”语出《素问·至真要大论》：“寒因寒用，热因热用，塞因塞用，通因通用，必伏其所主，而先其所因。”在《伤寒论》和《金匮要略》中对此法则有很多具体运用。如《伤寒论》321条：“少阴病，自利清水，色化纯青，心下必痛，口干燥者，可下之，宜大承气汤。”《金匮要略·腹满寒疝宿食病脉证治第十》云：“下利不欲食者，有宿食也，当下之，宜大承气汤。”《呕吐哕下利病脉证治第十七》又云：“下利，脉迟而滑者实也，利未欲止，急下之，宜大承气汤。”通因通用属反治（从治）法之一，指用通利药治疗下利的方法，此法主要用于由实邪引起腹泻的患者，临床应用时当分清病邪的性质：对于饮食积滞引起的腹泻临床表现为腹痛肠鸣，泻下臭如败卵，泻后痛减，伴有不消化之物，脘腹痞满，嗳腐酸臭，不思饮食，舌苔垢腻或厚腻，脉滑，治当消食导滞，方用枳实导滞丸；对于热结旁流而表现为下利清水，色纯青，其气臭秽，脐腹疼痛，按之坚硬有块，口舌干燥，脉滑数，治当峻下热结，方用大承气汤；对于湿热蕴结肠道而表现为泻下粪色黄褐而臭，甚则泻下赤白脓血，肛门灼热，里急后重，小便短赤，舌质红，苔黄腻，脉滑数，治当泻下湿热，方用芍药汤。

184. 口渴与小便情况在腹泻辨证中有什么意义（伤寒论）？

《伤寒论》腹泻称为利或下利。纵观伤寒论全篇对腹泻的论述不外乎两种：或因热迫于肠而利；或因寒干于肠而利。

因于热主要见于三阳病，为外邪入里化热或壅肺或犯及胆，邪热不得解而下迫于肠而导致下利，如葛根汤证、葛根芩连汤证、黄芩汤证。在里热耗胃津燥肾液时出现的热结旁流证，此也表现为腹泻。

因于寒主要见于三阴病，主要是三阴阴盛阳衰，阳虚生内寒，阳衰虚寒重，寒邪内阻，脾失健运，清气不升，津液失布失摄皆干于肠而致腹泻。故《伤寒论》三阴篇下利多见。

此外素有饮邪内停者，由于饮邪流动性大，可随气升降，无处不到。或阻于中焦则津不上承而口渴，或随气上溢于口而不渴，或渗于肠而致腹泻，或结于膀胱气化失司而小便不利，或渗于膀胱而小便自利等，此如小青龙汤证。以及中焦素虚，复被寒热痰饮水气所阻的心下痞证，而见上呕嗳吐，中痞下利，如三泻心汤证。

而口渴及小便情况在腹泻中的意义，具体来说主要也从上述几方面分析：

病在三阳因热灼而有胃中干，故渴欲饮水，而且是欲饮冷水。小便多频数，或不数不多，色必黄，再结合舌脉，根据其他见症，别其腑，而以相应汤方治疗。病在三阴，张仲景明确指出“自利不渴，属太阴”，主要讲中阳虚寒，脾阳失运，升清不能而腹泻，因阳虚水饮不化，饮上溢于口而不渴；“自利而渴属少阴”少阴心肾，水火之脏，正常情况下火下降，水上升，水火即济而上不渴，下不寒。先病及少阴，心肾不交，水火失济，热自上热，寒自下寒，上热则灼伤津液而口渴，下寒则干肠胃而腹泻。下寒则气化失司，而小便色白，故仲景又云“小便色白者，少阴病形悉具”。再“厥阴之为病，消渴，气上撞心……”故知厥阴病下利多消渴，厥阴为阴极阳生，为风木之性，风木喜条达而恶抑郁，如其虚，疏泄不利，风夹阳热上犯而气上撞心，风热灼津而消渴，阳热上亢，下失温固，而下利。由此可知仲景先生已明示下利在三阴病中的辨证，并与相应的治法和用方，太阴有四逆辈，少阴真武等，厥阴有乌梅等，皆有详论。

结合上述论述知口渴和小便情况对于腹泻的意义主要体现在辨病位之浅深，三阳为浅，三阴为深，而三阳又具体到太阳、少阳、阳明，三阴同样具体到太阴、少阴、厥阴。定病邪之寒热，明病性之虚实，三阳为热为实，三阴为寒为虚。

而在饮邪为患之病，张仲景先生有论，如其初不渴，服汤后，口渴者，此病将愈也。这是据口渴判断预后。再结合《伤寒论》原文“凡病，若吐，若下，亡血，亡津液，阴阳自和，必自愈”，而阴阳和，自愈的表现是小便不利变为利，不渴到渴，或由渴到不渴。

此外寒热错杂之痞证中，因误治而导致下利不止，与泻心汤、理中丸，及赤石脂，禹余粮汤等法皆不愈时，提出当利其小便，小便利则愈，这又是根据小便情况而指导治法。

185 中毒性痢疾中医如何辨证施治？

中毒性痢疾中医古称疫毒痢。

主要症状：起病急骤，壮热口渴，头痛烦躁，恶心呕吐，大便频频，痢下鲜紫脓血，腹痛剧烈，后重感特著，甚者神昏惊厥，舌质红绛，舌苔黄燥，脉滑数或微欲绝。

证候分析：疫毒之邪，伤人最速，所以发病骤急。疫毒熏灼肠道，耗伤气血，故下痢鲜紫脓血。疫毒之气，甚于湿热之邪，所以腹痛里急后重较湿热痢为甚。毒盛于里，助热伤津，所以壮热口渴。毒邪上攻清窍则头痛，毒邪内扰心营则烦躁。热毒蒙蔽清窍则神昏，热盛动风，则痉厥。舌质红绛，苔黄燥，脉滑数等，皆为疫毒内淫之征。本证以发病骤急，腹痛里急后重感较剧，或壮热烦躁作为辨证特点。

治法：清热解毒凉血。

方药：白头翁汤加减。

常用药：白头翁、黄连、黄柏、秦皮清热化湿，凉血解毒；金银花、地榆、牡丹皮清热凉血；芍药、甘草调营和血；木香、槟榔调气导滞。

加减：若见热毒秽壅塞肠道，腹中满痛拒按，大便滞涩，臭秽难闻者，加大黄、枳实、芒硝通腑泄浊；神昏谵语，甚则痉厥，舌质红，苔黄糙，脉细数，属热毒深入营血，神昏高热者，用犀角地黄汤，紫雪丹以清营凉血开窍；若热极风动，痉厥抽搐者，加羚羊角、钩藤、石决明以熄风镇痉。若暴痢致脱，症见面色苍白，汗出肢冷，唇舌紫黯，尿少，脉微欲绝者，应急服独参汤或参附汤，加用参麦注射液等以益气固脱。

186· 急性胃肠炎如何选择中成药？

急性胃肠炎属于中医学“呕吐”“泄泻”“霍乱”的范围。在选用中成药时仍需遵循辨证论治的原则：

（1）寒湿吐泻　起病急骤而发展缓慢，先脘腹部饱胀疼痛，继而呕吐清水或食物残渣，阵发性腹痛、肠鸣泄泻、大便如黄水样，日多次，自觉腹冷、头晕，面色苍白，精神疲乏，口不渴，可伴有发热畏寒、头痛、四肢酸痛。治以芳香化浊、健脾燥湿。可选用中成药如下：①藿香正气水（丸、片、软胶囊）：本药解表祛暑、化湿和中。适用于外感风寒或内伤湿滞所致腹痛、呕吐、泄泻及中暑头晕等症。②六合定中丸：有祛暑除湿、和胃消食的功能，用于夏令内伤生冷、停食停水及外感暑湿所致脾胃失调，症见吐泻、脘闷、腹胀为主的患者。③去暑丸：有清暑祛湿、和胃止泻功效。用于中暑外感、怕冷发热、头痛身倦、肚胀吐泻。本药适于夏令感冒、无汗而有消化道症状者。藿香正气水、六合定中丸、去暑丸三药均为夏令时疫的常用药。对于夏季伤暑湿、感冒、吐泻等症颇有效验。藿香正气水着重于感寒吐泻、腹痛较急，暑湿较重者；六合定中丸着重于和胃止泻；去暑丸着重于祛暑止泻。

（2）暑湿吐泻　骤然起病，吐泻频作，先为胃脘部胀痛、嗳气如腐卵臭，呕吐酸臭食物或黏液，伴发热，口渴；继则肠鸣、腹痛拒按，大便泄泻如黄水样、恶臭多泡沫，带有少量黏液或血液，肛门灼热，泻后不畅，小便赤、量少。治宜清热利湿，调理肠胃。适用的非处方中成药：①葛根芩连片：本药解表清里，治疗身热、喘而汗出、烦躁口渴、腹痛下痢。患者有无表症均可使用。对胃肠炎、细菌性痢疾效果显著；②香连片（丸）：可清热燥湿、行气化滞。用于泄泻腹痛，泻下急迫，或泻而不爽，粪色黄褐而臭，肛门灼热，烦热口渴，小便短赤，舌苔黄腻，脉濡数或滑数。

（3）食滞吐泻　主要症状有腹痛呕吐、肠鸣泄泻、粪便异臭、泻后痛减、便中挟有未消化食物、脘腹胀满、嗳气厌食。治宜消食导滞、调和肠胃。常用的非处方中成药：①保和丸：本药有消积和胃，清热利湿之功效。治疗食积停滞、脘腹胀满、嗳腐吞酸、厌食腹泻等症；②克泻胶囊：有清热利湿，消食止泻的作用。用于湿热或兼食滞所致泄泻。

（4）脾胃虚寒吐泻　主要症状是吐泻频频不止、腹痛、面色苍白、汗出肢冷、口不渴、小便清。当以温中散寒、补益脾胃之法治之。适用的非处方中成药有：①附子理中丸：有温中祛寒、健脾理胃之功。用于脾胃虚寒所致呕吐、便溏、稍进油腻之物则泻、畏寒肢冷、腹痛、食少不饮、腹胀喜温、小便清利等症。本药孕妇慎用；②参苓白术丸：本品可补气健脾、和胃渗湿，治疗脾胃气虚夹湿所致呕吐腹泻、面色萎黄、四肢无力、形体瘦弱、饮食不化、胸脘胀满等症。本药孕妇不宜用。

187. 中医霍乱和现代医学霍乱的关系如何？

中医学认为霍乱是以起病急骤，猝然发作，上吐下泻，腹痛或不痛为特征的疾病，如《伤寒论》所描述的“呕吐而利，此名霍乱”。因其病变起于顷刻之间，挥霍缭乱，故名霍乱。现代医学认为霍乱是由霍乱弧菌所致的烈性肠道传染病，临床表现轻重不一，典型病例病情严重，有剧烈吐泻、脱水、微循环衰竭、代谢性酸中毒和急性肾功能衰竭等。在病因上，中医学所指的霍乱主要是由于感受实邪和饮食不慎所致，现代医学所指的霍乱是由于感染了霍乱弧菌所致；在症状上，中医学所指的寒、热霍乱与现代医学典型的霍乱基本相似，干霍乱则与现代医学霍乱引起的微循环衰竭等相似。综上，现代医学所指的霍乱基本上可以归属到中医学霍乱的范畴，中医学霍乱还包括现代医学其他疾病而表现为吐泻者，如急性胃肠炎等。

188. 如何辨治寒霍乱、热霍乱、干霍乱？

霍乱证型分寒霍乱、热霍乱、干霍乱三类，寒、热霍乱皆以吐泻交作为主证，寒霍乱吐泻较缓，以吐泻物不甚臭秽，四肢清冷，舌淡苔白，脉象细弱为辨证要点；热霍乱吐泻较急，以呕吐如喷，吐泻物臭秽难闻，发热、烦渴，舌红苔黄，脉象濡数为辨证要点；干霍乱以欲吐不得吐，欲泻不得泻，腹中绞痛，烦躁闷乱为辨证要点。在治疗上，寒霍乱轻症，用散寒燥湿，芳香化浊，温中燥湿法，方用藿香正气散合纯阳正气丸；重症用回阳救逆法，方用附子理中丸；热霍乱用清热化湿，辟秽泄浊法，方用燃照汤或蚕矢汤；干霍乱用辟秽解浊，利气宣壅法，以玉枢丹为主方，配以探吐、取嚏、刮痧、针刺、温灸等法。

189 中医霍乱急症如何处理？

中医霍乱是以猝然发作、上吐下泻为主要临床表现的病证。霍，有迅速、急骤、猝然的意思；乱，即变乱。因其病起于顷刻之间，吐泻交作，挥霍缭乱，故名霍乱。实际上包括了多种急性胃肠病变在内，对西医所说的由霍乱弧菌引起的霍乱同样也有参考价值。中医霍乱急症若见暴起呕吐下利，初起时所下带有稀粪，继则下利清稀，或如米泔水，不甚臭秽，腹痛或不痛，胸膈痞闷，四肢清冷，舌苔白腻，脉象濡弱。治以散寒燥湿，芳香化浊，藿香正气散合纯阳正气丸为主方。在汤药未备时，可先吞服纯阳正气丸，或吞服辟瘟丹，芳香开窍，辟秽化浊；或服来复丹，助阳化浊，理气和中，以图急救。若见吐泻不止，吐泻物如米泔水，面色苍白，眼眶内陷，指螺皱瘪，手足厥冷，头面出汗，筋脉挛急，舌质淡，苔白，脉沉微细。治以温补脾肾，回阳救逆，附子理中汤为主方。仓促之间，汤药不及，可急用食盐填满脐中，取大艾柱灸之，借以温通阳气。并用行军散一至二分，开水送服，以辟秽开窍，亦可搐鼻取嚏以宣通窍络。如见大汗淋漓，四肢厥冷，声音嘶哑，拘急转筋，脉细欲微，乃属阴津枯竭，阴阳离决，危在顷刻，若骤与大剂辛温回阳，则虑其津液愈涸，此时应使用反佐从治之法，以通脉四逆加猪胆汁汤为主方。若见吐泻骤作，呕吐如喷，泻下如米泔汁，臭秽难闻，头痛，发热，口渴，烦闷心烦，小便短赤，腹中绞痛，甚则转筋拘挛，舌苔黄腻，脉象濡数。治以清热化湿，辟秽泄浊，燃照汤或蚕矢汤为主方。如脘闷吐甚，一时难服汤药，或汤药仓促未备，可先服玉枢丹以辟秽止吐，俟呕吐稍止，再进汤药。如证见手足厥冷，腹痛，自汗，口渴，唇面手甲皆青，呕吐酸秽，泻下臭恶，小便短赤，六脉俱伏者，此为热遏于内，热深厥深，真热假寒之象，应急予竹叶石膏汤。若见猝然腹中绞痛，欲吐不得吐，欲泻不得泻，烦躁闷乱，甚则面色青惨，四肢厥冷。头汗出，脉象沉伏。治以辟秽解浊，利气宣壅。玉枢丹为主方。因邪气过甚，可先用烧盐方探吐，一经吐出，不仅烦躁闷乱之症可减，而使下窍宣畅，二便自然通利，并可口服行军散或红灵丹一至三分，亦可以搐鼻取嚏，以辟秽解毒，通闭开窍。还可采用针刺十宣、委中出血以及刮痧等法以通脉开窍，引邪外出；或用吴茱萸、青盐各少许，略研，炒热，用布裹之，熨脐下，以温通阳气。

190 何谓“肠易激综合征”？如何诊断？

肠易激综合征（irritable bowel syndrome，IBS）是一种慢性功能性肠道疾病（functional bowel disorder），其临床特点为腹痛、腹部不适、伴有排便习惯和粪便性状异常，持续存在或间歇发作，而又缺乏形态学和生化异常改变可资解释。根据临床症状，IBS 可分为腹泻为主型（IBS-D）、便秘为主型（IBS-C）、混合型（IBS-M）和不定型（IBS-U）。

肠易激综合征诊断标准：

病程至少 6 个月，近 3 个月满足：反复发作的腹痛或不适，近 3 个月内每周至少有 2 日出现疼痛或不适；合并有以下两个或更多的表现：①排便后症状改善；②发作时伴排便频率改变；③发作时伴有粪便性状（外观）改变。

以下症状未列入诊断标准，但对诊断有支持意义，包括：①排便频率异常：每周排便少于3次，或每日排便多于3次；②粪便性状异常：干球粪或硬粪，或糊状粪/稀水粪；③排便费力；④排便急迫感、排便不尽、排黏液以及腹胀。

191 肠易激综合征的辨证要点和治疗原则是什么？

（1）肠易激综合征腹泻型

1）辨证要点

辨虚实：慢性久泻，病程较长，反复发作，以虚证为多见，但往往虚中夹实，虚实夹杂。腹痛不甚，或腹部隐痛，喜温喜按，神疲乏力，多属虚证；泻下腹痛，势急拒按，泻后痛减，多属实证；兼见食滞、气郁、湿停等症时则为虚实夹杂。

辨寒热：大便清稀，或完谷不化者，多属寒证；大便色黄褐而臭，泻下急迫，肛门灼热者，多属热证。

辨证候特征：肝气乘脾之泄泻：肠鸣攻痛，腹痛即泻，泻后痛缓，每因抑郁恼怒或情绪紧张而诱发；脾胃虚弱之泄泻：大便时溏时泻，反复发作，稍有饮食不慎，大便次数即增多，夹见水谷不化；肾阳虚衰之泄泻：每于黎明之前，脐腹作痛，继则肠鸣而泻，完谷不化。

2）治疗原则：治疗总体上以运脾化湿为主，结合邪正虚实辨证，根据实则泻之，虚则补之的原则，分别采用疏肝、理气、化湿、分利、泄热和健脾、温肾、益气、升提、固涩等治法。久泻以脾虚者为主，宜健脾益气；肝郁脾虚者宜抑肝扶脾；肾阳虚者宜温肾健脾；中气下陷者，宜升提；久泻不止者，宜固涩；虚实相兼者以补脾祛邪并施。

久泻不可分利太过，以防劫其阴液。补虚不可纯用甘温，太甘则生湿困脾。

(2) 肠易激综合征便秘型

1）辨证要点

辨虚实：实秘为邪滞肠胃、壅塞不通所致，包括热秘、气秘和冷秘；虚秘为肠失润养、推动无力所致，当辨气虚、血虚、阴虚和阳虚的不同。

宋代《圣济总录·卷第九十七·大便秘涩》指出："大便秘涩，盖非一证，皆荣卫不调，阴阳之气相持也。若风气壅滞，肠胃干涩，是谓风秘；胃蕴客热，口糜体黄，是谓热秘；下焦虚冷，窘迫后重，是谓冷秘。"

2）治疗原则：治疗以通下为主，但决不可单纯用泻下药，必须辨清证候，审察病因，根据虚实、寒热而治之。

实秘以祛邪为主，给予泻热、温散、通导之法，使邪去便通；属热结者宜泻热通腑，气滞者宜行气导滞，寒积者宜散寒通里。

虚秘以扶正为先，给予益气温阳、滋阴养血之法，使正胜便通；气虚者宜益气润肠，血虚者宜养血润燥，阴虚者宜滋阴润下，阳虚者宜温阳通便。

如《景岳全书·秘结》云："阳结者邪有余，宜攻宜泻者也；阴结者正不足，宜补宜滋者也。知斯二者即知秘结之纲领矣。"如《证治汇补·秘结》所云："如少阴不得大便以辛润之，太阴不得大便以苦泄之，阳结者清之，阴结者温之，气滞者疏导之，津少者滋润之。"

192 五更泻一定是四神丸的使用适应证吗？

"五更泻"以发病时间（黎明时）为特点命名，较早出现于

《丹溪心法》："有每日五更初洞泻……虽节省饮食忌口，但得日间上半夜无事，近五更其泻复作。"至明代龚廷贤《寿世保元》言其病机为肾虚，故又称之为"肾泻"。赵献可《医贯》亦说："今肾既虚，则命门之火熄矣……故令人多水泻不止，其泻每在五更将明时，必洞泻二三次。"后人沿袭于此，认为五更泻系脾肾阳虚，脾虚运化失常，肾虚后阴不固所致，故治疗常以温补脾肾为法，方多采用四神丸加减。如《景岳全书·泄泻》云："肾为胃之关，开窍二阴，所以二便之开闭，皆肾脏之所主，今肾中阳气不足，则命门火衰……阴气盛极之时，即令从洞泄不止也。"但临床常见的五更泻并非皆属肾阳虚，还常见于以下两种病机：

（1）肝郁脾虚而致五更泻　中医理论认为，脾主运化，赖肝之疏泄。《血证论》云："木之性主疏泄，食气入胃，全赖肝木之气疏泄之，而水谷乃化。设肝之清阳不升，则不能疏泄水谷，渗泻中满之症在所不免。"脾气素虚，或有食滞，复因恚怒怫郁，肝气失于疏泄，黎明寅卯木旺之时，少阳之气萌动，阴气衰少而不能守，阳气始发而不能固，木乘土位，谷气下流而发为泄泻。正如张聿青所说："肝病亦有至晨而泻者，以寅卯属木，木气旺时，辄乘土位也"（《清代名医医案精华·张聿青医案》）。由此而致五更泻者，其临床特点为黎明时腹中攻撑作胀，肠鸣腹痛，痛而欲泻，泻则痛减，舌淡苔薄，脉弦。其人平素多情志抑郁，善嗳气叹息，或易激惹恼怒。治宜疏肝健脾，常以痛泻要方合四君子汤加煨木香、川楝子、苍术、生薏苡仁化裁。

（2）脾虚湿盛而致五更泻　对此《难经》中早就有"湿多成五泻"之说。《景岳全书·泄泻》云："泄泻之本，无不由脾胃。"脾主运化水湿，脾虚失运，可造成湿盛，而湿盛又可影响脾的运化，两者互为影响，互为因果，故脾虚湿盛是导致泄泻的重要原因。脾失健运，水湿内停，湿为阴邪，阻遏阳气，黎明之前是阴盛极而阳将升发萌动之际，阳气被遏不胜阴，水湿下趋大肠而作泻。由此而致五更泻者，其临床特点为泻下清稀，腹满肠鸣，食少纳呆，面色萎黄，四肢乏力，舌质淡，苔白腻，脉濡等。治宜健脾益气，升阳化湿，常用香砂六君子汤或参苓白术散加防风、白芷、葛根、羌活化裁。

193 为什么吴茱萸汤既可治疗腹泻，也可治疗呕吐？

吴茱萸汤源于汉代张仲景《伤寒论》，由吴茱萸、人参、生姜、大枣4味药物组成。《伤寒论》原著中论及吴茱萸汤的条文有三：243条“食谷欲呕，属阳明也，吴茱萸汤主之”、309条“少阴病，吐利，手足厥逆，烦躁欲死者，吴茱萸汤主之”、378条“干呕，吐涎沫，头痛者，吴茱萸汤主之”。

在阳明病篇，吴茱萸汤主要用于阳明中寒证。此处阳明中寒之食谷欲呕是指由胃阳虚弱、寒饮内停，或中焦阳虚、浊阴上逆所致，故用吴茱萸汤温胃散寒，降逆止呕。

378条病机为厥阴肝胃虚寒，浊阴上逆。肝寒犯胃，胃失和降，其气上逆则干呕；胃阳不布，产生涎沫，随浊气上逆而吐出；肝经寒邪循经脉上冲则头痛，故用温降肝胃，泻浊通阳之吴茱萸汤。

少阴病篇之吴茱萸汤证历代医家争议颇多，主要有以下三种观点：

(1) 少阴病类似证　有些医家认为309条不属于少阴病，列入少阴病篇旨在阐述类证鉴别，以突出辨证论治之精髓，如姜建国在《伤寒析疑》中就将吴茱萸汤证归入“少阴类似证”来讨论，少阴病篇中的吴茱萸汤证旨在和阴盛阳虚的四逆汤证相鉴别。陈亦人说：“吴茱萸汤证以呕吐为主证，下利、厥冷不是必备的症状。证属中虚肝逆，而浊阴是犯，与四逆汤的阴盛阳虚不同，是以虽有下利，但并不太严重。其烦躁欲死，因阴阳剧争所致，所以用吴茱萸汤温降肝胃，泄浊通阳。四逆汤证是脾肾虚寒证，此是胃虚肝逆证。”简言之，一部分学者认为309条吴茱萸汤证的实质为寒邪内犯中焦，脾胃升降紊乱而致吐利交作；脾胃阳气为寒邪所遏，不能布达四末而致手足逆冷。由于骤然发病，正气与寒邪抗争剧烈，以致心烦躁扰难耐，这与少阴病篇296条极为相似。区别之处在于后者为阳衰阴盛，阴寒迫虚阳欲脱，故以手足躁扰为主，而兼见心烦，且下利为清谷（完谷不化），其四肢厥冷，非仅手足逆冷，故速投四逆汤以温经回阳。前者病在中焦，真阳不衰，寒逆较甚；后者病在心肾，阳衰阴盛，二者自是不同。

（2）厥阴病或少阴厥阴同病 《伤寒论译释》云：“《医宗金鉴》认为本证名曰少阴病，主厥阴药者，以少阴厥阴多合病，证同情异而治别也。少阴有吐利，厥阴亦有吐利，少阴有厥逆，厥阴亦有厥逆，少阴有烦躁，厥阴亦有烦躁，此合病而证同者也。少阴之厥有微甚，厥阴之厥有寒热，少阴之烦躁则多躁，厥阴之烦躁则多烦。盖少阴之病多阴盛格阳，故主以四逆之姜附，逐阴以回阳也。厥阴之病多阴盛郁阳，故主以吴茱萸之辛烈，迅散以通阳也，此情异而治别也。”这一段就是要说明309条之证不是少阴病而是厥阴病，或是少阴厥阴合病。“所以不用四逆汤，而用吴茱萸汤也。”沈明宗亦在《伤寒六经辨证治法》中说“此少阴并挟厥阴而乘胃也”。

（3）少阴病病程之一 呕吐是少阴病的常见症状，但不是主要症状。呕吐或作为或然症，或作为下利的伴随症状出现，或表现轻微“欲吐不吐”等，多属于少阴里寒迫胃所致。唯有309条吴茱萸汤证的呕吐具有明显的特点而成为本证的最主要症状，即呕吐剧烈，乃至烦躁欲死。本证之呕吐，在病机上，不仅是少阴阳虚阴寒之邪上逆迫胃所致，更重要的是外邪侵袭，病发少阴，由于少阴病是全身性虚寒，所以在少阴病的发病总过程中，形成了胃虚寒凝的局部过程。从标本关系上讲，少阴病的基本病机为本，胃虚寒凝为标。本着急则治标的原则，先以吴茱萸汤温胃散寒下气以治标，待呕吐平降以后，再以四逆汤治其本。总之，典型的少阴病是以下利和四肢逆冷为特点，用四逆汤治疗意在治本，但四逆汤并不是少阴病的全部。少阴病是一个复杂过程的集合体，可以有不同的证候表现，而吴茱萸汤证是少阴病若干过程之一，属少阴病胃寒证，是少阴病局部阴寒痼冷，应用吴茱萸汤意在治标。标急缓解之后，仍当治本，治本宜四逆汤。故此认为属少阴病毋庸置疑，体现了《伤寒论》“观其脉证，知犯何逆，随证治之”的原则。

吴茱萸汤证是以肝胃寒凝气逆为主要病机，其既可以治疗腹泻，也可治疗呕吐，正是“异病同治”治则的具体体现。

194 为什么说肠易激综合征和肝藏象关系密切？

肠易激综合征（IBS）是一种功能性肠病，以腹痛或腹部不适伴排便习惯改变为特征，可归属为中医“泄泻”“便秘”范畴，与“郁证”也有一定关系，其发生与肝的关系密切，可从以下方面理解。

（1）情志失调为主要病因　IBS有一个重要的特点是，其致病和诱发均与情志因素关系密切。中医理论中七情包括喜、怒、忧、思、悲、恐、惊，其中，肝与情绪恼怒变化关系最为密切，因肝为将军之官，喜条达，恶抑郁，主疏泄气机，易为情志所伤。一旦肝木有病，则气机拂郁，木横克土，脾运受制，导致腹痛、腹泻。宋代医家陈无择在《三因极一病证方论》中指出：“喜则散，怒则激，忧则聚，惊则动，脏气隔绝，精神夺散，以致溏泄”，提出情志失调引起腹泻的观点。叶天士云：“肝病必犯土，是侮其所胜也，克脾则腹胀，便或溏或不爽。”因此“善怒多思之体，情志每不畅达，怒则气结于肝，思则气并于脾，一染杂症，则气之升降失度，必加于呕恶、胸痞、胁胀、烦怨，若气壅于大肠，结滞不行，则大便秘结，排出不畅。木土不达，风木冲击而贼脾土，则痛于脐下”，从而见到腹痛、腹泻、便秘等症的发生。

（2）肝木乘脾为主要病机　肝属木，主疏泄，性喜升发条达；脾属土，主运化，其气主升，必得肝木的条达，升散疏泄之性，脾气才不会壅滞，从而饮食得以正常运化，故有“土得木而达”之说。肝脾两脏，木土相克，相互协调，维持着一种相互制约、相辅相成的协调平衡关系，在完成饮食、水谷的消化吸收，气血精微的化生输布方面起着重要的作用。正如《四圣心源·卷二》所谓：“土气不升，因赖木气以升之，而木气不达，实赖土气以达焉。”如果肝脾的协调关系遭到破坏，就会出现《本草述钩元·卷二十二》中描述的：“脾以风木为用，肝又以湿土为化源，脾气虚则肝之化源病，而风气不达，木还乘土而郁于地藏矣。”这就是所谓的肝木乘脾，肝郁脾虚。引起肝旺脾虚泄泻的原因有两个方面。一是肝失条达，横逆侮脾，脾失健运而致泄泻。肝为将军之官，不受遏郁，主疏泄气机，易为情志所伤。忧思恼怒、谋虑不遂、焦虑紧张等情志失调，导致肝气郁结，肝失疏泄，气机不利，肝气不舒，横逆犯脾，脾失健运，升降失调，出现排便异常。如《类经·卷十三》所言：“木强则侮土，故善泄也。”二是脾气虚弱，运化不健，土虚木侮，而引起泄泻、腹痛。如《王旭高医案·卷之三》所述：“夫肝胆属木而喜升达，寄根于土。今脾胃为生冷忧思伤其阳和之气，布化运转失职，肝胆无湿润升达之机，郁久而肆其横逆，侮其所胜脾胃受克。”

（3）疏肝健脾为主要治法　对于证属肝郁脾虚、肝脾不和的泄泻，其治疗原则是抑肝扶脾。《瘴疟指南·卷上》指出：“肝木克脾土，宜补脾抑肝，不宜去湿。”《谦斋医学讲稿》指出：“肝旺脾弱的腹泻，多系腹中先胀，继而作痛，泻下不多，泻后舒畅，反复发作。”治疗肝脾不和泄泻的代表方剂为《景岳全书》引刘草窗的痛泻要方。方中白术益气健脾，以补脾弱之不足，白芍敛肝，以抑肝木过旺，因肝郁多兼气滞，临床常见腹胀等症，故佐以陈皮理气和中，加用防风理肝舒脾，兼散气滞。

《医方考》云："泻责之脾，痛责之肝，肝责之实，脾责之虚，脾虚肝实，故令痛泻。"此方组方精炼严谨，紧扣病机，历来被视为治疗肝郁脾虚泄泻的主要方剂。

现代研究发现，IBS 的病因复杂，其中心理应激是形成 IBS 的一个重要因素。应激引起中枢与外周大量介质的参与，如 P 物质、5－羟色胺、肥大细胞等，从而激活 HPA 轴和自主神经系统及内源性疼痛传导系统诱发内脏的高敏感性，结肠运动紊乱与结肠黏膜屏障障碍。研究结果显示，柴胡疏肝散、痛泻要方可以显著提高肠扩张引起的腹壁收缩反射阈值，减少水应激诱导的排便次数，对腹痛与腹泻有显著的治疗作用。

195 何谓"阴结""阳结"？

阴结、阳结出自《伤寒论·卷第一·辨脉法》，原文为："其脉浮而数，能食，不大便者，此为实，名曰阳结也。其脉沉而迟，不能食，身体重，大便反硬，名曰阴结。"凡是由于气虚、阳虚导致大肠运行无力；或阴虚、血少使得肠道失其濡养；或阴寒内盛，凝滞肠道，传导失司，从而发生便秘者，即虚证便秘与寒证便秘，统称阴结。凡是由于胃肠实热燥火或气滞不行等病机所导致大肠失运而致便秘者，即实证和热证便秘者，统称阳结。

196 中医药治疗腹泻的机制是什么？

腹泻指排便次数增多（>3 次/天），粪便量增加（>200g/d），粪质稀薄（含水量>85%），相当于中医的"泄泻"范畴。

泄泻是临床常见病，泄是指大便稀薄，时作时止，其势缓者；泻指大便直下，如水倾注，其势急者。二者合称为泄泻。临床上，急性泄泻起病急，病程短，泄泻次数频多，常由外感寒热暑湿之邪，或饮食不节，误食生冷不洁之品，损伤脾胃，影响肠腑分清泌浊，而致泄泻，病性上多属实证。慢性久泄起病缓慢，病程较长，泄泻常呈间歇发作，常因素体不足，劳倦久病所致，病久脾肾阳虚，腐熟运化功能不健，致水谷停滞，清浊不分，泄泻乃作，病性上多属虚证。中医治疗泄泻，实则泄之，虚则补之为原则。明代医家李中梓在《医宗必读·泄泻》中提出的治泻九法，即包括泄法和补法，即淡渗、升提、清凉、疏利、甘缓、酸收、燥脾、温肾和固涩。

（1）实则泻之

1）化湿以健脾：《素问·阴阳应象大论》云："湿胜则濡泻"，《医宗必读》谓："无湿不成泻"，湿邪为泄泻的主要病理因素。急性泄泻以湿盛为主，常由外感寒热暑湿之邪，或饮食不节，误食生冷不洁之品，损伤脾胃，影响肠腑分清泌浊而致。治疗上应着重化湿，并根据寒湿、湿热与暑湿的不同，分别采用温化寒湿、清化湿热和清暑祛湿之法。《罗氏会约医镜·泄泻》谓："泻由脾湿，湿由脾虚。"脾虚与内湿互为因果，或因脾虚生湿，或因湿盛困土而致脾虚。外感湿邪损伤脾阳，以致脾不健运，祛湿的同时达到健脾止泻的目的。代表方如藿香正气散、葛根芩连汤等。

2）淡渗利湿："初宜分利中焦，渗利下焦"，一般急性、实证的泄泻，多采用利湿法，即治泻九法之"淡渗"。中医认为部分大便泄泻乃与小肠的分清泌浊功能有关，若其泌别清浊之功能正常，则大便正常，若其功能出现异常则水液不能下渗膀胱，而随糟粕下行，故引起泄泻。通过利小便，使小肠的泌别清浊功能趋于正常，水液下渗膀胱增多，而随糟粕下行减少，从而达到"利小便实大便"的功效。《素问·汤液醪醴论》提出"开鬼门，洁净府"的治湿之法，《景岳全书·心集杂证谟》指出："凡泄泻之病，多由水谷不分，故以利水为上策。故曰：治泻，不利小水，非其治也。”临床上常用淡味渗透之剂以利小便，达到实大便的目的。代表方如五苓散、猪苓散等。

3）疏肝理气：肝与脾为克而互用的正常关系。脾的运化健旺有赖于肝的疏泄正常，肝需脾土提供的水谷精微之气的供养，才能保持升发条达之性。脾土健旺，气血有源，肝血充足，肝有所藏则肝性柔和条达，方能助脾运化。郁怒伤肝，肝气郁结，横乘脾土，运化失常，常致泄泻。如《类经·卷十三》所云：“木强则侮土，故善泄也。”此外，饮食不节，劳倦太过，损伤脾气，脾失健运，土虚木侮，也可致泄泻、腹痛。治疗上当以抑肝扶脾为基本原则。《瘴疟指南·卷上》指出：“肝木克脾土，宜补脾抑肝，不宜去湿。”代表方为痛泄要方、柴胡疏肝散等。

4）消食导滞：即治泻九法之“疏利”。脾为仓廪之官，胃为水谷之府，故饮食不当常可导致腹泻。饱食过量，宿滞内停；或过食肥甘，呆胃滞脾，湿热内蕴；或恣啖生冷，寒食交阻；或误食不洁之物，伤及肠胃，均可导致脾胃运化失健，传导失职，升降失调，水谷停为湿滞而发生泄泻。对于此类腹泻，可因势利导，运用消导之药，祛湿消积，清利导滞，此为“通因通用”之法。代表方为保和丸等。

（2）虚则补之

1）健脾益气：《景岳全书·泄泻》谓：“泄泻之本，无不由于脾胃。”脾虚泄泻乃因脾虚湿盛，困厄脾胃，致运化失常，则成濡泄。脾为泄泻之主脏，脾虚健运无权，水谷不化精微，湿浊内生，混杂而下，发生泄泻。健脾益气，培中土，益中气，恢复脾脏正常的升清运化功能，为治疗脾虚泄泻之则。代表方为参苓白术散、七味白术散等。

2）温肾助阳：肾为先天之本，脾为后天之本，命门肾火温助脾阳，又赖后天精气滋养。脾虚久泻则下元失滋，可致命门之火衰惫。肾虚则火不暖土，可导致脾运不健，中阳亏虚，病久则脾肾阳虚。故《明医杂著》云：“元气虚弱，饮食难化，食多则腹内不和，疼痛，泄泻。”因此，腹泻初起虽发病多伤及于脾，而由于脾与肾有着密切的联系，病久及肾，肾阳亦亏，因为“火能生土，土之不旺即火之衰也”。反之，肾为胃关，司开合，主前阴后阴，若肾阳不足，命门火微，肠失温养，关门不固，则泄泻不止。故对于长期腹泻，证见肾阳不足的表现时，温肾助阳之法亦常用，即治泻九法之“温肾”。代表方为四神丸、金匮肾气丸等。

3）祛风胜湿：脾为湿困，脾气下陷，清阳不升，清浊不分，并走于下则为泄泻。如《内经》所云：“清气在下，则生飧泄。”前人对于升发脾气十分重视，在健脾药中常佐以风药，风药多具升发之性，前人云：“寒湿之胜，助风以平之。”取“风能胜湿”之意，以鼓舞胃气，升发清阳之气，健脾助运，使脾胃升降正常，则泄泻自止。相当于治泻九法之中的“升提”。代表方剂如补中益气汤、升阳益胃汤等。

4）固涩敛肠：即治泻九法之“固涩”。对于虚泻、久泻和实邪将尽的泄泻，小量应用固涩的药物常可起到事半功倍的效果，可有效缩短病程。同时，久泄分利太过，亦可引起阴液受损。李中梓在《医宗必读》中指出：“注泻日久，幽门道滑，虽投温补，未克奏功，须行涩剂，则变化不愆，揆度合节，所谓滑者涩之是也。泄泻日久不愈，神色疲惫，泻下无度者，则非涩肠不足以止泻。代表方剂如赤石脂禹余粮丸、真人养脏汤等。”

197. 如何选用“风能胜湿”和“利小便以实大便”治法？

(1)“风能胜湿”《经》曰：风能胜湿。如物之湿，风吹则干。从五行的属性上，风属木，湿属土，在五行相克中，木能克土，称木能胜土，即为风能胜湿。临床常用于泄泻伴有肠鸣者。

泄泻，在《内经》称“泄”，汉唐时期多称“下利”，宋以后称“泄泻”。剖析其病机，无论新久虚实泄泻，其邪气均离不开一个“湿”字，故《内经》总结为“湿胜则濡泻”。祛风为何能胜湿，包括以下两点：其一，凡泻皆兼湿，湿为一长夏之气，与脾脏相应。而胃与脾以膜相连，一阳一阴，胃恶燥喜湿，脾恶湿喜燥，脾升胃降，共同完成腐熟运化之职。若脾胃功能失职，则清浊不分，并走肠间。今用风药，风药多燥，湿为上病，风以胜湿，以助脾胃共复升清降浊之功，乃治病求本也。其二，肺居上焦，职司宣肃，性喜清虚，为水之上源。在水湿代谢中，与脾密切相关。今用风药，皆为轻清透表之品，以宣肺疏表，驱邪外出。

在《临证指南医案·幼科吐泻门》医案中，叶氏提到：“久泻，兼发疮痍，是湿胜热郁，苦寒必佐风药。”李杲在《脾胃论》遇“癸卯岁六七月间，淫雨阴寒，逾月不止，时人多病泄利，湿多成五泄故也”之情形，按圣人之法，“皆当利其小便，必用淡味渗泄之剂以利之”，然“客邪寒湿之淫，从外而入里，以暴加之，若从以上法度，用淡渗之剂以除之，病虽即已，是降之又降，是复益其阴，而重竭其阳气矣，是阳气愈削，而精神愈短矣，是阴重强而阳重衰矣，反助其邪之谓也。故必用升阳风药即瘥，以羌活、独活、柴胡、升麻各一钱，防风根截半钱，炙甘草根截半钱”则可愈之，盖因“湿寒之胜，助风以平之”。

在临床上，遇泄泻伴有肠鸣患者，实为肝脾相乘，或湿胜久泻，常药少效时，均可加入风药，祛风以胜湿，用药方面可选择升麻、柴胡、羌活、防风、藁本及轻清透表之蝉衣等，均能鼓舞胃气上腾，犹如地土淖泽，风之能干。

（2）“利小便，实大便”　指湿邪阻滞气机，致体内津液气化不利，出现排尿不畅、泄泻等症状。治法以淡渗利湿法使湿邪从小便而出，常用于湿盛、以湿邪为重之实证，临床表现为急性泄泻。

如《脾胃论》云：“诸泄利，小便不利，先分利之”。又云：

“治湿不利小便，非其治也。皆当利其小便，必用淡味渗泄之剂以利之，是其法也。”《金匮要略》曰：“湿痹之候，小便不利，大便反快，但当利其小便。”指出湿邪内阻影响膀胱气化则小便不利，湿趋大肠则大便反快。若内湿不去则阳气难以外达祛外湿，故其治法，但当利小便，小便得利则内湿去，阳气通，外湿也得以祛除。治法上可见“小便不利……甘草附子汤主之”及“脉浮，发热，渴欲饮水，小便不利者，猪苓汤主之”。亦以主治饮停下焦，气化不利，水饮逆动所致“脐下有悸，吐涎沫而颠眩”之五苓散温阳化气利水。叶天士《温热论》曰“通阳不在温，在利小便也”，指出湿盛则阳微也，通阳之法不在于投温补之剂，而在于利小便则湿祛而阳自通也。

临床使用时应注意以下禁忌：①急性泄泻若出现明显伤阴症状，如小便点滴不出之癃闭、汗出如雨、患者自觉口渴甚时，应慎用“利小便”法。《脾胃论》中“汗多禁利小便，小便多禁发汗”亦为此意；②久泻伤阳，不可更利其小便，使正气不顾；③中病即止。不可长久用淡渗利湿之剂，据报道此类药味如关木通、木防己等含有马兜铃酸，长期服用可导致肾衰竭，在使用方面应注意其用量及时间。

198 久泻阴伤患者如何治疗？

泄泻是因脾胃受损，湿困脾土，肠道功能失司，致排便次数增多，粪质稀溏或完谷不化，甚至泻出如水样为主症的病证。迁延日久可转为慢性泄泻。久而不愈，可伤及脾肾之阳，可表现为形寒肢冷，大便溏薄，或完谷不化，脘腹冷痛，食入难化，或食后腹胀，口不渴，舌淡苔白。《景岳全书·泄泻》：“凡泄泻之病，多由水谷不分，故以利水为上策。”

治法多用利小便化湿之法，若分利太过，久则可伤阴。此处所伤之阴，即为脾阴。张锡纯在《医学衷中参西录》中指出："治阴症者，当以滋脾阴为主。脾阴足，自然灌溉诸脏腑也。"临床常见食少腹胀、腹痛消瘦、便结尿黄、渴饮不多、低热、舌红。

对于其治疗，应遵循《素问·刺法论》中"欲令脾实……宜甘宜淡"之训：甘淡实脾。古代众医家对此早有认识。缪仲淳在《先醒斋医学广笔记》中说："胃气弱者则不能纳，脾阴亏则不能消，世人徒知香燥温补为治脾虚之法，而不知甘凉滋润益阴之有益于脾也。"唐容川总结提出"甘寒益胃阴、甘淡实脾阴"观点。遣方用药上，应以滋润甘凉之品，取其甘以补脾，润以益阴，使滋而不腻，运而不燥。代表药物：山药、沙参、太子参、扁豆、山药、薏苡仁、玉竹、莲子肉、白术、麦冬、石斛、茯苓、甘草等。常用方剂以明代《慎柔五书·虚损门》之慎柔养真汤（人参、白术、茯苓、甘草、山药、莲子肉、白芍、五味子、麦冬、黄芪）最为代表。另有张锡纯在《医学衷中参西录》中提出的"薯蓣粥"以生怀山药一味"脾肾双补，在上能清，在下能固，利小便而止大便"，还可加生车前子"利小便，而性兼滋阴，可为补肾药之佐使，能助山药以止大便"事半功倍。较为常用的还有《局方》之参苓白术散，临证可加用沙参、麦冬养阴润燥。与甘淡相对的是治疗久泻之阴伤患者应禁用苦寒、温燥之性的药物以及分利之品，使其阴伤更甚。

199 何谓"逆流挽舟"？临床如何运用？

"逆流挽舟"法出自于喻嘉言《寓意草》，意指邪从外入，侵犯大肠，由表入里，应使邪由里外出而解的方法。喻氏以其法治外邪陷里而成痢疾者，如逆水中挽舟上行之意，故称逆流挽舟。其在《医门法律》中指出："外感三气之热而成下痢，其必从外而出之”，强调“下痢必从汗，先解其外，后调其内”。并指出在病程较长时“虽百日之远，仍用逆流挽舟之法，引其邪而出之于外，则死证可治，危证可安”。

其代表方为人参败毒散，出自宋代朱肱《伤寒类证活人书》，由人参、羌活、独活、柴胡、前胡、枳壳、茯苓、桔梗、白芍、甘草、生姜组成，辛温香燥，具有益气发汗、散风祛湿之功。

逆流挽舟法所治之痢疾乃风寒束表，邪气内陷，滞于肠道，气血不调引起，故临床使用本法当以痢疾兼见表证为应用要点，即下痢赤白相兼，腹痛，里急后重，并见恶寒发热，无汗，头身疼痛，舌淡，苔白，脉浮等。临证之时，还应随症加减，若表证较轻，且见肛门灼热，苔腻微黄者，宜去独活、前胡之辛散疏表，加黄芩、黄连以清热燥湿；若腹痛、里急后重较甚，可加木香、白芍以调气和血，缓急止痛。若表证已解，惟见痢下不爽，里急后重，便脓血，肛门灼热，舌红苔黄，脉数，是表邪已解，里热已甚之证，此方多用辛温香燥之品，不可妄投，应选用芍药汤、白头翁汤之属以清热解毒，调气和血。

据报道临床还可用于治疗溃疡性结肠炎。慢性非特异性溃疡性结肠炎患者除炎症性肠病临床表现外，在急性发作期还可以出现发热恶寒、肢体酸痛等肠外表现，酷似中医所言之“痢下兼表”证，运用人参败毒散加味治疗，疗效较满意。更有应用取类比象“逆流挽舟法”，自拟逆流挽舟汤治疗妇人更年期月经经量过多及经期过长等症。总之，逆流挽舟法实为逆其病势、逆其常法，而顺其病因的一种治法，临证可灵活应用。

200 腹泻如何因时制宜用药?

一年四季皆可发生腹泻，但以夏秋季节最为常见。夏季多有各种瓜果、凉拌荤素菜或冰镇饮品，一旦食品的制作过程稍有不慎，极易造成污染而导致人们食用后感染机会增多。即使这些食物没有被感染，一旦进食过多、过快或腹部受凉，也容易造成胃肠腹泻。如因进食生冷引起者治以温中散寒，理中丸主之。若因进食过多过快引起，属于伤食泄泻者，应以消导之品和中，保和丸主之。若以饮食不洁引起，腹泻脓血便者，治以清肠解毒化湿为主，白头翁汤、芍药汤可用。

秋冬寒冷季节，阴气盛极阳气伏藏之时，腹部易受寒气侵袭，寒邪客于肠胃，此时患者如禀赋不足，肾阳不能温煦脾胃之阳，釜底无薪，乃至脾胃失和，水谷精微不能输化，乃至合污而下，此即如《内经》所云："人与天地相参，故五藏感于寒则受病，微则为咳，甚者为泄为痛。""寒气客于小肠，小肠不得成聚，故后泄腹痛矣。"此类腹泻，当治以温阳散寒，四神丸可参。

201 哪些腹泻不属于消化病范畴？如何鉴别？

消化病范畴的腹泻以细菌性腹泻、轮状病毒性胃肠炎、阿米巴痢疾、霍乱、过敏性胃肠炎等为常见，属于祖国医学"泄泻""痢疾"之范畴，临床上常见的消渴、瘿病等引起的腹泻不属于消化科腹泻范畴。

消渴相当于现代医学之糖尿病，这部分患者有多饮、多食、多尿、消瘦等病史，查血糖异常，病变脏腑在肺脾肾，发生腹泻主要与脾有关，胃主腐熟水谷，脾主运化，胃为其行津液，脾胃受燥热所伤，胃火炽盛，则脾阴不足，久而脾气虚损，不能运化水谷精微，则水谷精微混杂而下，发为腹泻，此病多见于消渴病之后期，其中又以青年型糖尿病症状严重而难以控制者出现腹泻多见，且多以脂肪泻为主，部分患者可因合并机会感染而粪便培养病原菌阳性，与消化系统疾病引起的腹泻不难鉴别。

祖国医学之“瘿病”，包括现代医学之甲状腺功能亢进症。甲状腺功能亢进患者主要由于情志内伤及体质因素引起，病位在肝脾，与心有关，肝郁则气滞，脾伤则气结，脾虚生痰，痰气郁结日久化火，形成肝火亢盛，肝火亢盛又横逆克犯脾土，终至脾虚气衰不能运化水谷精微，精微合污而下，故为泄泻，每用清肝泻火之药后腹泻常止。现代医学也研究证实此类泄泻患者有甲状腺功能亢进的表现，腹泻多与患者进食大量脂肪，合并有胃排空及肠道通过过快有关，故多为脂肪泻伴轻至中度低蛋白血症，待甲亢好转后，腹泻常可以缓解。

使用药物所致腹泻，如抗生素所致腹泻，患者有长期大量使用抗生素的病史，泄泻常伴有腹部痉挛性腹痛、发热、黏液血便等。

应用免疫抑制剂可引起腹泻，例如长期使用糖皮质激素、免疫抑制剂和肿瘤化疗的患者，易发生各种机会感染，其中以真菌最为常见。

202· 为什么说“泄泻之本，无不由于脾胃”？

“泄泻之本，无不由于脾胃”见于明代医家张景岳所著的《景岳全书·泄泻论证》：“泄泻之本，无不由于脾胃，盖胃为水谷之海，而脾主运化，使脾健胃和，则水谷腐熟而化气化血。以行营卫，若饮食失节，起居不时，以致脾胃受伤，则水反为湿，谷反为滞，精华之气不能输化，乃致合污下降而泻痢作矣”。本病在其他医书中间有论述，如《素问·阴阳应象大论》云：“清气在下，则生飧泻”。《古今医统》中曰：“泄泻乃脾胃专病，凡饮食寒热三者不调，此为因病必致泄泻……”。以上论述都说明了泄泻与脾胃的关系。胃和脾，同居于中焦，升降相因，纳运相得，燥湿相济，不断完成水谷的消化、吸收、输送营养供机体各组织需要以及促进水液代谢的任务。若脾胃功能障碍，水谷不化精微，湿浊内生，混杂而下，则发泄泻。由此可知，脾虚湿蕴为泄泻的基本病机。感受外邪引起泄泻以寒、热、暑、湿之邪为多，但又以湿邪最为多见。盖脾喜燥恶湿，外感湿邪最易困损脾土，脾运失司，水湿不化，混杂而下则致泄，所以，古人有“无湿不成泻”之说。寒邪或暑热侵犯肺卫，从表入里，可致脾胃升降失司，脾胃运纳失职，清浊不分，混杂而下则发泄泻。若寒邪或暑热兼湿入侵，更易发病。饮食失节致泄甚为常见，如暴饮暴食，宿食内停，或饮食肥甘，呆滞脾胃，或过食生冷瓜果，误食不洁之物，均可导致脾胃运化失职，传导失司，升降失调，清浊不分，混杂而下而发泄泻。情志内伤致泄，常在脾胃素虚，或有食滞基础上发病。盖七情内伤，尤以恼怒忧郁之后，肝气失疏，横逆犯脾克胃，致使脾胃之气郁滞，运化失常而致泄泻。脾胃虚弱致泄多为久泄，每因长期饮食失调，或劳倦、久病之后，脾胃受损，若不及时调治，则脾胃功能日损，纳运失职，以致水反为湿，谷反成滞，湿滞混杂而下则发泄泻。肾阳不足致泄者，多久泄难愈。脾与肾两者关系密切，脾气之运化有赖于肾阳之温煦。若年老体弱或久病之后，肾阳虚损，命门火衰，脾失温煦，亦因脾运失职而致泄泻。脾胃虚弱，肾阳不足者若受外感或饮食失节更易致泄。久泻伤阴，多为素体阴液不足之人或热病之后津液受耗，久泻多伤脾胃之阴，使脾胃失其濡养，气失和降，运化失常而致本证。综上所述，不难理解，泄泻的病因虽多，但均可导致脾胃功能障碍，肠道传导失司。故景岳之“泄泻之本，无不由于脾胃”的论断甚为正确。

203 久泻和肝、肺、肾有什么关系?

（1）久泻与肝　肝为乙木，为刚脏，其性条达，主疏泄，可助中焦之运化，也能调节肠腑的传导功能。《冯氏锦囊》云："泻属脾胃，人固知之，然门户之要者肝之气也"。《医碥·泄泻》云："有肝气滞，两胁痛而泻者，名肝泄"。故泄泻与肝之疏泄不及或者太过有很大联系。如肝失条达，横逆乘脾，气机失调，脾运不健，郁而生湿，清气不升，湿郁致泻，表现为腹中急痛，痛即泄泻，泻后痛缓，发病与情志不畅有关，常伴有胸胁痞闷，嗳气纳少，舌质淡红苔薄，脉弦等。治疗当缓肝扶脾，选用白芍、木瓜、防风、生麦芽等。如肝气不足，疏泄不及，脾土失其疏条之助，肠腑也失其束要调运而继发泄泻，此证多与中气虚并存，治以补中养肝，乌梅、麦芽可选。

(2) 久泻与肺　肺为华盖，与大肠相表里，主宣发肃降，主治节，通调水道。肠腑之传导与肺之关系亦为密切，喻嘉言云："若至秋月伤肺者，伤肺之燥也，与秋伤于燥，冬生咳嗽同是一病。但在肺则咳嗽，在大肠则飧泻，所谓肺热移于大肠，则飧泻自止。惟务止泻，以燥益燥者多矣"。是以久泻伤脾，脾气呆滞，升降失常引起肺失治节，大肠失其传导之力，又加重泄泻，治宜温肺、润肺、清肺，温肺常选干姜，润肺常选南沙参、天花粉之品，清肺常选川贝母、枇杷叶、黄芩等。

(3) 久泻与肾　肾居于下焦，为胃之关也，肾司二便，若年老体弱，久泄不止，则久病及肾，损伤肾阳。肾阳不足，命门火衰，不能温暖脾土，使脾运失常而导致泄泻，症见黎明之前，脘腹作痛，痛则即泻，泻后则安，形寒肢冷，腰膝酸软，舌淡苔白，脉沉细弱。四神丸为其代表方剂。若命门火衰甚者加半硫丸，滑泻不止加诃子，罂粟壳也可。世人熟知肾阳虚之泄泻，不知亦有肾阴虚之泄泻，诚如赵献可所云："阴虚而肾不能行禁固之权者，峻补其肾而愈"。此疾除腹泻缠绵难愈之外，尚有形体清瘦，溲少且黄，口干欲饮，或者手足心发热，舌质红，有裂纹，脉细数。补火温肾之药不可骤投，滋阴补肾，收敛固涩之剂当予急施，六味地黄丸加减是为良药。

204 李中梓治泻九法是什么？临床如何辨证使用？

（1）淡渗法　李氏云：“使湿从小便而去，如农人治涝，导其下流，虽处卑监，不忧巨浸。《经》云：治湿不利小便，非其治也。又云：在下者，引而竭之是也。”外感六淫之邪，均可致泄，然泄泻之成因，与湿邪最为密切。因湿困脾土，脾失健运，则清浊不分，水谷混下，故有“无湿不成泻”“湿胜则濡泄”之说。此时可用淡渗之法，以利小便实大便。对于急性泄泻，泻下稀水样便，口渴尿少，多由外感湿邪，邪客于小肠，导致小肠不能分清泌浊，致使水谷并走大肠，暴泻如注，对此应予以淡渗之品，通利小肠，恢复其气化之职，则水走膀胱，小便利而便泻止。淡渗之品多选用茯苓、猪苓、泽泻、车前子等，代表方如五苓散、胃苓汤之类加减。慢性泄泻，湿邪多产生于脾虚不运，或者阳虚不化，或者气机阻滞，淡渗之品可以为佐药，不宜为主药，而且不宜久服，以防伤阴之变。

（2）升提法　李氏云：“气属于阳，性本上升，胃气注迫，辄尔下陷，升、柴、羌、葛之类，鼓舞胃气上腾，则注下自止。又如地上淖泽，风之即干，故风药多燥。且湿为土病，风为木药，木可胜土，风亦胜湿，所谓下者举之是也。”李氏所说升提一为升阳鼓舞胃气，一为以风胜湿，升提法适宜于脾胃虚弱，清气下陷，或脾胃之气被寒湿所困，谷气下流。盖胃为水谷之海，饮食入胃，经过脾胃之运化，其精气上升而输于肺，如脾胃受损，则脾胃清气不升，则如《内经》云：“清气在下，则生飧泄”也。升提法临床多采用健脾、渗湿等诸法配合应用，泻下缓者多选用益气健脾之品，如东垣之升阳汤，脾为湿困而下泄势急者，多与渗湿之品配合，如东垣之升阳除湿汤。另一适应证是外邪内陷之下泄，内陷虽有寒热之邪的分别，但逐邪外出是基本原则，寒者用葛根汤，热者用升麻葛根汤、葛根芩连汤。升提祛风之品常用升麻、柴胡、羌活、葛根、荆芥、防风、白芷等。此外，升提还能条达肝气，因肝郁常能乘脾，脾虚每致肝郁，风药常常能使肝气条达，其郁自解，但是用于疏肝时，药量不可过大，如痛泻要方中用防风即是此意。

（3）清凉法　李氏云：“热淫所致，暴注下迫，苦寒诸剂，用涤燔蒸，……所谓热者清之是也。”湿热之邪侵犯肠胃，而成暴注下迫，滞而不爽，肛门灼热，烦热口渴，舌红苔黄腻，脉滑数者，宜采取清凉法，选用苦寒清热、解毒燥湿的药物以清热燥湿，坚阴以止泻。代表方如葛根芩连汤、连朴饮加减。

（4）疏利法　李氏云：“痰凝气滞，食积水停，皆令人泻，随证祛逐，勿使稽留。《经》云：实者泻之，又云：通因通用是也。”内伤致泻者，或伤于饮食，或伤于情志，伤于饮食不节或不洁，损伤脾胃，水谷不能吸收，反停为湿滞而致泻。正如张景岳所说：“饮食不节，以致脾胃受伤，则水反为湿，谷反为滞，精华之气不能升华，乃致合污下降而泻痢作矣”。临床多见腹痛泄泻，大便臭秽，嗳腐酸臭。脘腹痞满，舌苔浊腻，脉滑实。此时应采取消导法，选用消食导滞的药物以消食和胃，推荡积滞，如保和丸、枳实导滞丸之类。若因肝气郁结，腹泻每因情志因素而诱发者，则当疏肝理气，选用柴胡疏肝散为主要方剂加减运用。若因瘀血阻滞而泻者，症见腹泻日久不愈，大便溏薄，腹痛固定不移，舌质暗淡或者有瘀斑，当以活血化瘀疏利之法，如膈下逐瘀汤。

（5）甘缓法　李氏云：“泻利不已，急而下趋，愈趋愈下，泄何由止？甘能缓中，善禁急速，且稼穑作甘，甘为土味，所谓‘急者缓之’是也。”泄泻日久不愈，损伤脾胃，致脾胃虚弱，升降无权乃水反成湿，谷反成滞。“清气在下，则生飧泄”“泄泻之本，无不由脾胃”，此之谓也。临床可见，大便时溏时泻，完谷不化，稍进油腻食物即大便次数增多，舌淡，苔白，脉细弱。此时宜采取甘缓法，选用味甘补益，和中缓急的药物以健脾益气，行气化湿，如参苓白术散加减。

(6) 酸收法　李氏云：“泻下有日，则气散而不收，无能统摄，注泄何时而已？酸之一味，能助收摄之权，《经》云：‘散者收之’是也。”酸收，其意有三：收敛正气，收其下注之势，速以断下，收关门之功。药有诃子、乌梅、石榴皮等，治疗应注意酸收药不可用之过早，以防闭门留寇。

(7) 燥脾法　李氏云：“土德无惭，水邪不滥，故泻皆成于土湿，湿皆本于脾虚，仓廪得职，水谷善分，虚而不培，湿淫转甚，《经》云：‘虚者补之’是也。”脾虚泄泻，常常表现为大便溏泻，食少纳差，面色萎黄，当采取燥脾法，健脾以化湿，方选参苓白术散、六君子汤加减。

(8) 温肾法　李氏云：“肾主二便，封藏之本，虽属水，真阳寓焉……故积虚者必夹寒，脾虚者必补母。《经》云：‘寒者温之’是也。”如患者年老体弱，久泄不止，则久病及肾，损伤肾阳。肾阳不足，命门火衰，不能温暖脾土，使脾运失常而导致泄泻，临证常见，黎明之前，脘腹作痛，肠鸣即泻，泻后则安，形寒肢冷，腰膝酸软，舌淡苔白，脉沉细弱，此时宜用温肾法，选用温肾健脾，散寒的药物以温补脾肾，散寒止泻，如四神丸、理中汤之属。

(9) 固涩法　李氏云：“注泄日久，幽门道滑，虽投温补，未克奏功，须行涩剂，则变化不愆，揆度合节，所谓‘滑者涩之’是也。”固涩法常用于泄泻日久，脾肾虚寒，邪少虚多，关门不固，滑脱不禁之证，症见久泻不止，滑脱不禁者，治宜选用酸敛收涩的药物以“滑而涩之”。如桃花汤，真人养脏汤、赤石脂禹余粮汤等可参。

205 中医如何治疗急性泄泻？效果如何？

急性泄泻相当于西医学的急性肠胃炎、急性细菌性痢疾等，是由于饮食不慎所致，但与平素的脾胃功能虚弱有关，由于饮食失调损伤脾胃，最易使外界湿浊之气得以乘虚而入，外界寒热暑湿之邪困脾，则中气不运，也易导致饮食内伤，但脾胃虚弱，中阳被遏是发病的根本。如果起病急骤，猝然发作，上吐下泻，腹痛或不痛，即可认为是中医所说的霍乱，可分为寒霍乱、热霍乱、干霍乱，是重症须严密观察治疗，当以西医之补液、杀菌为主，防止电解质紊乱。对于一般的急性泄泻，则在西医补液的基础上配合中药治疗常能收到很好的疗效。常分为以下几个证型治疗：

（1）寒湿型　呕吐清水，泄泻清稀，肠鸣腹痛，头重身痛，或兼寒热。治以解表散寒，芳香化浊。代表方剂：藿香正气散加减（藿香、紫苏、白术、白芷、茯苓、半夏、桔梗、厚朴、大腹皮、陈皮、生姜）。

（2）食滞型　恶心呕吐，嗳腐吞酸，脘腹痞满，纳呆腹泻，便泻秽臭，腹痛肠鸣，泻则痛减。治以消食导滞，和胃止呕。代表方剂：保和丸加味（炒山楂、焦神曲、炒麦芽、制半夏、陈皮、连翘、茯苓、莱菔子、藿香、竹茹）。

（3）暑湿型　呕吐酸腐，恶心嗳气，脘腹胀闷，腹痛即泻，肛门灼热，大便黄褐秽臭，心烦口渴，小便黄赤。治以清暑利湿，辟秽和中。代表方剂：连朴饮（黄连、藿香、豆豉、山栀、半夏、芦根、藿香、佩兰、滑石、竹茹）。

（4）虚脱型　吐泻频频，面色苍白，大汗淋漓，四肢厥冷，腹痛喜按。治以温中化浊，回阳救逆。代表方剂：四逆汤合附子理中汤（人参、白术、干姜、附子、甘草、肉桂、炙黄芪、藿香、半夏、茯苓）。

206 肠易激综合征的现代治疗方法有哪些？

IBS 的现代治疗目前采取综合性治疗措施，包括饮食治疗、中西药物治疗及心理治疗等。治疗的基本原则是根据患者的发病特征，采取建立在良好医患关系基础上的个体化、分级治疗和循序渐进的综合治疗。轻症患者可以通过健康教育和有效的饮食指导得到缓解，否则要考虑药物治疗。

（1）饮食治疗　明确饮食习惯与症状的关系，避免或减少下列食品：可能的敏感食品（因人而异）；产气食品，如奶制品、豆类、卷心菜、洋葱、葡萄干等；高脂肪食品；果糖和山梨醇的食物、饮料或药物。高纤维食物（如麦麸等）能增加粪量，加速肠道转运，可改善便秘性 IBS 的便秘症状，但以腹泻为主的患者应少吃粗纤维食物。

（2）心理治疗　首先，需要建立一种治疗性的医患关系，帮助患者面对基本心理矛盾和情绪紊乱，医师应以理解、同情和负责的态度向患者解释所患疾病的性质、病因、发病机制；其次，一些精神治疗药物可作为辅助手段或用于原发性精神障碍共病 IBS 的治疗。

（3）药物治疗

1）止泻剂：对以腹泻为主要表现的患者，应该以控制排便次数作为治疗目的，常用的药物是阿片类制剂洛哌丁胺。轻者还可选用双八面体蒙脱石。

2）胃肠平滑肌选择性钙离子通道阻断剂：近来国内外应用的胃肠道高选择性 L-型钙离子通道阻断剂匹维溴胺可直接作用于肠道平滑肌细胞的电压依赖性钙离子通道，抑制 Ca^{2+} 内流，降低平滑肌细胞兴奋性，用以调节肠道运动，治疗便秘、腹泻及腹痛症状。临床上，匹维溴胺通过消除肠平滑肌的高反应性，从而缓解 IBS 患者的腹痛、腹泻、便秘，特别是交替出现的腹泻和便秘症状。

3）导泻剂：对于便秘为主的 IBS 可以应用一些具有渗透性的缓泻药，如：乳果糖、枸橼酸镁及氢氧化镁。这些药物在小肠内主要依靠流动的液体进入肠腔并发挥其软化粪便的作用，在大肠内则使结肠扩张并促进肠蠕动从而达到促进排便的作用。

4）调节内脏感觉的药物

κ 受体激动剂：κ 受体激动剂作用于周围 κ 受体，而无吗啡样中枢作用，对胃肠道动力也无影响，因此是对那些肠道感觉过敏但胃肠道转运正常 IBS 者的理想治疗药物。临床随机、双盲试验证实非多托嗪（fedotozine）可提高 IBS 患者对结肠扩张的感觉阈值，但不影响结肠的顺应性。

5-HT_3 受体阻滞药：对于肠道运动增加、液体吸收减少、内脏痛阈下降而腹痛的 IBS 患者，可试用 5-HT_3 受体阻滞药。阿洛司琼作为一种 5-HT_3 受体阻滞药对于只有腹泻症状的 IBS 女性患者有较好的疗效。动物实验表明该药能缓解腹痛，并能增加粪便的黏稠度。有学者通过对照研究（服用该药组 3631 例/对照组 2480 例）发现两组 5 个月发生严重便秘和结肠缺血并无明显差异，具有良好的安全性。另一种 5-HT_3 受体阻滞药西兰司琼经过临床试验已经被 FDA 批准通过，作用强度是阿洛司琼的 10 倍；5-HT_4 受体激动剂：莫沙比利（mosapride）：是一种强效选择性 5-HT_4 受体激动剂，临床用于治疗便秘和腹胀的 IBS 患者。替加色罗是一种选择性的 5-HT_4 受体激动剂，于 2002 年正式被美国 FDA 批准临床应用，已有的临床试验证明它能明显改善 IBS 患者腹痛、腹胀，同时增加排便次数，改善粪便质地。然而，2007 年 3 月在对所有替加色罗相关研究论文的荟萃分析发现它增加了心脑血管事件的发生率。该事件使得替加色罗退出了市场。

5）调节中枢情感方面的药物

抗抑郁药：对有抑郁症状的 IBS 患者应试用小剂量抗抑郁药，这不仅能提高患者的情绪，还能帮助改善肠道症状。目前最常用的抗抑郁药是三环类抗抑郁药，如阿米替林（amitriptyline）等。但三环类抗抑郁药的最大缺点是副作用大，部分患者难以耐受。如果患者对阿米替林已耐受性较差，则可考虑使用新型的抗抑郁药如氟西汀（fluoxetine）或帕罗西汀（paroxetine）和最近开发的新药西酞普兰（citolopram）等选择性 5-HT 再摄取抑制剂。

抗焦虑药：临床上对伴有严重焦虑IBS患者，可以适当选择抗焦虑药联合治疗。比如应用安定，但由于缺乏令人信服的临床研究证据，对于抗焦虑药物的应用存在一定争议。

6）微生态制剂：微生态制剂是根据肠道微生态学原理，利用对宿主有益的正常微生物及其代谢产物和（或）促进其生长繁殖的物质制成的制剂，包括：①益生菌：如丽珠肠乐（双歧杆菌）、整肠生（地衣芽胞杆菌）、培菲康（双歧杆菌、嗜酸乳杆菌、肠球菌）等；②益生元：如乳果糖、大豆低聚糖、双歧因子等；③合生元：系益生菌与益生元的合成制剂。微生态制剂应用过程中应注意不同临床类型的IBS患者肠道菌群失调情况不尽相同，不同的微生态制剂其作用机制也不完全一样。

7）其他药物

胆囊收缩素（CCK）阻滞药（loxiglumide）作为CCK阻滞药可选择性作用于消化器官，延长肠内容物通过时间。

利普安（leuprolide）：利普安为促性腺激素释放激素的九肽类似物，通过中枢神经系统或肠道神经系统的作用影响胃肠动力。临床上用于月经周期出现IBS症状或症状加重的女性患者。

生长抑素类似物：奥曲肽能减少消化液分泌和降低内脏感觉过敏，对严重腹泻型IBS患者可能有效，但价格昂贵，临床经验不多。

丁螺环酮是一种5-HT_1受体激动剂，属于抗焦虑药，可降低内脏高敏感性，其在IBS中的治疗作用尚待进一步研究。

多巴胺D_2受体阻滞药：伊托必利（itopride）具有多巴胺D_2受体阻滞药及乙酰胆碱酯酶抑制剂的双重作用，刺激从胃到结肠的胃肠平滑肌收缩活性，具有促进结肠蠕动，推动肠内容物转运的作用。

功能性便秘

207 功能性便秘如何调养？

功能性便秘是指非全身性疾病或肠道疾病所引起的原发性、持续性便秘。可从以下几方面进行防治：

（1）养成定时排便的习惯　要确定一个适合自己的排便时间（最好晨起或早饭后，因为此时直肠反射较活跃），到时候不管有无便意，都要按时如厕，只要长期坚持，就会形成定时排便的条件反射。

（2）调整饮食结构　平时应多吃富含纤维素的食物，如魔芋、糙米、玉米、芹菜、韭菜、水果等，以增加膳食纤维，刺激和促进肠道蠕动。芝麻、核桃仁等食物有润肠作用，可适当多吃一点。

（3）适当多饮水　每天早晨空腹时最好能饮一杯温开水或蜂蜜水，以增加肠道蠕动，促进排便。平时也应多饮水，不要等到口渴时才喝水。

（4）适当参加体育运动　适当地参加体育运动，特别是要进行腹肌锻炼，以便增强腹部肌肉的力量和促进肠蠕动，提高排便能力。对于因病长期卧床的老年人或幼儿，家人可给其做腹部按摩，由右上腹向左下腹轻轻推按，以促进其肠道蠕动。

（5）保持乐观的情绪　精神紧张、焦虑等不良情绪可导致或加重便秘。因此，保持心情愉快，以避免便秘的发生。

208 如何从肺论治功能性便秘?

便秘虽属肠道病变，中医认为与肺脾等脏器关系密切。肺主宣肃，肺与大肠相表里，肺气通降能助脾胃运化下行，使糟粕顺利从大肠排出。尤其肃降功能对肠道的传导有重要作用。①肺气虚者，用补肺气方法治疗，可取得良好疗效；②肺气郁闭者，用开宣肺气的方法，也有助于肠道肃降，可适当加用宣肺药，如：紫菀、桔梗等；③痰浊闭肺用化痰去浊的方法，如：皂荚子；④加用降肺气的药物以助排便。如：苏子、莱菔子、枇杷叶等；⑤加用润肺兼有润肠作用的药物，如瓜蒌仁、杏仁、天麦冬等。

209 白术通便的机制是什么？临床如何运用?

白术治疗便秘首见于《伤寒杂病论》。论中第174条原文："伤寒八九日，风湿相搏，身体疼烦，不能自转侧，不呕不渴，脉浮虚而涩者，桂枝附子汤主之。若其人大便硬，小便自利者，去桂加白术汤主之"。《新医药学杂志》1978年第4期刊登了魏龙骧先生医话四则，其中《白术通便秘》，介绍了重用生白术治疗便秘经验，区区数百语，竟发千古之大秘，从此揭开了现代临床以生白术通便秘的序幕。现代科学对此进行了较深入的研究表明，当肠管受肾上腺素作用处于抑制状态时，白术呈兴奋作用，并皆能使肠管活动恢复至接近给药前状态。

临床上为确保白术通便的疗效，有以下问题值得注意和研究：

(1) 应重用生白术　临床报道均以生白术入药，迄今为止，尚未见到用炒白术通便秘的记载。考仲景所用，凡《伤寒杂病论》、《金匮要略》含白术诸方，均以生品入药。而白术炮制品的使用，是从唐宋开始的，故原方白术未注明用法，当属生用。至于剂量，魏老的经验是少则一二两，重则四五两。常用量一般为30～60g，必要时重用可至120～200g。

（2）应注重辨“证”施用　白术通便，应在脾虚不运或脾不为胃行其津液的情况下使用。当然，对于部分辨证用药而“久攻不下”的便秘患者，试用生白术通便，或可收到意想不到的效果。

（3）临床应注重配伍　如气虚明显，出现排便无力，汗出努挣者可加用黄芪、人参；血虚出现面色苍白，大便干结者，可加用养血润肠之品，如：何首乌、生地黄、熟地黄；胃肠气滞、传导不利者可加用行气导滞之品，如陈皮、槟榔、青皮。张元素的代表方剂枳术丸有健脾消食，行气化湿之效，用于脾胃虚弱，脘腹痞满之便秘，有良好效果。

210· 何谓结肠黑变病？哪些通便的中药有此副作用？

结肠黑变病又称结肠色素沉着。患者常因腹部不适或便秘而就诊，行结肠镜检查时发现。是一种良性病变，预后较好。病因及发病机制目前尚不十分清楚，可能与长期便秘和不当应用蒽醌类导泻剂有关。本病病变一般为大肠一段或全部呈黑褐色，偶见于小肠。当便秘及不当使用泻药因素消除后，沉积的色素可自行消失。凡含有蒽醌类成分的药物长期服用均可导致该病，如大黄、番泻叶、芦荟、女贞子、决明子等。《神农本草经》将药物分为上、中、下三品，其中下品有毒，多为攻邪药，不可久服。而此类含有蒽醌类成分的中药多为下品。《素问·五常政大论》说：“大毒治病十去其六，常毒治病十去其七，小毒治病十去其八，无毒治病十去其九。”故使用此类含有蒽醌类成分的药物当中病即止，不宜久服。

211 什么是慢性传输型便秘和出口梗阻型便秘？

目前将由于胃肠道功能性改变所致便秘分为结肠慢传输型便秘、出口梗阻型便秘以及混合型便秘。最近出版的罗马Ⅲ的便秘诊治标准将出口梗阻型便秘命名为排便困难型便秘。

出口梗阻型便秘患者原多有痔疮、肛窦炎、直肠炎等肛肠疾病，由于长期受慢性炎症刺激，导致肛门处肌肉（耻骨直肠肌）肥厚痉挛，或直肠前突，松弛下移，形成肛门不完全性堵塞。包括直肠内脱垂、直肠前突、盆底腹膜疝、盆底痉挛综合征、会阴下降综合征、孤立性直肠溃疡综合征、内括约肌失弛缓综合征7种类型。临床多表现为“开门”困难，患者排便显得格外费力。对于出口梗阻型便秘的主要治疗方法是外科手术治疗。

慢传输型便秘是指结肠的传输功能障碍，肠内容物传输缓慢引起的便秘，症状表现为大便次数减少，少便意或便意消失，粪质坚硬，一般伴有腹胀。病因不清，症状顽固，多发于育龄期妇女，而且随着时间的推移其症状逐渐加重。直肠指检时无粪便或触及坚硬粪便，而肛门外括约肌的缩肛和用力排便功能正常。其病因在于结肠运动障碍，结肠将内容物推进速度减慢或结肠收缩无力。

212 便秘的常见证候有哪些？如何治疗？

便秘当指粪便在肠内滞留过久，秘结不通，排便周期延长，或周期不长，但粪便干结，排出艰难，或粪质不硬，虽有便意，但便而不畅之病候。

（1）常见证候 《伤寒论·辨脉法》将本病分为“阴结”和“阳结”；《圣济总录》分为“风、热、冷、亡津液和宿食”；《重订严氏济生方·秘结论治》分为“风、气、湿、寒、热”，而张洁古在《医学启源·六气方治》中首倡“虚实之别”，“凡治脏腑之秘，不可一例治疗，有虚秘，有实秘。有胃实而秘者，能饮食，小便赤。有胃虚而秘者，不能饮食，小便清利。”

目前临床辨证首当分清虚实，实者包括热秘、气秘和冷秘；虚者当辨气虚、血虚、阴虚和阳虚的不同。

（2）治疗上，应以通下为主，但决不可单纯用泻下药，应针对不同的病因采取相应的治法。实秘为邪滞肠胃、壅塞不通所致，故以祛邪为主，给予泻热、温散、通导之法，使邪去便通；虚秘为肠失润养、推动无力而致，故以扶正为先，给予益气温阳、滋阴养血之法，使正盛便通。如《景岳全书·秘结》曰：“阳结者邪有余，宜攻宜泻者也；阴结者正不足，宜补宜滋者也。知斯二者即知秘结之纲领也。”

（3）便秘常见证候可为虚实二类，按以下方法进行辨证治疗。

1）热秘：大便干结，腹胀腹痛，口干口臭，面红心烦，或有身热，小便短赤，舌红，苔黄燥，脉滑数。治以泻热导滞，润肠通便。代表方剂为麻子仁丸加减（麻子仁，杏仁，白蜜，大黄，枳实，厚朴，芍药）。

2）气秘：大便干结，或不甚干结，欲便不得出，或便而不爽，肠鸣矢气，腹中胀痛，嗳气频作，纳食减少，胸胁痞满，舌苔薄腻，脉弦。治以顺气导滞。代表方剂为六磨汤加减（木香，乌药，沉香，大黄，槟榔，枳实）。

3）冷秘：大便艰涩，腹痛拘急，胀满拒按，胁下偏痛，手足不温，呃逆呕吐，舌苔白腻，脉弦紧。治以温里散寒，通便止痛。代表方剂为温脾汤合半硫丸加减（附子，大黄，党参，干姜，甘草，当归，肉苁蓉，乌药）。

4）气虚秘：大便不干硬，虽有便意，但排便困难，用力努挣则汗出短气，便后乏力，面白神疲，肢倦懒言，舌淡苔白，脉弱。治以益气润肠。代表方剂为黄芪汤加减（黄芪，麻仁，白蜜，陈皮）。

5）血虚秘：大便干结，面色无华，头晕目眩，心悸气短，健忘，口唇色淡，舌淡苔白，脉细。治以养血润燥。代表方剂为润肠丸加减（当归，生地黄，麻仁，桃仁，枳壳）。

6）阴虚秘：大便干结，如羊屎状，形体消瘦，头晕耳鸣，两颧红赤，心烦少眠，潮热盗汗，腰膝酸软，舌红少苔，脉细数。治以滋阴通便。代表方剂为增液汤加减（玄参，麦冬，生地黄，当归，石斛，沙参）。

7）阳虚秘：大便干或不干，排出困难，小便清长，面色皖白，四肢不温，腹中冷痛，或腰膝酸冷，舌淡苔白，脉沉迟。治以温阳通便。代表方剂为济川煎加减（肉苁蓉，牛膝，附子，火麻仁，当归，升麻，泽泻，枳壳）。

在选药之精细方面，当注意药物的适应证及禁忌证，如大黄虽为推荡积滞之药，但久服则致肠功能紊乱引起继发性便秘，现代药理证实其主要成分为蒽醌衍生物，久服甚至可产生甲状腺瘤性变、肝细胞变性等。体虚之人更不可一味攻下，切勿以峻下如巴豆、牵牛之品，虽暂得痛快，必至再结愈甚，反酿成病根胶固，卒难调治，一时秘结邪盛者虽可略施克伐，但中病即止，不可猛进。

组方之严谨方面，灵活辨证，法随证出，方随法立。如临证之中若见“肺气上实，其气上蒸，不能传送，大府秘热，其脉浮而疾，尺泽脉短，寸口脉大”，此为湿郁化热，阻遏气分，症可见食后胀满、大便经旬不解、腹中鸣动等，可辛润宣肺，以气通则湿热自走，紫菀、皂角入肺与大肠，辛能通二窍，而无攻伐伤正之弊，若肠痹开肺不效可选更衣丸（芦荟、朱砂）或威喜丸（茯苓、猪苓、黄蜡）。

最后尤需辨病，若患者存有乙状结肠直肠套叠、直肠黏膜脱垂等局部解剖异常，或息肉、肿瘤梗阻则属器质性便秘，非汤药、丸散之力一时可解，需行外科治疗。

213 为什么说“肾司二便”？

《素问·金匮真言论》云：“北方黑色，入通于肾，开窍于二阴，藏精于肾……”，夫肾主五液，故肾实则津液足而大便滋润，肾虚则津液竭而大便燥结；同时肾亦主元阳，肾火充实则火可暖土而大便实，肾火衰微则釜底无薪而大便溏。《素问·至真要大论》病机十九条内“诸厥固泄皆属于下。”张景岳注：“固，前后不通也。”指大小便闭结；“泄，二阴不固也。”即大小便失禁，都属于下焦病患。大便的“固”与“泄”，大肠起直接作用，“大肠者，传导之官，变化出焉。”因为大肠接受小肠所下之食物残渣，再吸收其部分水分，化为粪便而排出，是为“传导之府”。小便之“遗”与“闭”，膀胱起直接作用。《素问·宣明五气》：“膀胱不利为癃，不约为遗溺。”因膀胱位居最下，乃水液所归之“洲渚”，三焦又主“决渎”，则小便癃闭、失禁，显属膀胱及三焦之病，何得谓肾司二便？《灵枢·本脏》云：“肾合三焦、膀胱”命门为“焦原”。尿成于肾而储于膀胱，肾阳蒸腾功能正常，水液之分布、排泄，始能各走其道，是“气化”“决渎”之动力实在于肾也。

“北方色黑，入通于肾，开窍于二阴。”李中梓云：“按《内经》之言，则知大便秘结，专责少阴一经，症状虽殊，总之津液枯干”（《医宗必读·大便不通门》），乃指肾阴不足之大便燥结。如脾胃病久及肾，肾阳衰微则闭藏失职，又可致五更肾泄。扼要言之，肾水不足不仅大便燥结，可使尿量亦减；肾阳不足不仅易病泄泻，每致小便失禁。从临床上看，“肾司二便”关系于小便者较常见，每致小便失禁。

214 如何辨“虚秘”和“实秘”？

金元时期，张洁古首倡实秘、虚秘之别，《医学启源·六气方治》说：“凡治脏腑之秘，不可一例治疗，有虚秘，有实秘。有胃实而秘者，能饮食，小便赤。有胃虚而秘者，不能饮食，小便清利。”且主张实秘责物，虚秘责气。辨虚实首辨邪之有无，或热、或郁、或寒，为实邪也，内结肠道，杂揉糟粕；气血阴阳之不足，或津亏，或液耗，或推动无力，或努挣难出，为虚也，糟粕留滞，腐秽留结，长久甚或生邪助邪。通常应从症状入手，寻其病因，一般多由胃肠燥热、血枯津少、气虚郁滞或阴邪凝结所致，也有脾虚内停湿浊，胃失通降而致的便秘。当灵活辨证，审证求因。实秘的常见证型有热秘、气秘和冷秘；虚秘的常见证型有气虚秘、血虚秘、阴虚秘和阳虚秘等。

215 中医药治疗功能性便秘的机制是什么？

功能性便秘，又谓习惯性便秘，审其因不外饮食失度，情志失调及排便习惯不良等，初起多为气滞不通，患家不以为然，渐随其人平素之所受及先天禀赋而有寒、热，此时病气已成，情志愈加抑郁或关注，或妄用攻伐图一时之快，久则气、血、阴、阳俱伤。

凡医此病首当审病因，辨虚实，分阴阳，而其病位虽在大肠，但“魄门亦为五脏使”，故治当以通为用，但攻泻有度，滋补有法；不仅需从气血阴阳上调理，更应从脏腑功能上打算。

《素问·阴阳应象大论》曰："形不足者，温之以气；精不足者补之以味。……其下者，引而竭之；中满者，泻之于内；……其实者，散而泻之。……血实宜决之，气虚宜引之"。又如《景岳全书·秘结》云："阳结者邪有余，宜攻宜泻者也；阴结者正不足，宜补宜滋者也。知斯二者即知秘结之纲领矣。"气滞者理其气，寒秘者温通之，热结者寒下之，气虚者益气润肠，血虚者养血润燥，阴虚者滋阴通便，阳虚者温阳通导；更有错杂者，调理枢机，辛开苦降，如《宋人医方三种·史载之方》云："肺气上实，其气上蒸，不能传送，肠腑秘热，其脉浮而疾，尺泽脉短，寸口脉大，宜用大柴胡汤加紫菀麻黄各一分良"，即为此意。上为治秘之理。

现代药理认为，通过不同的作用机制刺激胃肠道黏膜使肠蠕动增加而致泻。芒硝因含硫酸钠，在肠内不易被吸收，致使肠内渗透压升高，大量水分保留在肠腔，使肠容积增大，肠管扩张，机械性的刺激肠壁引起肠蠕动增加而致泻；牵牛子因含牵牛子甙，在肠液中水解出牵牛子素刺激肠壁，使肠液分泌增多并使蠕动增强而致泻；芫花中的芫花素刺激肠壁可引起剧烈的水泻；火麻仁则因含脂肪油可润滑肠道，加之脂肪油在碱性肠液中能产生脂肪酸刺激肠壁使蠕动增加促进排便；大黄则是含有蒽甙，其中以番泻甙 A 的泻下活性最强，芦荟大黄素、大黄酸活性较弱，通过在肠内细菌的酶的作用下，还原成蒽酮（或蒽酚）刺激肠黏膜，并抑制钠离子从肠腔转运至细胞，使大肠内水分增加，蠕动亢进而致泻，部分蒽甙在小肠吸收，在体内也可还原成蒽酮（酚），再经大肠或胆囊分泌入肠腔而发挥作用。

216. 麻仁润肠丸的适应证是什么？临床如何使用？

临床适应证：麻子仁丸即小承气汤加麻仁、杏仁、白芍、蜂蜜而成。《伤寒论》247条“趺阳脉浮而涩，浮则胃气强，涩则小便数，浮涩相搏，大便则坚，其脾为约，麻子仁丸主之。”可见其主证为大便结硬，或数日不行，或便出不畅，饮食小便如常。《伤寒论》认为本方主治“脾约证”，此后，《伤寒明理药方论》、《医方考》等及现行教科书中均将“脾约证”诠释为“胃强脾弱”的便秘证，为治疗虚人便秘的方剂。本方服法即能说明这一问题，原文谓：“饮服十丸，日三服，渐加，以知为度”，即以下燥屎为度。可见，本方主要在于下胃肠燥热，并无补脾之意。这样既符合仲景原意，又可正确应用本方。

临床运用：因麻子仁丸泻而不峻，润而不腻，下不伤正，缓而行之，故临床多用于习惯性便秘，有较好的疗效。但是，本方毕竟系泻热与养阴并用，以便秘兼有烦躁、口臭、头晕、乏力、寐差等证为宜。近代经方大家曹颖甫先生，在其《经方实验录》麻子仁丸医案中记载：“徐左，能食，夜卧而汗出，不寐，脉大，大便难，此为脾约。”刘渡舟教授《伤寒论诠解》中也曾载一患者，终年嘴唇干裂起皮，常以舌舔润而干裂愈甚，唇皮增厚如痂，痛苦异常，服多种泻火药无效，大便经常秘结难通，然却无所苦，遂断为脾约。上述证治均未提及有小便数之主证，说明使用本方是以大便秘结难通而又有燥热见症者为宜。

217· 功能性便秘的辨证要点和治疗原则是什么？

功能性便秘是指由于大肠传导失常，导致大便秘结，排便间隔时间（周期）延长；或周期不长，但粪质干结，排出困难；或粪质不硬，但便而不畅，有不尽感的病证。其具体的临床特点为排便次数 <3 次/周，25% 以上时间排便费力，25% 以上时间粪质硬或呈硬球状，25% 以上时间有排便不尽感，这些症状至少持续 3 个月以上。

辨证要点：首当辨明脏腑。功能性便秘虽为大肠传导失常，但与肺、脾、胃、肝、肾等脏腑的功能失调有关。因此必须“审因论治”才能取得良好效果。第二辨清虚实。临床常见实证有气滞，热结，虚证有气虚，血虚，阳虚。最后辨寒热。

治疗原则：行气通腑，同时根据不同的证候兼以养阴，养血，温阳等，始终抓住六腑以通为补，以通降为用这根主线。临床上需灵活采用通腑之法：若肺气不宣，肃降失常，津液不布，则肠道不润而大便秘结不通，治疗遵“上窍开则下窍自通”，启上开下，提壶揭盖之法；若为阳明腑实证，大便燥结、口苦、口臭、尿黄、脉洪大，可予泄热通腑之法；若肝气郁滞，则横逆侵犯中焦，三焦气机不利，肠腑气机不得宣畅而便秘，常用四逆散疏肝理气，使肝气得疏，气机得畅，肠腑自通，即理气通腑法；肾阳不足，阴寒凝聚于下，无气以动，水寒凝结而便秘者，采用《伤寒论》白通汤温通泻下，其效甚捷，此为温肾通腑法；阴血亏虚，津枯肠燥便秘者，临床最为常见，可采用“增水行舟”的方法，滋补阴血，润肠通便，此为滋阴补血通腑法；脾胃虚弱，中气损，推动乏力之便秘者，治疗当以补中益气，方用补中益气汤。

218 什么是便秘的生物反馈治疗方法？

生物反馈疗法（biofeedback therapy）又称生物回授疗法，或称自主神经学习法，是在行为疗法的基础上发展起来的一种新型心理治疗方法。生物反馈疗法是指在仪器的帮助下将人体内部通常不能察觉的生理活动，以及生物电蠕动的信息加以放大使其以视觉、听觉形式在仪器上显示出来，个体借助反馈信息了解自身变化，并根据变化逐渐学会在一定程度上随意控制和纠正这些活动的过程。

排便过程是一个横纹肌自觉收缩、平滑肌不自觉收缩以及其他各系统的同步的复合协同过程。如果盆底肌活动不协调或矛盾性收缩，将导致便秘，如痉挛性便秘，其原因为盆底某些肌肉的痉挛所引起，如耻骨直肠肌的痉挛或挛缩，盆底肌痉挛，内括约肌的肥厚和痉挛或超短型巨结肠等。而用生物反馈设备利用EMG可以看到静止时和收缩时盆底肌肉的肌电图，可以看到便秘时矛盾的肌电图像，这样患者就有感性的认识。患者就可以通过自我的调控排便时肌肉舒缩训练达到控制和消除不正常的排便行为。经过反复训练治疗，使患者学会在排便动作中肛门括约肌放松，膈肌和腹肌用力，因而消除便秘困扰，恢复健康、轻松的生活。

219 如何根据不同炮制方法和煎服方法灵活运用大黄？

大黄，别名川军、将军，性味苦寒，入胃、大肠、肝经。历代中医对大黄都很重视，将它与人参、熟地黄、附子一起称作“药中四维”，推为“药中张飞”。大黄具有泻热毒、荡积滞、利胆退黄、破瘀血的功能。对实热便秘、谵语发狂、食积、泻痢、湿热黄疸、淋浊尿赤、火眼赤痛、吐血、衄血、血瘀经闭、疔疮肿痛等多种疾病均有良效。临床上，医家根据不同炮制方法和煎服方法灵活运用大黄。

（1）生大黄　取原药材，分开大小，除去杂质，洗净，闷润切片或块，干燥，其主要用于肠道积滞、大便秘结，为治疗积滞便秘的要药。《本草切要》“凡蕴热之证，脏腑坚涩，直肠燥而大便结；痈肿初发，毒热炽盛而大便结；肥甘过度，胃火盛而大便结；纵饮太盛，脾火盛而大便结，必用苦寒，以大黄可也”。对于蕴热实证使用大黄时宜后下，一定要缩短大黄的煎煮时间，因为大黄的致泻成分为结合性蒽醌衍生物，经长时间煎煮易使结合性蒽醌衍生物造成破坏，从而失去泻下作用，达不到泻热通便的目的。生大黄：开水泡服，如泻心汤取其气。

（2）酒大黄　取大黄片或块，用黄酒喷淋拌匀，每100kg用黄酒10 kg，稍闷，用微火炒，色泽加深时取出放凉。黄酒性辛温，味甘苦，通血脉，御寒气，行药势。因此，黄酒能行能散，用于治疗风寒痹痛，筋脉挛急，胸痹，心腹冷痛。大黄经酒炒后，结合性蒽醌有所减少，其力稍缓，并借酒升提之性引药上行，可清上焦实热，并取其苦寒沉降之性，泻火凉血，引血下行，使上炎之火得以下泄。用于血热妄行的吐血、衄血及火邪上炎所致的头痛、目赤、咽痛、口舌生疮、牙龈肿痛等。临床上常与黄芩、黄连等泻火药同用。以大黄与当归研末，用酒调服治疗跌打损伤，瘀血在内，胀满。《本草切要》："跌仆损伤，血有所瘀，闭而不行，用桃仁、红花之剂加酒炒大黄"。

（3）熟大黄　取大黄片或块，用黄酒拌匀，置适宜容器内密闭隔水炖之，大黄内外均呈黑褐色时取出干燥，每100 kg大黄用黄酒30～50 kg。大黄经酒炖后，其结合性大黄酸显著减少，鞣质只减少了一部分，因此，泻下作用缓和，收敛作用也有些减弱，并能减轻泻下时腹痛的副作用，增强了活血祛瘀的功效，用于瘀血症，如妇女瘀血经闭、产后恶露不下、癥瘕积聚及跌打损伤等。大黄能活血祛瘀为治疗瘀血症的常用药，无论新瘀、宿瘀，均可应用。如治产后腹痛、腹中瘀血着脐者，则用本品配伍桃仁、䗪虫。

（4）大黄炭　取大黄片或块，置锅内，用武火炒至外表黑色时取出，摊开放凉。大黄炒炭后，其结合性大黄酸被大量破坏，所含鞣质仅部分破坏，且炭有吸附作用，因此，泻下作用极弱，而收敛和吸收作用则相对增强，有止血止泻的功效。可用于大肠有积滞的大便下血、外伤出血等。

（5）蜜制大黄　蜜炙大黄取大黄净片和炼蜜15%，蜜加热至沸加入大黄片，文火炒至不黏手为度，放凉晾干。蜜炙则能泻热润燥通便，可使大便通畅而不导致水泻，对年老体弱者可选择应用。

（6）醋制大黄　取大黄片或块，用米醋拌匀，稍浸润，待醋被吸尽后，置于炒制的容器内，用文火加热，炒干晾凉备用。醋制大黄缓其泻下之性，以消积化瘀为主。用于食积痞满，产后瘀滞，癥瘕癖积等症。

220 结肠灌洗如何治疗功能性便秘？

结肠灌洗是利用水流脉冲作用刺激结肠肌肉收缩，有助于改善结直肠的运动功能，帮助患者重建结肠肌肉正常的蠕动节奏，恢复正常的排便功能。

结肠灌洗治疗功能性便秘方法：①治疗前体检，详询病史，测血压、脉搏、体重及肛检等。治疗前嘱患者排空大小便，并向患者解释操作程序及所需时间、在治疗中可能出现的不适及应对方法，让患者放松；②如存在粪嵌塞，可先行指法或开塞露疏通直肠下段干硬粪块；③严格掌握结肠灌洗的禁忌证，如严重高血压、心脏病、急性肛裂、严重内痔、肛管水肿、及结肠手术6个月内的患者、妊娠期妇女等；④具体操作：操作者戴上手套，嘱患者左侧卧位双下肢半屈曲位，用液状石蜡油擦拭肛门并做肛门指诊，轻轻按摩肛门以松弛肛门括约肌，紧张者让其张口深呼吸。用液状石蜡油润滑插肛器，缓慢插入肛门，深度7～10 cm，接上注水管及排污波纹管，协助患者取仰卧屈膝位，用控制钳支架自然固定插肛器，不能让其被动偏移，损伤直肠黏膜，询问患者无不适，再进行下一步操作。按“开始”键开关，关闭出水管，经过加温过滤的水慢慢地注入直肠向上灌入达结肠。操作者以手掌掌面顺着进水方向逆时针轻轻按摩患者腹部，当患者自诉腹胀或便意时，按“暂停”键，根据患者对压力感受的耐受情况，适当延长注入时间，以便注入水与肠内粪便充分接触溶化。

一般情况下，注水时腹胀或便意明显，暂停注水后，感觉会缓解，可继续轻轻逆时针按摩腹部，当患者再次有便意时，立即打开排污键，粪便及积气随排污管排出。在排污时，操作者可用手顺时针按摩患者腹部以促进肠蠕动，加快排污。注入—按摩—暂停—按摩—排污，如此循环进行直至排泄液清水样无粪水或少量粪性液样结束清洗，整个过程30～40min，每周一次，4～6次为一疗程。

221 治疗便秘为何不可单纯使用泻药？

便秘是消化科常见病，给患者带来很大痛苦。泻药都有依赖性，随着时间推移，用量越来越大，药效越来越差。常用的泻药有刺激性泻药、润滑性泻药、容积性泻药三种，蓖麻油、大黄等刺激性泻药可使肌丛神经节细胞变性，加重便秘病情；润滑性泻药中的液状石蜡油服用后吸收入血，有可能引起全身性脂性肉芽肿；容积性泻药是一些不被肠壁吸收的盐类，服后在肠内形成高渗盐状态，能保存肠腔内的水分，使肠内容物体积增大，但也容易造成依赖性。一些中药（如大黄、番泻叶、芦荟等）含有大黄苷，能促进肠壁蠕动。假如蠕动过于激烈，可能引起肠绞痛、月经过多、痔疮出血等。同时单纯使用泻药可导致药物依赖，蒽醌类泻药还可引起电解质紊乱。因此，医生在治疗时，不能见便秘就单纯用泻药。尤其是对于老年人，特别是病后或体质虚弱之人，气血渐虚，脏腑渐亏。气虚推动无力，血虚津亏，则胃燥肠枯，不能行使正常的濡润传导功能，而脏腑亏虚及其功能失调，必然影响大肠传导而发生便秘。可见因虚致实是老年人便秘的主要病因病机，应归属“虚秘”范畴。因此对老年习惯性便秘不能一见大便不通，即用泻下攻之。单纯使用通便作用的中草药，效果同样不佳，需根据不同病情辨证治疗，中病即止。

222 血虚便秘与阴虚便秘的证治方药有何异同？

（1）相同点　血虚便秘和阴虚便秘都属于虚秘的范畴，治疗上不能单纯用泻药治疗，应以补为通而治。

（2）不同点　血虚肠燥引起大便秘结，患者大多具有血虚阴亏、津枯内热见证，面色多萎黄或潮红，或有眩晕、心悸、口干、烦热不寐，脉多细数或细软，舌质多红而少津，或舌质淡而津干。大便三四天甚至七八天一行；粪便干硬成粒状，解时非常困难由血虚而形成肠燥便秘；或热病后津液耗伤，导致肠液干枯；也有平素大便较秘结，长期服用通便药导致肠液干枯者；此外老年人肠功能减退或妇女患有月经病以及痔疮者并发本症也非少见。血虚肠燥便秘，便秘是疾病的表象，血虚肠液干枯是疾病的本质。“治病必求于本”，若用一般通腑导下剂，仅从标治，是解除疾病的暂时现象，而不是解决疾病的本质。一般导下药如单味的大黄、番泻叶、郁李仁等，以及复方成药如麻仁丸（方中有大黄），适用于胃肠燥热的大便秘结。因此，对血虚肠燥而致的便秘，非养血润燥不为动。养血润肠是增液行舟的方法，虽不是立时起泻下的作用，但疗效是可靠的。法采用养血润燥，代表方为润肠丸，常用药有当归，生地黄，麻仁，桃仁，枳壳、首乌等。

阴虚便秘是由于阴津不足，肠失濡润，症状见大便干结，如羊屎状，形体消瘦，头晕耳鸣，两颧红赤，心烦少眠，潮热盗汗，腰酸膝软，舌红少苔，脉细数。增液承气汤出自《温病条辨》，适用于温热病热结阳明胃肠，津液受邪热灼耗，大便燥结不得行之证。燥屎不下，邪热愈盛，津液渐竭，至燥屎在肠中，虽下之亦不通。故治疗当甘凉濡润以滋阴清热，咸苦润降以软坚泄下，使阴液来复，燥屎得下，则热结可除，津液得复，自然邪去正安。方中元参、生地黄、麦冬能滋阴增液，润燥滑肠，配合芒硝、大黄软坚润燥，泄热通下，合而攻补兼施，是“增水行舟”之法。如兼气虚，可加用太子参以益气养阴，气滞不行者加枳壳以行气，有血瘀者加丹参以活血化瘀。

223 临床如何灵活治疗老年性便秘？

老年功能性便秘临床上十分常见，医者多用泻药通便，但只能求效于一时，且有因泻而秘甚者。应采用平衡人体气血阴阳，调整机体内环境，改善肠道局部病理状况的方法治疗本病。

（1）益气温阳以调衡　人体阴阳气血的平衡是生命健康延续的根本。《内经》曰：“阴平阳秘，精神乃治”。倘若阴阳失其平衡，疾病随即产生。脾为后天之本，主运化水谷，主肌肉。《内经》云：“中气不足，溲便为之变”。如脾胃功能虚弱，则肠道平滑肌痿弱，大便传送无力而易产生便秘；如脾胃功能强健，肠肌丰满健运，则肠道传送有力而不易便秘。肾司二便，若肾阳正常，则能温煦，肠道传导有力，则大便通畅；若肾阳虚弱，失于温煦，则大肠传导无力而便秘。《景岳全书·秘结》曰：“凡下焦阳虚则阳气不行，阳气不行，则不能传送，而阴凝于下，此阳虚而阴结也。”老年人由于机体内环境的改变，胃肠功能失调，易产生脾肾阳气功能低下，此为本病的根本病因之一。临证时选用生黄芪、党参、白术等，以补脾胃之气，促进水谷运化功能；选肉苁蓉、菟丝子等，以调补肾阳，温煦肠道，促进传化。此法既可调整机体的阳气，促进阴阳的平衡，又可改善脾胃功能，从而增强了大肠传导能力。近年来有关胃肠内分泌学及胃肠动力学研究证实，黄芪、党参、肉苁蓉等具有调整胃肠激素分泌、提高肠动力、促进肠蠕动的作用。

（2）养阴润肠以增效　本病除有阳气低下外，尚存阴津不足，致使肠道津液涸竭，无水行舟而便秘加重，这是本病发生的另一原因。此阴津不足，主要责之于脾阴虚。因为脾胃大小肠共同完成饮食水谷的消化吸收及传导排泄，而肠道所需的动力“脾气”，有赖于脾阴的转化；肠道所需的润滑液，亦有赖于脾阴的直接下输。临证时采用生地黄、玄参、麦冬、太子参，以滋养脾阴，并配合黄芪、党参、白术以协调脾气，使养脾阴之时，兼益脾气，以求益气生津、津气共旺，进一步调整机体的阴阳平衡。

（3）理气通便以促动　本病常因气血阴阳失衡，肠道动力低下，导致胃肠气滞，继而加重病情。患者常出现腹胀、腹痛、烦闷等气滞症状，便秘日久而气滞易于化热而更伤肠液，出现口干、口苦、舌苔黄等气郁化热之象。《金匮翼·便秘》曰：“气滞者，气内滞，而物不行也。”《奇效良方·秘结》云：“气滞者，因气滞后重迫痛，烦闷，胀满，大便结燥而不通。”临证时常选用枳实、槟榔、川厚朴等疏理肠道滞气，使胃肠气机通畅，以助排便。现代医学胃肠动力学研究也证实，槟榔、川厚朴、枳实等理气类中药能增强胃肠动力，从而促进肠蠕动。另一方面，在本病初治之时，往往因粪便前端，坚硬如石，难以排出，而使治疗效果欠佳。如配以少量生大黄（3～5g），元明粉（6～10g）等泻下通便之品，有助于增强疗效，然此法不可长久使用。

总之，临证时结合病情合理使用上述三法，而不是机械套用某一治法，方能调整老人机体内环境，改变肠道病变局部状况，从而促进胃肠动力，平衡胃肠内分泌功能，从根本上治愈老年功能性便秘。

224·便秘和结肠癌的关系是什么？

便秘患者肠道中粪胆酸的停留时间延长，粪胆酸可以直接损伤上皮细胞，促进上皮细胞增殖，并可以改变肠道菌群的构成(如梭状芽胞杆菌增多)。在肠道细菌的作用下源于食物中的酸性和中性胆固醇可以被代谢为致癌物质和（或）辅致癌物质，刺激次级胆酸产生促进结肠癌的发生。

另外，便秘患者往往摄入的纤维素偏少，而富含纤维素的食物可以抑制氮甲氧烷（AOM）对大肠的致癌作用。并且纤维素可以增加粪便量，促进排便，缩短肠道内毒素停留的时间，减少致癌物质与组织间的接触，如与二甲肼（DMH）结合而降低大肠癌的发生率，某些类型的纤维素可以直接对抗化学物质诱发大肠癌，还有一些纤维素如果胶、角叉菜可以降低血清胆固醇和粪便中的胆汁酸及中性胆固醇。

225 • 使用泻下药时如何掌握好尺度?

凡能引起腹泻，或滑润大肠，促使排便的药物称为泻下药。泻下药分为攻下药、润下药和峻下逐水药三类，主治便秘，实热内结及水肿停饮等里实证。现代药理研究表明，它具有增强大肠蠕动，排出肠内容物、毒物、调整体液、促进血运，调整胃肠功能、排出异物等作用。泻下药治疗便秘，广泛应用于临床，收到很好的效果。但部分泻下药作用峻猛或具有毒性，易伤正气及脾胃，故临床应当安全、有效地使用泻下药，把握好用药尺度。

（1）体质的把握　泻下药应用不当，可耗伤气阴，故素体正虚、老人、小儿、妇女、病后体弱便秘者，应用泻下药，应首先使用药性和缓的润下药，不效，再酌情配伍攻下药，务使下不伤正。年老体虚，脾胃虚弱者当慎用；妇女胎前产后及经期应当忌用。

（2）药量的把握　泻下药用量不够，则病重药轻，不能奏效；若用量过大，则病轻药重，又易伤正。临床需认真辨证候、辨体质、据配伍而确定其用量。

对于药性峻猛之品，用药剂量应严格控制。如甘遂，入丸、散服，每次 0.5～1.0g；芫花，煎服，1.5～3g，入丸散服，每次 0.6g；京大戟煎服 1.5～3g，入丸、散服，每次 1.0g；巴豆，入丸、散服，每次 0.1～0.3g；千金子，入丸、散服，每次 1～2g；牵牛子，煎服 3～9g，入丸、散服，每次 1.5～3.0g；芒硝 10～15g，冲服；芦荟，入丸、散服，每次 1～2g；番泻叶，泡服 1.5～3g，煎服 2～6g。

泻下药的用量，应从小量开始服用，不效加量，确保用药安全。不可盲目增量，以免导致腹泻过度，损伤正气。

泻下药药性下行，主沉降。春夏地气上升，不宜过量使用泻下药，勿违天和。秋冬天气主降，泻下药使用剂量可以适当偏大，以顺天时。

（3）药性的把握　应用有毒的、峻猛的泻下药时，要严格炮制法度，以驾驭药性，避免中毒。巴豆、千金子生品泻下力极强，去油制霜入药，性较缓和，然用之仍需谨慎；甘遂、芫花、大戟、商陆峻下力猛，醋制之后，缓其烈性，减其毒性，而后可以选用。

（4）配伍的把握　便秘的治疗以通下为主，但临床常虚中有实、实中有虚、虚实夹杂为患，不可单纯用泻下药，应根据寒热虚实辨证后配伍应用。如气滞较甚，需配理气之品；津血不足者，可配理气养血之药；正虚之体又有里实积结，当采用攻补兼施之法，一者补养气血津液，二者泻下里实积结，此时扶正而不伤正，且可缓和泻下之峻烈。

（5）疗程的把握　攻下药，药性较猛，峻下逐水药尤为峻烈，且多具毒性，此两类药物内服、久服易于耗伤正气，损伤胃气，故使用时注意中病即止，慎勿过剂。长期使用泻下药，可造成结肠黑变病，有癌变可能，临床取得疗效后应逐渐减少用药剂量、服药次数，缓缓收功，逐渐停药。

溃疡性结肠炎

226. 溃疡性结肠炎的常见症状有哪些？如何诊断？

溃疡性结肠炎的常见症状有：持续或反复发作的腹泻、黏液脓血便、腹痛、里急后重和不同程度的全身症状如发热、消瘦、贫血等，病程多在4~6周以上。可有关节、皮肤、眼、口和肝胆等肠外表现。

由于本病以腹泻、腹痛、黏液脓血便为主要症状特点，中医历代文献多将其归入“肠澼”“痢疾”“便血”“滞下”“泄泻”等论述。本病急性期多以腹痛、便下赤白脓血、里急后重为主要表现，可归为“痢疾”。部分患者以大便带血为特点，可称之“便血”。因为患者常感泻下滞涩不爽、黏滞重坠，又称“滞下”。缓解期一般表现为排便次数增多，粪质稀薄，可归为“泄泻”范畴。

本病的诊断应在排除细菌性痢疾、阿米巴痢疾、慢性血吸虫病、肠结核等感染性结肠炎以及结肠克罗恩病、缺血性结肠炎、放射性结肠炎等疾病的基础上，按下列标准诊断：

（1）具有上述典型临床表现者为临床疑诊，安排进一步检查。

（2）同时具备上述临床表现和肠镜表现者，可拟诊为本病。本病结肠镜检查：病变多从直肠开始，呈连续性、弥漫性分布，表现为：①黏膜血管纹理模糊、紊乱或消失、充血、水肿、易脆、出血和脓性分泌物附着，亦常见黏膜粗糙，呈细颗粒状；②病变明显处可见弥漫性、多发性糜烂或溃疡；③缓解期患者可见结肠袋囊变浅、变钝或消失以及假息肉和桥形黏膜等。

（3）如再加上病理检查的特征性表现，可以确诊。本病黏膜病理学检查：活动期和缓解期的表现不同。活动期：①固有膜内有弥漫性、慢性炎性细胞和中性粒细胞、嗜酸性粒细胞浸润；②隐窝有急性炎性细胞浸润，尤其是上皮细胞间有中性粒细胞浸润和隐窝炎，甚至形成隐窝脓肿，可有脓肿溃入固有膜；③隐窝上皮增生，杯状细胞减少；④可见黏膜表层糜烂、溃疡形成和肉芽组织增生。缓解期：①中性粒细胞消失，慢性炎性细胞减少；②隐窝大小、形态不规则，排列紊乱；③腺上皮与黏膜肌层间隙增宽；④Paneth 细胞化生。

（4）初发病例、临床表现和结肠镜改变均不典型者，暂不诊断溃疡性结肠炎，需随访 3 ~6 个月，观察发作情况。

（5）结肠镜检查发现的轻度慢性直、乙状结肠炎不能与溃疡性结肠炎等同，应观察病情变化，认真寻找病因。

完整的诊断应包括疾病的临床类型、严重程度、病情分期、病变范围和并发症。

临床类型：可分为初发型、慢性复发型、慢性持续型和暴发型。初发型指无既往史而首次发作；暴发型指症状严重，血便每日 10 次以上，伴全身中毒症状，可伴中毒性巨结肠、肠穿孔、脓毒血症等并发症。除暴发型外，各型可相互转化。

严重程度：可分为轻度、中度和重度。轻度：患者腹泻每日 4 次以下，便血轻或无，无发热、脉搏加快或贫血，红细胞沉降率（ESR）正常；中度：介于轻度和重度之间；重度：腹泻每日 6 次以上，伴明显黏液血便，体温 $>37.5℃$，脉搏 >90 次/分，血红蛋白（Hb）$<100g/L$，ESR $>30mm/h$。

病情分期：分为活动期和缓解期。Sutherland 疾病活动指数（DAI），也称 Mayo 指数，较为简单实用（表 7）。

表7 Sutherland 疾病活动指数

项目	计分			
	0	1	2	3
腹泻频率	正常	超过正常1~2次/天	超过正常3~4次/天	超过正常>5次/天
直肠出血	无	少许	明显	粪便以血为主
黏膜表现	正常	轻度易脆	中度易脆	重度易脆伴渗出
医师评估病情	正常	轻	中	重

注：总分为各项分数之和，<2分：症状缓解；3~5分：轻度活动；6~10分：中度活动；11~12分：重度活动

病变范围：分为直肠、直乙状结肠、左半结肠（脾曲以远）、广泛结肠（脾曲以近）、全结肠。

肠外表现和并发症：肠外可有关节、皮肤、眼部、肝胆等系统受累；并发症可有大出血、穿孔、中毒性巨结肠和癌变等。

227. 中医对溃疡性结肠炎的病因病机如何认识？

（1）病因 中医认为本病主要与外感邪气、饮食不节、情志内伤及脾胃虚弱等因素密切相关。

1）感受外邪：外感暑湿热毒之邪内侵胃肠，导致脾胃肠腑功能失司，升降乖戾，气滞血阻，湿热与气血相搏，以致缠绵难去，发为本病。

2）饮食不节：嗜食肥甘厚味，阻滞脾胃气机，化生湿热；或过食生冷，损伤脾胃阳气，湿浊内蕴，郁而化热，皆可使气血不和，久而血败肉腐。

3）情志内伤：忧烦恼怒等情志不和，使肝气不疏，横逆克脾；或思虑伤脾，土虚木乘，皆可致运化失健，气血失和，蕴湿生热，灼伤肠络。

4）脾胃虚弱：脾胃素虚或饮食劳倦所伤、情志内伤所损，致清阳不升、浊阴不降，湿浊积滞，气虚血瘀，郁久生热，邪正相搏，发为本病。

（2）病机　中医认为本病多在先天禀赋不足，脾胃功能失健的基础上感受湿热之邪；或是恣食肥甘厚味，酿生湿热；或寒湿化热客于肠腑，导致肠腑传导失司，气血壅滞，血败肉腐，而成痈溃疡，下痢赤白。其病位在大肠，脾气失健而湿热蕴肠是其基本病机。脾气亏虚为发病之本，湿热之邪为致病之标，病变中可产生痰、毒、瘀等病理产物加重病情，使疾病缠绵难愈。整体的正虚与局部的邪实相因并见是本病的主要病机特点，总属本虚标实、虚实夹杂之证。其病机与其他脏腑的联系有：

1）肺：肺与大肠相表里，大肠的传导功能，依赖于肺气的宣发肃降，如肺气不调，可影响大肠的传导排泄功能，导致泄痢的发生。本病与肺的密切关系还体现在“痰”这一病理因素上，正因为痰湿下流，阻滞大肠，致本病反复发作，缠绵难愈。而痰湿的久羁不去，势必酿热成毒，壅滞气机，损膜伤络，形成溃疡。

2）肝：脾虚肝木易乘之，情志不畅肝气郁结可克犯脾土，溃疡性结肠炎患者常伴有焦虑等精神障碍以及痛泻等症状表现，究其病机当属肝脾不调范畴，临证酌用泻肝补脾、疏肝理气之品方能提高疗效。

3）肾：久病患者可“久病及肾”，出现脾肾阳虚表现，加用补肾止泻之品能温阳培土，助脾气运化。

本病在活动期多有湿热内蕴肠腑、气滞血瘀、肉腐血败之病理变化；缓解期多有脾肾两虚，肺气失调，大肠不固，湿热留恋之候；脾肾虚衰、气血两亏是本病的常见转归，久病失治者，可因肠腑气滞血瘀加之痰湿、热毒蕴结而发为癌病。

228 溃疡性结肠炎中医治疗要点是什么？

（1）序贯治疗，预防复发　中医认为本病多在先天禀赋不足，脾胃功能失健基础上感受湿热之邪，或是恣食肥甘厚味，酿生湿热，或寒湿化热客于肠腑，气机不畅，通降不利，血行瘀滞，肉腐血败，脂络受伤而成内疡。在活动期多有湿热内蕴肠腑，气滞血瘀，肉腐血败之病理变化，缓解期多有脾肾两虚，肺气失调，大肠不固，湿热留恋之候。急则治标，缓则治本。活动期治以清肠化湿，调气活血，敛疡生肌，配合局部灌肠，内外合治；缓解期治以健脾助运止泻，佐以清肠化湿，同时参以补肾调肺，敛疡生肌等综合治疗，巩固疗效，防止复发。

（2）整体论治，与肺相关　本病为各脏腑功能失调所致，病位在大肠，除涉及脾、肝、肾外，与肺有密切的关系。临床除注重健脾补肾，疏肝理气外，还应注意调理肺气。肺与大肠相表里，大肠的传导功能，依赖于肺气的宣发肃降，欲调整大肠的传导功能，亦要调整肺脏的宣降功能。如肺气不调，也可影响大肠的传导排泄功能。如《医学入门》云："痰泄，或泻或不泻，或多或少，此因痰留肺中，以至大肠不固。"《类证治裁》亦有"积湿成痰，留于肺中，故大肠不固"的记载。故在治疗上，应注重调肺化痰。用二陈汤加黛蛤散治疗。临证常用调肺化痰的药物有桔梗、紫菀、半夏、陈皮、茯苓、黄芩、象贝母等，配合健脾化湿、清肠化湿等法同用，可以提高临床疗效。

（3）内外合治，提高疗效　除内科治疗外，临床还可参合"内疡"的治疗方法，局部和整体治疗相配合，配合外科灌肠治疗直接作用于病位，以提高疗效。所选药物，一般以清热解毒、护膜生肌药为主，如锡类散、黄柏、苦参、地榆、白及等。缓解期可取黄芪、白及、白芷等排脓生肌敛疡之品。通过局部灌肠使药物直接作用于病灶部位，有利于病灶的消除与黏膜的修复，诸药保留灌肠，使药直达病所，对促进消炎、止痛、止血及溃疡面愈合有很大帮助。

229 溃疡性结肠炎如何辨证治疗？

溃疡性结肠炎证属本虚标实，虚实夹杂，故治疗首当辨其标本缓急，察其虚实寒热。《景岳全书·痢疾》云：“凡治痢疾，最当察虚实，辨寒热，此泻痢中最大关系。”溃疡性结肠炎分为活动期和缓解期。活动期以湿热壅盛为主，缓解期以脾虚湿蕴为著。活动期急治其标，应清热除湿，理气和血为主，辅以健脾扶正。缓解期缓则治其本，应健脾益气，固肠止泻为主，佐以化湿祛邪。具体处方用药根据证型各有侧重，常见证型有：

（1）大肠湿热型　治以清热化湿，调气行血。代表方剂为芍药汤（芍药、黄芩、黄连、大黄、槟榔、当归、木香、肉桂）。加减：大便脓血较多者加紫珠草、地榆；大便白冻黏液较多者加苍术、薏苡仁；腹痛较甚者加延胡索、乌药、枳实理气止痛；身热甚者加葛根。

（2）脾胃气虚型　治以健脾益气，除湿升阳。代表方剂为参苓白术散（人参、茯苓、白术、桔梗、山药、白扁豆、莲子肉、砂仁、薏苡仁、甘草）。加减：大便夹不消化食物者加神曲、枳实消食导滞；腹痛怕凉喜暖者加炮姜；寒甚者加附子温补脾肾；久泻气陷者加黄芪、升麻、柴胡升阳举陷；久泻不止者加赤石脂、石榴皮、乌梅、诃子涩肠止泻。

（3）脾肾阳虚型　治以健脾补肾，温阳化湿。代表方剂为理中汤合四神丸（人参、干姜、白术、甘草、补骨脂、肉豆蔻、吴茱萸、五味子、生姜、大枣）。加减：腹痛甚加白芍缓急止痛；小腹胀满加乌药、小茴香、枳实理气除满；大便滑脱不禁加赤石脂、诃子涩肠止泻。

（4）肝郁脾虚型　治以疏肝理气，健脾和中。代表方剂为痛泻要方合四逆散（柴胡、芍药、枳实、陈皮、防风、白术、甘草）。加减：排便不畅，矢气频繁者加枳实、槟榔理气导滞；腹痛隐隐，大便溏薄倦怠乏力者加党参、茯苓、炒扁豆健脾化湿；胸胁胀痛者加柴胡、香附疏肝理气；夹有黄白色黏液者加黄连、白花蛇舌草清肠解毒利湿。

（5）阴血亏虚型　治以滋阴养血，益气健中。代表方剂为驻车丸合四君子汤加味（黄连、阿胶、当归、干姜、党参、白术、茯苓、甘草、白芍、乌梅、沙参、五味子）。加减：虚坐努责者加诃子、石榴皮收涩固脱；五心烦热加银柴胡、鳖甲（先煎）清虚热；便下赤白黏冻者加白花蛇舌草、秦皮清化湿热。

（6）血瘀肠络型　治以活血化瘀，理肠通络。代表方剂为少腹逐瘀汤加减（当归、赤芍、红花、蒲黄、五灵脂、延胡索、没药、小茴香、乌药、肉桂）。加减：腹满痞胀甚者加枳实、厚朴；腹有痞块者加山甲珠、皂角刺；腹痛甚者加三七末（冲）、白芍；晨泄明显者加补骨脂。

230．著名老中医马贵同如何“标本同治”治疗溃疡性结肠炎？

著名老中医马贵同教授提出溃疡性结肠炎应从整体上认识，关联于脏腑，但其病变局限在大肠，以直肠、远端结肠发病最多见。马贵同教授指出应整体与局部相结合，辨证与辨病相结合，双管齐下方能奏效。结肠镜下所见，结肠局部常有黏膜充血水肿、炎症细胞浸润、溃疡形成等病理改变。因此，根据多年用药经验，研制成中药直肠给药栓剂——清肠栓，由马齿苋、三七、青黛散等中药组成。具有良好的清热解毒、活血化瘀、敛疮生肌之效。能迅速促进溃疡性结肠炎溃疡愈合及炎症物质吸收。

同时，马老指出溃疡性结肠炎患者应调悦情志，重视饮食配伍。久病患者常伴随不同程度的精神神经症状，如焦虑、精神忧郁、寐差等。现代医学认为属心身疾病之一。马老谓之土虚木乘，复加肝木克土，脾气更伤，以致恶性循环，加重病情。马老认为心理安慰可帮助其减轻压力，再配合药物治疗，如柴胡、合欢皮、茯神、百合或甘麦大枣汤等方药以解郁安神，或再加服抗忧虑西药之类，如黛力新、氟西汀（百忧解）等，每每收效。

马老亦重视饮食宜忌，尤其强调应忌食或慎食海鲜贝壳类、螃蟹、粗纤维食物、牛奶等，以防病情诱发，诸症复起。

231. 中医治疗溃疡性结肠炎有何注意事项？

溃疡性结肠炎的中医辨证施治过程中，在活动期应慎用固涩法，以免闭门留寇。活动期湿热邪气壅盛，当以清化湿热、调气和血为主要治则；若因便次较多而过用固涩，可使肠腑湿热浊邪难于清化，气血失于调畅，从而引起或加重腹胀、腹痛等症状，甚者可能诱发中毒性巨结肠，使病情加重。缓解期或病程较长，出现脾虚为主的表现，如大便不成形，甚则便下稀水，便次过多，脱肛等者，适当运用收涩止泻药可显著改善症状。但因本病多属湿热蕴结所致，即使缓解期每有湿热留滞不去，故止泻药当尽量避免药性温热，把握中病即止。对滑脱不禁，或虚寒之象明显者则不必拘泥。

232. 何谓“行血则便脓自愈，调气则后重自除”？

“行血则便脓自愈，调气则后重自除”出自刘完素《素问病机气宜保命集》，为刘完素对于痢疾治疗的著名论述。他认为，痢疾出现里急后重及便下脓血的症状是因为湿热邪气阻滞肠腑，导致肠腑气机不利、气滞血阻、血败肉腐所致。邪滞肠间、腑气不行故里急后重，邪入血分、血败肉腐故便下脓血，因此调和肠腑气血是痢疾治疗的主要治则。刘氏所创“芍药汤”即充分体现了这一治疗法则：方中重用白芍，取其苦酸微寒，柔肝理脾，调和气血，而止泻痢腹痛。《神农本草经》谓其：“主邪气腹痛，除血痹，破坚积。”为君药。黄连、黄芩苦寒，清热燥湿，而解肠中热毒，以治湿热成痢之本，为臣药。大黄泻热祛积破瘀，使积滞除、瘀血去，则下痢可止，此乃“通因通用”之法。以木香、槟榔行气导滞；当归柔肝和血，与大黄合用，又有行瘀之用，即“行血则便脓自愈，调气则后重自除”之理。使气行血活，积滞得下，则里急后重自解。肉桂辛热，配在苦寒药中是为反佐，可防苦寒伤中与冰伏湿热之邪，配活血药又可助行血之力。综合全方，共奏清热燥湿，调气和血，柔肝理脾，化滞止痢之功。

233. 溃疡性结肠炎与细菌性痢疾病因病机有何不同？用药有何区别？

病因上，溃疡性结肠炎是因在先天禀赋不足，脾胃功能不健的基础上感受湿热之邪，或外感寒湿，郁而化热，或饮食不节，恣食肥甘油腻、辛辣厚味，湿热内生。而细菌性痢疾的发生则是因外感时邪和内伤饮食。外感时邪指外感暑湿秽浊之邪，蕴蒸肠腑，或感受时疠疫毒，湿热搏结，疫毒弥漫，内侵胃腑；内伤饮食指进食生冷瓜果，聚为寒湿，留滞肠道，或进食肥甘油腻、馊腐秽浊，酿生湿热，积于肠胃。两者常相互影响，往往内外交感而发病。病因上两者最大的不同是溃疡性结肠炎有先天禀赋不足、脾肾两虚的一面，而细菌性痢疾在病因上有时疫之邪。

病机上，溃疡性结肠炎病位在肠，与肝、脾、肾、肺有关，脾肾两虚是发病之本，湿热血瘀为发病之标，并可在脾虚基础上出现肝木侮土，肺虚大肠不固的病理变化。而细菌性痢疾病位在肠，与脾肾相关。邪阻大肠，传导失司，气血壅滞，肠络受损，滞下脓血为其主要发病机制。在病机上有肠腑积滞的特点，所谓“无积不成痢”，初起多为邪实，久痢方显正虚的一面。

治疗用药上，由于二者症状上均有腹痛，便脓血，里急后重的表现，病机上均有肠道湿热，气滞血瘀，脂膜血络受损的特点，因此在治疗时可采用清肠化湿、调气活血治法，内服与灌肠结合。但是溃疡性结肠炎属本虚标实证，活动期标实证为主，采用清化活血时，要注意其尚有正虚一面，不可苦寒太过而伤脾气；缓解期脾肾不足，可兼有肝气不调，肺虚不固和湿热血瘀内留的病理变化，治疗时健脾温肾结合调肝补肺，清肠化湿活血。细菌性痢疾暴痢采用“通”“清”“调”治法，“通”指“无积不成痢，痢先当头下”；“清”指清热利湿、清热解毒、清热凉血；“调”指调气行血，“调气则后重自除，和血则便脓自愈”；忌用收涩。久痢采用补益脾肾，收敛固涩，兼以清肠的治疗方法；虚实夹杂者，当标本同治，虚实兼顾。

234 如何理解“无积不成痢”“痢先当头下”和“痢无止法”的说法？

“无积不成痢”指痢疾的形成与积滞有关。无论是外感时邪或饮食不节，使湿热、疫毒、寒湿之邪积塞肠中，气血与之相搏，肠道传导失司，脂络受伤，气血凝滞而发为痢疾，故有“无积不成痢”之说。

“痢先当头下”和“痢无止法”是指痢疾的治疗上首先采用通因通用之法，清热化湿解毒，兼以调气行血导滞，通因通用，因势利导，祛其积滞，忌用收涩，以免闭门留寇。尤其是急性暴痢，若早投止泻，易致积滞不除，邪恋不去，转为慢性。但久痢不止，脾胃虚寒，滑脱不禁者，仍可辨证运用温补脾肾，收涩固脱之法，不可拘泥于“痢无止法”。

235 溃疡性结肠炎能否用固涩药?

溃疡性结肠炎可分为活动期和缓解期，活动期以标实证为主，湿热内蕴肠腑，气滞血瘀，脂膜血络受损是主要病机，这时治疗以清热化湿，行气活血，生肌敛疡为主，不可使用止泻药，以防闭门留寇，固涩药当为禁忌。缓解期以本虚为主，往往表现为脾肾阳虚，肺气不固，肝气不调，同时兼有湿热血瘀的病机变化，这时虽然也有湿热之邪，可见苔腻，但临床表现以脾肾阳虚为主，大便不成形，甚则便下稀水，便次过多，脱肛等，适当运用收涩止泻药可提高临床疗效。因本病多属湿热蕴结所致，即使缓解期仍有湿热留滞不去，故止泻药当尽量避免药性偏热者。但滑脱不禁者，或虚寒之象明显者亦不必拘泥。

临床常用的止泻药有：诃子、乌梅、五倍子、石榴皮、椿皮、罂粟壳等。需要指出的是，罂粟壳既可止泻又有止痛之功，在久泻邪尽而伴顽固性腹痛、它药不效者，本药常有疗效，然本药具有成瘾性不可久用，且药理证实本药具有抑制肠蠕动作用，若患者邪气未尽，可产生腹胀，甚则导致肠麻痹，诱发中毒性巨结肠等严重并发症，故临床使用当谨而慎之。

236 乌梅丸为何可以治疗溃疡性结肠炎属“久痢”者?

乌梅丸出自张仲景《伤寒杂病论》，由乌梅、细辛、干姜、黄连、当归、附子、蜀椒、桂枝、人参、黄柏组成，主治寒热错杂之蛔厥证，然仲景亦明言此方“又主久利”，临证用于寒热错杂、正气虚弱之久泻、久痢，可起到温中补虚、清热燥湿止痢之功。

乌梅丸为仲景治厥阴病之主方，用治腹泻久痢，当见厥阴为病之证候者。如痛在少腹或脐侧，此肝经所循部位，其脉多弦，尤其症状有寒热错杂者。吴鞠通曾曰：“久痢伤及厥阴，上犯阳明”，选本方主之。叶天士曾灵活化裁用治“阳明胃土已虚，厥阴肝风振动”之久痢。

乌梅丸方义：乌梅大酸，急泻厥阴，平肝柔木；桂、附、辛、姜、椒等辛温诸品，温脾暖肾通启阳气；连柏苦寒，清热坚阴；参、归甘温，补气调中，乃一“土木两调、邪正兼顾”之方。柯琴曰：“久利则虚，调其寒热，挟其正气，酸以收之，其利即止。”喻昌亦云：“久利而便脓血，亦主此者，能解阴阳错杂之邪故也。”临证运用时可随证加减，如热去减连柏，寒重加吴茱萸，胃脘不舒加陈皮、木香，中焦气虚加山药、白术等。惟久病寒热夹杂，虚实互见，用本方热象初解时，常见中下焦虚寒，必以温下扶中而收功，难图速效。对属于“久痢”范畴的溃疡性结肠炎，证见久病正虚、寒热错杂、腹痛脉弦者，可以本方按上法加减治之，唯溃疡性结肠炎病有特别，当慎用蜀椒、细辛两味，以免动热助邪、加重病情。

237. 如何选用中药保留灌肠治疗溃疡性结肠炎？

溃疡性结肠炎以直肠及左半结肠为多见，因此，除口服中药外，配合局部给药，予中药保留灌肠，既可使高浓度药液直接作用于局部病损，提高疗效，又能避免除湿解毒药物苦寒败胃之弊，是溃疡性结肠炎活动期患者必不可少的重要治疗手段。中药保留灌肠一般将敛疮生肌、活血化瘀与清热解毒类药物配合应用。敛疮生肌类：珍珠、牛黄、冰片、琥珀、儿茶、白及、赤石脂、枯矾和诃子等；活血化瘀和凉血止血类：蒲黄、丹参、参三七、地榆、槐花、仙鹤草、血竭和云南白药等；清热解毒类：青黛、黄连、黄柏、白头翁、秦皮、败酱草和苦参等。临床可将中药复方煎剂 100～150ml，加锡类散 2 支，每晚灌肠 1 次。灌肠的具体要点有：于每晚睡前排尽大便后灌肠；患者取左侧位，右腿屈膝，左腿自然伸直，臀部适当垫高，灌肠器插入端用石蜡润滑后，嘱患者张口呼吸，使肛门括约肌松弛，再缓缓插入肛门 20～25cm；灌肠器内药液平面距肛门垂直距离保持在 30cm 左右，使药液依靠重力缓慢注入；嘱患者半小时更换体位 1 次，先左侧卧位，继则仰卧位，然后右侧卧位；药液要求保留 1 小时以上，保留至第二天早晨最佳。

238. 临床如何中西医结合治疗溃疡性结肠炎？

中医药治疗溃疡性结肠炎对轻－中度患者疗效较为满意，对重度患者常常需要中西医结合治疗。轻－中度远段结肠患者可采用中医辨证，结合局部中药保留灌肠治疗；无效时可加用柳氮磺胺吡啶（SASP）或其他 5－氨基水杨酸制剂（5-ASA），个别患者可局部用少量类固醇制剂。轻－中度泛发性结肠炎患者应口服柳氮磺胺吡啶（SASP）或其他 5－氨基水杨酸（5-ASA），同时应用中医辨证或中药专方制剂治疗，亦可结合直肠局部给药治疗。无效时可使用泼尼松口服（40～60mg/d）治疗，仍无效者可选用嘌呤类药物或甲氨蝶呤等免疫抑制剂。难治性远段溃疡性结肠炎宜首选中药锡类散配合类固醇制剂保留灌肠，或可局部应用 5-ASA 灌肠剂，并延长直肠给药时间。重症溃疡性结肠炎患者对口服泼尼松、5-ASA 药物或局部治疗无效，或出现中毒症状者，应采用静脉皮质激素输注治疗 7～10 日，并配合辨证应用中药。通过中医辨证施治可减轻激素依赖以及激素的用量，缩短用药疗程。静脉应用激素无效者，则应考虑做结肠切除术或进行环孢霉素静脉注射治疗。当急性发作得到控制后，5-ASA 可减少复发，最好应用中药制剂配合 1/2～2/3 剂量的水杨酸类制剂以巩固治疗。患者不宜长期使用类固醇。中药治疗对于减轻免疫抑制剂的毒副作用也有明显疗效。

239 董建华教授治泻五论是什么？

（1）肝脾肾同调　慢性泄泻多由脾、肝、肾三脏功能失调所致，而尤以脾胃功能失调为主。故治疗慢性泄泻，应以健脾为主，辅以抑肝、温阳之品。药用白术、扁豆、茯苓、白芍、陈皮、炮姜、肉桂等为基本方。方中白术、山药、扁豆、茯苓健脾化湿，配白芍以抑肝，炮姜、肉桂以温运脾肾阳气。全方轻而不腻滞，随证加减，疗效显著。

（2）疏理消导　暴泻属实，久泻属虚。这是一般的规律。由于至虚之处，常是容邪之所，故久泻每易出现虚中夹滞，或湿热未尽，或气机壅滞，或入络留瘀，或湿浊不化。此时不宜滋补止涩，以免“闭门留寇”，应取疏理消导之法，“陈莝去而肠胃洁”。基本方：酒大黄、槟榔、大腹皮、枳壳、木香、焦三仙。用酒大黄者，取其消食导滞，化瘀清热之功。

（3）温清并用　慢性泄泻出现寒热错杂局面，症见形寒肢冷，腹痛遇冷加剧，便下黏液或脓血，口苦，苔黄，脉沉而有力等症，应取温清并用法治之。基本方为：炮姜、肉桂、木香、山药、扁豆、黄连、陈皮炭、白术、茯苓。热重加白头翁，寒重加补骨脂，气滞加槟榔，夹瘀加酒大黄。

（4）升清降浊　久泻易致脾胃功能失调，清浊相干，往往出现大便稀薄，或如鸭粪，或见完谷不化，脘腹痞满，纳差，苔腻等症。泄泻与脘痞同时存在是辨证要点。治疗此症要升降并调而有所侧重。基本方为：柴胡、升麻、葛根、荷叶、党参、白术、陈皮、焦三仙、槟榔、木香。其中荷叶应是常用之品，取其升发清阳，开胃消食，利湿止泻。

（5）润燥相济　久泻不止而见口干舌红，苔剥脱，是脾阴虚亏之象。治疗时要润燥相济。基本方：白术、薏苡仁、山药、扁豆、莲子肉、陈皮、石斛、沙参、五味子、茯苓。

240. 中医舌诊与肠镜对照在下消化道疾病诊断中有什么意义？

研究观察表明，下消化道疾病舌苔、舌质的变化与肠镜诊断各组的构成比之间有显著差异。舌苔以黄苔居多，炎症组明显；舌质以暗红、青紫比例较高，恶性肿瘤组以舌质青紫为特点。

中医舌诊理论认为，白苔主表证、寒证，黄苔主热证，腻苔主湿证，白厚腻苔为湿浊内困，黄腻苔为湿热、积滞。下消化道疾病多见黄苔，这与下消化道的通畅程度、炎症、消化功能紊乱关系密切。

青紫舌主要多见于瘀血证，青紫舌已作为协助诊断恶性肿瘤的一项观察指标。暗红舌是近年逐渐独立的一种舌象。暗红舌是瘀血轻症的一种表现，多见于消化系统疾病，脾气虚者和 40 岁以上的患者。青紫舌、暗红舌在各组比例的增高，说明下消化道疾病长期反复发作，可使脾虚失运，最后导致气血失调而血瘀。总之，下消化道疾病的舌质以暗红、青紫为多见，尤其青紫舌是临床医生应引起警惕或区分下消化道疾病良性、恶性的指标之一。

舌质和舌苔分别是从两个不同侧面反映体内的病理变化的。舌质多反映脏腑气血的情况，舌苔多反映病邪和胃气的盛衰。有观察表明，舌苔变化以黄苔为多见，说明黄苔在下消化道疾病中带有普遍性。舌质青紫则是下消化道恶性肿瘤的特征之一。舌质对肠镜诊断的影响有显著意义，提示中医舌象变化对下消化道疾病在肠镜诊断中有一定意义。

下消化道出血

241 • 大便带血常见于哪些疾病?

大便带血是临床常见的一种表现，可见于中医多种疾病。分述如下：

大便时血自下，而无脓样物，且无明显的腹痛及里急后重等症状，属中医“便血”范畴。并依下血与排便之先后，提出“远血”和“近血”之别。张景岳指出：“血在便后来者其来远，远者或在小肠，或在胃……血在便前来者其来近，近者或在广肠，或在肛门。”后世医家又以下血色之清浊，立肠风、脏毒之名。《证治要诀》云：“血清色鲜红者为肠风，浊而黯者为脏毒。”

吐血，黑便者，可见于中医“吐血”范畴。

下痢脓血者，多呈脓血杂下，并有明显的腹痛，里急后重等表现，属中医“痢疾”范畴。

腹痛、排便异常，腹内结块，全身羸弱，大便带血，属中医“肠覃”“肠毒”“癥积”。

急性起病，伴发热，腹泻，大便带血，可有进食腐败肉食病史，常以食物中毒形式起病，属中医“泄泻”范畴。

242 如何判断下消化道出血的量和预后？

出血量的分级标准：

轻度：估计出血量在500ml以内，黑便成形，偶有头晕、心悸，脉率、血红蛋白无明显变化。

中度：估计出血量在500～1000ml以内，大便稀溏，色黑如漆，可有吐血、心悸、口干、眩晕或见昏厥，脉率100次/分左右，血红蛋白70～100g/L。

重度：估计出血量在1000ml以上，吐血黑便频作，眩晕、心悸、口干、尿少，甚则汗出肢冷，神志恍惚或昏迷，脉微细欲绝，脉率120次/分以上，血压下降，收缩压在12kPa以下，血红蛋白低于70g/L。

243 如何理解"见血勿止血"？

"见血勿止血"应理解为见血勿单纯止血或见血勿一味止血。应用止血药时应根据各种出血症的原因，辨证用药，适当配伍。如血热妄行，应与清热凉血药同用；阳虚不能温经，应与温阳益气药合用；阴虚阳亢，宜与养阴潜阳药合用；气虚不能摄血，当与补气药合用；瘀滞出血，宜祛瘀止血，以祛瘀止血药配伍活血药与行气药。常用止血药有白及、血余炭、仙鹤草、三七、侧柏叶、艾叶、地榆、槐花、大蓟、小蓟、白茅根、紫珠草、茜草等；复方有胶艾汤、十灰散、四生丸、止血生肌散、云南白药、三七伤药片等。经过现代科学研究，止血药中的三七、茜草、蒲黄等既有促进血凝的一面，也有促使血块溶解作用，这说明其功能兼具止血与活血祛瘀功能，有利于止血而不留瘀。

244 上消化道出血和下消化道出血中医治疗有何异同？

上消化道出血和下消化道出血均属中医血证中的“便血”范畴。上消化道出血还可见于“吐血”范畴，主要临床表现都可有黑便，伴有相关病症的临床表现。

(1) 相同点

1) 病位在胃，涉及肝脾。

2) 从病程判断，初病以邪实为主，病久则转为正虚。也有虚实夹杂。

3) 治疗原则应按“急则治其标，缓则治其本”。分清虚实寒热，属实属热者，清热泻火、凉血止血。属虚属寒者，补中益气、温中健脾。虚实夹杂者，标本兼治。恢复期应养血扶正。轻者可辨证求因，重者则急救固脱。

4) 证型相同者

湿热蕴结证：血紫暗或成咖啡色，甚则鲜红，口臭口苦，大便色黑如漆，舌红苔黄腻，脉滑数。

治法：清胃泻火，化瘀止血。处方以泻心汤合十灰散加减。

气虚不摄证：病程日久，时发时止，血色暗淡，黑便稀溏，腹胀纳差，面色萎黄，头晕心悸，神疲乏力，口淡或口泛清水，或胃寒肢冷，舌淡苔薄白，脉细弱。

治法：健脾益气，摄血扶中。方药以归脾汤加减。

(2) 不同点

1) 上消化道出血

证型：

阴虚火旺证：吐血色红量多，脘腹痛，面色潮红，潮热咽干，盗汗，心烦不寐，耳鸣，大便黑，舌红少苔，脉细数。治则：滋阴降火、凉血止血。茜根散加减。

肝火犯胃证：吐血色红或紫暗，口苦胁痛，心烦易怒，寐少多梦，舌质红绛，脉弦数。治则：泻肝清胃，降逆止血。龙胆泻肝汤加减。

2）下消化道出血

脾胃虚寒证：大便下血或紫或暗，腹部隐隐作痛，喜温喜按，畏寒肢冷，大便溏薄。舌质淡，苔薄，脉沉细无力。治则：温阳健脾，养血止血。黄土汤加味。

245. 下消化道出血的辨证要点和治疗原则？

下消化道出血的病机主要是火与虚，火盛则迫血妄行，气虚则摄血无权。辨证要点是观察便血的颜色及性状，分清虚实寒热，轻重缓急。便血鲜红，苔黄腻，口苦，乃实证，辨证属湿热。便血紫暗，甚则黑色，舌质淡，面色无华，乃虚证，辨证属虚寒。从病程判断，初病以邪实为主，病久则转为正虚。

治疗原则分清虚实寒热，属实属热者，清热泻火、凉血止血。属虚属寒者，补中益气、温中健脾。恢复期应养血扶正。轻者可辨证求因，重者则急救固脱。

抗生素相关性腹泻（假膜性肠炎）

246. 哪些内科疾病可出现症状性腹泻？

腹泻指原来的排便习惯发生变化。每日排便量达200g以上，次数超过3次，粪便稀薄，水分超过粪便总量的85%，可含脂肪、不消化食物，有时带黏液或脓血，常常伴腹痛、里急后重、肛周不适、失禁等症状，是消化系统疾病的一种常见症状。

一般将病程短于4周者称急性腹泻，超过4周者称慢性腹泻。常见的病因有病原感染性腹泻、炎症非感染性腹泻、肿瘤性腹泻、消化不良和吸收障碍性腹泻、食物中毒（或过敏）性腹泻、药源性腹泻、功能性腹泻等。

（1）急性腹泻的病因

1）感染性腹泻：是腹泻的最主要病因。病原微生物主要包括①病毒：常见的有轮状病毒、腺病毒、诺瓦克病毒等；②细菌：常见的有痢疾杆菌、沙门菌、大肠埃希菌、弯曲菌、副溶血弧菌、霍乱弧菌等；③真菌：常见的有白色念珠菌、组织胞浆菌等；④原虫：如阿米巴病等；⑤蠕虫：如日本血吸虫病、鞭虫病、绦虫病等。

2）急性食物中毒性腹泻：主要有以下几种：①沙门菌属食物中毒是最常见的食物中毒之一；②葡萄球菌食物中毒：食入被此菌毒素污染的食品而引起腹泻；③副溶血弧菌食物中毒：主要传染源是海产品。

3）急性中毒性腹泻：主要有以下几类：①植物类：主要有毒蕈、白果、发芽马铃薯等；②动物类，包括鱼胆、河豚等；③化学类：如急性有机磷农药中毒、急性锌中毒、急性砷中毒等。

（2）慢性腹泻的病因

1）肠源性慢性腹泻：①感染性肠道疾病：感染包括病毒、细菌、真菌以及寄生虫等，其中以慢性菌痢、慢性阿米巴痢疾和肠结核最为常见；②非感染性肠道疾病：主要包括溃疡性结肠炎、克罗恩病、放射性肠炎、缺血性肠炎等；③小肠吸收不良，如短肠综合征、吸收不良综合征等均可引起慢性腹泻。

2）胃源性慢性腹泻：常见于慢性萎缩性胃炎、晚期胃癌、促胃泌素瘤、胃大部切除术后、胃空肠吻合术后以及幽门松弛或幽门切除术后等疾病。

3）肝胆源性慢性腹泻：肝硬化、肝癌、慢性肝炎、胆囊炎、胆石症等疾病可导致胆汁的分泌或排泄受影响，造成脂肪的消化吸收不良而引起慢性脂肪泻。

4）胰源性慢性腹泻：常见于胰腺癌、慢性胰腺炎、胰腺囊性纤维化及胰腺广泛切除术后，由于胰腺外分泌不足或缺乏而引起消化、吸收不良导致的腹泻。

5）肿瘤性腹泻：小肠肿瘤、结肠癌、促胃泌素瘤、类癌瘤等肿瘤可导致慢性腹泻。

6）药源性腹泻：常见的有各种泻药、胆碱能药物、洋地黄类、抗生素类、肝性脑病用药等药物。

7）功能性腹泻：主要是由于肠蠕动紊乱引起的，常见的疾病有肠易激综合征、神经官能症性腹泻等。

8）全身疾病性腹泻：常见的疾病有尿毒症、甲状腺功能亢进症、恶性贫血、慢性肾上腺皮质功能减退症、过敏性紫癜性腹泻、艾滋病性腹泻以及糖尿病等。

247·泄泻需要与什么疾病鉴别？

泄泻临床需要与以下疾病相鉴别

（1）与痢疾鉴别　泄泻与痢疾都有腹痛、排便次数增多，多发生在夏秋季等共同点，而痢疾的腹痛伴有里急后重，排便又以赤白脓血为特点，以此作为区别于泄泻的重要依据。

（2）与消化道出血鉴别　有些患者，由于大便溏薄不成形，排便次数增多，便色黑褐，就往往以腹痛腹泻为主诉而就诊。辨证时，应注意腹痛部位、大便颜色。消化道出血者，便色黑褐，或状如柏油，甚则下血暗红或鲜红；而泄泻患者，则大便黄糜，甚则泻下如水，二者显然不同。且消化道出血者常有脘腹痛病史，便血后常伴有面色苍白、心悸、头晕、血压下降等。可查粪便隐血试验有助于鉴别诊断。

(3) 与湿温鉴别　湿温之属于湿邪偏重者，常有大便溏或水泻，易与泄泻相混淆。不过，湿温必有一派湿热见证，如头重如裹，舌苔白滑或黄腻而厚，胸膈痞满，四肢倦怠酸痛，身重难以转侧，身热不扬，午后尤甚，脉缓等。而泄泻虽兼湿热，但其症较轻。

(4) 与热结旁流鉴别　阳明温病的热结旁流，也泻下稀水，常以腹痛、大便次数增多而就诊。区别之点，要视其是否有粪便排出。热结旁流是“纯利稀水而无粪”；泄泻尽管是水泄，多少总会混有一些大便残渣。

(5) 与痰饮鉴别　痰饮（指狭义）与泄泻都有排便次数增多。但前者其人一般有素盛今瘦，水走肠间，沥沥有声，心下极冷，短气心悸等见证，而后者则无此诸症。

(6) 与霍乱鉴别　霍乱排便次数亦增多，但其起病急骤，上吐下泻，病情险恶，下利清稀如米泔水，不甚臭秽，因此不难鉴别。

总之，只要把握泄泻的症状特点，认真询问病史，注意主要症状与兼证的鉴别分析，不难作出正确诊断。

248 假膜性肠炎如何辨证论治？

假膜性肠炎（pseudomembranouscolitis，PMC）是一种主要发生在结肠，也可累及小肠的急性黏膜坏死、纤维素渗出性炎症的病症，以黏膜表面覆有黄白色或黄绿色伪膜为特征。多在应用抗生素后导致正常肠道菌群失调，梭状芽孢杆菌大量繁殖，并产生毒素而致病。常发生在老年人和免疫力低下者以及腹部手术后等，主要表现为腹泻、腹胀、腹痛、发热，并可引起低蛋白血症、中毒性休克甚至死亡。

（1）湿热内蕴证　倾泻暴注，下利色青，蛋花样水稀便，肛门灼热，里急后重，腹痛肠鸣，发热身重，或高热烦渴，尿赤短少。舌红苔黄腻，脉弦数或细数。治疗以清热解毒，分利清浊。代表方剂为葛根芩连汤加减（葛根、黄连、黄芩、蒲公英、白头翁、败酱草、山栀、车前子、滑石、连翘）。

（2）热盛阴伤证　大泻之后，大便呈糊状，频繁而量少，高热不退，日晡潮热，口干欲饮，不思饮食，颧红，或五心烦热，尿短赤，舌红少苔，脉细数。治疗以清热养阴，益气升清。代表方剂为青蒿鳖甲汤加减（青蒿、生地黄、丹皮、鳖甲、知母、黄芩、栀子、太子参、麦冬、赤芍、黄连）。

（3）脾虚湿盛证　面色㿠白，神疲懒言，短气乏力，食不纳呆，口渴不饮，面浮肢肿，腹胀便溏，便次频繁，舌淡胖苔白腻，脉沉缓。治疗以益气健脾，利湿止泻。代表方剂参苓白术散加减（党参、茯苓、白术、薏苡仁、扁豆、莲子肉、淮山药、桔梗、砂仁、葛根、车前子）。

（4）脾肾阳虚证　形体消瘦，四肢厥逆，畏寒踡卧，腹胀肢肿，大便清稀，完谷不化，滑脱不禁，舌淡苔白，脉沉细。治疗以温补脾肾，涩肠止泻。代表方剂为真人养脏汤（人参、白术、肉豆蔻、肉桂、白芍、木香、诃子、罂粟壳、吴茱萸）。

249. 为什么说脾虚湿盛是导致泄泻的关键因素？

中医认为，泄泻的基本病机变化为脾胃受损，湿困脾土，肠道功能失司而致。病变部位涉及脾胃肝肾、大小肠，其中，脾气亏虚，健运失司是关键。脾主运化，喜燥恶湿，大小肠司泌浊、传导；肝主疏泄，调节脾运化；肾主命门之火，能暖脾助运、腐熟水谷，且肾司开阖。以上病因均可使脾运失职，小肠无以分清泌浊，大肠无法传化，水反为湿，谷反为滞，合污而下，发生泄泻。

泄泻发生的外因与湿邪关系最大，湿为阴邪，易困脾阳，脾受湿困，运化不利。其病理因素离不开湿，可夹寒、夹热、夹滞。正如《杂病源流犀烛·泄泻源流》所说："是泄虽有风、寒、热、虚之不同，要未有不原于湿者也"。

因此，脾虚湿盛是本病发生的重要因素，内因则与脾虚关系最为密切，脾虚失运，水谷不化精微，湿浊内生，混杂而下，发生泄泻，正如《景岳全书·杂证谟·泄泻》所谓："泄泻之本，无不脾胃"。外因与湿邪关系密切，脾为阴土，喜燥恶湿，湿邪可单独侵入，亦可与风、寒、湿、暑、热相夹为患，困遏脾土，导致脾胃运化失常，清浊相混而成泄泻，即《素问·阴阳应象大论》所谓："湿盛则濡泻"；脾虚失运，可导致湿盛，而湿盛又可影响脾的运化，故脾虚与湿盛是互相影响，互为因果。

250 酸味药敛邪吗？腹泻患者如何使用酸味药？

根据中药学理论，酸性中药"能收、能涩"，具有收敛、固涩的作用，一般用于涩肠止泻、固表止汗、敛肺止咳、固精缩尿、固崩止带的作用。正如《素问·藏气法时论》指出："辛散、酸收、甘缓、苦坚、咸软"。由于酸性收涩药性涩敛邪，故凡表邪未解，湿热内蕴等邪气内蕴所致之腹泻，均不宜使用，误用有"闭门留寇"之弊。

治疗腹泻需有层次，根据病情轻重、正邪虚实采用相宜的治法，既不可见泻止泻，又要防止当固不固，徒伤正气。一般暴泻忌用酸涩药。久泻需要根据病机，结合温补、升提等法，适当选择固涩药。泄泻日久，泻下无度，神色疲惫，正气大伤，非涩肠不足以止泻，此时需及时配合固涩止泻法。《万病回春·泄泻》："若泻太多而不止者，当用补住为要，若泄泻初起，不可就用补塞，恐积气未尽，而成腹痛饱闷、恶心烦躁，发呃而死。”

因此，凡实证、热证，邪未尽者均不宜用固涩药物，如邪虽未尽，正气已虚，滑泄不止者宜于扶正祛邪中佐以酸收固涩止泻药，需要注意的是，不可不治邪而纯用补涩，导致闭门留寇，变证蜂起。常用的药物可以选择既能清热化湿，清热解毒，又可涩肠止泻的药物，如椿根皮、秦皮、石榴皮、乌梅等药物。

251. 黄连素是止泻专药吗？临床如何应用？

黄连素又称小檗碱，可从黄连、黄柏、三颗针等植物中提取，在临床中作为非处方药用于治疗急性腹泻。根据中医药学理论，黄连素味苦性寒，能够清热解毒，燥湿止泻，临床一般用于湿热内蕴所致的急性腹泻。现代药理研究发现，黄连素对多种病原微生物具有抑制作用，如痢疾杆菌、伤寒杆菌、结核杆菌、肺炎球菌及白喉杆菌等，其中对痢疾杆菌作用最强，常用来治疗细菌性胃肠炎、痢疾等消化道疾病。由于黄连素在肠道内一般不被吸收，故不良反应很小。

虽然黄连素是治疗腹泻的一味好药，但不可乱用，应当正确选用。黄连素一般只适用于感染性腹泻，如果病情较重，还需要联合使用抗生素类药物。而由于肠易激综合征、溃疡性结肠炎、内分泌疾病、肝硬化、尿毒症、过敏性疾病、癌症等原因所致的慢性腹泻，就不宜使用黄连素。

同时，现代药理学研究证实黄连素具有显著的抗心力衰竭、抗心律失常、降低胆固醇、抑制血管平滑肌增殖、改善胰岛素抵抗、抗血小板、抗炎等作用，因而在心血管系统和神经系统疾病方面将可能有广泛、重要的应用前景，日益受到重视。

252 暴泄和久泄的病机和治疗有什么不同？中医对成人暴泄怎样治疗？

（1）暴泄与久泄　临床一般将腹泻分为暴泄（急性泄泻）、久泄（慢性泄泻）。急性泄泻多见于因感受寒湿、湿热及伤食所致，多为邪实之证，正气未虚，其发病虽急但常于数日内即或控制。慢性泄泻多见于脾胃虚弱、脾肾阳虚或肝脾不调，寒热错杂，多为正虚邪实或虚实错杂之证，其病程长而难以速愈。暴泄和久泄在一定条件下又可互相转化。如急性泄泻如因失治、误治、以致损伤脾胃，迁延不愈，转化为久泻；久泻如果调养失宜，或复感外邪，又可急性发作。临证时应当详辨。

暴泄的治疗以祛邪为主，可根据病机的不同采取散寒化湿止泻、清热利湿止泻、消食导滞等治疗方法。久泻的治疗以扶正为主，可以根据不同的病机采取健脾益气、运中止泻，抑肝扶脾、缓急止泻，温补脾肾、固肠止泻的方法。

（2）成人暴泄常见证型有

1）寒湿困脾：泄泻清稀，甚则如水样，脘闷食少，腹痛肠鸣，舌质淡，苔白腻，脉濡缓。若兼外感风寒，则恶寒发热头痛，肢体酸痛，苔薄白，脉浮。治疗以散寒化湿止泻。代表方为藿香正气散加减（藿香、白术、茯苓、甘草、半夏、陈皮、厚朴、大腹皮、紫苏、白芷、桔梗）。

2）湿热伤脾：泄泻腹痛，泻下急迫，或泻而不爽，粪色黄褐，气味臭秽，肛门灼热，烦热口渴，小便短黄，舌质红，苔黄腻，脉滑数或濡数。治疗以清热利湿止泻。代表方为葛根芩连汤加减（葛根、黄芩、黄连、甘草、车前草、苦参、茯苓、猪苓、泽泻）。

3）食滞肠胃：腹痛肠鸣，泻下粪便，臭如败卵，泻后痛减，脘腹胀满，嗳腐酸臭，不思饮食，舌苔垢浊或厚腻，脉滑。

治疗以消食导滞，和胃止泻。代表方为保和丸加减（神曲、山楂、莱菔子、半夏、陈皮、茯苓、连翘、谷芽、麦芽、白术、扁豆）。

253 什么情况下腹泻可以使用止泻药？常用药有哪些？

（1）止泻药应用原则　腹泻是多种疾病的常见临床症状，腹泻的病因多种多样，腹泻的治疗应当以病因治疗为主，不能见泻止泻。如果是肠道感染、痢疾杆菌等引起的腹泻，是由于肠道受到细菌毒素的刺激而产生的症状，具有排除毒物及细菌毒素的作用，对人体具有保护作用，在这种情况下，不能用止泻药，首先应当给予抗生素治疗。

但是，某些疾病所导致的剧烈而持久的腹泻，患者极易产生水电解质紊乱，此时，在病因治疗的同时，适当给予止泻药物，以避免并发症的发生。所以，不能一见腹泻就给予止泻药治疗，应根据具体情况，针对病因加以治疗。一般而言，止泻药主要用于非细菌性引起的腹泻。

（2）止泻药分类

1）阿片受体激动药：此类药物可作用于肠平滑肌，通过抑制肠黏膜感受器，消除局部黏膜的蠕动反射而减弱肠蠕动，同时可增加肠的节段性收缩，使肠内容物通过迟缓，利于肠液的再吸收，具有较强的止泻作用。适用于急、慢性功能性腹泻及慢性肠炎。常用药物有苯乙哌啶、洛哌丁胺等。

2）收敛药：收敛保护剂可在肠黏膜表层内形成一层保护膜而减轻刺激，降低炎症渗透物和减少肠蠕动，起收敛止泻作用。常用药物有鞣酸蛋白、碱式碳酸铋、鞣酸苦参碱片等。

3）吸附性止泻药：本类药物对消化道内的病毒、病菌及其产生的毒素有固定、抑制作用，阻止它们被肠黏膜吸收或损害，能够覆盖消化道黏膜，通过与黏液糖蛋白相互结合，修复和提高黏膜屏障对攻击因子的防御功能。常用药物有药用炭、蒙脱石散剂等。

4）其他常见的止泻药：①通过补充消化酶而治疗食物消化不良所导致的腹泻，如胰酶等；②通过抑菌或杀菌而止泻，常用的有盐酸黄连素和肠道杀菌剂；③外周 α_2 肾上腺素受体激动药，本类药能明显抑制肠道液体与电解质的分泌及增进其吸收，抑制胃肠道平滑肌收缩。对蓖麻油、前列腺素 E_2、氯化氨甲酰胆碱、5－羟色胺和胆酸引起的腹泻、霍乱毒素引起的肠道过度分泌均有较强的抑制作用，常用的药物有利达脒；④调整肠道正常菌群的生长和组成，如整肠生（地衣芽孢杆菌胶囊）、培菲康（双歧三联活菌胶囊）等。

254. 中药外用止泻的机制是什么？常用有效方剂有哪些？

（1）中药外用止泻的机制　中药外用治疗腹泻有多种方法和不同的方药，常用的方法有中药穴位敷贴，或者配合针灸推拿、穴位封闭的方法，能够调节人体阴阳，扶正祛邪，调整脾胃功能，从而达到标本兼治的目的，该方法具有简、便、廉、效的特点，无明显副作用，患者依从性较好。近几年来，中医药外治的报道比较多，穴位中药外敷多用于婴幼儿，成人多采用针灸及穴位注射等治疗方法。

（2）常用有效方剂

1）暖脐散：吴茱萸 30g，丁香 2g，胡椒 30 粒，共研细末，每次取 1.5g，用陈醋调成糊状，敷于脐部，胶布固定，每日换药 1 次。

2）止泻散：吴茱萸 5g，肉桂 5g，丁香 3g，五倍子 4g，干姜 6g，白胡椒 5g，制附子 5g，当归 6g，将方药研成细末混匀，使用时将药用醋或姜汁调成糊状，制成约 3 cm × 3 cm 的饼状，敷于脐部。

3）白桂丁香散：白豆蔻、肉桂、丁香、炒白芍等按 2∶1∶1∶1 比例配制，将上药共研极细末，混匀装瓶备用，治疗时用适量白酒加温水将药末调成糊状，置于消毒纱布上，敷于神阙穴，然后用胶布固定，每日 1 次，每次 8～10h 后取下。

255 腹泻患者如何进行营养治疗？

腹泻患者需要正确的营养治疗，及时补充丢失的营养成分，纠正水及电解质平衡失调，提供充足营养物质，改善营养状况，促进疾病早日康复。同时，营养物质要避免机械性及化学性刺激，使肠道得到适当休息，有利于病情早日恢复。营养治疗主要包括肠内营养和肠外营养治疗。

（1）急性腹泻的营养治疗

1）营养原则：急性腹泻时，由于肠道存在部分吸收功能，进食可以刺激肠黏膜生长，促进胃肠功能的恢复。轻度腹泻通过饮食调节即可缓解，可进食易消化的没有刺激的食物，严重腹泻伴严重呕吐的患者可暂时禁食，待病情好转后再予进食。必要时给予静脉输液，以防失水过多而脱水。

2）营养治疗：①清淡流质饮食：不需禁食者，腹泻初期宜给清淡流质易消化饮食，如豆浆、果汁、米汤、薄面汤等，或米粉、藕粉等低脂饮食，少食多餐，由稀转稠。由于牛奶、蔗糖等易产气体，有些患者对牛奶不适应，服牛奶后常加重腹泻，因此应当谨慎使用；②饮食选择：腹泻次数减少，症状缓解后改为低脂流质饮食，或低脂少渣、细软易消化的半流质饮食，常给予米粥、藕粉、烂面条、麦片等。腹泻基本停止后，可供给低脂少渣半流质饮食或软食，少食多餐，以利于消化，如面条、粥、馒头、烂米饭、瘦肉泥等，仍应适当限制含粗纤维多的蔬菜水果等，以后逐渐过渡到普食；③及时补充维生素：腹泻病人要注意补充复合维生素 B 和维生素 C，可给予鲜橘汁、果汁、番茄汁、菜汤等；④饮食禁忌：禁酒，忌油腻饮食、坚硬及含粗纤维多的蔬菜、生冷瓜果，油脂多的点心及冷饮等。

（2）慢性腹泻营养治疗

1）营养原则：慢性腹泻患者应当进食容易消化、质软少渣、无刺激性的高热量饮食，少量多餐，以减少食物对胃肠的刺激，并尽量减少胃肠道的负担。应当禁食产气、刺激性及富含膳食纤维的食物。

2）营养治疗：①营养要素组成：根据患者胃肠道的耐受程度，采取适当的饮食方式，可以选择少渣流质、少渣半流、少渣软饭等方式。营养治疗应当给予充分的热量及蛋白质，含有丰富的维生素、无机盐及微量元素，尤其是维生素 C 和 B 族维生素及铁等；②低脂少渣饮食：适当控制脂肪食物的摄入，由于许多肠道疾病均影响脂肪的吸收，尤其是小肠吸收功能下降，每天摄入脂肪量在 40g 左右，过多则不易消化加重胃肠道负担，刺激胃肠蠕动加重腹泻。植物油也应当限制，注意烹调方法，以蒸、煮、氽、烩、烧等为主，禁用油煎炸、爆炒、滑溜等。可以选择瘦肉、鸡、虾、鱼、豆制品等少渣食物，避免粗纤维多的食物刺激肠蠕动，使腹泻加重。如果腹泻次数多时最好暂时不吃或尽量少吃蔬菜和水果，可给予鲜果汁、蔬菜汁补充维生素，进食细挂面、粥、烂饭等少渣饮食；③高蛋白高热能饮食：对于慢性腹泻病程长，反复发作的患者，由于腹泻影响食物消化吸收，导致体内贮存的热能消耗，为改善营养状况，应给予高蛋白高热能饮食，并用逐渐加量的方法。进食量不可过快，如果增加过快，营养素不能完全吸收，反而可能加重胃肠道负担；④禁忌食物：粗纤维、刺激性、坚硬及高脂肪性的食物都应当尽量避免，如粗粮、生冷瓜果、凉拌菜等，含粗纤维多的有韭菜、芹菜、榨菜等；坚硬不易消化的肉类如火腿、香肠、腌肉等；刺激性食物如辣椒、烈酒、芥末、辣椒粉，以及肥肉、油酥点心等高脂肪食物。

（3）肠外营养（PN） 根据疾病的需要，如果肠道需要休息，可以给予完全胃肠外营养支持（TPN）。PN可以补充腹泻患者所需要的全部营养物质，包括葡萄糖、脂肪、氨基酸、电解质、维生素及微量元素等。TPN治疗的时间长短因人因病而异，应当尽可能早的给予肠内营养，以促进肠道功能的恢复。PN治疗时总供热量以体重计算，为20~30kcal/(Kg·d)，热量物质包括葡萄糖、脂肪乳及氨基酸溶液等。上述物质在无菌条件下加入3L袋中，酌情加入电解质、维生素和微量元素，通过中心静脉输入。长期静脉支持可出现严重的并发症，感染也是TPN最常见的并发症。长期的TPN可损伤肝功能，甚至出现肝硬化。

大 肠 癌

256· 大肠癌属于中医哪些病证范畴？

大肠癌是指原发于结肠、直肠的恶性肿瘤，是消化道最常见的癌症之一。中医古典医籍中虽无大肠癌的确切称谓，但参照现代医学对大肠癌临床表现的描述，对应相关中医文献，有许多类似大肠癌的记载。如《血证论》云：“脏毒者，肛门肿硬，疼痛流水。”《外科大成》云：“锁肛痔，肛门内外如竹节锁紧，形如海蛇，里急后重，粪便细而带扁，时流臭水……”《外科正宗·脏毒论》曰：“其患痛连小腹，肛门坠重，二便乖违，或泻或秘，肛门内蚀，串烂经络，污水流通大孔，无奈饮食不餐，作渴之甚，凡犯些未得见其有生。”这些记载都与现代大肠癌的临床表现极为相似。所以大肠癌可归属于中医“脏毒”“肠风”“便血”“肠积”“锁肛痔”“肠覃”“积聚”等病证范畴。

257. 大肠癌有哪些主要临床表现？如何分析？

大肠癌的临床表现主要体现在腹痛、大便异常、腹内结块、形体羸弱等四个方面。以气机不畅，血行瘀滞为主要病机，病位主要在肝、脾、大肠。

（1）腹痛　是大肠癌最常见的症状，可因饮食不慎、情志失调、感受寒湿外邪等因素诱发。过食肥甘厚味、嗜食辛辣醇酒，以致损伤脾胃，脾不健运，生湿聚痰，阻滞气机；情志不畅则肝失疏泄，中焦气机失调，气血失和；感受寒湿外邪、内伤于脾，脾阳受伤，水谷不行，聚而生痰，气机不畅，痰浊内聚，血行受阻，脉络瘀痹，气滞血瘀日久，痰浊与气血相搏，凝结于肠道，则为癌瘤。不论何种病因，均可导致肠道气滞血凝，不通则痛，故均可见腹痛之证。本病初起无形证可验，但因气血时聚时散，故腹痛时作时休，亦无定处，即前人所谓“聚证”“瘕证”。日久痰浊瘀血凝结，可有痞块扪及，则为“积证”“癥证”。故其疼痛加剧，痛有定处，位置不移。

（2）大便异常　脾主运化，饮食水谷入于胃中，经腐熟后将水谷之精气上输于脾而转输全身，以供五脏六腑、四肢百骸之营养，其水谷之糟粕，则经小肠、大肠而排出体外。大肠为受盛之官，糟粕出焉，如脾运失常，大肠功能失调，则大便之形态、次数均出现异常。初期病浅，仅气血不能畅达，大肠传导不利，故仅见大便时干时稀，次数亦时多时少，同时伴有脾虚气滞之症状，如嗳气、痞满、纳差等。日久肠道血络受损，可见大便带血；气郁化火，瘀血凝滞，又可见便下赤白、黏冻。若病体日久，阻塞肠腔，则便秘而矢气不行，当病变阻于直肠时，大便可出现扁形或不规则形。

（3）腹中结块　腹中结块为本病后期之表现。病初仅气血

凝滞，病无居所，伤滞日久，日以增益，则小者大，软者坚，虚者实，无形者渐有形，且固定不移

（4）形体羸弱　本病发病初期，正气尚盛，至腹块明显、下痢赤白、腹痛不已则病已至晚期。中期气血结聚，营阴耗损，脾气大伤，此时腹痛时作，纳食少进。脾气虚则水谷不运，气血乏生，故见消瘦。后期正气大伤，邪毒盛肆于内，气血不生，失于充养，故日见面黄无神，消瘦脱形耗竭之象。

258· 大肠癌的主要病因病机是什么？

大肠癌的病因病机，早在古文献中就有论述。如《灵枢·五变》谓："人之善病肠中积聚者……则肠胃恶，恶则邪气留之，积聚乃伤，肠胃之间，寒温不次，邪气稍至，蓄积留止，大聚乃起。"《景岳全书·积聚》中提到："凡脾肾不足及虚弱失调之人，多有积聚之病，盖脾虚则中焦不运，肾虚则下焦不化，正气不行则邪滞得以居之。"《外科正宗·脏毒论》一书中指出："又有生平情性暴急，纵食膏粱或兼补术，蕴毒结于脏腑，炎热流注肛门，结而为肿。"综合古代文献的研究，大肠癌的病因主要有内外两个方面的因素：素体虚弱、脾肾不足是内因；饮食不节、情志不畅、起居不慎、感受外邪是外因。常见的病因病机有：嗜食肥甘，饮食不节，损伤脾胃，脾胃运化失司，湿热邪毒蕴结肠道，日久而成病；情志不畅，肝气郁结，乘脾犯胃，致运化失司，湿浊内生，留滞肠道，日久而成本病；寒温失节，或久坐湿地，感受邪气，致使脾胃受伤，升降失常，气机不畅，气滞血瘀，结于肠道而成本病；年老体弱，正气不足，感受外邪，邪毒下注浸淫肠道，气血运行受阻，气滞血瘀，湿毒瘀滞凝结而成本病。总之，本病的病位在大肠，发病和肝脾肾密切相关，而脾虚湿毒瘀阻为大肠癌的最主要发病机制。本病以湿邪、热毒、瘀

滞为标，正气不足为本，二者互为因果，是本虚标实、虚实夹杂的疾病。

259 大肠癌临床如何辨证论治？

大肠癌的临床表现复杂多变，因部位、病理、病期，个体差异等种种情况各不相同，证型复杂多变，治疗各有偏重，加之本病单纯应用中药治疗效果不满意，多数是中西结合综合治疗。目前国内尚无统一的辨证分型和论治标准，根据全国大肠癌科研协作会议（杭州，1992 年）所制定的方案，分为五型论治。

（1）湿热内蕴证　腹部阵痛，便中夹血，或里急后重，肛门灼热，或者发热、恶心、胸闷等。舌质红，苔黄腻；脉滑数。病机为湿热内蕴，痹阻肠道。治以清热祛湿，解毒散结。方以清肠饮（《辨证奇闻》）加减：槐花、地榆、白头翁、败酱草、马齿苋、黄柏、苦参、生薏苡仁、黄芩、赤芍、炙甘草。

（2）瘀毒结阻证　烦热口渴，腹痛泻下脓血色紫暗量多，里急后重等。舌质紫或有瘀点；脉涩滞而细数。病机为瘀毒内阻于肠道。治以清热散结，化瘀解毒。方以膈下逐瘀汤（《医林改错》）加减：当归尾、红花、桃仁、赤芍、丹参、生地黄、川芎、生薏苡仁、半枝莲、藤梨根、败酱草、炮山甲。

（3）脾肾阳虚证　症见面色苍白，少气无力，畏寒肢冷，腹痛，五更泄泻。舌质胖淡，苔薄白；脉浮细无力。病机为脾虚肾衰，阳气不振，血络瘀阻。治以温补脾肾。方以附子理中汤（《太平惠民和剂局方》）和四神丸（《校注妇人良方》）加减：制附子、党参、白术、茯苓、生薏苡仁、补骨脂、诃子、肉豆蔻、吴茱萸、干姜、陈皮、炙甘草。

（4）气血两虚证　面色苍白，唇甲不荣，少气无力，神疲懒言，脱肛，下坠。舌质淡，苔薄白；脉沉细无力。病机：气虚血衰，脾气不行，痰瘀互结。治以益气养血，健脾补肾。方以八珍汤（《正体类要》）加减：党参、当归、茯苓、炙黄芪、熟地黄、白芍、川芎、升麻、白术、丹参、陈皮、八月札、炙甘草、生姜、大枣。

（5）肝肾阴虚证　症见形体消瘦，五心烦热，头晕耳鸣，腰膝酸软，遗精带下，盗汗。舌质红或绛，少苔；脉弦细。病机为痹阻日久，正虚邪恋，肝肾阴虚，虚火扰络。治法：滋阴益肾，降火生津。方以知柏地黄丸（《医宗金鉴》）加减：生熟地、知母、黄柏、白芍、牡丹皮、山茱萸、五味子、麦冬、泽泻、沙参、枸杞子、陈皮。

以上五型可以互见，大多以本虚标实为特点，故治当标本兼顾，以辨证为主，临床当随症配伍，权衡轻重，灵活运用。

260 通下法在大肠癌中如何运用？

大肠为六腑之一，司传导之职，六腑以通为用，以降为顺，通降是六腑的共同特性。肠道恶性肿瘤瘀滞，气血水湿运化不畅。因此，治疗大肠癌的关键就是解决“通”与“不通”的矛盾。根据“六腑以通为用”“泻而不藏”之生理特点，消除肠道肿块，通下腑中浊毒、瘀血等病理产物，在顾护正气的基础上，辨证地运用通下之法，是治疗大肠癌的重要环节。因寒热虚实的不同，通下法一般分温下、清下、润下、通瘀等方法。温下，即温阳攻下，用于寒湿、寒滞结于腑中，便下脓冻之证；清下，即清热攻下，用于热毒结聚于肠中之证；润下，即润燥通下，用于肠道津少血亏或气阴两亏而便秘者；通瘀，即攻逐下瘀，用于腹中疼痛固定不移，大便变细者。在注重通降功能调畅的同时，仍需注意正邪的关系，制方宜求平和，切忌猛浪，攻伐太过，“衰其大半即止”。苦寒易败胃，消伐太过易耗气伤津，破血易于动血，这些都是在辨治过程中需注意的问题。在现代大肠癌的治疗过程中，后三种通下法应用较多，而温下法却常被忽略，辨治大肠癌方法趋于集中，用药偏寒凉而少温热，一定程度上受西医病理、药理等理论影响，而忽视了中医辨证论治的精髓。因此以中医理论为指导，辨证地施以通下方法，是当前中医防治大肠癌的重要思路。临证必须真正重视辨证论治，辨病用药也必须在中医理论指导下。

261 为什么要重视温下法在大肠癌中的合理运用？

临床在大肠癌的治疗中，受现代药理、病理的影响，认为“肿瘤即癌毒，癌毒乃热毒”，用清热解毒药能解一切“癌毒”，片面地“重寒凉药，轻温热药”。处方中动辄白花蛇舌草、半枝莲、龙葵等大队清热解毒抗癌药，不问是否为热毒炽盛之证而广为用之，有违中医辨证施治理论。中医认为肿瘤乃有形之物，属性为阴，即《内经》所谓之“阳化气，阴成形”。肿瘤的形成与增大又常与阳气不足、寒凝瘀滞有关，如《灵枢·百病始生》云：“积之始生，得寒乃生，厥乃成积矣。”《灵枢·水胀》云：“寒气客于肠外，与卫气相搏，气不得荣，因有所系，癖而内著，恶气乃起，肉乃生”。血瘀、湿毒、水结、痰饮等既是肿瘤形成的病因，又是其病理产物，属阴性之物，是阴盛进一步加剧的具体表现。阴盛则必阳虚，阳虚加剧阴盛，外感寒邪等又最易损伤阳气而形成阴证、积证。《素问·调经论》云：“血气者，喜温而恶寒，寒则泣而不能流，温则消而去之”。素体或先天禀赋不足，或后天失调导致阳气虚损，气化功能失调，不能制约阴气，导致属性为阴的精、血、津液运行失常而积滞，则形成病理产物如血瘀、湿毒、水结、痰饮等，久则互为因果，渐聚成瘤。因此，可以说阳虚阴盛是大肠癌及肿瘤类病证的主要致病因素之一，肿瘤是阴盛表现出来的病理产物，阳虚则是导致阴盛的病理基础。基于此，古代医家较为重视温阳散寒、通下寒滞之法。清热解毒药不可能从根本上消除、减缓癌肿。而且长期使用苦寒药反而伤阳气、伤胃气，使病情转向恶化。尤其是长期采用放疗、化疗的晚期患者，多为气血两虚或阴阳俱虚，若此时再用清热解毒法，予以大剂苦寒清泄之品，则会适得其反。因此，温以散寒、下以行滞的温下法，无疑是防治大肠癌的有效思路及方法之一。尤其在处方用药轻温热、重寒凉的当代中医临床，更应充分重视温下法的合理应用。

262 灌肠法可以用于大肠癌的治疗吗？

灌肠法是外治法的一种，拓展了给药的途径，体现了中医优势。因直肠黏膜有很强的吸收功能，因而对不能手术或经放化疗后的患者，通过灌肠增加局部的药物浓度，相应地提高疗效。尤其大肠癌中晚期临床常伴有完全或不完全性肠梗阻，可以灌肠给药，克服经口给药的困难。如在不完全肠梗阻中选用蒲公英、白花蛇舌草、凤尾草等具有清热解毒、利水消肿、健胃轻泻作用的中药，可增进肠道内容物的排空，减轻肠道水肿。完全梗阻术中灌洗液中加入天南星、天花粉、鳖甲、瓜蒌、牡蛎等以消肿散结、润燥除胀。

263 中医药在大肠癌的综合治疗中体现在哪些方面？

中医药在大肠癌的综合治疗中具有重要作用。主要体现在以下几方面：

（1）与手术配合　术前辨证施治，以健脾理气理血，化湿清热解毒为主，可使患者全身状况改善，胃肠功能恢复，症状缓解，从而保证手术的实施及术后恢复；手术后早期用针灸、中药可帮助康复，如健脾理气方药可加快胃肠功能恢复，活血清热方药可减少术后发热。早癌手术后长期应用辨证辨病的方药可减少转移复发，提高治愈率。

（2）与化疗配合　化疗配伍用中药，可减轻毒副作用。如应用健脾和胃，降逆止泻方药的旋覆代赭汤、橘皮竹茹汤、参苓白术散等可明显减轻恶心、呕吐、腹泻等消化道反应；健脾补肾，益气养血方药可使骨髓抑制改善；疏肝健脾方药可减少肝功能损害等。另外化疗间歇或康复期患者，应用中药益气健脾补肾，调理胃肠可使患者全身状况改善，免疫功能恢复，减少转移复发。

（3）与放疗配合　直肠癌的放疗引起的放射性直肠炎，急性期间应用养阴清热，化湿解毒，行气止血方药，部分患者可佐以收涩药，或用中药灌肠，多能迅速控制症状；病情稳定后改用健脾理气、养阴活血中药，利于康复。总之中西医结合综合治疗效果肯定，临证要对大肠癌的治疗有全面了解，辨证和辨病相结合，运用西医方法治疗时以扶正调理为主，中医治疗时扶正祛邪兼顾。另外中医治疗非仅中药，也可强调心理、针灸、内外治疗、气功等综合措施的应用。

其他肠道疾病

264 中医如何认识嗜酸性粒细胞性胃肠炎？如何治疗？

嗜酸性粒细胞性胃肠炎亦称嗜酸性胃肠炎是一种少见病，以胃肠道的某些部位有弥散性或局限性嗜酸性粒细胞浸润为特征。临床表现有上腹部痉挛性疼痛，可伴恶心、呕吐、发热或特殊食物过敏史。约80%的患者外周血嗜酸性粒细胞高达15%~70%。其发病机制一般认为是对外源性或内源性过敏原的变态反应所致。近半数患者个人或家族有哮喘史、过敏性鼻炎、湿疹或荨麻疹病史，部分患者的症状可由某些食物所诱发。诊断的主要依据是胃肠道一处或多处组织中有嗜酸性粒细胞浸润，内镜下多点活检尤为重要。西医治疗首先是剔除确实存在的或可疑的过敏食物或药物，没有食物或药物过敏史的患者，采用序贯法逐个排除可能引起过敏的食物。糖皮质激素对其治疗有特效。

中医认为这是外邪作用于人体的结果，人体的皮毛为外界与之相通的媒介，通过皮毛，机体才会感受到外界的各种因子。从中医角度，肺主皮毛，并与大肠相表里。外邪通过皮毛由表入里，使肺感受其邪，由于肺与大肠表里相合，其邪可影响大肠的传导功能，出现腹泻、腹痛、便血等症状。临证治疗时除对证用药遣方外还可适当应用风药，如防风、荆芥、蝉衣等，可以抵御风邪外袭，升发阳气，使由表之邪还从表出。现代药理学研究也表明此类药物能提高机体免疫功能，减少机体对外界过敏的发生。

临床亦有报道以乌梅丸合芍药甘草汤治疗嗜酸性粒细胞性胃肠炎有效。药理学研究发现，乌梅丸有对免疫功能的调节和对结肠黏膜的保护作用。芍药甘草汤能显著提高机体特异性和非特异性免疫功能，达到扶正祛邪之目的。

265. 中医对吸收不良综合征的病机如何分析？

吸收不良综合征是指各种原因的小肠营养物质吸收不良所引起的综合征，临床以腹泻、腹痛、消瘦、粪便呈油脂状为特征，属于中医学“濡泄”“飧泄”“洞泄”“下利”等泄泻范畴。晚期可表现为虚劳。

本病的主要病变部位在脾胃与大小肠，涉及肝肾。《素问·阴阳应象大论》曰：“湿盛则濡泻”。脾虚湿盛、传化功能失常，是本病的基本病机。脾气不健，运化失职，则湿浊内生；湿浊停滞，又有碍脾胃肠腑之运化传输，导致清阳不升，而肠腑不能分清泌浊，即发生泄泻。脾虚湿盛，随体质之异和用药温凉之过，常有热化、寒化之别。脾虚不运，食入不化，阻滞中焦，常有食积之变。脾虚日久致肾虚，而不能助脾土温化水谷，与寒湿之邪蕴于回肠之间，日久不散，入于肠络，肠络瘀阻，则久泻不已。泄泻日久，脾肾同病，脏腑衰败，肾虚既不能温养脾土，又不能固摄二便，则泄泻无度，夜尿增多，甚则作胀生肿，转成虚劳，其病难疗，预后欠佳。本病以健脾化湿为治疗大法，临证多配以清热利湿、消食导滞、健脾燥湿、温补脾肾、固涩止泻等法。

266. 吸收不良综合征如何辨证施治？

吸收不良综合征属于中医学“泄泻”范畴，在临证治疗中当辨明腹泻的性质、粪便的性状及腹痛的程度及性质。腹泻起病急骤，泻下急迫，色黄秽臭，或夹有黄色脂块者为湿热泻；泻下臭如败卵，泻后痛减，嗳腐吞酸者为食滞之泻；泻下清稀或夹有白色脂块或有青绿色者为虚寒泻。腹痛拒按为实证，腹痛隐隐为虚证。本病的治疗以健脾化湿为原则。急性峻泻，病程较短者，常以湿盛为主，宜重用化湿，佐以分利，并根据寒湿和湿热的不同，分别采用温化寒湿与清化湿热之法；慢性腹泻迁延日久，可因饮食不当，劳倦过度而复发，常以脾虚为主，当健脾消导。病久及肾，脾肾同病，宜温肾健脾，中气下陷宜升提，久泄不止宜固涩。总之，临证应辨其轻重缓急、寒热虚实，以便分型施治：

（1）湿热壅肠　泄泻腹痛，泻下急迫，或泻而不爽，粪便秽臭如蛋花汤状，其间夹有黄色脂块，烦热口渴，肛门灼热，小便短赤。舌红苔黄腻，脉弦滑或滑数。治以清热利湿。代表方剂：葛根芩连汤加减（葛根、黄芩、黄连、茯苓、车前子、木香、薏苡仁等）。

（2）食滞肠胃　腹泻腹痛、肠鸣、泻后痛减，泻下粪质稠厚，伴有不消化之物，脘腹痞满，嗳腐吞酸，呕恶。舌苔厚腻，脉滑。治以消食导滞。代表方剂保和丸加减（焦山楂、焦神曲、广陈皮、半夏曲、茯苓、连翘、黄连、莱菔子）。

（3）脾虚湿盛　腹泻缠绵不愈，稍进油腻食物腹泻即发，粪质清稀，夹有白色脂块，日行数次，腹中绵绵而痛，胸闷纳呆，神疲倦怠身重，面色萎黄，消瘦乏力，小便清长，舌胖苔白或腻，脉沉滑。治以健脾燥湿。代表方剂参苓白术散加减（党参、茯苓、白术、山药、白扁豆、薏苡仁、桔梗、炙甘草、砂仁、莲子肉）。

（4）脾虚血亏　久不欲食，脘腹胀满，大便溏薄，形体消瘦，神疲乏力，气短懒言，舌质淡，苔薄白，脉细弱。治以补脾养血。代表方剂归脾汤加减（西洋参、炙黄芪、白术、茯神、酸枣仁、桂圆肉、木香、当归、远志、炙甘草、生姜、大枣、首乌、黄精）。

（5）脾肾阳虚　腹泻日久，粪质清稀或完谷不化，色见青绿，泡沫状，泻后汗出，肛门滑脱不禁，腹痛喜暖，面色苍白，形寒肢冷，肌肤瘦削，下肢浮肿或腹部胀大。舌淡胖，苔白水滑，脉沉迟无力。治以温补脾肾，固涩止泻。代表方剂：四神丸合真人养脏汤加减（吴茱萸、肉豆蔻、党参、白术、木香、肉桂、炮姜、炙甘草、当归、白芍、诃子）。

267. 肠梗阻常见的症状有哪些？如何诊断？

腹痛、呕吐、腹胀和停止排气、排便四大症状是各种类型肠梗阻的共同表现，但性质、程度发作时间等又有差别。如单纯性肠梗阻或不完全性肠梗阻腹痛较轻，而绞窄性肠梗阻腹痛发作急剧而重；高位肠梗阻时，呕吐频繁而腹胀较轻；低位性肠梗阻呕吐出现迟而少，腹胀明显等。

根据病史、临床表现、体格检查及实验室检查即可确诊。多有腹部手术、创伤或感染的病史，具有腹痛、呕吐、腹胀和停止排气、排便的临床症状，体格检查腹部有肠型，全腹压痛，肠鸣音亢进，有气过水声，如压痛局限、有肌紧张和反跳痛；伴有发热或休克表现，则可能为绞窄性肠梗阻。呕吐物或大便为血性，白细胞计数和中性粒细胞明显增高时应注意绞窄性肠梗阻的可能。

268. 肠梗阻中医保守治疗的适应证是什么？常用方药有哪些？

肠梗阻的气滞型、瘀结型、蛔虫型可采用中医保守治疗，气滞型可用通里攻下，行气止痛，选用大承气汤加减，药物有枳实、芒硝、生大黄（后下）、厚朴、桃仁、甘草、炒莱菔子，腹胀剧烈可加木香、香附等；瘀滞加桃仁、当归；食积加焦三仙。瘀结型则通里攻下，行气活血，也可选用大承气汤加减；蛔虫型则安蛔驱虫，理气止痛，选用乌梅丸合大承气汤加减，药物有乌梅、细辛、桂枝、干姜、甘草、生大黄（后下）、枳实、芒硝、厚朴、桃仁、郁金等。

269 张仲景的寒下代表方大承气汤临床如何运用?

大承气汤为治疗阳明腑实证的基础方，又是寒下法的代表方。临床应用以痞、满、燥、实四症，及舌红苔黄，脉沉实为辨证要点。大承气汤由大黄、厚朴、枳实、芒硝四味药组成。大黄为君药，苦寒通降，泻热通便，荡涤胃肠湿热积滞，泻其“实”主要作用是峻下热结，适应证：①阳明腑实证。症见大便不通，频转矢气，脘腹痞满腹痛拒按，按之则硬，甚或潮热谵语，手足濈然汗出，舌苔黄燥起刺，或焦黑燥裂，脉沉实；②热结旁流证。症见下利清水，色纯青，其气臭秽，脐腹疼痛，按之坚硬有块，口舌干燥，脉滑实；③里热实证之热厥、痉病或发狂等。芒硝为臣，咸寒润降，泻热通便，软坚润燥以除燥坚，润其“燥”；佐药：重用厚朴，下气除满以除其“满”、用枳实来行气消痞而消其“痞”。本方配伍特点是咸寒共投，通因通用。临床使用注意，本方为泻下峻剂，气虚阴亏、燥结不甚者，以及年老体弱等均应慎用；孕妇禁用；注意中病即止，以免耗损正气。

据现在药理研究本方有促进胃肠功能，并增加肠管血流量的作用，还有抗炎作用和抑菌作用。本方现代常用于急性单纯性肠梗阻、粘连性肠梗阻、蛔虫性肠梗阻、急性胆囊炎、急性胰腺炎、幽门梗阻，以及某些热性病过程中出现高热、神昏谵语、惊厥、发狂而见大便不通、苔黄脉实者。

270 肠梗阻中西医常见保守治疗的方法有哪些?

（1）中医措施

1）腹痛、腹胀

针刺：①体针取中脘、天枢、足三里、上巨虚、下巨虚。重刺激，用泻法，留针30～60分钟；②耳针取交感、大肠、小肠等耳穴。

口服药物：①年迈体弱病情轻者，食用植物油100～200ml，胃管注入（小儿蛔虫性肠梗阻花生油用量：2～4岁者，1次40～90ml，4～6岁者，1次80～120ml，6～12岁者，1次120～180ml）；②体壮能耐攻下者，番泻叶，1次3～10g，开水泡饮，以泻下为度。或用甘遂末0.6g，水冲服或胃管注入；③寒实证用巴豆粉40mg加适量的乳糖胶囊2粒。

2）呕吐

针刺：内关、足三里，用泻法。

口服药物：生姜汁数滴滴于舌面。

（2）西医措施

1）胃肠减压。

2）温盐水或肥皂水灌肠。

3）输液保持水、电解质及酸碱平衡。

271 急性阑尾炎相当于中医什么病？辨证要点和治疗原则是什么？

阑尾炎属于中医“肠痈”范畴，是热毒内聚，瘀结肠中，而生痈脓的一种病证。临床以发热恶寒，少腹肿痞，疼痛拘急为特征。患者常喜蜷曲右腿，牵拉右腿可使腹痛加重。多有腹皮绷急，右少腹有明显按痛，除以腹痛为主要症状外，尚可出现恶寒、发热、头痛、恶心、呕吐、食欲减退、便秘、小便黄等症状。重症患者腹痛程度剧烈，患者不能忍受，辗转呻吟，并出现恶寒壮热、呕吐频繁、面红目赤、唇干舌燥等瘀热症状。脉象多为弦紧、弦数、滑数、洪数；舌质暗红或红，舌苔薄黄或黄腻、黄糙。

辨证要点：首先应根据其临床症状，判断痈脓成与否，或痈脓已否溃破等各种不同情况而进行适当的治疗。对不同证候的治疗，虽有一定的原则，但仍需根据每个病人的体质、证情表现的寒热虚实等，分别采取不同的措施。现根据历代文献及近代研究情况，分为瘀滞证（痈未成脓）、蕴热证（痈脓已成）、毒热证（痈脓已溃）分别论治。

肠痈的治疗原则大法有三：①通里攻下："六腑以通为顺"，肠痈为腑症，故通里攻下应作为主要治法；②清热解毒：肠痈又多为实症、热症，积滞、瘀血、外邪均能致热，故清热解毒必不可少；③活血化瘀：肠痈又为痛症，腹痛为其最主要症状，不通即痛，除以通里攻下为主外，并应注重活血化瘀。至于在各证中具体应如何应用，要根据患者证情而定。尚有少数肠痈变证，由于患者素体感受之不同，表现为虚证、寒证，则可参照《金匮要略》薏苡附子败酱散温阳散结，破瘀排脓的治法。

272 急性阑尾炎中医如何辨证治疗？

急性阑尾炎是急腹症中常见病之一。诊断阑尾炎后，医师将根据当时情况决定是进行内科保守治疗还是外科手术治疗。保守治疗包括：禁食、静脉输液、抗生素治疗（消炎）。治疗将持续到患者症状消失，血常规恢复正常。手术治疗的目的是切除炎症的阑尾。祖国医学称之为"肠痈"。中医根据疾病发展的不同阶段，起到辅助治疗作用，具体辨证遣方用药如下：

（1）痈未成脓期（瘀滞证）

症状：腹痛阵作，按之加剧。腹皮微急，脘腹胀闷，嗳气纳呆，恶心欲吐，大便正常或秘结，稍有发热及恶寒，舌质正常或暗红，舌苔薄白或薄黄，脉象弦紧。

治法：以通里攻下为主，佐以泄热去瘀。

方药：大黄牡丹皮汤为主方。方中大黄兼有通里攻下、泄热去瘀之功，为方中主药，可根据患者体质和病情，掌握用量，一般用量为10g，可用至20g。桃仁、冬瓜仁去瘀散结；芒硝攻下泄热；牡丹皮凉血解毒；并可合用张景岳肠痛秘方（《景岳全书》：先用红藤一两许，以好酒2碗，煎1碗，午前1服。醉卧之。午后用紫花地丁一两许，亦如前煎服。服后痛必渐止，为效）。阑尾化瘀汤（《中西医结合治疗急腹症》：川楝子、延胡索、牡丹皮、桃仁、木香、金银花、大黄）或者白花蛇舌草汤（广州中医学院附属医院内部资料：白花蛇舌草、赤芍）对本证患者均有疗效。

（2）痈脓已成期（蕴热证）

症状：腹痛较瘀滞型剧烈，腹皮绷急，拒按，右少腹处或可扪及肿块，壮热，自汗，大便秘结，小便短赤，舌质红，舌苔黄糙，脉弦数。或见胸脘痞闷，腹胀，呕吐，便溏而不爽，舌苔黄腻，脉滑数。

治法：通里攻下，清热解毒，佐以活血化瘀。

方药：仙方活命饮合大黄牡丹皮汤加减为主方。大黄应重用。方中金银花、牡丹皮、生甘草等清热凉血解毒；当归、桃仁、冬瓜仁等活血化瘀。若已扪及肿块者，可加入皂角、穿山甲等破瘀散结。热重者可酌加蒲公英、紫花地丁；湿重者可加入藿香、佩兰、生薏苡仁。阑尾清化汤（《中西医结合治疗急腹症》：银花、蒲公英、大黄、牡丹皮、川楝子、赤芍、桃仁、生甘草）亦可选用。

（3）痈脓已溃期（毒热证）

症状：腹痛甚剧，弥浸至全腹部，腹皮绷急，手不可近，心下满硬，腹胀，矢气不通，壮热，口干唇燥，面红目赤，呕吐不能进食，小便赤涩，舌质红绛，舌苔黄糙或黄腻，脉象洪数。

治法：首以通里攻下，继以清热解毒，活血化瘀。

方药：本证患者应根据病情可选用复方大承气汤。方中大黄、芒硝逐里攻下；枳实、厚朴、木香、玄胡、川楝子行气散结。若心下硬满手不可近者，可参用大陷胸汤，方中甘遂配大黄、芒硝，泻水逐饮，消肿散结，每日服中药2剂，共煎4次，每4至6小时服1次，一般服药1~2次，即可通下，以后再据患者病情随证施方。若见大热、大汗、大渴、脉洪大等阳明气分热者，可选用白虎汤；若见舌绛、心烦等营分症状，可选用清营汤或清瘟败毒饮，并均应加入金银花、蒲公英、紫花地丁、白花蛇舌草等清热解毒药。待热毒症状减轻后，再继以活血化瘀，可选用少腹化瘀汤（《中西医结合治疗急腹症》：桃仁、红花、当归、赤芍、香附、川楝子、小茴香、红藤、牛膝、柴胡、炮姜）、血府逐瘀汤、阑尾清解汤（《中西医结合治疗急腹症》：金银花、蒲公英、大黄、冬瓜仁、牡丹皮、木香、川楝子、生甘草）。

273. 张仲景治疗肠痈的寒下代表方大黄牡丹汤临床运用？

大黄牡丹汤由大黄、牡丹皮、桃仁、冬瓜仁、芒硝组成，功用：泻热破瘀，散结消肿。主治由肠中湿热郁蒸，气血凝聚所致的肠痈初起，湿热瘀滞右少腹疼痛拒按，按之其痛如淋，甚则局部肿痞，或右足屈而不伸，伸则痛剧，小便自调，或时时发热，自汗恶寒，舌苔薄腻而黄，脉滑数。方中君药有二：大黄能泻热逐瘀，荡涤肠中湿热瘀结，牡丹皮清热凉血、活血散瘀、泻热破瘀；以芒硝软坚散结，协大黄荡涤实热，促其速下，桃仁活血破瘀，助牡丹皮散瘀消肿，俱为臣药；佐以冬瓜仁清肠利湿，排脓消痈。配伍特点：泻热逐瘀与凉血利湿共用，二便分消。

本方为治疗湿热血瘀肠痈的常用方。临床应用以右下腹疼痛拒按，舌苔黄腻，脉滑数为辨证要点。临床上热毒较重者可加蒲公英、金银花、紫花地丁、败酱草以加强清热解毒之力，血瘀较重者加赤芍、乳香、没药以活血祛瘀。使用注意：凡肠痈溃后，老人、孕妇、产后或体质虚弱者，应慎用或忌用。现在药理研究发现本方：①对肠道运动的影响：能增强阑尾蠕动，并促进其血液循环；②抗炎抗菌作用：对葡萄球菌有较强的抑制作用，对大肠埃希菌有一定抑制作用；③对免疫功能的影响。现代临床常用于急慢性单纯性阑尾炎、肠梗阻、急性胆道感染、胆道蛔虫、胰腺炎、急慢性盆腔炎、输卵管结扎后感染等属湿热瘀滞者。

274. 薏苡附子散中附子的方义？其临床应用特点是什么？

薏苡附子散也是张仲景治疗肠痈的另一效方。其方义是一张寒热并用的处方。其中附子用量仅为全方的 1/7，但它是方眼。此处用附子有两层涵义：第一，在寒凉药中加入温热之品，避免过寒使邪冰伏于内，且有“用寒远寒”之意；第二，血液的运行全靠阳气的推动，故用附子可以振奋阳气，加快气血的流通，可使药物更易充分达到病所，发挥作用。临床常用于肠痈湿热证中出现肠痈包块的证型。此时形成了“阑尾周围脓肿”，排脓于体外已经不可能。因为它不同于体表的脓肿，可以通过透脓，移深居浅，破口而愈。对体内脓肿过用穿山甲、皂角刺透脓，易使脓肿溃于腹腔内，形成弥漫性腹膜炎。此时病程属于正虚邪恋阶段，应扶正散邪，使脓肿局限消散是其正治之法。

275. 肠痈的外治法有哪些？针灸效果如何？如何治疗？

无论脓已成或未成，均可选用金黄散、玉露散或双柏散，用水或蜜调成糊状，外敷右下腹；或用消炎散加黄酒或加醋调敷；

如阑尾周围脓肿形成，可先行脓肿穿刺抽脓，注入抗生素（2～3日抽脓1次），用金黄膏或玉露膏外敷。还可采用通里攻下、清热解毒等中药肛滴，如大黄牡丹汤、复方大柴胡汤等煎剂150～200ml，直肠内缓慢滴入（滴入管插入肛门内15cm以上，药液30min左右滴完），使药液直达下段肠腔，加速吸收，以达到通腑泻热排毒的目的。

针灸作为辅助治疗方法，具有促进肠蠕动、促使停滞物的排出、改善血运、止痛、退热、提高人体免疫功能等作用。主穴：双侧足三里或阑尾穴。配穴：发热加曲池、合谷或尺泽放血；恶心呕吐加内关、中脘；痛剧加天枢；腹胀加大肠俞、次髎。均取泻法，每次留针0.5～1小时，每隔15分钟强刺激1次，每日2次。加用电针可提高疗效。《备急千金要方·卷二十三》已提到灸治肠痈之法："屈两肘，正灸肘头头骨各百壮，则下脓血即差"。此法为后世医家所推崇。从历代医籍看，有关针灸治疗肠痈的记载不多，但其中的经验有值得借鉴之处。

276 如何诊断肠息肉？

消化道是息肉的好发部位，多发于中老年人。由于息肉很少有临床症状，不易被发现，多数是体检或检查其他疾病时发现的。近年来，随着X线以及内镜等检查技术的进步，消化道息肉的诊断率大大增加。肠息肉（Polyps）是指在肠道黏膜局限性增生形成的隆起肿物，从发生部位上分类：小肠、结肠和直肠息肉，其中小肠息肉较少见；从形态上分为广基和带蒂；从组织学上分为炎性（假性息肉）、增生性、腺瘤性、错构瘤性等。

结、直肠息肉检查方法主要为结肠镜检查、钡灌肠或气钡双重造影，其中结肠镜检查是最主要的诊断方法。小肠息肉可通过胶囊内镜、小肠镜及小肠钡剂造影等方法诊断。

277 肠道息肉和肿瘤有什么关系？

胃肠道息肉好发于大肠，也可见于胃、食管、小肠。发生于大肠者，以乙状结肠和直肠多见。根据病变性质和组织学特点，WHO 将大肠息肉分成肿瘤性、错构瘤性、炎症性和增生性，将大肠息肉中与癌发生密切相关的肿瘤性息肉统称为腺瘤，而其他非肿瘤性息肉统称为息肉。

（1）非肿瘤性息肉

1）增生性息肉：是非肿瘤性结、直肠息肉中最多见的，发生原因尚不清楚，见于各种年龄，男女性别无差别。组织学上表现为腺上皮呈乳头状，隐窝伸长，无异型细胞，为多发性广基小息肉，通常无症状，常在结肠镜检查时才发现。但近年来研究发现，增生性息肉中普遍存在 ras 基因突变，这提示增生性息肉可能是肿瘤性的。

2）炎症性息肉：为炎症引起的上皮再生，亦称假性息肉，常见于溃疡性结肠炎及其他肠道炎性病变。临床表现为腹痛和腹泻，常为多发性，息肉小而无蒂，无恶变倾向。治疗主要针对原发病，不需手术治疗。

（2）肿瘤性息肉　腺瘤是一种由异型增生的上皮形成管状和/或绒毛状结构的局限性良性肿瘤，是大肠息肉中最常见的病理类型，与大肠癌的发生关系密切。所有的腺瘤被明确列为癌前病变，其癌变率与息肉的大小、异型增生程度及绒毛成分含量有关。息肉越大，绒毛成分越多，癌变率越高。根据腺瘤生长方式及组织学特点分为管状腺瘤、绒毛状腺瘤、混合性腺瘤，需与原位癌、浸润癌等恶性肿瘤鉴别。

1）管状腺瘤：占直肠、结肠息肉的 60%~80%，随年龄增长而发病率增高，无性别差异性。多数为单发，多发并不少见。

早期管状腺瘤小而无蒂，逐渐增大形成细蒂，呈圆形或卵圆形，表面如草莓，质韧。临床表现主要为粪便隐血，一般为小量，可引起贫血，间歇性腹痛，甚至肠套叠。直肠低位的带蒂息肉有可能随排便而脱出肛门。

2）绒毛状腺瘤：又称乳头状瘤，80%～90%位于结肠镜可达到的范围，发病年龄为60～79岁，50岁以下者罕见。绒毛状腺瘤基广、质软，瘤体色泽与邻近黏膜相同。一般绒毛状腺瘤比管状腺瘤体积大，直径达2～5 cm，表面覆有黏液。临床症状主要表现为粪便带血或习惯改变。绒毛状腺瘤复发率和癌变率较高，应当及时切除并定期复查。

因此，如果息肉患者家族成员中有结肠癌或结肠息肉者，或长期高脂肪、高动物蛋白、低纤维素、多油炸食物，或年龄大于50岁的患者都需要密切关注，防止癌变，及时治疗。

278 中医对肠道息肉的病机如何认识？

祖国医学对肠道息肉的记载最早见于《灵枢·水胀》“肠覃何如？岐伯曰：寒气客于肠外，与胃气相搏，气不得荣，因有所系，癖而内着，恶毒乃起，息肉乃生”。嗣后丹波氏在《灵枢识》中谓“肠中垢滓，凝聚生息肉，犹湿气蒸郁，生覃与木，故谓肠覃”。其所提出的“息肉”用有所见而命名。根据肠道息肉的临床表现，本病归属于“肠覃”“肠癖”“积聚”“泄泻”“便血”等病症范畴。

中医学认为，本病多由于饮食不节，过食膏粱厚味、辛辣油腻之物，或嗜酒无度，或忧思恼怒等，损伤脾胃，运化失司，痰浊内生。痰湿之邪，壅滞肠道，与肠中垢滓，相互凝聚，日久息肉乃生。由于痰浊湿邪下注肠道，肠道传导功能失司，导致气滞血瘀，不通则痛，故见腹痛、腹胀；脾胃运化失职，湿热下迫大肠，气机不畅，故见腹泻，排便不爽感；痰浊、气滞、血瘀互结，故粪便中多含黏液，出现里急后重的症状；痰浊与肠中垢滓搏结，郁久化热，邪毒炽盛，灼伤肠络，则血溢肠道，而见便血。

279 如何辨证论治肠道息肉?

肠息肉的辨证治疗应当根据疾病的病程和临床表现分不同的阶段治疗。如果发现及时，病程较短，无明显临床症状，治疗应当以祛邪为主；如果病程较长，邪气盛实，出现明显的临床表现，则应当辨证论治。湿热蕴结者治以清热利湿；气滞血瘀者治以理气活血；脾胃虚寒者治以温中散寒，健脾化浊。

（1）湿热内蕴证　大便稀溏或不畅，夹有黏液及血液，色鲜红，或有腹痛，口苦，舌红，苔黄腻，脉濡数。舌红苔黄腻，脉弦数或细数。治疗以清热解毒，利湿化浊。代表方剂为白头翁汤加减（白头翁、秦皮、黄连、黄柏、黄芩、栀子、地榆、茜草、茯苓、蒲公英）。

（2）气滞血瘀证　腹部阵发性刺痛，固定不移，腹胀不适，大便稀溏，利下紫黯黏液血便，面色晦滞无泽，舌紫，有瘀点瘀斑，苔薄腻，脉细涩。治疗以行气活血，化瘀解毒。代表方剂为少腹逐瘀汤加减（当归、赤芍、乌药、桃仁、红花、枳壳、香附、牡丹皮、延胡、川楝子、川芎、白花蛇舌草、红藤）。

（3）脾胃虚寒证　大便泄泻频繁，甚至血便，进食后则欲大便，肛门或有下坠感，腹中隐痛或绵绵不休，纳呆，食后脘腹胀闷，面色萎黄，形寒肢凉，舌淡红，苔薄白，脉沉细。治疗以健脾和胃，温中化湿。代表方剂为附子理中丸加减（附子、干姜、白术、党参、山药、茯苓、砂仁、陈皮、诃子、厚朴、甘草）。

280. 西医治疗肠道息肉的主要方法有哪些?

西医治疗肠道息肉主要通过内镜治疗，如果息肉经病理证实有癌变或可疑癌变以及息肉密集分布于某一肠段或息肉太大，基底宽无法行内镜切除者，可以选择手术治疗。

内镜治疗用于各种大小的有蒂息肉和小于2cm的无蒂息肉。随着内镜新技术的发展和应用，多种技术应用于内镜治疗，包括高频电切除术、激光、微波、药物注射及射频等方法。目前认为，除了存在内镜检查禁忌、有明显恶性倾向、家族性腺瘤性息肉病、全身性凝血功能障碍等需要手术治疗外，其他类型结肠息肉都能够在内镜下治疗。

（1）术前准备　治疗前3d应当进无渣饮食，治疗当天清洁肠道，绝对禁用甘露醇等增加肠腔内易燃气体产生的肠道清洁剂，以防电凝切除时诱发肠道内爆炸。手术前半小时可皮下注射抗胆碱能药物以减少肠蠕动。

（2）息肉切除方法　根据肠镜检查，结合消化道息肉的大小、部位、有无蒂及病理检查，排除恶变后行内镜下治疗。根据息肉的不同形态选择圈套器，充分利用各种方法使息肉能充分清晰的暴露，治疗过程中注意不可用力太大，以免拉断息肉，引起出血。术后观察电凝面是否光整，有无出血，然后抽除肠腔内气体退镜。术后适当休息。术后密切观察，必要时禁食观察，适当应用抗生素和止血药。

1）热活检钳切除术：主要用于直径小于0.5cm的无蒂小息肉。

2）息肉套切法：主要用直径小于2cm的无蒂息肉及任何大小的有蒂息肉。

3）大块活检法或黏膜切除术（endoscopic mucosal resection,

EMR)：主要用于平坦型甚至表浅凹陷型的病灶，可用大块活检法或黏膜切除术。如病灶范围小于2cm、平坦或浅凹型的腺瘤和早期癌，一次切除最大范围是2cm。如病灶大于2cm，需做多次分割切除。通常在手术前先做染色，使病灶范围及边缘清晰显露。

4）金属止血夹：在内镜下先用金属夹夹住息肉蒂的基底部，然后在金属夹上方作息肉电凝摘除术。在操作时夹子尽量靠近息肉的基底部，夹子方向应与肠道黏膜直行方向呈平行，并为电凝圈套摘除术留出足够的蒂长度。圈套器套持的切割点尽量与夹子保持一定距离，避免接触产生异常电流灼伤肠壁，或太靠近夹子造成夹子当即脱落引起出血。金属夹也可用于息肉摘除出血，可立即在残端插入金属夹夹持止血治疗。

六、胆胰疾病

胆囊炎及胆石症

281 如何根据症状判断急性腹痛病因？

急性腹痛是临床常见症状，大致分为内科急性腹痛，禁忌手术；外科急性腹痛，需紧急手术。由于其中许多疾病的临床特点都是发病急，进展快，变化多，病情重，一旦误治失治，会带来严重的后果，甚至危及生命。根据急性腹痛症状的差异，直接判断疾病的分类和预后，已成为临床医生的必备基础。

（1）病史

1）年龄和性别：婴幼儿急腹症以消化道畸形和肠套叠多见；儿童以蛔虫症和嵌顿性疝多见；青壮年以急性阑尾炎、胃十二指肠溃疡穿孔、急性胰腺炎多见；老人以胆石症、消化系统癌肿多见；女性以卵巢囊肿扭转、宫外孕破裂为常见病因。

2）既往史：胃十二指肠溃疡穿孔者常有慢性上腹痛史，常因暴饮暴食而诱发；粘连性肠梗阻常有腹部手术史。

3）腹痛的部位：腹痛起始部位或最显著的部位往往与病变部位一致，因此根据腹痛与腹腔内脏器解剖位置的对应关系，多可判断出病变的脏器。如胃十二指肠溃疡穿孔引起的腹痛先始于上腹部，后波及全腹；脾破裂常见腹部外伤患者左季肋部疼痛；肝破裂常痛在右季肋部。但有些腹痛的起始部位与患病器官缺乏对应关系，如急性阑尾炎常起始于上腹或脐周，然后转移并固定在右下腹；另一些腹腔外病变如大叶性肺炎、急性心肌梗死、急性心包炎等也可引起右侧上、下腹痛而被误诊为胆囊炎、阑尾炎。

4）腹痛的性质和程度：持续性腹痛一般是炎症渗出液、空腔脏器内容物和血液刺激腹膜所致，如阑尾炎，胃十二指肠溃疡穿孔，肝脾破裂；阵发性腹痛多为空腔脏器平滑肌痉挛所致，阵发性钻顶样痛是胆道蛔虫症的特征性表现；持续性腹痛阵发性加剧多为空腔脏器炎症与梗阻并存所致，如常见的肠梗阻发生绞窄，胆石症并发感染。

5）腹痛的放射：某些急腹症有特定部位的放射痛，对临床诊断有一定的参考价值。如胆囊炎、胆石症的疼痛可向右肩背部放射；胰腺炎的疼痛往往向左腰背部放射；输尿管结石常导致会阴部或大腿内侧放射痛。

6）腹痛的伴随症状：腹痛伴发热，急性腹痛伴寒战、高热，应考虑为急性梗阻性化脓性胆管炎、腹腔内脓肿等，外科疾病的腹痛通常是先腹痛后发热；腹痛伴恶心、呕吐，早期出现呕吐多为放射性引起，肠梗阻时由于肠道内容物大量聚集于肠腔内而产生逆流，导致呕吐，一般发生较晚；对腹痛患者应注意观察有无排便、便秘或腹泻情况，了解粪便的颜色和性状等，如腹痛后停止排便、排气，常为机械性肠梗阻，腹痛同时有腹泻多见于肠炎或盆腔炎症，出现柏油样便则为上消化道出血；急性腹痛伴休克，须注意急性内出血、急性梗阻性化脓性胆管炎、急性胰腺炎等。

（2）体格检查

1）一般检查：希氏面容常为急性弥漫性腹膜炎的表现；患者面色苍白常因腹腔内出血；胆道疾病可出现巩膜、皮肤黄染；此外还要注意体温、脉搏、血压，注意有无休克、脱水。

2）腹部检查：视诊时要注意有无切口瘢痕、隆起、肠型及蠕动波，舟状腹常见于胃十二指肠溃疡穿孔，全腹膨胀多表示有腹水、低位肠梗阻或肠麻痹；触诊是腹部最重要的检查方法，压痛、肌紧张、反跳痛三者出现为腹膜刺激征；叩诊发现肝浊音界缩小或消失是急性胃肠穿孔或高度肠胀气的体征，呈鼓音可见于肠梗阻，尤其是麻痹性肠梗阻；听诊时如有肠鸣音消失是肠麻痹的体征，常见于急性腹膜炎，幽门梗阻、急性胃扩张、低位肠梗阻时可有震水声。

282· 急性腹痛必须辨明哪几个问题？

急性腹痛的诊断，必须辨明下列问题：

（1）是外科急腹症还是内科急腹症　内科急性腹痛禁忌手术，而外科急腹症常由于某一脏器突发器质性病变所致，多数须紧急手术，外科急腹症的特点是剧烈的急性腹痛，固定的压痛和肌紧张，程度逐渐增强，临床上先有腹痛后出现发热、恶心、呕吐。

（2）病变的性质是什么　根据病变性质不同可将急腹症归纳为6类。

1）炎症：起病慢、腹痛由轻转重，呈持续性，有固定压痛，腹膜刺激征局限于一部，可随病变加重逐渐扩大范围。发热、脉数、白细胞计数升高、核左移。如急性阑尾炎、急性胆囊炎。

2）穿孔：腹痛多突然发生或突然加重，疼痛剧烈，常伴有休克。腹膜刺激征明显，有气腹和腹膜渗出液，肠鸣音弱或消失。如胃十二指肠溃疡穿孔、伤寒肠穿孔和感染性疾病继发穿孔。

3）梗阻或绞窄：腹痛剧烈呈持续性伴阵发性加重，其中机械性肠梗阻并有气过水声、金属音等体征，伴呕吐，腹胀，如肠套叠。

4）脏器扭转：起病急，腹痛剧烈，常伴有轻度休克；腹部检查可触及明显的压痛性包块，随脏器坏死出现腹膜刺激征，严重者可出现中毒性休克。

5）出血：腹痛较轻，呈持续性，腹膜刺激征较轻，伴有面色苍白、冷汗、脉细数、血压降低等休克征象，检验可见血红蛋白和红细胞进行性减少。如肝脾破裂。

6）损伤：包括空腔脏器和实质性脏器损伤，如胃肠破裂其内容物流入腹腔引起的严重腹膜炎，或肝脾破裂造成腹腔内出血。

（3）是否需要紧急手术处理　穿孔引起的急腹症应早期进行手术；梗阻、绞窄或扭转引起的急腹症应尽快手术；腹腔内脏器破裂出血患者应紧急手术；如证实有空腔脏器穿孔、破裂或内出血，则应尽快手术。

283 腹痛与胃痛在中医病因病机上有何异同？

腹痛是指胃脘以下，耻骨毛际以上部位发生疼痛为主症的病证。胃痛，又称胃脘痛，是以上腹胃脘部近心窝处疼痛为主的病证。两者病因均包括外感时邪、饮食不节、情志失调。胃痛的病因还包括素体脾虚，脾胃为仓廪之官，主受纳及运化水谷，若素体脾胃虚弱，运化失职，气机不畅，或中阳不足，中焦虚寒，失其温养而发生疼痛。而腹痛的病因还包括阳气素虚，素体脾阳亏虚，虚寒中生，渐致气血生成不足，脾阳虚衰而不能温养，出现腹痛，甚至病久肾阳不足，相火失于温煦，脏腑虚寒，腹痛日久不愈。此外，腹痛的病因还有跌仆损伤，络脉瘀阻；或腹部术后，血络受损，亦可形成腹中血瘀，中焦气机升降不利，不通则痛。

二者基本病机皆为脏腑气机阻滞，气血运行不畅，经脉痹阻，“不通则痛”，或脏腑经脉失养，不荣则痛。不同点在于腹痛涉及脏腑经脉较多，腹中有肝、胆、脾、肾、大小肠、膀胱等脏腑，并为足三里、手足阳明、冲、任、带等经脉循行之处，上述诸病因，皆可导致相关脏腑功能失调，使气血郁滞，脉络痹阻，不通则痛。胃痛的病变部位在胃，但与肝、脾的关系极为密切。肝与胃是木土乘克关系。若忧思恼怒，气郁伤肝，肝气横逆，势必克脾犯胃，致气机阻滞，胃失和降而为痛。肝气久郁，既可出现化火伤阴，又能导致瘀血内结，病情至此，则胃痛加重，每每缠绵难愈。脾与胃同居中焦，以膜相连，一脏一腑，互为表里，共主升降，故脾病多涉于胃，胃病亦可及于脾。

284. 急性腹痛伴消化道出血的外科疾病有哪些？

消化道出血表现为呕血和便血，上中腹部和脐部急性腹痛伴消化道出血常见的疾病很多，外科疾病主要有胃扭转、急性胆道出血、急性出血性坏死性肠炎、肠套叠、肠系膜血管阻塞等。

（1）急性胆道出血　胆道出血有明确的病因，如胆道蛔虫和胆管结石，肝肿瘤，肝外伤，肝胆手术史，肝穿刺史等。主要表现为胆绞痛、上消化道出血、黄疸三大症状。腹痛位于剑突下或右上腹部，为阵发性绞痛，可向右肩部放射。消化道出血前常有腹痛加重，可有呕血和黑便，或仅有黑便。呕出的血可混有细长条状小血块，是胆道出血所特有的表现。

（2）急性出血性坏死性肠炎　急性坏死性肠炎是一种好发于小肠的局限性急性出血坏死性炎症，病因尚未完全明了，多认为细菌感染与患者机体的变态反应为发病的主要因素。常发于夏秋季，有不洁饮食史，儿童和青少年多见，起病急，表现为急性腹痛，多由脐周或中上腹部开始，呈持续性疼痛伴有阵发性加剧，有发热、恶心、呕吐、腹泻和腥臭血便，全身中毒症状显著，腹穿有血性腹水。

（3）肠套叠　一段肠管套入与其相连的肠管腔内称为肠套叠，是小儿肠梗阻的常见病因，80%发生于2岁以下儿童，回肠末端套入结肠为多见，肠套叠的三大典型症状是腹痛、血便和腹部肿块，表现为突然发作剧烈的阵发性腹痛，伴有呕吐和果酱样血便，检查时可触及腊肠形、表面光滑、稍可活动、具有一定压痛的肿块，常位于脐右上方。空气或钡剂灌肠X线检查，可见空气或钡剂在结肠受阻，受阻端钡剂影呈“杯口”状，甚至是“弹簧”状阴影。

（4）肠系膜血管栓塞　肠系膜血管栓塞的诊断主要依靠病史和临床表现，器质性心脏病患者伴有心房颤动及多器官的多发性梗死，如同时出现急腹症，需警惕肠系膜动脉栓塞；如明显全身动脉粥样硬化的老年患者和老年糖尿病患者等，突然出现腹部持续性剧痛时，应考虑肠系膜动脉血栓形成的可能。选择性动脉造影对诊断有重要意义。

285· 有哪些腹外疾病可导致急性腹痛？

腹外疾病所致的急性腹痛，以胸部疾病引起的放射性腹痛及中毒与代谢性疾病所致的痉挛性腹痛为多见。

（1）胸部疾病　①肋间神经痛：病变于支配腹壁的肋间神经痛，可有皮肤过敏及带状疱疹；②膈胸膜炎：上腹部疼痛，常向患侧肩部放射，胸片可助诊；③急性心肌梗死：少数患者仅表现上腹剧烈腹痛，易诊断胃十二指肠溃疡穿孔、急性胆囊炎与胆石症、急性胰腺炎等。心脏听诊及心电图的改变有助鉴别；④急性心包炎：炎症侵及膈胸膜引起上腹部疼痛。胸片及心脏彩超有助诊断。

（2）血生化异常　①糖尿病酮症酸中毒：青少年多见，由于酮症酸中毒所致的水电解质紊乱，腹肌痉挛所致阵发性剧烈腹痛，腹胀、恶心、呕吐。有多饮多尿史，血糖、酮体检查可确诊；②尿毒症：可有放射性肠绞痛，有尿毒症其他症状；③血紫质病：常见饮酒或服用巴比妥等诱发，呈阵发性剧烈腹部绞痛，疼痛部位不固定，有时放射到背部或外生殖器，间隔期不定。腹痛时小便呈红色或阳光下变为红色。患者常有癔病样神经症状和感光性皮炎症状群；④低血糖：可引起一过性腹痛，补充糖类可迅速缓解；⑤原发性高脂血症：剧烈腹痛，类似急性阑尾炎或急性胰腺炎，常有黄色瘤、脂血性视网膜炎和肝脾肿大。血清呈乳样混浊，内含大量类脂质，胆固醇亦升高；⑥低钙血症与低钠血症：低钙血症多见哺乳期妇女，腹痛发作时，缺钙弹指实验阳性，注射葡萄糖酸钙缓解。低钠血症多见痉挛、严重的呕吐或腹泻等情况，注射生理盐水可缓解。

（3）中毒　①慢性铅中毒：脐周或脐下阵发性绞痛，呕吐、出汗，牙龈有铅线，皮肤黏膜苍白异常。有长期铅接触史；②急性铊中毒：腹部绞痛，伴恶心呕吐、四肢痛觉过敏、溃疡性口炎、视神经损害、心肺肾功能损害，甚至昏迷、休克。

（4）伴皮疹的某些疾病　①带状疱疹：发生于腹部的带状疱疹易与急腹症相混淆；②腹型过敏性紫癜：多发生于上呼吸道感染之后，小腹或脐周腹痛呈发作性绞痛或钝痛，但腹部体征不如症状重，伴恶心、呕吐、腹泻。血中嗜酸性粒细胞增多提示过敏性疾病，如有皮肤紫癜和关节肿胀则更易诊断。

286 慢性胆囊炎的中医病因病机是什么？

胆囊炎是由于肝胆气滞，湿热壅阻，影响肝脏的疏泄和胆腑的通降功能而发病，与饮食不节，寒温不适，饮食不节等因素有关。急性发作期以实证为主，慢性或缓解期以本虚标实为主。湿可从热化，亦可以从寒化。其相关病因病机如下：

（1）饮食不节　饮食偏嗜，多食油腻厚味炙煿之物，伤及脾胃，气机壅塞，升降失常，土壅木郁，肝胆疏泄失职，而成胆胀；或酿生湿热，阻于肝胆，使肝失疏泄，胆失通降，而成胆胀，胁痛。

（2）情志不舒　忧思暴怒，肝气郁结，疏泄失常，胆失通降，久郁蕴热，而成胆胀，甚或黄疸等。

（3）外邪侵袭　寒温不适，易感外邪，使胆之疏泄通降失常，而致胆胀，胁痛。

（4）体质因素　素体湿热内蕴，阻于肝胆，使肝失疏泄，胆失通降而致胆胀，胆汁流出不畅，胆道淤塞不通，胆汁外溢，可致黄疸。肝胆之热郁久化火，酿成热毒炽盛，致热深厥深，而危及生命。

总之，本病的发生，主要在于胆腑气机通降失常，其病因或为饮食偏嗜，伤及脾胃；或为忧思暴怒，肝气郁结；或为寒温不适，易感外邪；或为素体湿热内蕴，阻于肝胆。病位在胆，与肝、脾、胃、肾有关。病机为湿阻、热郁、气滞、血瘀、毒盛致使肝胆气郁，胆失通降，久则气滞及血，或郁而化火，酿成热毒炽盛，致热深厥深之危候；或日久不愈，反复发作，正气渐虚，邪恋不去，脾胃生化不足，进一步耗伤正气，最后致肝肾阴亏或脾肾阳虚而正虚邪实反复发作之后，其病势或缓或急。

287 胆腑病的病机特点是什么？

胆虽是腑，但泄中有藏，一方面协助六腑以传化物，另一方面疏泄精汁以助生化而贯彻上下，通行表里。沈金鳌说：“为肾天根，而通乎下，应肺治节，则通乎上，其所以能通乎上者，以其为和之极也，惟通乎上下，故得游行三焦，且即三焦之所治，以致用阳明，故十一经皆藉胆气以为和，经曰：少火生气，以少阳即嫩阳，为生气之首也。”（《杂病源流犀烛·胆病源流》）因此，胆以清静宁谧为顺，以烦扰躁动为逆；条畅气机则顺，气机壅遏则逆。或为寒为热，或三焦失宜，或神志变异等，诸证不一，其病理特点可概括为四：

（1）邪正交争，往来寒热　胆属少阳，少阳为一阳，乃阳之初生，其经脉行人身之侧位居半表半里之间，因此，若邪袭于胆，则可出现往来寒热一症。因正气出与邪争，故见发热；邪气入则恶寒，病位半在表，半在里，正邪分争在此，是以寒热往来，交替而作。《灵枢·邪气脏腑病形》篇云：“胆病者……呕宿汁……善寒热者”。《伤寒论》也载有“寒热往来，胁下痞鞕”等症。可见往来寒热是胆病的主要反映。

（2）气机壅滞，郁结痰火　胆主疏泄，中寓相火，若疏泄失职，气机郁滞，致使相火不宁而发动，足少阳胆与手少阳三焦同名少阳，而三焦一经既是相火宣布的场所，又是水谷运行的道路，因此，胆病影响三焦气化，使相火不得宣行，气机郁结，水液不得通调，相火不得宁谧，则气机壅滞，痰火交结而为患，正如《重订通俗伤寒论》云：“足少阳胆与手少阳三焦合为一经，其气化一寄于胆中以化水谷，一发于三焦以行腠理，若受湿遏热郁，则三焦气机不畅，胆中相火乃炽。”

（3）决断废弛，神志异常　胆主决断，若胆的疏泄失职，对人的决断作用废弛，从而使精神情志活动失常，然有轻重、寒热、虚实的不同程度，如虚则寒，寒则恐畏，头眩不能独卧；实则热，热则惊怖，精神不宁，卧则不宁。若痰火上扰，迫使相火不藏，肝魂不宁则易惊多梦，甚则上扰心神，出现不寐，或狂癫等症。《灵枢·邪气藏腑病形》篇说："胆病者，善太息……心中澹澹然，恐人将捕之，嗌中吤吤然数唾。"这里"澹澹"即动荡貌，吤吤似指咽喉如有物阻塞。

（4）累及他脏为患　"十一脏取决于胆"，所以胆腑有病，必然影响其他脏腑。例如：胆火扰心，则心悸心慌；痰热扰肝，则咳呕痰涎苦汁；胆火上逆，清阳被遏，脾胃不和则见饮食不振，纳谷不化；痰热迫胃，胃失和降，则呕吐痰涎酸水；若痰火上扰，气机升降失司，而又阴虚阳亢，则胆之气上逆，可见头晕心中懊憹欲呕，腰酸腿膝乏力等症；若胆腑之热波及阳明胃家，亦可出现心下急，郁郁微烦，呕不止等症。

综上所述，胆腑病变规律可分为：①胆失疏泄，气机阻遏，发为痰火交结等证；②胆的决断功能废弛不用，可发生各种神志的疾患。这些病机特点，为临床治疗提供了辨证依据。

288 胆囊炎中医分型辨证要点是什么？

胆囊炎在临床上多分为：肝胆湿热证、肝郁气滞证、脾虚肝郁证等三个证型。

（1）肝胆湿热证的辨证要点　右胁心窝疼痛，呈阵发性加剧，按之诉痛，身有寒热或但热不寒，小溲黄，大便秘结不畅，部分患者兼有目黄。舌苔黄腻，脉弦滑数。

（2）肝郁气滞证的辨证要点　右胁上腹胀痛，痛及肩背，胸胁痞闷，嗳气则舒，或兼微热，舌苔薄白，脉弦或细弦等。

（3）脾虚肝郁证的辨证要点　临床表现大致同肝郁气滞证，

惟食后脘腹痞胀，食少神倦，大便经常溏薄，舌质稍淡、舌苔薄白，脉细弦或濡。

另外，在胆囊炎的发生发展过程中，尚存在着湿从寒化的情况：或是素体脾阳不足，易生内寒，与湿相合；或是在病程中由于服用苦寒清热之剂太过，脾胃受损，阳气内虚，升降斡旋失调，肝胆经络阻滞。其临床表现为舌质淡、舌苔白，脉象沉细，上腹右胁下痛处喜暖，大便易溏，投以通腑药则便泄不已等。

289. 大柴胡汤治疗胆囊炎的机制是什么？临床怎样灵活运用？

《伤寒论》106 条云："太阳病，过经十余日，反二三下之，后四五日，柴胡证仍在者，先与小柴胡汤；呕不止，心下急，郁郁微烦者，为未解者，与大柴胡汤之下则愈。"140 条云："伤寒十余日，热结在里，复往来寒热，与大柴胡汤。"经论少阳不解，邪热内传而结于阳明，胃腑燥实，阻结腑气，必致胆胃之气上逆，腑气不通，故其证见胸腹胁肋拘急疼痛、郁闷而烦、口干口苦、大便秘结、呕吐不止，同时又有往来寒热的少阳证。其所描述，与胆囊炎、胆石症的临床表现十分相似。大柴胡汤系小柴胡汤去参、草，加芍药、枳实、大黄，加大生姜用量而成。治少阳证而又兼阳明内实，既和解少阳，又内泻热结，使少阳与阳明合病得以双解。所以大柴胡汤为治疗肝胆疾病有少阳证而兼内实的常用方剂。

胆囊炎以胁下痛胀为主证，病由胆腑功能失常所致。多因肝胆气郁、湿热蕴结，气血阻滞，"不通则痛"而发病，故治疗应以"通"为主，采用疏肝理气开郁，清热利湿散结之法治之。因此，疏肝理气、清热利湿、通里攻下之法，既能行散肝胆之气的郁结、又能通降腑气，标本兼治，则邪去正复；使用大柴胡汤治疗胆囊炎的机制即在于此。

方贵加减，药贵对症，用仲景大柴胡汤治疗胆囊炎、胆石症亦应随证加减。因本病的基本病理是肝胆气郁、湿热蕴结、气血阻滞，故用大柴胡汤方时，往往需加对药黄芩、郁金清热理气、利胆解郁；加组药连翘、蒲公英、赤小豆清热利湿；合金铃子散（元胡、川楝子）并加白芷疏肝清热、活血定痛。发热较甚，可用蒲公英、赤芍、白花蛇舌草清热解毒；疼痛较甚，合香灵散（香附、五灵脂）行气活血、散瘀止痛；并发黄疸，合茵陈蒿汤（茵陈、栀子、大黄）清热、利湿、退黄。病属胆石症，加金钱草、鸡内金、海金砂，以清热利湿、利胆排石；病史较长，或多次手术而复发的肝内胆管结石，合硝矾散（火硝、皂矾），加牵牛子、五灵脂，以利水、消瘀、化石。

290 胆囊炎如何辨证治疗？

以胆囊炎病变过程中较明显的症候，作为分型的标志。并在此基础上，来辨别其寒热虚实的属性。治疗以舒胆疏肝、理气解毒为大法，拟订基本方（柴胡、黄芩、郁金、枳壳、升麻、元明粉、败酱草、炙甘草），然后根据证型加减。

（1）癖黄型

证候特点：本型以有明显的黄疸为主症，或有恶寒发热，或但热不恶寒，右季肋下及胃脘满痛，口苦纳减，甚则恶心呕吐，小溲赤，粪色淡。其属热性者，舌苔黄而偏干，边尖质红，脉象浮滑或滑数；若热盛伤阴，则皮肤枯燥，舌现红绛，脉象弦细带数；若舌苔白腻，脉象濡缓，胸痞，口不渴，则属湿痰内滞之证。本型较多见于急性期，但亦可见于慢性期的急性发作。

常用药物：基本方加茵陈、黑山栀、茯苓、桃仁。热胜者加苦参、龙胆草，或金银花、连翘；湿痰内滞者加厚朴、苍术、半夏、陈皮；热邪伤阴者去柴胡、升麻，加鲜生地黄、麦冬、元参，或鳖甲。

(2) 胆胀型

证候特点：以右胁下隐痛及胃脘胀满为主症。无黄疸出现，其他症状，一般亦较轻。但是，其症状表现具有忽轻忽重，反复发作的特点。本型若兼脾虚湿滞者，舌苔白腻或中后微黄，脉象濡细，腹泻和便秘常交替出现；若兼肝郁滞而化火者，舌苔黄糙、边尖质红，脉象弦数，口苦咽干，善怒易烦；其因肝郁气阻而血结者，则胁下肿痛较为明显，舌苔或白或黄腻，舌边可带有青紫色，脉象弦滑而数。本型较多见于慢性患者。

常用药物：基本方加香附、川芎、木香。兼脾虚者去元明粉，加党参、白术、陈皮；气阻血结者加当归、赤芍、桃仁、红花。

(3) 疝痛型

证候特点：以右胸胁及胃脘剧烈疼痛为主要症状。同时，可伴有寒热，轻度黄疸，四肢厥冷，恶心，吐涎沫，饥而不欲食，大便秘结或下痢，小溲黄赤。其因胆道蛔虫病所引起的，有吐蛔，舌苔黄腻不匀，舌面上（偏于两侧）现有边缘带圈的小白点，脉象沉紧；若因胆石所诱发者，舌苔白腻，脉象弦紧，多发于夜间。

常用药物：基本方去升麻，加元胡、川楝子、乳香及炙没药。因胆道蛔虫病者，加乌梅丸；因胆道结石者，加鸡内金、金钱草。

291 中医药治疗胆石症为何多从肝论治？

中医学认为，胆附于肝，有经脉相互络属，肝胆互为表里；胆汁由肝之精气所化生，胆汁的化生和排泄由肝的疏泄功能控制和调节；胆为六腑之一，以通为顺。肝失疏泄，胆汁化生失常、排泄不畅，淤滞日久，聚而成石。肝和胆疏泄功能失常是胆结石的基本病机。胆结石的治疗不仅仅是去除结石“异物”本身，还需解决形成结石的“源头”和中间环节等诸多问题，而且关键是要恢复、重建肝胆系统的正常功能。而“胆病从肝论治”则是治疗胆石症的基本原则之一，其原因如下：

（1）肝与胆密不可分　中医认为，胆与肝相连，附于肝之短叶间，有经脉互为络属，构成表里关系，胆汁来源于肝之余气，胆汁所以能正常排泄和发挥作用，亦依靠肝的疏泄功能。《灵枢·本输》称“胆者，中精之腑”，“肝之余气，泄于胆，聚而成精”。肝主谋虑，胆主决断，谋虑后则必决断，而决断又来自谋虑，可见肝与胆在生理上密切相关。可见，肝与胆密不可分。

（2）胆病多由肝而生　肝之疏泄功能失常，会影响胆汁的分泌与排泄而形成胆道疾病。胆石病即是一种由肝而生之病。中医学认为，情志不舒，或郁怒日久，以致肝气郁结，胆腑气机不利；湿热内盛，蕴结肝胆，湿热与胆汁互结：痰浊瘀血内结于肝胆等均可致胆汁排泄不畅，凝结而为石。

（3）胆病易累及于肝　胆汁排泄不畅，会影响肝之疏泄，胆病常波及于肝。例如：胆石病迁延日久可致胆汁性肝硬化、肝萎缩。

（4）胆病常有肝病症状　肝病及胆，胆病及肝，肝胆病临床互见。但是，胆病常缺乏特异性症状、体征，同肝病相似。胆石病多表现为胁肋部疼痛、右上腹不适、食后饱胀、打呃嗳气、口干口苦、大便干结，进食油腻后症状加重，证属肝气郁结或肝阴不足；这些都说明胆病常表现为肝病的症状。

（5）治胆必依赖于肝　肝在五行中属木，主疏泄，与脾胃升降密切相关。《血证论》曰：“木之性主疏泄，食气入胃，全赖肝木之气疏泄之，而水谷乃化；设肝之清阳不升，则不能疏泄水谷，渗泄中满之症，在所不免。”药物发挥作用也必须依赖肝之正常疏泄以维持脾胃的运化，否则药物难以见效。

292 中医药治疗胆结石的大法和作用机制是什么？常用哪些方药？

胆石症的主要病机为“湿、热、郁、结”，胆汁郁积，久积成石是胆石症形成的病因所在。治疗上，中医多以理气活血、清热利湿、通里攻下为大法，溶石与排石相结合。在发作期服用以“通降”为主的药物，能疏肝利胆、清利湿热，通里攻下而排石。常用的通里攻下药物可选用大黄、芒硝、槟榔、虎杖等；常用的通里攻下的方剂可选用：大承气汤、小承气汤、大柴胡汤等；另外，在辨证论治的基础上，还可以根据现代药理研究结合胆石症的西医发病机制，配合使用以下药物进行加减：

(1) 增加胆汁分泌量的药物　大黄、茵陈蒿、金钱草、山栀子、黄芩、柴胡、虎杖、沉香、青皮、枳壳、海金砂等。

(2) 改变胆汁成分的药物　木香、川楝子、鸡内金、陈皮、香附、枳壳、青皮等。

(3) 松弛 Oddi 括约肌的药物　山栀子、茵陈、槟榔、乌梅、山楂、青皮、大黄、金钱草、白芍、木香、陈皮、枳壳等。

(4) 促进胆囊收缩的药物　金钱草、川楝子、木香、枳壳、郁金、槟榔、乌梅、山楂、大黄、海金砂、山栀子、柴胡、生地等。

(5) 溶石作用较好的药物　海金砂、威灵仙、浮海石、石决明、生牡蛎、火硝、泽泻、枳壳、山慈姑、乌梅、川楝子、昆布、珍珠母等。

293 胆石症的治疗为什么以通降为要？

临床治疗胆石症的方法各异，但胆气通降与否是治疗成功的关键之一，“六腑以通为用，以降为和”，故治疗当以“通降”为大法，采用溶排兼施，综合治疗的方法，才能取得较好的疗效。因此，胆石症的治疗应以通降为要。其原因如下：

（1）从胆的生理功能来看　胆为“中清之腑”，宜清不宜浊。胆为六腑，宜通降下行为顺，滞塞上逆为病。胆与肝互为表里，宜疏泄，不宜瘀积，因此要保持胆腑的正常生理功能，就需要注意通降下行。

（2）从胆石症的病理特点来看　胆石症的主要病机为“湿、热、郁、结”，胆汁郁积，久积成石是胆石症形成的病因所在。而胆为中清之腑传化物而不藏，略有所积，皆为有形之实邪，治应顺之降之，通之泻之，祛其实邪，利其气机，使“结者散之，留者去之”。

（3）从临床的实际情况来看　胆石症以“气滞型”最为常见，其相当于胆石症静止期或排石后的缓解期，此时治疗重在通里攻下以排石，辅以疏肝理气。急性发作期以湿热为主，治疗上不可一味清热、止痛、退黄治其标，而忘乎标本兼治、通里攻下以排石，丧失治疗机会。原因在于湿热型胆石症相当于胆石症急性发作期，胆道压力较高，如果方中注意适当运用通里攻下药物，可发挥其因势利导的作用，使胆汁分泌量增加，胆囊收缩，同时使 Oddi 括约肌松弛，排出胆汁，结石也可随之排出。

294 为何中医药可以从脾论治胆病？临床如何运用？

胆病是临床常见的疾病，主要包括胆囊炎、胆石症、胆囊息肉等。相当于中医“胁痛”“腹痛”“黄疸”的范畴。治疗时应从治脾着手，强调先固脾土，每获良效。现就脾胃的重要性、脾胃与胆病的关系及胆病治脾的临床运用等探讨如下：

（1）脾胃损伤为诸病之由　脾主运化，胃主受纳，脾升胃降，共同完成机体的消化吸收功能，称为“后天之本”。饮食入胃，经过胃的腐熟，脾的转输散精，上归于肺，由肺贯注心脉，灌溉四旁。同时通过脾主运化水湿的功能，将多余的水液由肺肾从汗液、尿液中及时排出，防止水液停聚为饮为湿。《医宗必读》曰：“一有此身，必资谷气。谷气入胃，洒陈六腑而气至，和调五脏而自生，而资之以为生者也，故曰后天之本在脾”。脾胃共居中焦；为一身气机之枢纽，主司宗气。脾胃受损则水谷精微不能正常敷布，宗气失去滋养而生百病。正如《脾胃论·脾胃虚实传变论》所说：“元气充足，皆由脾胃之气无所伤，而后能滋养元气。若胃气之本弱，饮食自倍，则脾胃之气既伤，而元气也不能充，诸病之所由生也”。这也就是所谓的“百病皆由脾胃衰而生也”。因此，任何疾病的治疗，顾及脾胃都是至关重要的。

（2）见胆之病，当先治脾　胆附于肝，内藏精汁，为“中精之腑”，主要功能是布相火布胆汁，藏而不泻，又称为“奇恒之腑”。少阳相火寄于肝木内，木火同气，所以肝与胆在病机上常相提并论。肝以疏泄畅达为常，胆以通降下行为顺，胆汁的分泌排泄与肝的疏泄条达密切相关。胆内藏汁，由肝之精气所化生，汇集于胆而泄于小肠，以助食物的消化吸收，是脾主运化功能得以正常的重要因素。肝木克脾土，土得木而达。脾胃肝胆共处中焦，脾升胃降，是整个机体气机得枢纽，“土壅则木郁”。肝胆产生病变脾土受损首当其冲，故有“见肝之病，知肝传脾，当先实脾，四季脾旺不受邪……”。而脾土之病也可向胆病转化，脾失健运，水湿运化失常，水湿内停，郁而化热，湿热熏蒸肝胆，胆汁不循常道，脾胃受损，脾升胃降功能失常，气机阻滞，肝气郁结也生肝胆疾病。《四圣医源》曰：“土气冲和，肝随脾升，胆随胃降，木荣而不郁，土弱而不能达，则木气郁塞，而胆疾上逆……”。由此可见胆病与脾土密切相关，见胆之病也当先治脾。

(3) 胆病治脾的临床运用　根据胆病的病因病机及临床特点，可将其概括胃郁（气机郁滞)、湿（湿热壅结)、热（毒热炽盛）3 个主要证型。治疗在健脾的基础上加疏肝利胆为主，然后根据不同证型加用清热、利湿、解毒、活血等。

1）气机郁滞：右上腹痛，每遇情绪波动时发作，间歇如常人，胸胁苦满，口苦口干，恶心泛酸，或黄疸，苔薄白，脉弦。治疗以健脾益气，疏肝利胆。代表方剂为四君子汤合柴胡疏肝散加减（党参、白术、茯苓、芍药、茵陈、郁金、陈皮、柴胡、川芎、枳壳、甘草)。

2）湿热蕴结：右上腹剧痛，口渴但饮不多，心烦口苦，恶寒高热，身目发黄，纳呆呕吐，腹胀便结，苔黄腻或白腻，脉弦滑数。治疗以健脾疏肝，泻热除湿。代表方剂为四君子汤合龙胆泻肝汤加减（党参、白术、茯苓、茵陈、郁金、芍药、龙胆草、栀子、车前子、柴胡、生地黄、甘草)。

3）毒热炽盛：右上腹持续剧痛，呕吐酸水或苦水，往来寒热，大便秘结，神昏谵语，烦躁不宁，甚则出现皮肤瘀斑，舌质红，苔焦黄，脉弦数。治疗以健脾利湿，泻火解毒。代表方剂为四君子汤合承气汤加减（党参、白术、茯苓、茵陈、芍药、郁金、牡丹皮、栀子、大黄、枳实、厚朴、芒硝、甘草)。具体运用时，根据不同的情况党参可被元参、丹参或沙参取代。在夏暑发病或湿热明显时，可将甘草改为六一散。

急性胰腺炎

295. 急性胰腺炎有哪些临床表现？如何诊断？

（1）急性胰腺炎临床表现　腹痛是急性胰腺炎的主要症状，位于上腹部，常向背部放射，多为急性发作，呈持续性，少数无腹痛。可伴有恶心、呕吐。发热常源于急性炎症、坏死胰腺组织继发感染或继发真菌感染。发热、黄疸者多见于胆源性胰腺炎。

除此之外，急性胰腺炎还可伴有以下全身并发症：心动过速和低血压或休克，肺不张、胸腔积液和呼吸衰竭；有研究表明胸腔积液的出现与急性胰腺炎严重度密切相关并提示预后不良；少尿和急性肾功能衰竭；耳鸣、复视、谵妄、语言障碍及肢体僵硬、昏迷等胰性脑病表现，可发生于起病后早期，也可发生于疾病恢复期。

体征上，轻症者仅为轻压痛，重症者可出现腹膜刺激征、腹腔积液、Grey-Turner 征，Cullen 征。少数患者因脾静脉栓塞出现门静脉高压，脾肿大。罕见横结肠坏死。腹部因液体积聚或假性囊肿形成可触及肿块。其他可有相应并发症所具有的体征。

（2）辅助检查

1）血清酶学检查：强调血清淀粉酶测定的临床意义，尿淀粉酶变化仅作参考。血清淀粉酶活性高低与病情不呈相关性。患者是否开放饮食和病情程度的判断不能单纯依赖于血清淀粉酶是否降至正常，应综合判断。血清淀粉酶持续增高要注意：病情反复、并发假性囊肿或脓肿、疑有结石或肿瘤、肾功能不全、巨淀粉酶血症等。要注意鉴别其他急腹症引起的血清淀粉酶增高。血清脂肪酶活性测定具有重要临床意义，尤其当血清淀粉酶活性已经下降至正常，或其他原因引起血清淀粉酶活性增高，血清脂肪酶活性测定有互补作用。同样，血清脂肪酶活性与疾病严重度不呈正相关。

2）血清标志物：推荐使用C反应蛋白（CRP），发病72h后CRP＞150mg/L提示胰腺组织坏死。动态测定血清白细胞介素-6水平增高提示预后不良。

3）影像学诊断：在发病初期24～48h行B超检查，可以初步判断胰腺组织形态学变化，同时有助于判断有无胆道疾病，但受急性胰腺炎时胃肠道积气的影响，对急性胰腺炎不能做出准确判断。推荐CT扫描作为诊断急性胰腺炎的标准影像学方法。必要时行增强CT或动态增强CT检查。根据炎症的严重程度分级为A～E级。

A级：正常胰腺。

B级：胰腺实质改变，包括局部或弥漫的腺体增大。

C级：胰腺实质及周围炎症改变，胰周轻度渗出。

D级：除C级外，胰周渗出显著，胰腺实质内或胰周单个液体积聚。

E级：广泛的胰腺内、外积液，包括胰腺和脂肪坏死，胰腺脓肿。

A～C级：临床上为轻症急性胰腺炎（MAP）；D～E级：临床上为重症急性胰腺炎（SAP）。

4）建议：①必须强调临床表现在诊断急性胰腺炎中的重要地位。持续性中上腹痛、血清淀粉酶增高、影像学改变，排除其他疾病，可以诊断本病；②临床上不再应用“中度急性胰腺炎”，或“重症急性胰腺炎倾向”；③临床上应注意一部分急性胰腺炎患者从MAP转化为SAP可能。因此，必须对病情作动态观察。除Ransons指标、急性胰腺炎APACHE-Ⅱ指标外，其他有价值的判别指标有：体重指数超过$28kg/m^2$；胸膜渗出，尤其是双侧胸腔积液；72h后CRP＞150mg/L，并持续增高等均为临床上有价值的严重度评估指标。

（3）诊断流程见图2。

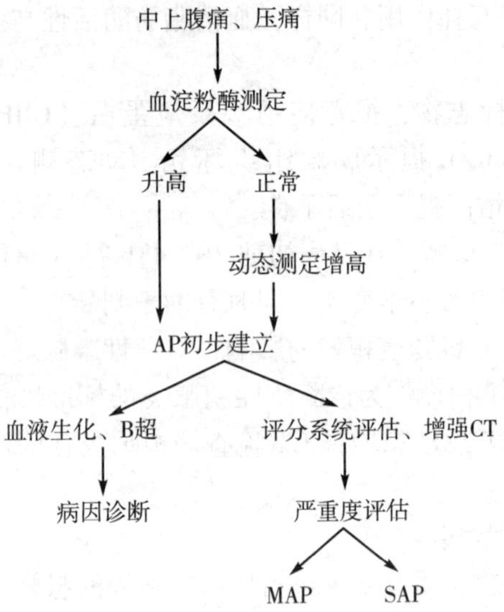

图2　急性胰腺炎诊断流程图

要注意，CT对胰腺坏死的判断在时间上有一滞后期，只有起病72h后进行增强CT扫描才能准确判断胰腺的坏死，同时增强CT对判断坏死灶有无感染不准确。推荐对以下患者立即进行增强CT检查：①临床诊为SAP，72h保守治疗病情改善不明显者；②治疗后临床改善的患者，再次出现病情加重，提示有并发症发生者。

推荐对以下患者应进行增强CT复查随访：①初次CT示A～C级胰腺炎只有在临床怀疑并发症发生时才需复查增强CT；②初次CT示D～E级胰腺炎应在间隔7～10天时复查CT。

296 中医对胰腺是如何认识的？

祖国医学文献中虽无胰腺的专名，但对胰腺的解剖位置、形态及功能都早有记载，如《难经·四十二难》：“脾重二斤二两，扁广三寸，长五寸，有散膏半斤。”《脾胃论》中载：“脾长一尺，掩太仓”，《十四经发挥》载：“脾广三寸，长五寸，掩平太仓，附着于脊之第十一椎”，《医学入门》载：“脾居中脘一寸二分，上去心二寸六分，下去肾三寸六分。”这些文献的描述都与胰腺的解剖相吻合。以上所说的“脾”实际上的解剖位置和形状与胰腺相符。至清代，王清任则对胰腺有了更深入的认识，他在《医林改错》中描述：“津管一物最难查看，因上有总提遮盖，总提俗名胰子，其体长，于贲门之后，幽门之左，正盖津门”，“脾中有一管，体象玲珑，易于出水，故名珑管”。此处之珑管即相当于主胰管，并描述了胰腺组织的外观结构：“中是珑管，……出水道中有回血管，其余皆系水管”，此处之水管类似于副胰管的结构，且对胰腺通过胰管泌出胰液的功能也有了一定的认识。可见，胰腺的解剖位置及功能在中医学中应归于脾的范畴。

297 中医对急性胰腺炎的病名是如何认识的?

对于本病病名的认识，历代中医文献有不同的见解，如《灵枢·厥病》：“厥心痛，腹胀胸满，心尤痛甚，胃心痛也。”《张氏医通·诸痛门》：“胃心痛者，多由停滞。……滞则通之。”《杂病源流犀烛·心病源流》：“腹胀胸满，胃脘当心痛，上支两胁，咽膈不通，胃心痛也。”从文献对胃心痛症状的描述来看，与急性胰腺炎的临床表现还是比较符合的。《灵枢·厥病》：“厥心痛，痛如以银针刺其心，心痛甚者，脾心痛也。”《三因极一病证方论》卷九：“脾心痛者，如针锥刺其心腹，蕴蕴然气满。”“胃心痛”“脾心痛”都属于“厥心痛”之一，但“脾心痛”其疼痛的程度甚于“胃心痛”，似与急性胰腺炎上腹部的剧烈疼痛更为吻合。在本病演变过程中出现的“心腹胀满硬痛而手不可近”，“心下痛，按之石硬”以及冷汗淋漓、脉微肢厥等病象，又与中医之“结胸”“厥脱”等病证相似。《伤寒论·辨太阳病脉证并治》：“太阳病，脉浮而动数，……医反下之，……心下因硬，则为结胸，大陷胸汤主之。”因此，根据急性胰腺炎腹痛、腹胀、恶心、呕吐的主要临床表现及其腹痛的部位和性质，一般认为本病属中医“胃脘痛”“胁痛”“膈痛”“腹痛”“胃心痛”“脾心痛”等病证范畴。重症胰腺炎多表现为腹痛、呕吐、便结、黄疸等症状，属于中医“结胸”“厥脱”“阳明腑实证”等范畴。

298. 中医治疗急性胰腺炎的主要机制有哪些？

中医在治疗急性胰腺炎有着很好的作用，主要体现在几个方面：

（1）改善胰腺血液循环　大黄、栀子、人参以及生脉注射液、复方丹参注射液、重胰康都有抑制血小板聚集和黏附的作用，能降低血液的黏稠度、改善血液流变学，从而改善胰腺的血流灌注，能明显减轻胰腺出血与坏死程度，同时也有促进组织修复的作用。

（2）抑制胰酶　大黄中所含活性单体对胰蛋白酶等多种胰酶有明显的抑制作用，通腑解毒化瘀汤能抑制从胰腺溢出的多种消化酶尤其是胰酶的活性，从而减轻其对胰腺及其他脏器的损伤；延胡索、大黄、栀子、赤芍、牡丹皮对胰蛋白酶都有明显的抑制作用，其抑制胰酶的作用随着浓度的增加而加强；重胰康也有降低血中胰酶水平作用。

（3）促进肠蠕动、抑制细菌移位　大黄对坏死性胰腺炎大鼠出现的严重肠道细菌移位有明显的抑制作用：大承气汤能增加胃动素的分泌水平，使肠道蠕动增强、肠腔压升高，有利于肠内积滞的排出，降低肠源性细菌移位和肠源性内毒素血症发生率。

(4) 保护肠道屏障　大承气汤能显著提高肠黏膜受损后肠组织中降低的二胺氧化酶（diamine oxidase，DAO）的含量，对肠道受损的黏膜上皮细胞及其代谢起到保护作用。大黄对应激性胃肠黏膜病变有明显的治疗作用，其治疗机制可能与通过增加胃肠黏膜的血流灌注和清除氧自由基及促进胃肠黏膜代谢来实现。

(5) 抗菌、减少内毒素、保护胰腺细胞、提高病变胰腺的抗病能力　在重症急性胰腺炎病程中的细菌感染主要以革兰阴性菌为主，而内毒素为革兰阴性菌的主要活性物质，其可以刺激机体的免疫细胞，激活机体的细胞防御机制，包括增加氧自由基的生成，增加细胞因子和一氧化氮的产生等，少量的内毒素对机体有一定的保护作用，若过多则产生危害。重症急性胰腺炎过程中，患者由于肠微循环障碍及缺血 - 再灌注损伤、炎性介质过度释放等因素，导致肠黏膜通透性增加，肠道屏障功能减弱，肠管内细菌和毒素则可通过黏膜向肠道外移动，从而导致感染和全身性的急性反应，最终可能导致全身炎症反应综合征，对机体造成严重危害。中西医结合学派对全身炎症反应综合征进行了许多实验和临床研究，其中研究最多、最有成效的就是大黄与大承气汤。通里攻下方药能有效灭活细菌和内毒素，减少肠道细菌和内毒素数量，降低细菌移位和内毒素血症的发生率，进而从一定程度上防治全身炎症反应的发生。

此外，研究表明，通里攻下治疗有清除 ET 及 TNF 的作用，对 ET 及 TNF 造成的大鼠胰源性肺损伤有明显的治疗作用。大承气汤能够稳定肝肠溶酶体膜，减少溶酶外逸，拮抗 ET 对机体的损害。栀子可明显改善胰腺、脾胃、小肠的血流状况，可使胰腺细胞线粒体的有氧代谢保持或恢复正常，能使胰腺溶酶体的酸性磷酸酶释放大为减少，膜的流动性接近正常，能使胰腺细胞内细胞色素 P450 含量明显增加，使细胞合成、灭活和生物转化功能增强，从而提高胰腺炎时胰腺的抗病能力；对胰腺亚细胞器的结构和功能有多种良好效应。同时，栀子提取液还能降低血中淀粉酶（AMY）、ET、NO 及胰腺组织过氧化脂质（LPO）水平；重胰康腹腔灌注能遏制 SAP 动物的胰腺坏死过程，降低循环中的氧自由基水平和 ET 水平，控制 TNF、IL-1、IL-6 的过度释放，减轻亚细胞损害。

（6）提高细胞钙-镁 ATP 酶的活性　清胰汤能提高急性胰腺炎时降低了的胰腺及细胞钙-镁 ATP 酶的活性，减轻细胞钙超载，从而有利于病变胰腺组织的修复。

（7）阻断细胞因子的级联效应　细胞因子和炎性介质在急性胰腺炎发生发展过程中起重要的作用，其中肿瘤坏死因子 TNF-α 是一种主要的促炎细胞因子，主要来源于巨噬细胞，在胰腺炎症的早期就表达增强并向血液释放，导致胰腺持续坏死和引起远处器官功能不全，在重症急性胰腺炎的病情进展中发挥着十分重要的作用。促炎细胞因子 IL-6、IL-8 等也与急性胰腺炎的严重程度相关，在急性胰腺炎发病的早期及其后继的 MODS 中起着关键的作用。单味的泻下药物和通里攻下的方剂可以抑制细胞因子等炎性介质。研究发现，大承气汤可以明显降低重症胰腺炎早期 TNF-α、IL-6 和免疫抑制因子 sIL-2R 的水平，有利于尽快恢复机体免疫调节功能。TNF-α 单克隆抗体只能从蛋白质水平抑制 TNF-α 的产生，而大承气汤能从蛋白质及核酸水平抑制TNF-α 的产生，而且对肠巨噬细胞分泌 TNF-α 具有双向调节作用，可见通里攻下方剂对 TNF-α 的抑制作用更为明显。

（8）利胆　在我国，胆道疾病是造成急性胰腺炎的主要原因，通里攻下方剂有一定的利胆作用，有利于急性胰腺炎的治疗。其中，大柴胡汤的主药柴胡具有明显的利胆作用。研究发现柴胡水煎剂可增高豚鼠胆囊肌条的张力、加快收缩频率及减小收缩波平均振幅，具有明显的利胆作用，其兴奋胆囊的作用与 M 受体有关。也有人发现柴胡可显著增加小鼠胆汁分泌量，具有明显的利胆作用。

299 急性胰腺炎的辨证要点是什么?

（1）腹痛辨气血虚实　病在气滞者，胀痛为主，或左或上腹部疼痛，或引胁窜背，嗳气或矢气痛减；病在血瘀者，刺痛，痛处固定不移，拒按；有形实邪表现左胁压痛，胁腹痞块不移。实证以突然发病，疼痛急迫，腹痛拒按，病程较短为特征；虚证以发病反复，病势较缓，疼痛绵绵喜按，病程较长，脏腑功能虚弱为特征。

（2）恶心呕吐辨寒热虚实　凡呕吐吞酸，口臭，发热，大便秘结，属实证、热证。呕吐清涎，下利清谷，属虚证、寒证；肝郁气滞者，恶心呃逆，呕吐反酸，或呕吐黄水；食积热郁者恶心嘈杂、嗳腐吞酸，吐后舒适，口苦而干；湿热内蕴者，恶心呕吐纳呆，伴身热不扬，大便不爽；阳明腑实者恶心呕吐伴大便不通，痞、满、燥、实、坚等全身症状。

（3）发热辨郁热、湿热、瘀热、食积　实热者发热较高，伴口干口苦，大便秘结，舌质红苔薄黄；湿热者身热不扬，午后热甚，身目俱黄，苔黄腻；瘀热者发热以胸腹和手足明显，发热夜甚，口干不渴，腹有痞块，舌质紫黯。

（4）厥逆辨阴阳　突然昏倒，面唇无华，气息微弱，口张自汗，腹冷肢冷，脉沉细弱属正气不顾，阳气虚衰。神志恍惚，汗出而热，四肢不冷，胸腹灼热，舌质红，脉微细数属气阴两衰。

（5）辨病情轻重　凡腹痛剧烈，但神志清楚者为轻。凡起病不久即以气血败乱为主，或病情发展过程中突然出现昏厥等症者，多属危重证候，须立即抢救。

（6）辨病邪主次　凡胁腹胀痛或窜痛者，多以气滞为主。凡腹满痛拒按，大便燥结不通，有痞满燥实征象者，多以实热燥结为主。凡胁腹剧痛，兼见黄疸者，多以湿热为主。凡腹痛时作，阵阵加重，痛后如常，或有吐蛔史者，多为蛔虫所扰。

300· 中医治疗急性胰腺炎的原则是什么?

本病辨治，主要分清病期、病因及虚实。本病早期多为气滞，正盛邪轻；中期湿、热、瘀兼夹，正盛邪实；晚期瘀热或痰热之邪内陷，又耗阴伤阳，正虚邪实，证多虚实夹杂。少数可见脾虚寒凝证。本病一般以里、实、热证多见，虚、寒证少见。治疗总以理气通滞，清里攻下为主，兼以调理脏腑功能为原则。气郁者理气通滞，湿热者清热燥湿，实热者清里攻下，瘀热者清热活血，虫扰者攻下驱虫。对于虚实夹杂证，当根据虚实偏重，扶正祛邪，标本兼顾。

301· 急性胰腺炎不同时期的中医治疗大法及代表方是什么?

（1）早期　以疏肝理气、清热解毒、祛湿泻下为法。方多选用四逆散、大柴胡汤、茵陈蒿汤、龙胆泻肝汤、大承气汤、柴胡驱蛔汤等加减。

（2）发展极期　邪入营血，治疗以清热通腑泻下、凉血活血为大法，在清热泻下基础上加以活血化瘀之品。方用桃仁承气汤、大承气汤、大陷胸汤、清胰汤等。

（3）极期出现变证　如热瘀血证、流注痈疡、热深厥深、气血暴脱、脏衰证时，应根据不同情况给予相应处理。对于热瘀血证者，可以清热泻火、祛瘀通络为法，方选用泻心汤、膈下逐瘀汤等；出现流注痈疡，炎性腹腔积液及弥漫性腹膜炎时，属水热互结，可以大陷胸汤、清胰承气汤、大承气汤、血府解毒化瘀汤、复元活血汤等加减；对于热深厥深者，应急予安宫牛黄丸、黄连解毒汤、犀角地黄汤等清热凉血、解毒开窍；而对于气血暴脱以及脏衰证期者则应予以益气回阳、养阴固脱等为法，方用参附龙牡救逆汤合生脉散等加减。

（4）恢复期　主要表现为瘀留正伤。或见肝脾不和、肝胃不和、热灼津伤、胃阴不足之证，宜以调理脾胃、疏肝化湿为法以防止余邪留滞。方用平胃散、柴胡疏肝散、桃仁六君子汤、养胃汤等加减。此期尚不可施补太过，以防余邪滞留，病情缠绵不愈。

近来大部分学者根据临床实践，提出了毒瘀互结是急性胰腺炎发病的观点。认为“毒”是急性胰腺炎发生的基本病机，血瘀是病机演变的必然，毒瘀互结是发病根本，与现代医学之氧自由基、细胞因子与炎性介质、微循环障碍等发病学说相吻合。据此提出解毒通瘀为急性胰腺炎的治疗大法，化瘀应贯彻急性胰腺炎治疗之始终，通法是解毒通瘀法的高度概括，是治疗急性胰腺炎腹痛的重要法则。

302 中医对急性胰腺炎是如何辨证论治的？

（1）肝郁气滞

证候特点：上腹部胀痛，痛及两胁，时发时止，恶心，呕吐苦黄水，口苦，嗳气，大便秘结，或低热，舌红苔薄黄，脉弦数。

治法：疏肝理气。

代表方剂：小柴胡汤。

常用药物：柴胡、白芍、郁金、木香、延胡索、枳实、厚朴、苏梗、法半夏、甘草。

基本处方：柴胡9g，枳实9g，延胡索12g，郁金12g，白芍12g，厚朴10g，法半夏10g，木香10g。水煎服，日1剂。

加减法：大便不通者重用大黄10g通里攻下；腹胀满者加大腹皮12g以行气消胀；呕吐者加姜竹茹10g、代赭石15g以降逆止呕；食积者加莱菔子15g，焦山楂15g，神曲9g。

（2）肝胆湿热

证候特点：脘腹胀痛痞满，身热不扬，午后热甚，纳呆呕恶，口干而黏，肢体沉重，或发黄疸，大便不爽或干结，舌红苔黄厚腻，脉滑数。

治法：清肝利胆，通腑泻下。

代表方剂：茵陈蒿汤合龙胆泻肝汤。

常用药物：茵陈蒿、栀子、黄芩、黄连、柴胡、木香、延胡索、大黄、枳实、木通。

基本处方：茵陈蒿10g，黄连10g，龙胆草10g，枳实15g，木通10g，延胡索15g，大黄10g（后下），柴胡12g，木香10g，栀子15g，黄芩15g。水煎服，日1剂。

加减法：食积者加焦三仙各12g，莱菔子10g消食导滞；便秘重者加芒硝12g泄热通腑；血瘀者加失笑散活血止痛；热重者加蒲公英30g，败酱草20g，紫花地丁15g，清热解毒。

（3）脾胃实热

证候特点：腹胀痞满，疼痛剧烈，发热，口苦咽干，小便短赤，大便燥结不通，舌红苔黄燥，脉滑数或弦数。

治法：清热攻下，行气开结。

代表方剂：大承气汤合大柴胡汤。

常用药物：虎杖、黄芩、黄连、大黄、枳实、芒硝、柴胡、白芍、木香、厚朴、延胡索。

基本处方：柴胡15g，黄芩15g，延胡索15g，大黄15g（后下），黄连10g，枳实15g（打），厚朴15g，芒硝10g（冲服），白芍15g。水煎服，日1剂。

加减法：呕吐者加竹茹15g、代赭石12g，降逆止呕；发热重者加蒲公英 12g，紫花地丁 15g，金银花 12g，败酱草 30g 清热解毒；腹中有结块者加红藤 15g，穿山甲 12g 或三棱 12g，莪术 15g 祛瘀散结。

（4）瘀热互结

证候特点：腹部刺痛拒按，痛有定处，或有包块，或皮肤青紫有瘀斑，发热夜甚，口干不渴，小便短赤，大便燥结，舌质红或有瘀斑，脉弦数或涩。

治法：清热祛瘀通腑。

代表方剂：桃仁红花煎合大承气汤。

常用药物：当归、赤芍、丹参、桃仁、红花、大黄、厚朴、芒硝、黄芩。

基本处方：牡丹皮 15g，赤芍 15g，黄芩 15g，大黄 15g，当归 10g，川芎 10g，延胡索 10g，厚朴 10g，芒硝 10g，桃仁 10g，红花 10g，丹参 10g。水煎服，日 1 剂。

加减法：腹部有包块者加穿山甲 12g，皂角刺 12g 或三棱 12g，莪术 15g 祛瘀散结；热重者加金银花 12g，蒲公英 15g，连翘 10g，板蓝根 15g 清热解毒。

（5）蛔虫上扰

证候特点：持续性上腹部疼痛，伴阵发性钻顶样疼痛，痛时汗出肢冷，伴呕吐，低热，舌淡红苔薄白，脉弦紧。

治法：寒温兼施，安蛔驱虫。

代表方剂：柴胡驱蛔汤。

常用药物：槟榔、乌梅、使君子、苦楝根皮、大黄、芒硝、柴胡、木香、黄芩、黄连、细辛。

基本处方：柴胡 15g，黄芩 15g，木香 30g，槟榔 30g，乌梅 30g，黄连 10g，大黄 10g，使君子 20g，苦楝根皮 20g，芒硝 10g（分冲），细辛 3g。水煎服，日 1 剂。

加减法：痛甚者加延胡索 12g，白芍 15g 活血止痛；呕吐重者加法半夏 12g，苏梗 10g，竹茹 15g 理气降逆止呕。

303. 中医对重症急性胰腺炎出现的变证是如何辨治的?

(1) 腑闭血瘀

证候特点: 脘腹疼痛如锥如割, 呕吐剧烈, 高热不退, 或兼黄疸, 腹水, 小便如茶, 大便秘结, 舌质绛或紫, 苔黄燥或灰黑, 脉弦数而微涩。

治法: 清热通腑, 活血导滞。

代表方剂: 大陷胸汤合失笑散。

常用药物: 大黄、甘遂、芒硝、枳实、厚朴、茵陈蒿、黄芩、栀子、五灵脂、蒲黄、赤茯苓、红花、川牛膝、赤芍。

基本处方: 生大黄 12g (后下), 芒硝 15g (冲服), 甘遂 3g, 茵陈蒿 30g, 赤芍 30g, 五灵脂 12g, 生蒲黄 12g, 赤茯苓 15g, 红花 9g, 栀子 12g, 黄芩 12g, 厚朴 12g, 枳实 12g, 川牛膝 12g。水煎胃管注入, 日 1 剂。

加减法: 痛甚加延胡索 15g, 乌药 12g; 水热互结, 致腹水明显者另加大黄 6g, 芒硝 3g, 甘遂 0.9g, 研成粉, 开水 20ml 冲, 胃管注入 2~3 次/日; 病初即热甚者加蒲公英 30g、金银花 15g, 连翘 15g, 生石膏 30g。

(2) 内闭外脱

证候特点: 脐周剧痛, 呕恶身热、烦渴多汗, 面色苍白, 肢冷抽搦, 舌质干绛, 苔灰黑而燥, 脉沉细而弱。

治法: 通腑逐瘀, 回阳救逆。

代表方剂: 小承气汤合四逆汤。

常用药物: 大黄、枳实、厚朴、葛根、熟附子、干姜、人参、赤芍、红花、代赭石、牡蛎、甘草。

基本处方: 生大黄 12g (后下), 厚朴 12g, 枳实 12g, 葛根 15g, 赤芍 12g, 红花 6g, 熟附子 12g, 干姜 12g, 生晒参 10g

（另炖），甘草6g，代赭石30g，生牡蛎30g。水煎胃管注入，日1剂。

加减法：气促、汗多、尿少者加熟附子、干姜，去大黄、芒硝；病久热甚、气促者加大青叶15g，玄参20g，鱼腥草30g；伴黄疸者加茵陈、金钱草、龙胆草。

（3）气阴两竭

证候特点：面色苍白，神情淡漠或焦虑不安，冷汗淋漓，四肢逆冷抽搦，舌干红多裂纹，少苔或苔薄而燥，脉微细欲绝。

治法：益气回阳，养阴固脱。

代表方剂：参附龙牡汤合生脉散。

常用药物：人参、麦门冬、五味子、生大黄、熟附子、龙骨、牡蛎、甘草。

基本处方：人参12g（另炖），熟附子（先煎）12g，炙甘草15g，生地黄30g，麦门冬15g，五味子9g，龙骨30g（先煎），牡蛎30g（先煎）。昼夜频频胃管注入服。

加减法：伴黑便者加白及15g，茜草根12g，侧柏炭15g，大、小蓟各18g；神志淡漠甚者配用参附注射液或参麦注射液等静脉给药。

304 中医治疗急性胰腺炎有哪些有效方药？

（1）清里攻下类　主要用于急性胰腺炎有热、湿、瘀血蕴结者，旨在排除体内停滞的有形实邪。

1）以大柴胡汤为基本方，清里攻下兼以理气和解。天津南开医院的清胰Ⅰ号（柴胡、胡黄连、黄芩、广木香、延胡索、白芍、生大黄、芒硝）治疗肝郁气滞、脾胃湿热、便结腑实证。清胰Ⅱ号（柴胡、胡黄连、黄芩、广木香、生大黄、苦楝根皮、槟榔、使君子、细辛）治疗胆道蛔虫引起的本病，均是以大柴胡汤为基本方制定的。张丽珍用泄热导滞法（大柴胡汤加减），脾胃实热加厚朴、黄连、木香、玄明粉。肝胆湿热加蒲公英、虎杖、木香、焦栀子。陈平南用大柴胡汤加味（柴胡、黄芩、延胡索、川楝、生大黄、白芍、青木香、姜半夏、甘草）腹痛甚加蒲黄、五灵脂，合并胆道感染加茵陈、郁金、板兰根或蒲公英。

2）以承气汤为基本方，重在清里攻下。上海曙光医院用大承气汤（生大黄、芒硝、枳实、生山楂、红藤、败酱草煎汤代水煎药），如大便仍未通，另予番泻叶泡水服，合并胆囊炎、胆石症者加蒲公英、紫花地丁、金钱草、茵陈、栀子、柴胡、黄芩、郁金等，阴伤加玄参、生地黄、麦冬。袁正刚用大承气汤和小柴胡汤加减或胰胆合剂治疗，发热加柴胡、黄芩、青蒿、马鞭草等，湿浊重加平胃散、三仁汤、甘露消毒丹等。

（2）疏肝理气类　多用于急性水肿性胰腺炎或发病初期，意在尽快调畅气机，阻断病情发展。

1）王文赛以消胰饮（柴胡、黄芩、黄连、半夏、木香、枳壳、金铃子、神曲、厚朴）为主方，便秘加大黄、元明粉，实热重加银翘，湿热重加茵陈、栀子，积滞加山楂、谷麦芽，疼痛日久加赤芍、桃仁、红花等。

2）以小柴胡汤为基本方，方药：柴胡、黄芩、白芍、川楝子、枳实、延胡索、郁金、木香。便秘加大黄、元明粉；腹胀胁痛加吴茱萸、黄连；呕恶加半夏、厚朴、竹茹；便溏加白术、茯苓、泽泻、神曲。

（3）古今效方类

1）大柴胡汤（《伤寒论》）柴胡、大黄、黄芩、白芍、生姜、半夏、枳实、大枣。

2）四妙勇安汤（《验方新编》）金银花、玄参、当归、甘草。

3）乌梅丸（《伤寒论》）乌梅、细辛、干姜、黄连、黄柏、川椒、附子、桂枝、人参、当归。

4）大承气汤（《伤寒论》）大黄、枳实、厚朴、芒硝。

5）清胰Ⅰ号（天津南开医院）柴胡、胡黄连、木香、黄芩、延胡索、白芍、生大黄、芒硝。清胰Ⅱ号（天津南开医院）柴胡、胡黄连、黄芩、木香、苦楝根皮、槟榔、使君子、细辛、生大黄。

305 急性胰腺炎为什么要通里攻下？

急性胰腺炎属于中医“胰瘅”的范畴，其发病机制是热（湿热、实热）、实（实邪结聚）、郁（气机郁滞）、瘀（血行瘀阻）、厥（气血逆乱）等阻塞胰腺通道而引发本病，在治疗上多采用经方如大陷胸汤、大柴胡汤加减等。如《伤寒论》有：“伤寒六七日，结胸热实，脉沉而紧，心下痛，按之石硬者，大陷胸汤主之”。《金匮要略》：“按之心下满痛者，此为实也，当下之，宜大柴胡汤”。《素问·五脏别论》谓：“六腑者，传化物而不藏，故实而不能满也”；“此不能久留，疏泄者也”。这是六腑以通为用的理论根据。急性胰腺炎为典型的腑实结胸证，为邪气结于胃腑，气机不通所致，虽然在不同阶段和不同个体，证候有一定差异，但腑气不通是该病的病理本质，贯穿病程发展的始终。

因此，通里攻下是治疗急性胰腺炎的治本之法。腑气一通，其痛自解，受阻的胰液得以正常排泄，胰腺的炎症反应得以消除，防止了肠源性细菌感染，避免急性胰腺炎由于细菌感染、出血坏死而导致病情恶化。由于通里攻下切中病机，疗效确切，泻下之后，腹痛呕吐可较快减轻或消失。有早泻早缓解、迟泻迟缓解之说，故主张应尽早应用通里攻下，常用方剂有承气汤、大柴胡汤、清胰汤等。当然，应用通法也离不开辨证，注意个体差异。

306 临床上运用大黄治疗急性胰腺炎应注意哪些问题？

在急性胰腺炎以攻里通下为大法的治疗中，大黄发挥着重要的作用，这已为大量临床实践与实验研究所证实。不论是采用以大黄为君药的复方抑或大黄单方，均可发挥强有力的通导泄下、清热解毒、活血化瘀等作用。药理研究表明，大黄可增强胃肠道推进功能，促成药物性胃肠减压，扩张 Oddi 括约肌，促进胆汁分泌而利胆，可全面抑制胰腺内多种消化酶分泌，抗菌解毒，抗凝血且又可止血，促进机体免疫功能等，大黄使用安全，无明显毒副作用，在急性胰腺炎治疗中发挥着独特作用。

使用大黄时，需考虑患者的证情及体质状况。由于不同人的体质特异性，不同证情的相对特殊性，对大黄药力的反应不尽相同，这就决定了用药剂量的个体差异。应尽量使剂量用得合理，是提高疗效，减轻副作用的关键。具体药量通常在 6 ~ 30g，有报道甚至用至每日 100g；但并非剂量越大越好，过量易导致呕吐、过度腹泻及有效循环血量不足、电解质紊乱（特别是低血钾）等副作用，一切应以切中病情为准。重要的在于视患者用药后的反应，通常以大便通泄 2 ~ 3 次为度。具体通便次数，视症情及体质状况而定，有一泄而症减，二三泄而症状消失者，有经更多次通便而症始减者；均与患者当时的病理状态及对药物的敏感性有关，不可一概而论。正如有人指出的：大黄的作用是基于微环境的改变，过量大黄使机体正常微环境失去稳态而致虚；而适量大黄则使这种不利环境逆转而恢复正常，使机体稳态得到平衡。大黄使用宜后下，入沸水中煎沸 6 ~ 8 分钟即可。

此外，临床应遵循辨证论治的原则，尽可能使用以大黄为君药的复方制剂，诸多临床研究也证实，复方较单用大黄疗效要好。

307 急性胰腺炎为什么要重视活血化瘀？

急性胰腺炎的发生多由感受六淫之邪、饮食不节、石阻胆道、蛔虫上扰、精神刺激以及创伤、手术、妊娠等因素，引起邪阻气滞，肝胆不利，湿郁热结，蕴于中焦，或表现为肝郁气滞之证，或为肝胆湿热之证，或为胃肠热结之证。此三方面的证候也是急性胰腺炎最先出现，也是最常见的证候，但气、湿、热结聚不散则酿生热毒，又更易导致血瘀。急性胰腺炎血瘀的形成有以下几个环节：①气滞，气不能行血，可导致血瘀；②湿热内蕴，浊邪瘀结，气机阻遏，终致血行不畅；③热结，热壅则血瘀，所谓“邪热炽盛，郁火熏蒸，血液胶凝”，“伏火郁蒸血液，血被煎熬成瘀”即是。

酿生热毒则致：①热毒壅滞，气血不畅，正如前贤所云：“毒热炽盛，蔽其气，凝其血”；②热毒耗液，津亏血滞，所谓“津液被火灼竭，则血行愈滞”；③热毒动血，离经成瘀。急性胰腺炎血瘀的形成又会导致“留瘀化热”、“络瘀化毒”的恶性循环，如此可致气血逆乱、气血耗伤而变生他证。

总之，急性胰腺炎的病理演变包括了以下几个方面：郁（气机郁滞）、结（湿热蕴结）、热（热邪内盛）、瘀（毒瘀互结）、厥（气血逆乱）、虚（瘀留正伤）。其中“血瘀”是病情轻与重、预后好与坏的关键，也是急性胰腺炎病机本质所在。本病血瘀的特点是毒瘀互结。因此急性胰腺炎治疗中应紧紧扣住“血瘀”这一环节。活血化瘀是治疗急性胰腺炎的大法之一。

急性胰腺炎由于有气滞、湿热、热结存在，因而酿生热毒、血行瘀阻、毒瘀互结成为病情进展的必然，而毒瘀互结也是气滞、湿热、热结证候之内在本质。因此只有作用于“血瘀”这一环节，才能从根本上扭转急性胰腺炎治疗中的被动局面，阻滞变证的发生。因此，活血化瘀法的运用应贯彻治疗的始终，在化瘀的基础上或理气通滞、或清化湿热、或泻下热结。如后期瘀留正伤则又须扶正祛瘀。在对急性胰腺炎患者舌象的观察中发现本病舌象的主要特征是舌面出现隐隐蓝色或蓝色条带区。舌面蓝色条带区隐隐、苔色不重者，多系单纯的胰腺炎；舌质黄紫、蓝色隐隐、苔腻或黑焦并伴有舌面瘀斑瘀点，多为胰腺出血坏死性改变。病程短者，舌质舌苔出现变化者少；病程长者，舌质舌苔出现变化者较多。从舌诊这一侧面也反证了“瘀”的病理本质以及活血化瘀治疗贯彻始终的必要性。

308. 在急性胰腺炎的治疗中能否使用“吐法”？

西医治疗急性胰腺炎的一个原则是禁食、胃肠减压，然而中医治疗胰腺炎一般不禁食。但必要的饮食管理仍然重要，如食后痛、呕、胀、闭加重者，应短期禁食。如属腑实、厥逆二型必须及早禁食。

但在急性胰腺炎早期，灵活运用吐法治疗，不失为一种因势利导、祛邪通腑的治疗手段。上海曙光医院根据“邪在上者皆可吐”的治则，在发病开始 4 ~6 小时内采用“吐法”治疗，即在这段时间内有上腹部饱胀闷痛，恶心但不吐，或欲吐而又吐之不畅者，以淡盐汤口服或压舌板刺激咽喉等方案探吐与催吐。据观察，发病开始几小时内有呕吐的，其腹痛程度比无呕吐者轻，缓解疼痛也快，所以对恶心欲吐而不吐者予以催吐，已有呕吐者暂不止吐，促使湿热蕴阻及时解除。若呕吐时间较长，影响服药治疗时才予以止吐。发病已达 6 小时以上者，一般不用此法。

309 如何运用中药灌肠治疗急性胰腺炎？

在急性胰腺炎治疗中运用中药灌肠是一个值得重视的方法。在患者吐剧难以进药或服药后大便仍未解，或腹痛顽固时，可中药灌肠。灌肠疗法即可免除呕吐拒药，又能便于药液直入腑中迅速产生疗效。有人认为，灌肠疗法除能增加胃肠蠕动，排出肠中秽毒外，尚可缓解胆管、胰管梗阻，起到肠道内引流的作用。对本病的治疗有较大意义。主要有以下几种用法：

（1）取生大黄、芒硝、厚朴、枳实、莱菔子，水煎成200ml，做保留灌肠。每次30～60min，每日1～2次。适用于腹痛便秘者。

（2）大柴胡汤合大承气汤加减。柴胡、黄芩、生大黄（后下）、枳实、芍药、芒硝、厚朴、红花、桃仁、黄连、栀子、连翘。每6小时一次，适用于剧痛难忍的出血坏死性胰腺炎患者。

（3）可用经验方如清胰Ⅰ号（柴胡、黄芩、胡黄连、木香、元胡、杭芍、大黄、芒硝）；清胰Ⅱ号（柴胡、黄芩、胡黄连、木香、槟榔、使君子、苦楝根皮、细辛、芒硝）煎剂保留灌肠，每日1～2次，可保持排便通畅，有效改善肠道菌群失调，恢复肠道功能，一定程度上减少肠功能衰竭。

急性胰腺炎，尤其是重症急性胰腺炎，由于应激反应和腹腔神经丛受炎性渗出液的刺激，以及分泌至消化道的胆汁，胰液明显减少，引起肠道运动功能减退，甚至麻痹性肠梗阻。中药灌肠可增强胃肠道的运动功能，解除麻痹性肠梗阻。此外，有改善腹腔器官血供和毛细血管通透性，促进炎症吸收；减少内毒素吸收、防治细菌移位；抑制全身炎症反应，保护组织器官等作用。

可见，中药灌肠是治疗急性胰腺炎的一种有效而简便的方法。

310. 中医治疗急性胰腺炎的外治法有哪些？

《医学真传》云："通则不痛，痛则不通"。急性胰腺炎与中医古代医籍"腹痛""结胸""心痛"等所描述的症状类似，治疗上重在一个"通"字。在内服药的基础上配合运用外治疗法（即所谓的"内病外治法"）常常有意想不到的效果。具体用法如下：

（1）大黄末10g，芒硝40g，以适量黄酒调敷肚脐，纱布覆盖，胶布固定，再用热水袋热敷10分钟左右，可促进排气排便，缓解麻痹性肠梗阻。

（2）黄酒调芙蓉散，适量腹部外敷，每日或隔日一换，可缓解腹膜炎。

（3）单味药皮硝（或芒硝）60~90g，以薄纸包成方形，外加一层纱布敷贴于疼痛中心，再用布带围裹固定，卧时加盖衣被，翌晨取下，清洁皮肤，如法再敷。一般来说，芒硝外敷的用量应大，每次用至1公斤，对缓解胰腺水肿更为有利。

（4）大黄、重楼（块根）等量研成极细末，加饴糖适量，调匀呈膏状。如无饴糖，可用清水和醋各半，调匀呈糊状。外敷疼痛部位，上下各放一张绵纸，再覆以纱布，胶布粘贴固定，每日换药1~2次，根据病情，可连续外用3~7日。

（5）葱白一把，捣烂，加入生姜自然汁少许、肉桂粉0.5~1g和入面粉适量，加水拌揉呈饼状，敷于痛处，每日1次。

（6）戴长林以大黄黄连泻心汤（大黄、黄连）为基本方治疗本病同时并配合外敷栀黄散治疗：生大黄粉、生山栀粉各10g，加少许冰片，用蓖麻油或蜂蜜调成糊状，外敷疼痛部位，每日换药1次。

（7）消炎散、如意金黄散取适量，用蜂糖调成糊状，外敷腹部。用于痞块和肠麻痹者。

311. 应用芒硝外敷治疗急性胰腺炎的注意事项有哪些？

芒硝具有软坚泻下、清热除湿、破血通经、消肿疗疮作用，主治实热积滞、腹胀便秘、停痰积聚、目赤障翳、丹毒、痈肿等。目前在急性胰腺炎的治疗中已被广泛使用。现代药理研究表明，芒硝具有止痛消炎、改善局部循环、刺激肠蠕动、防止肠麻痹、松弛 Oddi 括约肌、降低胰胆管压力的作用；对单核－吞噬细胞系统有明显刺激作用，使其增生现象与吞噬能力有所增强，加强抗炎作用；通过刺激迷走神经反射使局部血液供应丰富，单核－吞噬细胞系统吞噬能力增强，从而调动了机体内在的抗病能力，加快淋巴细胞生成。

在急性胰腺炎早期积极采用内科综合疗法治疗同时，予芒硝外敷具有消炎止痛，减轻渗出的作用，尤其在缓解腹痛，防治腹腔炎性包块及假性囊肿形成等方面疗效显著。本法宜早期应用，且对已形成腹腔炎性包块及假性囊肿者也有效。

应用此法治疗急性胰腺炎，除需密切观察临床症状是否改善外，还要注意以下几点：①陪同患者到 B 超室，根据胰腺、假性囊肿或炎性水肿在腹部的投影部位，决定芒硝的外敷位置；②将芒硝大块研碎，用质密的棉布或 2 层纱布包裹，防止药物外漏；③严密观察外敷部位皮肤有无红肿、起泡或破溃等现象；④芒硝变硬应及时更换；⑤根据病情，决定使用的剂量，一般剂量宜大，在 1000g 左右。

312 中医如何对症治疗急性胰腺炎?

（1）腹痛

1）针刺镇痛：取穴足三里、阳陵泉、三阴交、内关、中脘，强刺激，留针1小时，或持续电针半小时。或内关、阳陵泉，行雀啄法5分钟。

2）穴位注射法：穴位注射：取穴两侧足三里、下巨虚，用丹皮酚注射液或丹参注射液0.5ml，注入穴位内；或两侧胆囊穴、足三里，用玄胡注射液1ml，注入穴位内。必要时用阿托品1mg + 哌替啶（杜冷丁）20mg穴位注射两侧足三里。

3）针剂镇痛：玄胡索乙素针每次2ml，1日1～2次，皮下注射。丹皮酚注射液，每次2～4ml，每日2次，肌注。罗通定注射液，每次2ml，每日2～3次，肌注。鹿蹄草注射液每次40mg，每日3次，肌注。鸡矢藤注射液，每次4ml，每日2次，肌注。

4）放血疗法：取穴金津、玉液。手法：用三棱针消毒，点刺穴位，发出毒血。本法可治本病的剧痛。

5）指针疗法：术者左手拇食指提住患者右侧内、外关穴；右手拇食指按于右足三里，余四指固定于胫骨相应部位，各穴加压2～3分钟，再以右手由右至左揉患者腹部，左手拇食指同时提肩井穴5～6次。按此法治疗另一侧，亦立即止痛。

6）按摩疗法：医生将左手放于胰腺部位，拇指朝向胆总管方向，同时按压腹壁，每次5分钟。适应证同前。

7）口服中成药：玄胡片（延胡索、香附、木香等）每日2次，每次5片。罗通定片（延胡索提取）每次30～60mg，每日2～3次。玄胡止痛合剂（延胡索、香附、川楝子、黄连、粟壳、甘草）每日4次，每次20ml。失笑散，每次3～6g，每日2～

3 次。

（2）呕吐

1）针刺止吐：取穴足三里、内关、中脘、公孙。中等刺激，留针 10 分钟。胆胃不和者配阳陵泉；肝胃不和者配肝俞。

2）耳针疗法：取穴胃、胰、肝、交感、皮质下、神门。手法：用环形针，消毒后，埋针 3～4 日。

3）口服中成药：玉枢丹，每次 0.5～1g，每日 3 次。生姜滴舌或生姜擦舌面。

4）探吐疗法：用淡盐水口服或压舌板刺激咽部，以探吐或催吐。此法适宜发病 6 小时之内，有上腹部饱胀、闷痛、恶心、欲吐，而吐又不畅者。

（3）发热

1）针刺退热：取穴曲池、合谷、足三里，配内关、阳陵泉、三阴交。强刺激，不留针，每日 2～3 次。

2）针剂退热：清开灵注射液，每次 40～60ml 溶入 5 % 葡萄糖注射液 500ml 静滴，每日 1～2 次。清热解毒注射液（鱼腥草、败酱草、虎杖、肿节风等提炼），每次 400～800ml，静脉滴注，每日 1 次。复方柴胡注射液，每次 2～4ml，每日 3～4 次，肌注。鱼腥草注射液，每次 2～4ml，每日 3～4 次，肌注。复方地丁注射液，每次 4ml，每日 2 次，肌注。

3）放血疗法：取穴十宣，配穴人中、曲泽、委中。手法：用三棱针消毒，重刺十宣放血，配穴强刺激，不留针，每日 1～2 次。

4）滴鼻剂：复方柴胡注射液，每次每侧鼻腔滴 3～4 滴，0.5～1 小时 1 次，适合于高热的临时处理。

5）灌肠疗法：大黄 15g，枳实 15g，芒硝 20g，厚朴 15g 或生大黄 30g；或番泻叶 30g，煎至 150～200ml，高位直肠滴入或保留灌肠，适用于腑实高热。柴胡 15g，大黄 15g，枳实 15g，黄芩 15g，半夏 15g，白芍 15g，甘草 15g，煎至 200ml，作高位直肠保留灌肠，适用于胆系高热。

6）口服中成药：清胰合剂（柴胡、黄连、黄芩、广木香、延胡索、白芍、芒硝），每次30ml，每日3～4次。清胰片（柴胡、胡黄连、黄芩、广木香、延胡索、白芍、生大黄），每次5片，每日2次。清热通腑合剂（柴胡、黄芩、枳实、蒲公英、广木香、延胡索、甘草），每次20ml，每日4次。

313 常用治疗急性胰腺炎的中药药理作用是什么？

（1）大黄　大黄为蓼科植物掌叶大黄、唐古特大黄或药用大黄的根及根茎，味苦，性寒，归脾、胃、大肠、肝、心经；具有泻下攻积、活血化瘀、清热解毒等功能。主要成分为蒽醌类化合物和鞣质。其药理作用有：①促进结肠蠕动排空，改善腹痛和腹胀；②明显降低血浆内TNF-α、IL-6和ET含量，使血浆中血栓素B_2（TXB_2）下降及前列腺素（PGE_2）成分上升，纠正TXB_2/6-keto-PGF1α的比例失衡，从而阻断血栓形成倾向，疏通微循环；③提高血浆渗透压，降低血液的高黏度和毛细血管通透性，有利于遏止渗漏；④可加强肠黏膜屏障作用，防止肠菌移位，控制内源性感染，并有抗ET的作用；⑤强力松弛括约肌，促进胆石排出，控制胆道感染，有助于胆汁、胰液的引流通畅和胆道炎症的控制；⑥抑制胰酶活性，抑制胰蛋白酶、胰脂肪酶等胰酶的分泌，抑制巨噬细胞过度激活和中性粒细胞浸润，减少炎症细胞因子；⑦抑制Na^+-K^+-ATP酶，减低ATP消耗，使分解代谢处于较低水平；⑧抑制氧自由基（OFR）生成，对体内超氧离子自由基有较强的清除能力；⑨抑制促进受损的细胞紧密连接及细胞核等组织结构恢复正常，稳定溶酶体膜，达到保护胰腺细胞的作用；⑩可提高中性粒细胞吞噬功能和血清总补体水平，提高机体的免疫力。

（2）丹参　丹参为唇形科植物丹参的根及根茎，味苦，性微寒，归心、心包、肝经；主要功效为活血化瘀，凉血消痈，养血安神。主要成分有紫草酸B、丹参素、丹参酮Ⅰ、ⅡA、ⅡB、异丹参酮Ⅰ、ⅡA。丹参注射液能明显降低血中IL-1、IL-6、TNF-α 水平，进而抑制早期中性粒细胞（PMN）与内皮细胞（EC）黏附，减少胰酶的释放和磷脂酶A的激活，减轻胰腺病理过程；其中有效成分紫草酸B及其衍生物可扩张血管，抗血小板凝集和抑制血栓素 A_2（TXA_2）的产生，降低血液黏稠度。防止微血管内凝血和促进纤溶，能显著降低胰腺血流阻力指数，改善胰腺血流自动调节机制，改善胰腺局部缺血；其 Ca^{2+} 通道阻断作用能明显阻滞细胞外 Ca^{2+} 内流所致的细胞内 Ca^{2+} 超载，同时减少胰腺腺泡损伤；水溶性酚酸类物质具有很好的抗脂质过氧化和消除自由基作用。主要成分丹参素、丹参酮能直接作用于中性粒细胞，抑制中性粒细胞呼吸暴发，减少OFR的产生，对脂质过氧化引起生物膜损伤有明显的保护作用，能抑制还原辅酶Ⅱ的消耗和保护过氧化物歧化酶（SOD）活性，降低胰、肝、肾组织的丙二醛（MDA）水平，有效防止SAP的再灌注损伤。

（3）甘遂　甘遂为大戟科多年生草本植物甘遂的块根，味苦、辛，性寒，归大肠、肺、肾经；功效为泻水逐饮，消肿散结。主要成分为α-大戟固醇、γ-大戟固醇、甘遂固醇、巨大戟萜醇型二萜酯类、甘遂萜酯A、B。现代药理研究证实，其治疗SAP机制为：①增强胃肠道平滑肌张力，促进胃肠道蠕动，排除胃肠道积滞，降低肠道压力，改善胃肠道微循环；②促进腹腔内的内毒素自肠道排出，保护肠黏膜免疫屏障，降低肠道内毒素，阻碍细菌、内毒素移位，减少内毒素吸收入血，从而减少胃肠道衰竭发生率及其持续时间，从而改善患者呕吐、腹痛、腹胀症状；③免疫抑制、抗炎，抑制体内细菌的繁殖，降低血中TNF-α含量，阻碍其诱导的细胞因子连锁反应；④通过接触性脱水，减少Oddi括约肌及胰腺的水肿，促进胰液及胆汁的引流，加速胰腺及胰周坏死组织的吸收，抑制胰酶自肠道和腹腔吸收引起的胰外组织损害。

(4) 栀子　栀子系茜草科灌木植物栀子的果实，味苦，性寒，归心、肝、胃、肺经；可泻火除烦，清热利湿，凉血解毒，消肿止痛。主要有效成分为京尼平苷及其降解产物京尼平，可降低血清及组织中脂质过氧化物的活性水平，维护机体自身的抗氧化能力，减轻SAP时OFR及其级联反应对机体造成的损伤，降低血管通透性，减轻炎症，改善胰腺血流动力学，对急性胰腺炎时胰腺细胞膜的功能和胰腺腺泡亚细胞器的结构和功能有保护作用，加强防御机制，减轻胰腺损伤，抑制胰酶释放，并抑制生物活性因子的释放。

(5) 银杏叶　银杏叶为银杏科植物银杏的叶，味苦、涩，性平；归肝、胆经；具有平喘化痰、活血止痛功效。其主要活性成分萜类化合物银杏内酯B是天然强活性的血小板活化因子(PAF)拮抗剂，而最近研究已证实，PAF在SAP发病中起重要作用；黄酮苷类和苦内脂可清除体内过多的OFR，抑制细胞膜的脂质过氧化反应，提高红细胞SOD的活性，从而保护细胞膜、防止OFR对机体造成的一系列损害；还具有改善血液流变学，调节神经递质释放，以及增加缺血组织对氧及葡萄糖的供应量，降低血液黏稠度等多种生物学特性，从而改善胰腺及肠道的微循环，降低ET水平。

(6) 石楠藤　石楠藤为胡椒科植物爬岩香的藤茎，味辛，性温，归肝、肾经；能祛风通经、强腰止痛。含有丰富的PAF拮抗物质：木脂类化合物海风藤桐和楠藤素。该药拮抗了血中的PAF，改善了肠黏膜的微循环，降低了黏膜的通透性，减轻内毒素移位，降低了血中内毒素水平。

(7) 刺五加　刺五加为五加科灌木植物刺五加的根和根茎，味微辛、苦、涩，性温，归肝、肾经；能益气健脾，补肾安神。有效药理成分含刺五加苷A、B、C、D、E等，此外，尚含多糖、1-芝麻脂素及果酸。现代研究发现，刺五加能增强机体的非特异性抵抗力，提高耐低压、缺氧能力，升高白细胞，调节器官病理过程，使其趋于正常化；具有抗氧化、改善微循环作用，通过减少 OFR 的产生，增加 NO 含量，减轻胰腺病变。

314 如何认识胃肠减压在急性胰腺炎治疗中的作用？中医药泻下治疗是否可代替胃肠减压？

至今，国内外的教科书，甚至包括最新出版的《Pancreatitis》（Lankisch 主编，Springer 出版社）中仍然将胃肠减压列为急性胰腺炎治疗的一项重要措施。固然，胃肠引流使大量胃酸引流至体外，从而避免其对胰腺外分泌的刺激，减少胰腺外分泌，对于缓解胰腺炎的病程有益。但在临床实践中，绝大多数患者可不采用胃肠减压，甚至包括重症病例，临床上并未见到由于未实施胃肠减压而使病情加重的迹象。除非当患者有高度的腹胀、肠麻痹、恶心、呕吐等表现，及患者处于昏迷状态而无法实施胃肠道给药时可考虑行胃肠减压。其理由是：其一、胃肠减压使得大量的胃酸、电解质丢失于体外，易造成严重的电解质紊乱，低钠、低氯性碱中毒，而一定的胃酸等环境对于正常的胃肠动力维持是必要的；其二、胃酸抑制剂的应用，包括质子泵抑制剂、H_2 受体阻滞剂等应用已经使胃酸降低到相当低的水平，尤其前者，似乎再无必要引流胃液而达到降低胃酸以减少对胰腺刺激的目的；其三、长时间使胃内处于无酸状态，会增加胃内感染的机会，包括真菌感染，且会损伤胃黏膜。况且，许多患者不愿接受胃肠减压。也有临床报道，运用中药泻下剂口服，结合灌肠，与胃管内注入中药治疗 SAP，两者疗效相当，因此，即使对 SAP 的患者，为减轻痛苦，也可考虑不放置胃肠减压。

315. 在治疗急性胰腺炎时如何选择镇痛剂？

疼痛会使血管痉挛，加重胰腺缺血，因此，对于急性胰腺炎患者常需镇痛，有效镇痛非常重要。常需要注射麻醉药品或使用患者自控麻醉（patient controlled anesthesia，PCA），疼痛较重者，采取PCA，并逐渐增加剂量，必要时在正确指导下增加给药频率，更容易缓解疼痛。对于止痛剂的选择，一般来说，应尽可能避免使用胆碱能受体阻滞剂，如阿托品、东莨菪碱等，因为这些药物会诱发或加重肠麻痹，致使"肠道衰竭"。吗啡、布桂嗪不宜选用，因其具有收缩Oddi括约肌的作用，从而加重胰腺炎。如患者腹痛较甚，可选用哌替啶。

316. 如何认识胆碱能受体阻滞剂在急性胰腺炎治疗中的作用？运用中药是否可减轻其副作用？

虽然，在我国的"胰腺炎诊治指南"及"如何选用镇痛剂"时谈到应尽可能避免使用胆碱能受体阻滞剂，而且目前对胆碱能受体阻滞剂在急性胰腺炎治疗中的作用也存在一定的争议，但有不少临床报道，证实胆碱能受体阻滞剂，特别是使用山莨菪碱（654-2）静脉滴注，对急性胰腺炎有显著的疗效，可明显改善疼痛的程度，缩短治疗疗程，阻止病情恶化，并可减少并发症的发生。因此，对于胆源性胰腺炎的患者，应根据临床，权衡利弊，在明确无禁忌证的情况下，仍可试用，尤其是在经济不发达的地区。当然，对于这一药物的使用，尚需开展规范的大样本临床试验，以总结治疗经验。

有学者提出使用时应注意的几个问题：①654-2 使用宜尽早；②就诊时如已有明显腹胀，因其治疗作用大于副作用，在确切胃肠减压和密切观察病情情况下，仍可正常使用；③654-2 与阿托品相比，毒性较低，临床使用较安全，但有肠麻痹、胃肠道大出血、高热、冠心病、心动过速、青光眼等患者仍需慎用；④使用时，如患者出现口干、视物模糊、尿潴留等副作用，一般不需停药，必要时仅予以减量即可。

关于山莨菪碱治疗急性胰腺炎的作用机制主要有：解痉镇痛作用，减轻患者腹痛；有抗胆碱作用，减少胃肠分泌，从而减少胰液分泌，减少对胰腺刺激作用；能抑制胰腺腺体的分泌，使有病变的胰腺腺体得到较好的休息与恢复；可改善胰腺组织微循环，阻断 M 和 α 受体，解除血管平滑肌痉挛，降低血管阻力，改善组织缺氧，增加组织供能供氧，从而使有缺血障碍的胰腺细胞得以恢复；减轻毛细血管损伤，使其通透性恢复正常，减轻内皮细胞损伤，从而有利于 TXA_2、PGI_2 恢复平衡，有利于胰腺组织 ATP 代谢；可减轻胰腺组织水肿，有利胰腺组织水肿吸收；改善患者精神状态，稳定机体内环境平衡。

特别应该指出的是，近期的研究认为生长抑素衍生物善得定（sandostatin）可引起 Oddi 括约肌收缩，使胰腺内的胰酶被激活，进一步促进胰腺的自身消化，因此可能对治疗急性胰腺炎有害。若同时使用山莨菪碱，可使 Oddi 括约肌松弛，克服生长抑素的这一缺点。加之配合通里攻下中药如大黄、芒硝等具有很强的泻下和恢复胃肠道功能的作用，能使患者胃肠道功能得以迅速恢复，很快缓解腹胀，可减轻山莨菪碱引起的肠蠕动减慢这一副作用。因此，在急性胰腺炎的治疗中，仍可适当考虑这一药物的应用。

317. 如何认识胰腺外分泌抑制药物在急性胰腺炎治疗中的作用?

有许多胰酶抑制药可供选用。如加贝酯、乌司他丁、抑肽酶、氟尿嘧啶、生长抑素、中药等。加贝酯和乌司他丁具有一定抑制胰酶的作用，大多数文献报道应用于急性轻型胰腺炎，对于SAP效果不肯定，国外现在应用也减少；抑肽酶和氟尿嘧啶为传统的胰酶抑制剂，疗效不肯定，副作用多，且后者为细胞毒药物，故临床上大都淘汰。生长抑素用于急性胰腺炎治疗已有近十年的历史，现在也应反思，客观评价其临床效果。善得定在国内的多篇文献报道中称有效，但反过来回顾这些报道，绝大多数设计不严，缺乏严格对照、随机和双盲。早些时候，英国著名医学期刊Lancet载文称善得定可导致急性胰腺炎。嗣后，国内均有文献报道善得定可收缩Oddi括约肌，从而加重胰腺炎。生长抑素对急性胰腺炎的疗效较为明确，临床实践中应用重型胰腺炎取得较满意疗效，但也有相反的结论。因此，对此应遵循“循证医学”原则进行临床评估。中药大黄具有抑制胰酶分泌和活性的作用，包括胰蛋白酶、脂肪酶、磷脂酶 A_2、弹性蛋白酶、糜蛋白酶、淀粉酶和激肽释放酶。对于轻型胰腺炎，在腹痛停止、血淀粉酶降至正常、肠鸣音恢复后可停用。对于重症病例，时间宜适当延长，常在上述状况好转后3~7日停用。

318. 如何认识“禁食”和胰腺“休息”理论的关系?

禁食是治疗急性胰腺炎的重要措施，传统观点认为，禁食时间愈长，愈利于胰腺的休息，利于控制胰酶分泌，减轻胰腺炎症、减少并发症及慢性胰腺炎发生的可能性。临床上经常见到禁食时间过长，殊不知，禁食过长的坏处很多。如患者不能耐受，常常发生自主进食现象，治疗的依从性差，而且严重的饥饿感反而刺激胃酸和胰液的分泌，进一步导致病情加重。禁食期间，为了改善患者的营养状况，通常采用静脉营养支持治疗，延长了住院日，加重了患者及家属的经济负担，也不利于患者康复。另外，禁食时肠道黏膜缺乏食物刺激，缺少营养，易发生肠道衰竭。近代观点认为，肠道屏障功能的完整性与急性胰腺炎的严重程度密切相关，是疾病发展和发生并发症的重要因素。而饮食能够促进肠道黏膜屏障功能的恢复，防止肠道细菌移位发生，改善其预后。

因此，对于轻症者多于腹痛停止后 2～3 日进食；重症病例于腹痛停止 3～5 日，肠鸣音出现后，开始进食稀饭等碳水化合物为主的食物，因为它们对胰腺外分泌的刺激较蛋白、脂肪类食物要弱得多。必须强调的是，不一定要待血或尿淀粉酶降至正常，因为有很多患者淀粉酶在出院时也不会下降至正常，这里应注意有无淀粉酶二聚体等情况的存在。有报道患者在出院后 2 个月血淀粉酶仍高。

319. 急性胰腺炎患者如何掌握饮食的开放？

对于轻症急性胰腺炎，1 周的治疗患者大都明显好转，并且不会留有后遗症。饮食的开放要掌握一定的原则。一般来说，患者腹痛症状基本消失，肠道排气畅，血淀粉酶水平回落到正常高限的 2 倍以内才能开始经口的饮食。这里提醒临床医生，不应要求淀粉酶回落到正常才开放饮食。

饮食的开放首先从进水开始，以不出现症状为准。第 2 日即可以喝少许米汤，4～6 次/日。没有腹部不适，监测淀粉酶在餐后升高没有超过2倍正常值即可以逐渐恢复无脂肪无蛋白质的流食，如稀饭。适应一段时间就可以过渡到面包、水煮菜等半流质饮食。在随后的2～3个月中，应掌握每日少食多餐，以低脂肪、低蛋白饮食为主，注意补充多种维生素。避免饱餐、含酒精的饮料、牛奶、肉类、油炸食品、巧克力、咖啡等食品。一般患者都可以逐步恢复到原有的饮食习惯中去。

320. 急性胰腺炎患者禁食禁水时，是否禁用中药?

目前，中西医结合治疗急性胰腺炎已被接受并迅速推广。上海市第一人民医院对重症急性胰腺炎的治疗方案明确提出了“禁食禁水，不禁中药”的原则；中华医学会外科学分会胰腺外科学组制定的重症急性胰腺炎诊治草案中，亦将生大黄灌肠和芒硝外敷作为非手术疗法的手段之一。目前中医药已成为急性胰腺炎临床重要的辅助疗法之一，除少数急性重症胰腺炎患者需外科手术，绝大部分病例基本上以中西医结合内科治疗为主。

中医认为本病起因诸多，如热、湿、水、气、瘀等壅阻于肝胆、胰脾、胃肠等脏腑，诸邪互结，气血运行不利，壅滞不通，从而引发痛、呕、胀、闭、发热等症状，遵循中医“六腑以通为用”的原则，中医则以疏利通腑为大法，口服（胃管注入）灌肠双管齐下，便多胀消谓其见效，愈早使用，愈早痊愈。

比较中西医治疗的方法可以发现，西医着重抑制胰腺的分泌，中医则通过通里攻下能使有害的病理产物包括已被激活的胰酶、细胞因子、内毒素、细菌等通过排泄得以驱除，加上清化湿热、理气化瘀等方药，能抑制血管通透性，维护肠道屏障功能，防止细菌移位及内毒素生成，从而有利于胰腺炎症的缓解和减轻机体组织器官可能受到的损害，变消极的静待为积极的恢复。大量的研究表明，对轻症胰腺炎的治疗，中西医疗效无差别。中、重症急性胰腺炎的治疗，如能结合中医中药，可明显提高疗效。

321 急性胰腺炎患者如何补液？

急性胰腺炎，尤其重型急性胰腺炎时，由于大量的液体渗出至胰周、小网膜囊和腹膜后间隙，致使体液有效循环血容量处于不足状态；再且，机体处于极度高分解代谢状态，大量内生水生成；同时由于毛细血管渗漏综合征的存在，大量的血浆蛋白渗出，间质水肿。因此，常常因为液体补充不足或过度而引起休克、肾功能衰竭或水中毒、肺水肿、心力衰竭等。故在急性胰腺炎时补充液体应注意以下几个方面：

（1）补充足够的液体　急性胰腺炎时由于大量的体液丢失，故应予补充。以先盐后糖，先晶后胶为原则，要重视胶体液的补充，目的提高血浆胶体渗透压，从而将渗透至组织间隙的液体"回吸收"入血液循环。应注意检测中心静脉压。

（2）实施"负水平衡"　由于急性胰腺炎时组织间隙水肿明显，在一些重要脏器，如肺气体交换发生障碍。所以，要限制入水量。在中心静脉压正常范围内记录患者的每小时尿量，并作为下一小时的补液量，要求补液量小于尿量。

（3）纠正水负荷过重　一方面提高循环血容量，另一方面在有效循环血容量充足的情况下采用强力利尿剂，以排除多余的总体水量。

（4）治疗毛细血管渗漏综合征　应注意保护毛细血管内皮细胞，降低其通透性。可应用低分子肝素、PGE_1（前列腺素1）、活血化瘀药物，如丹参、川芎嗪等。

（5）纠正电解质紊乱　着重于低钙血症的防治。要注重补钙，又要补镁。监测血钠、氯变化。

（6）补充足够的维生素和微量元素，尤其对于禁食时间较长者。

（7）补充足够的热卡。对于有高脂血症者，应注意限制脂肪乳剂的补充。

322 如何结合中药制剂的使用来防止胰腺坏死？

动态增强 CT 扫描（dynamic contrast－enhanced CT，DC-CT）能区分间质性和坏死性胰腺炎。虽有多种因素可致胰腺坏死，但最重要的还是微循环障碍。大量补液不仅可抑制肾衰和休克的发生，在防治胰腺坏死中亦有重要意义。然而，还不清楚仅仅扩充容量是否足以防止胰腺坏死。在一组少量重症病例的非随机研究中亦发现这种治疗是有效的。虽然这一结果的确令人鼓舞，但仍需随机前瞻性研究进一步评价这一新的治疗方法。应用改善微循环药物也能达到这一目的。有研究证实，胰腺组织血液循环障碍、胰腺组织缺血是导致胰腺组织坏死的重要原因。结果还表明，川芎嗪、丹参等中药通过改善微循环、降低血液黏滞度，下调收缩血管物质，如 TXA_2（血栓素）、PAF（血小板激活因子）和内皮素等增加胰腺局部血液供应，从而改善胰组织坏死。

323 中医药治疗急性胰腺炎存在的问题有哪些？如何进一步开展中医药治疗的研究？

在本着个体化治疗方案的前提下，中医中药及中西医综合治疗 AP 取得了较好的疗效。从文献报道分析，中医治疗均以辨证论治为总则，以通腑攻下泄热解毒为法。通里攻下、清热解毒能够改善肠道血液循环，保护肠黏膜的完整性，促进肠蠕动，排除肠道内细菌和内毒素，减少内毒素的产生和吸收，增强肠黏膜抗病能力，保护肠黏膜屏障，达到防止肠道菌群易位的目的，降低菌群易位所引起的致死性的肠源性感染和内毒素血症，并可以提高机体免疫力，从而达到菌、毒并治之功效；还能抑制胰蛋白酶，胰脂肪酶及与本病发病直接有关的胰酶，利胆，降低 Oddi 括约肌张力等，这些对胰腺炎的治疗均可产生有利影响。从临床效果看，使用中药后，排便、腹痛、腹胀等症状很快得到缓解。但 AP 发病急，变化快，并发症多，目前单纯用中医药治疗 AP 的报道很少，多采用中西医结合非手术治疗为主，既发挥了中医中药的作用，体现了中医辨证论治及整体观念的特点，又发挥了西药针对性强的优势，对提高 AP 治疗效果、减少并发症的发生有着重要的临床意义。

虽然中医中药及中西医结合治疗急性胰腺炎的研究已取得了长足的进展，但还存在着诸多不足，如缺乏大样本的临床资料，对中医证型的研究与现代检查手段的内在联系方面观察报道很少，对病情发展的动态变化，防止疾病发展恶化方面缺乏对比研究，中医中药对本病的作用机制的实验室研究还需深入，对急性胰腺炎的中医分型及治疗虽已有了标准，但对临床指导方面还不完善。

随着对 AP 认识的日趋成熟，应针对以下方面做进一步的深入研究：

（1）对急性胰腺炎，目前国内尚无公认的统一的、系统的、基于大量临床样本分析而得出的辨证分型标准，治疗亦通常以一方贯穿整个治疗过程中，不符合中医辨证论治的原则。因此，应结合现代临床流行病调查原则，运用数理统计学方法，针对以上问题进行严格的科研设计，并修订中医药治疗急性胰腺炎的疗效评判标准，规范的疗程限定和随访记录。

（2）目前关于中医药治疗急性胰腺炎的临床方药研究较多，

也有某些具有中医特色的治疗方法，但临床上尚无一个标准来调节服药的剂量和频率。进一步开展方药的疗效机制及中医治疗AP的辨治规律等的研究非常必要。

（3）在AP动物的造模上，没有关于急性胰腺炎中医辨证相关的动物模型，应重视这方面的研究。吸收结合现代医学的检查和解剖学等知识，探讨中医学的发展模式。

（4）运用现代药理学研究方法研究单味药、验方和复方治疗急性胰腺炎，按照西药的研发程序，研发治疗急性胰腺炎的中药注射剂。

胰　腺　癌

324 胰腺癌的病因病机是什么？

胰腺癌的发生主要是由于以下三方面：①情志郁怒，肝郁气滞，致气机不畅，脾湿郁困，郁久化热，湿热蕴结，日久成毒，积结成癌；②饮食不节，醇酒厚味，过嗜肥甘，致脾失运化，湿热内生，阻滞气血，积久化毒，瘀结形成本病；③寒温失常，调摄失宜，宿毒内热壅滞，气郁血瘀，湿毒瘀结，耗血伤阴，致癥瘕积聚内生。

总之，情志失调、饮食不节，感染湿热毒邪或虫积等，致使机体气机不畅，血行不利毒邪蕴积而成。病机总属本虚标实。初期以邪实为主，可见湿热毒盛、气滞血瘀等；后期以正虚为主，或虚实夹杂。

325 胰腺癌的辨证要点是什么？治疗原则是什么？

胰腺癌的辨证首先应分清虚实，区别初、中、末三期，其次注意正邪状况及虚实转换。治疗原则按急则治标，缓则治本或标本兼治。胰腺多见气滞、湿困、瘀热，湿热毒三者交阻的症状，治疗中强调理气、通下、消导、化痰、散结；胰腺癌发病的根本是脾虚气滞，痰瘀交阻，故治疗的基点是扶脾化结，不宜专事攻下，宜扶正祛邪。

326 如何辨证论治胰腺癌？

胰腺癌的中医分型如下：

（1）湿热毒盛证　上腹部胀满不适或胁部胀痛，食欲不振，心中懊侬，恶心呕吐，发热缠绵，口渴而不喜饮，或见黄疸，大便秘结呈灰白色，小便黄赤，口苦口臭，皮肤瘙痒，苔黄或腻，舌质暗红，脉弦滑。治则：清热解毒利湿。方用黄连解毒汤和茵陈蒿汤加减。

（2）瘀血阻滞证　上腹或左上腹疼痛，晚间加重，或可触及腹部包块，或恶心呕吐，胸闷气短，纳食减少，或面色黑，消瘦乏力，舌质紫黯，舌苔厚腻，脉细涩或弦细。治则：活血化瘀，软坚消癥。方用膈下逐瘀汤合鳖甲煎丸加减。

（3）脾虚湿阻证　脘腹胀满纳差，便溏，神疲乏力，消瘦，舌质淡，苔白腻，脉缓而濡。治则：益气健脾，化湿和中。方用六君子汤类或香砂六君子汤加减。

（4）阴虚内热证　上腹痛部隐痛，低热不退，口干喜饮，咽燥，盗汗，精神疲惫，便燥行艰，舌质红，苔燥或少乏津，脉细数或细弱。治则：滋补肝肾，养阴清热。方药：选用沙参麦冬汤、一贯煎或增液汤等加减。

上述各证随症加减：清热解毒加白花蛇舌草 30g、半枝莲 30g、山豆根 10g 等；祛痰散结加用猫爪草 15g、蛇六谷 30g、山慈姑 15g 等；扶正培本加人工灵芝 30g、绞股蓝 30g 等；癌性疼痛加玄胡 30g、茜草 12g、蒲黄 12g、三七 6g。癌肿坚硬者加莪术、瓦楞子、鳖甲、龟板。

327. 术前术后或采取放化疗同时联合应用中药治疗，其优势如何？

（1）术前运用中药益气健脾，可提高患者手术耐受性或为手术创造条件。术后运用中药益气养血，活血化瘀，则可促进创口愈合，提高抗病能力，巩固手术疗效，改善生存质量。

（2）化疗间歇期合用理气和胃、益气养血之中药，不仅可减轻其胃肠道反应，保护骨髓，有些还可提高化疗药物的敏感性，增强疗效。

（3）放疗中联合中药益气养阴，可提高机体的应激能力，减轻放射线对机体的损害，防治由放疗引起的组织纤维化。提高患者的生存质量。

七、肝　病

脂肪肝及肝炎

328· 脂肪肝的病因病机是什么？如何辨证选药？

祖国传统医学认为脂肪肝属于中医学的“胁痛”“肝癖”“积聚”范畴。多因过食肥甘厚味，过度肥胖或酗酒无度；或感受湿热疫毒；或情志失调；或久病体虚以及食积、气滞、疫气等都可引起发病。中医认为痰、瘀是本病的基本因素，主要病位在脾与肝。中医的病因病机是脾失健运，水湿不化，聚湿成痰，肝藏血，肝失疏泄，气机不畅，瘀血内阻，痰瘀互结于肝脏而形成脂肪肝。因此治疗以健脾和胃、疏肝解郁、调理气血、化痰降浊为本病的治疗原则。

脂肪肝中医辨证多分为六证。脾虚痰湿证用陈夏六君子汤加减，肝郁脾虚证用四君子汤合四逆散加减，肝郁气滞证用柴胡疏肝散加减，肝胆湿热证用龙胆泻肝汤加减，肝郁痰阻证用导痰汤合用膈下逐淤汤加减，肝肾阴虚证用六味地黄丸合一贯煎加减。在辨证论治的基础上，还可以选用针对性较强的中药加减。

（1）山楂　其性微温味酸甘。李时珍在《本草纲目》中说："化饮食，消肉积……消滞血胀痛。"现代药理研究证明，山楂能增强心肌收缩力，增加心排出量，减慢心率，扩张冠状血管，具有降血压、降血脂等作用。且药性平和，久食亦无副作用。可食用现成的山楂果、山楂糕，亦可磨细加糖拌匀。每次 10g 左右，每日 2 次，饭后服，可以经常服食。

（2）大黄　是一味泻下通便、清热解毒的良药，一般都用于急性热病大便秘结。现代药理研究发现，其除有泻下通便作用外，还有降血压、降胆固醇作用。小剂量则有健胃作用。对肥胖病、高血压、冠心病、高血脂患者，均有良好的作用。选上好大黄，研成细末，装入胶囊。每次 2 粒，每日 2 次，饭后服。服后若见便稀量多时，应停服或减少其用量。

（3）枸杞子　味甘，性平。具有保肝、护肝作用。中医学认为能补肝阴、养肝血、益精明目。现代药理研究证明：枸杞子能降血糖，抑制脂肪在肝细胞内沉积，促进肝细胞新生，并有降压功效。每次服 10～15g，可用以煮粥、制作菜肴，亦可冲泡代茶常饮。

（4）制首乌　何首乌经加工制熟称为制首乌。制首乌性温，味甘苦。《开宝本草》说："首乌益气血、悦颜色，久服壮筋骨、益精髓，延年不老。"历代中医学家都认为制首乌是一味补益强身、延年益寿的良药。现代药理实验证实，首乌具有降血脂、降血糖、软化血管和降压的功效。用法：每次 10～15g 煎汤常服。何首乌片、首乌粉，服用可按规定剂量，每日 1～2 次。但药物都有偏性，偶有肝损报道，谨慎长期服用。

（5）决明子　又名草决明，因其有明目之功，故又有"千里光"和"还瞳子"的美称。其性微寒，味甘苦。炒熟用。具有清肝明目、养阴清热、润肠通便的功效。现代研究证明，决明子水浸剂和乙醇浸剂有降压、降脂和通便的作用。用法：每次

10g，泡水代茶，尤以夏季最为适宜。

329 慢性肝炎中医的病机演变规律是什么？

慢性乙型肝炎总病的因病机为：疫毒内侵为决定因素，正气亏虚是内在因素，饮食、情志为诱发因素。由于先天不足，素体虚弱，或久病体虚，或劳欲过度，以致精血亏损，阴阳失调，机体无力驱除疫毒外出，以致缠绵难愈。疫毒性似湿热，湿为阴邪，易伤阳气，湿邪羁留，首伤脾阳，肾阳和脾阳有先天和后天相互依存的关系，脾阳需靠肾阳的催动才能运而不息，肾阳又赖脾阳不断化生的水谷精微，才能继而不竭，脾阳既虚，肾阳受累，终而脾肾阳虚。热为阳邪，日久肝阴受灼，造成肝阴不足，而肝肾同源，渐及肾阴，终致肝肾俱亏。这是慢性肝炎病机的总体演变规律。

湿热毒瘀胶凝固结，缠绵不去损伤正气，是乙肝趋于慢性化的主要原因。从病理上说，病程越短，邪气越盛；病程越长，正气越虚。正气依肝瘟、肝着、肝积、鼓胀而逐渐变弱，瘀血现象却日益加重。湿热毒邪在不同阶段表现得突出或隐匿。因此，对乙肝的治疗，需坚持祛邪与扶正相结合的基本原则，同时兼顾瘀血的病理变化。

随着病情的发展，正气虚（主要是脾气虚，病久还会表现为肝虚、肾虚）进一步加重，所以治疗过程中健脾药用量随着病情发展逐渐加大，波及肝肾时加用补肝肾药。病初邪气极盛的表现也会较前减弱，因此，祛邪药用量应逐渐减少，以防祛邪而更伤正气。

330 慢性肝炎的常见证型及治疗方药是什么?

慢性肝炎属中医“胁痛”“积证”范畴，是临床上的常见病和多发病，因患病日久，肝郁克脾，每易导致脾气亏虚，故临床上以肝郁脾虚证最为多见。患者表现为经常胁部疼痛，烦躁易怒，倦怠乏力，脘闷腹胀，食少纳呆，舌淡苔腻，脉沉弦。治疗此种患者多采用疏肝理气，健脾和胃之法，方用逍遥散合柴胡疏肝散化裁，基本方：当归15g，白芍10g，柴胡10g，茯苓15g，郁金10g，木香10g，香附15g，青皮10g，枳壳15g，焦三仙各15g，白术10g。若患者兼有黄疸，可加茵陈25g；有发热者，加板蓝根15g，大青叶15g；气短乏力明显者，可加人参10g，黄芪15g；恶心呕吐者，可加莲肉15g。

若患者因肝气郁结而致脉络郁阻，出现胁下积块质硬，固定不移，胀痛或刺痛，兼见形体消瘦，面色晦暗，腹胀食少，倦怠乏力，有蜘蛛痣或肝掌，舌质紫黯后有瘀斑，脉弦或涩者，则为积证。辨证属气滞血瘀，治宜疏肝理气，活血化瘀。方用木香槟榔丸合鳖甲煎丸化裁。基本方：当归15g，川芎10g，木香10g，香附10g，枳壳15g，厚朴10g，槟榔10g，郁金10g。如患者胁痛较剧，可加三七粉2g、元胡粉2g冲服；胁下积块坚硬者可加三棱10g，莪术10g，夏枯草15g；兼鼻衄、齿衄者加龟板20g，藕节25g，余加减同前。

前人谓“治久病又如理丝”。治疗本病必须慢慢调理，不可操之过急，用药宜平稳，时时注意顾护胃气，不用峻猛之品以免损伤正气，使正气渐复而邪气渐去，疾病才能得以康复。又因“肝主藏血”“肝为罢极之本”，过度劳累每易耗伤肝血，不利于肝炎的恢复，所以还要嘱病人注意休息，避免过劳，保持精神愉快，加强饮食调养，与药物治疗密切配合，才能取得理想的疗效。

331. 著名中医学家秦伯未诊治传染性无黄疸型肝炎的经验有哪些？

首先，如何认识“肝生于左”。《素问·刺禁论》曰：“脏有要害，不可不察。肝生于左，肺藏于右，心部于表，肾治于里，脾为之使，胃为之市。”这里分明是讲针刺禁忌的部位，而不能将文意割裂来看。所以张景岳《类经图翼》说：“肝之为脏，其治在左，其脏在右胁右肾之间。”由于中医治病从整体出发，往往离开本脏专就其生理作用和经络部位治疗，如《医学心悟》治胁痛，便以痛左为肝气不和，用“柴胡疏肝散”，痛右为肝邪移肺，治用“推气散”。前人的经验应当借鉴。

其次，肝的经络布于两胁，故肝病表现为胁痛。在肝炎过程中，胁痛的发生一般先由气滞而至血瘀，所谓新病在气，久病入络。其诊断除发病新久之外，从痛的程度及兼证入手，如刺痛多瘀，剧痛多寒，隐痛多虚，压痛多实，胀痛或时痛时止多气。由于肝脉从少腹贯膈布胁，其支脉又注于肺，故胁牵及胸腹等处疼痛是同属于肝的范围。

其三，经络以脏腑为基础，肝体阴而用阳，以血为本，以气为用，故在胁痛基础上可以出现血虚血瘀、气旺气郁等病变和气旺化火、血虚生热，以及因热生燥生风等现象，因而产生种种症状，从根本上都是肝的病变。

其四，对内脏的有机联系，中医是用五行生克来表述的。本病以木克土为多，因而伴有一系列脾和胃肠症状，虽然不是主病，但能影响后天生化，从而促使本病发展，不可忽视。

从主证和兼证来探测肝脏病变，有虚实寒热之分。虚证在本病初起比较少见，实证包括瘀阻气滞，气滞又包括气郁、气逆，总之是气血不能舒畅条达。胁痛的初期往往因此发生，瘀阻亦由气滞引起。至于寒热也不能离开气血，是在气血不和的基础上出现偏寒偏热现象，本病的寒症较热症为少，热症分瘀热气火和虚热，虚热由阴虚、血虚续发。

肝炎多以胁痛为主诉，除伴见肝脏本身兼症外，往往突出在脾和肠胃方面。说明肝病最易影响脾胃，一般称为木克土，但木克土多为木旺土弱，然在肝炎的肝虚证上也能出现脾胃症状。这就必须注意木与土，此胜彼负的相互关系，从而分别木旺克土，木不疏土，土壅木郁等不同病理。大凡木旺克土最易脾弱；木不疏土最易形成肠胃壅滞；因脾胃消运不健而影响肝脏又多郁结。肠胃壅滞多为实证，脾弱则有中气不足和水湿不化之分，因而同样疲劳乏力和嗜卧，有属于气虚或湿阻。而全身乏力也能引起腰背酸痛，转侧不舒，然小便频数而量少色黄，多系肝失疏泄，肝病及肾所致，仍属肝病范围。

332. 急性重症肝炎的病机特点是什么？证治要点是什么？

根据重型肝炎的临床特点，属于“急黄”“瘟黄”“天行发黄”范畴，合并出血、腹水时则与“血证”“鼓胀”等病证有关。

其主要病因为感受湿热疫毒，而血分瘀热，火毒炽盛是其病机特点：

急性重型肝炎的临床表现主要为骤然起病，身目迅速发黄，色深如金，高热口渴，纳差乏力，口中臭秽。或见吐血、便血、皮下皮疹，出血部位广泛，血色鲜紫或紫黯。小便深黄而少，大便干结，腹大肿胀。或见躁动不安，甚则狂乱，抽搐；或见神志恍惚，甚则神昏谵语。舌质红绛，舌苔黄或黄腻，脉弦细而数。分析上述症候，可以归纳出急性重型肝炎的证治特点：①疫邪热毒猛烈，熏灼肝胆，胆汁外溢，出现骤发黄疸，身目如金；②血分瘀热，火毒炽盛，迫血妄行，而见吐血、斑疹、便血等；③

火、热、毒扰动肝风或内陷心包，出现神昏抽搐；④湿热毒邪弥漫三焦，脉络瘀阻，以致气血水互结为鼓胀，尿少腹大。

333. 如何辨证治疗急性重症肝炎?

急性重型肝炎通常是分为以下三种证型进行辨证治疗：

(1) 热毒炽盛型　本型为急性重型肝炎的主要表形类型，患者呈现一派热毒化火，深入营血之象，可见高热，烦躁、口渴欲饮，目睛、肌肤黄染，并迅速加深，腹胀满，大便秘结，小便黄赤，甚者神志昏迷或谵语、抽搐，或见便血、尿血，舌质红绛，苔黄燥或黄腻，脉滑数或洪数等。治疗宜清火解毒，凉营泄热之品。常用茵陈蒿汤合三黄解毒汤加减。常用药如茵陈、黄连、黄芩、大黄、山栀、犀角（或水牛角）、生地黄、牡丹皮、赤芍、紫草等。

(2) 气阴涸竭型　重型肝炎病情由实转虚，急剧恶化之时，此型往往较早出现。患者可见气急短促，面垢颧红，或有身热，汗多而黏，神志昏糊，手足抽搐或兼齿、鼻出血，甚至呕血、便血不止，舌红而干，脉来促数而芤等。遇本证当急投益气救阴之剂。可以生脉散加减。药用西洋参、麦冬、五味子、山药、龙骨、牡蛎等。

(3) 阳气衰脱型　重型肝炎呈现此型，多已去年不远，极难挽回。证见气息低微，神志淡漠或昏迷不醒，肢冷汗出，或二便失禁，舌淡苔白，脉微细欲绝等。勉力救治之际，可配用参附汤加减。药用红参、附子、白术、干姜等。

334 临床降酶常用治法与用药有哪些？

丙氨酸氨基转酶（ALT）升高是肝细胞损害的重要标志，在病毒性肝炎病变中极为常见。降低 ALT 是肝炎治疗中不可忽视的一个环节，稳定 ALT 在正常范围还被认为是临床治愈的客观指征之一。中医药对降低 ALT 有较好的效果，临床常用的方法如下：

（1）清泻湿热法　适用于肝胆湿热证伴 ALT 升高者。本证多见于慢性活动性肝炎，临证可见：黄疸或无黄疸，口苦而黏，小便黄赤，大便溏而不爽，舌苔腻或黄腻，脉弦滑。湿与热相合，存在有主次轻重情况，即湿重于热，或热重于湿，临证时可依据大便与舌苔的情况加以辨别。清除湿热有两种方法，即清利与清泄，多选用龙胆草、黄芩、大黄、茵陈、泽泻、虎杖、土茯苓、垂盆草等，其中，垂盆草的降酶效果较为突出，但停药后反跳率较高。临床使用时要注意，这些药物均有苦寒败胃、碍于纳运之弊，对肝脏损伤的修复有一定影响，故用药时一定要注意患者的胃纳与大便情况，视病情及时减量或停药，并可辅以健脾和胃治疗。

（2）活血化瘀法　适用于瘀血阻络证伴 ALT 升高者。本证多见于慢性迁延性肝炎，临证可见：胁肋隐痛或刺痛，面色晦暗，舌质暗，舌边有瘀点或瘀斑，脉沉涩。由于肝炎病程长，其间往往因肝郁、湿阻、气血亏虚等而致血行不畅，即所谓“久病入络”，所以血脉瘀阻是肝炎的必然病变，活血化瘀法当贯穿于本病治疗始终。活血化瘀可以改善肝脏微循环，增加肝细胞的营养和氧气的供给，从而有助于纠正肝脏的病变和 ALT 的异常。临床常选用丹参、郁金、桃仁、三七、牡丹皮、赤芍等，其中尤以三七的降酶作用明显。

（3）补虚扶正法　适用于虚证伴 ALT 升高者。慢性肝炎患者多呈有虚象，临床多见脾气亏虚和肝肾不足，此与细胞免疫功能低下征象相符。脾气亏虚临证可见：面色萎黄，纳差，便溏，倦怠乏力，舌质淡，脉沉无力。治疗当益气健脾，常选用黄芪、人参、党参、白术、茯苓、绞股蓝等。肝肾不足临证可见：头晕眼花，腰膝酸软，舌质红，苔少或剥，脉细无力。治疗当滋补肝肾，常选用熟地、枸杞子、黄精、女贞子、旱莲草、五味子、桑寄生等。实验证实，补虚类药物能提高细胞免疫功能，增强抗病能力，从而抑制病毒，恢复肝功，间接降酶。其中，五味子降酶作用得到临床与实验研究的充分证实，其降酶的速度之快与幅度之大，非他药能及，为此临床甚至出现了滥用现象，即凡遇 ALT 升高者一律加用五味子。实际上，五味子仅对肝肾阴虚者适宜，故急性肝炎一般不用。

此外，临床上还常用一些酸味药物如乌梅、山楂、白芍等进行降酶，因为实验研究证实，酸味药物能调节肝细胞周围的酸碱平衡，降低 pH 值，从而减少肝细胞内酯的渗出，起到降酶作用。ALT 的升高仅是慢性肝炎复杂的病理变化的一个方面，因此，尽管降酶非常重要，但也只能作为肝炎治疗中的一个环节，所以降酶应该放在肝炎的整体治疗过程中去考虑，这就需要对肝炎进行整体辨证，因证立法，据法用药。治疗肝炎 ALT 升高的方法远不止以上几条，只有导致 ALT 升高的内环境得以改善，ALT 才有可能复常。为降酶而降酶，显然是舍本逐末，只能取效一时。临床上辨病用药也很重要，对一些经临床与实验证实的、具有良好降酶作用的药物如五味子、垂盆草等，在治疗时均可选用，但仍不可忽略整体辨证的前提，应充分考虑其自身的适应证，决不能过分依赖其降酶作用而不辨虚实寒热地盲目运用。总之，运用中药降酶，必须遵循治病求本的原则，辨证论治，结合辨病用药的方法，如此方能真正改善降酶效果。

335. 转氨酶高如何辨证用药?

转氨酶是反映肝功能的生化指标，通常有丙氨酸氨基转移酶（ALT）俗称谷丙转氨酶（GPT）和天冬氨酸氨基转移酶（AST）俗称谷草转氨酶（GOT）两种，前者更敏感、常用。血清转氨酶升高常提示肝细胞受损，持续性升高见于各种肝病、心肌炎、传染病、胆道疾患、药物性肝损害、脂肪肝等病患。如何降低转氨酶使医生感到棘手，但有些中药却可帮忙。

五味子：为收涩药，有敛肺滋肾、生津敛汗、涩精止泻、宁心安神之功。药理和实验研究发现，本品有明显减轻和抑制肝组织损害作用，能使人体和动物的谷丙转氨酶活性降低。其所含的五味子乙素有明显护肝作用。可单味研末，1~3g。也可配方用，6~10g。提取物制剂有联苯双酯等。

败酱草：为清热药，有清热解毒、消痈排脓、祛瘀止痛之功。本品含齐墩果酸、挥发性油精、黑芥子苷等成分，能促进肝细胞再生，防止肝细胞变性，改善肝功能，因而能降酶、降絮。常入煎剂，6~15g。

连翘：为清热药，有清热解毒、消痈散结、疏散风热之功。本品含齐墩果酸、皂苷、维生素 P 等成分，可使肝脏变性和坏死明显减轻，使肝细胞内蓄积的肝糖原及核糖核酸含量大部分恢复或接近正常，血清转氨酶活力显著下降，所以对各种肝损伤有对抗和修复作用。常入煎剂，10~15g。

垂盆草：为利水渗湿药，有利湿退黄、清热解毒之功。本品含甲基异石榴皮碱等生物碱、果糖等成分，除可抑制多种细菌外，还有保肝和降低转氨酶作用，尤其降谷丙转氨酶近期效果明显。可入煎剂，重用30~50g。也有相关制剂如垂盆草糖浆、悬垂片等。

龙胆草：为清热药，有清热燥湿、泻肝胆火作用。其主要药理成分为龙胆苦甙、龙胆碱、龙胆黄素、龙胆糖。研究证实，其水浸剂有降低转氨酶和利胆作用，促进肝细胞再生与修复，抗肝细胞纤维化作用，同时还有抑制毒素吸收功能。须入煎剂，6～10g。

山豆根：为清热药，有清热解毒、利咽消肿之功。动物实验证明，本品能使小鼠受损的肝细胞的变性、坏死减轻，并有明显的再生修复倾向。还可降低谷丙转氨酶，增加机体免疫调节功能。常入煎剂，10～15g。现有提取物针剂山豆根注射液，又叫肝炎灵注射液。

女贞子：为补阴药，有补肝益肾、乌须明目之功。本品所含的主要成分为齐墩果酸、甘露醇、葡萄糖等。其中齐墩果酸对急慢性肝损伤有明显的保护作用，能显著降低转氨酶，减轻肝细胞变性、坏死及肝组织的炎症反应和纤维化过程，促进肝细胞再生。可入煎剂，15～25g。提取物有降酶制剂齐墩果酸片。

水牛角：为清热药，有清热，凉血、解毒之功。本品含多种氨基酸，药理研究证明具抑制病毒，改善肝脏炎症坏死，降低转氨酶，维持肝功正常等作用。多锉碎入煎剂或锉末用，6～15g，现多用其浓缩粉，2～5g。其复方制剂有清开灵针、复肝能胶囊、安宫牛黄丸等很多。

甘草：为常用补药，有益气补中、解毒、祛痰、缓急止痛、调和药性等功效。其主要成分甘草甜素被证实对动物实验性肝损伤，能明显减轻肝脏变性和坏死，使肝细胞内之肝糖原和核糖核酸含量大部恢复正常，显著降低谷丙转氨酶。可入煎剂，3～10g。现提取物制剂有强力宁、甘利欣针、甘草酸单铵等。

其他单味降酶中药还有虎杖、半枝莲、田基黄、苦参、柴胡、黄芩、灵芝、茵陈、三七等。

336· 如何正确认识肝功能？

（1）胆红素代谢　肝功能代偿期，多不出现黄疸。在失代偿期，约半数以上患者出现黄疸，血清结合胆红素与总胆红素含量均有升高。

（2）脂肪代谢　肝功能代偿期，血中胆固醇多正常或偏低。在失代偿期总胆固醇脂常低于正常水平。在肝硬化代偿期或失代偿期，空腹和餐后血清结合胆汁酸高于正常值。由于肝有病损时肝血流量减低及肝细胞功能障碍，使肝对门静脉血中的胆汁酸摄取减少；另一方面由于门体分流，门静脉血中的胆汁酸直接进入体循环，从而是导致胆汁酸代谢的异常。肝硬化时12α-羟化酶活性减低，胆酸（CA）合成减少而鹅脱氧胆酸（CDCA）的合成不需该酶参加，故两者比例异常，CA/CDCA＜1（CA/CDCA正常：0.5～1），目前认为此试验对反映肝病的严重性是有价值的。

（3）蛋白质代谢　血清蛋白的改变常为肝硬化最突出的变化，在肝硬化明显降低时，白蛋白合成减少。同时损伤的肝细胞可作为抗原，刺激淋巴细胞制造大量球蛋白，因此血清中白蛋白降低而球蛋白增高，白蛋白与球蛋白比例降低或倒置。

（4）肝纤维化的检测　目前检测肝纤维化的最佳指标为血清III型前胶原（P-III-P），其次为单胺氧化酶（MAO），脯氨酰羟化酶等，这些检查虽无特异性，但有助于诊断。

（5）吲哚氰绿（ICG）试验　经静脉注射后，由肝脏选择性摄取，排入胆汁，而不从肾脏排出，也不参与肠肝循环，因此一般认为此试验是临床初筛选肝病患者最有价值和最为实用的试验；剂量为0.5mg/kg，15min后测定其潴留率，正常值为7.86±4.34%，肝硬化尤其是失代偿期的患者，潴留率明显增高。二是利多卡因代谢物生成试验（MEGX）：测定 MEGX 浓度可准确反映肝细胞的贮备功能，与肝硬化的预后有良好相关性。剂量 1mg/kg，人注射利多卡因 30min 后 MEGX 的血浓度减去注射前的血浓度为 90μg/ml 以上，肝硬化患者明显降低，失代偿者大多在 30～40μg/ml。低于 10μg/ml 为进行肝移植的指征。

（6）转氨酶　肝细胞受损时，血清谷丙转氨酶（ALT）与谷草转氨酶（AST）活力均可升高，一般以 ALT（仅存在于胞质内）升高较显著。肝细胞严重坏死时，则 AST（在胞质和线粒体内均有）可高于 ALT；肝硬化时 AST/ALT > 3.0（正常值 0.8）。

（7）腺苷脱氨酶（ADA）　为核酸分解酶，广泛分布于肝、肾、肌肉等组织。慢性肝病尤其是肝硬化时，ADA 阳性率明显高于转氨酶；阻塞性黄疸时 ADA 正常或仅轻度升高，故有助于黄疸的鉴别诊断。

（8）胆碱酯酶（ChE）　肝硬化失代偿期 ChE 活力明显下降，其降低程度与血清白蛋白大致平行，若 ChE 极度降低者提示预后不良。

（9）凝血酶原时间　早期活动性肝硬化的血浆凝血酶原时间多正常，而晚期活动性肝硬化和肝细胞严重损害时则明显延长。

337. 什么是药物性肝病？可能导致药物性肝病的中草药有哪些？

药物性肝病（drug induced liver disease）是指由于药物或/及其代谢产物引起的肝损害。可以发生在以往没有肝病史的健康者或原来就有严重疾病的患者，在使用某种药物后发生程度不同的肝损害，均称药肝。其表现与人类各种肝病的表现相同，可以表现为肝细胞坏死、胆汁淤积、或慢性肝炎、肝硬化等。

可能导致药物性肝炎的中草药有：

（1）致一般性肝损害　长期或超量服用姜半夏、蒲黄、桑寄生、山慈姑可出现肝区不适、疼痛、肝功能异常。大剂量服用天花粉或注射剂可使肝功能受损，个别患者还可出现肝脾肿大。

（2）致中毒性肝损害　铅丹、鱼胆、砒石、草乌、雷公藤、薄荷油，超量服用川楝子、苦楝皮、黄药子、蓖麻子、雷公藤煎剂，可致中毒性肝炎，出现黄疸、肝区疼痛等症状。

（3）致肝病性黄疸　长期服用大黄或静脉滴注四季青注射液，会干扰胆红素代谢途径，导致黄疸。

（4）诱发肝脏肿瘤　土荆芥、石菖蒲、八角茴香、花椒、蜂头茶、千里光等中草药含有黄樟醚，青木香、淮木通、硝石、朱砂等含有硝基化合物，均可诱发产生肝癌。

338. 改善和恢复肝功能的中药有哪些？作用机制是什么？

（1）抗炎护肝降酶药物　清热解毒药。这类药物主要是减轻肝实质炎症，防止肝细胞坏死，促进肝细胞再生，从而使血清ALT降至正常范围。常用中药：败酱草、板蓝根、大青叶、金银花、杭菊、连翘、黄芩、白花蛇舌草、蒲公英、生甘草、田基黄、龙胆草等。

（2）清热利湿药　此类药常常与解毒药同用，从而增强解毒药护肝降酶的疗效。常用中药：车前草、竹叶、赤小豆、通草、灯心、茯苓、薏苡仁、猪苓、苍术等。

（3）凉血活血药　这类药物有扩张血管、活血化瘀、改善门静脉和肝内血液循环、防止微血管内凝、促进纤溶功能、减少部位缺血状态、增加肝血流量、丰富肝细胞营养和活化肝细胞、加速病灶的修复等作用。常用中药：丹参、牡丹皮、赤芍、当归、水红子、泽兰、红花等。

（4）疏肝利胆药　此类药物多具有利胆退黄、减轻肝细胞炎症、防止肝细胞坏死、促进肝细胞再生的作用。常用中药：柴胡、枳壳、郁金、佛手、青皮、陈皮、茵陈、栀子、金钱草、大黄、田基黄等。

（5）酸甘化阴药　这类药物能调节肝细胞的酸碱环境，并有减轻肝细胞内酶的渗出作用，从而达到降酶目的。常用中药：山楂、五味子、乌梅、木瓜、旱莲草、白芍、鱼腥草、牛膝等。

（6）降低血清胆红素作用的药物　该类药物多包括清热祛湿解毒、疏肝利胆类药物，一部分凉血活血药也有较好的降低血清胆红素的作用，其退黄机制有的是以增加胆汁排泌作用为主，有的是以降低血中胆红素为主，也有的是通过松弛胆道括约肌或收缩胆囊的作用来实现的。常用中药：茵陈、青蒿、柴胡、黄芩、黄柏、赤芍、大黄、黄连、大青叶、金钱草、姜黄、郁金、败酱草、栀子、泽兰、板蓝根、田基黄、连翘、公英、卷柏、胆草、竹叶、通草、羚羊粉、鲜麦苗、鲜柳枝等。

（7）促进肝脏合成蛋白的药物　此类药物多属于中药中活血、健脾、补气补虚类药物，如郁金、大枣、台参、白术、肉桂、熟地黄、当归、灵芝、阿胶、三七粉、水牛角、白芍、鳖甲等，这些药物常可提高患者的血浆白蛋白含量，促进肝脏蛋白代谢，起到纠正白球蛋白比率倒置的功效。

（8）增强肝解毒功能的药物　这类药物能增强肝解毒功能，使肝细胞内肝糖原蓄积增加，促进肝内物质代谢，常用的有甘草、黄芩、当归、连翘、柴胡、茯苓、茵陈等。这其中尤以甘草解毒作用最强，其应用的频率也最高。

339 慢性肝炎如何养肝?

肝主藏血，需要用阴血来滋养，才会发挥肝的功能，行气调畅。对于肝，善治不如善养。养肝主要有三条法则，这些法则不仅对肝病患者非常有益，对一般人群也有较好的养肝作用。

（1）起居调养，最晚 23 时要睡觉　肝主藏血，而夜晚 23 时到凌晨 3 时是肝胆经时间，可养肝血，若能准时就寝，获得适当充足的睡眠，血就能归藏于肝，养肝血，让你每天都精神奕奕、活力百倍；如果你是“夜猫子”一族，肝血无法得到调养，肝火容易上炎，口干舌燥等不适症便会产生。

（2）情志调养，心情豁达开朗　心情豁达、开朗、淡定、坦然，肝气就能舒畅，气旺则血和，血和则健康，可以帮助肝功能的恢复。最忌暴怒，肝为刚脏，喜条达（舒畅）而恶抑郁，怒则伤肝，精神抑郁日久或突然、强烈的暴怒皆可导致肝之气血失调，影响肝的疏泄功能，诱发肝病加重。

避免思虑过度，忧思伤脾，脾伤则饮食水谷运化失常，湿浊内生，最易导致内湿与湿热疫毒相合，使肝病加重或复发。

（3）饮食调养　需要禁忌的食物包括辛辣刺激食物、煎炸烧烤食物、粗糙食物、生冷食物、坚硬食物等。辛热刺激性食物，如辣椒、洋葱、胡椒粉、咖啡、浓茶等，此类食品多性热，属阳，进入人体后易助热生湿，加重病情；煎炸炒等烹饪过程中，脂肪氧化产生丙烯醛，经血液循环刺激损害肝实质细胞，加重肝病；纤维较粗、硬的东西，如白菜、鱿鱼等，常常是造成肝硬化患者上消化道出血的重要诱因。

最后切忌喝酒。中医认为酒易助湿生热，饮酒也是慢性肝炎、肝硬化患者的禁忌。宜食用养肝阴的药材和食物，如枸杞、石斛、首乌、沙参、麦冬等。

340 肝炎肝区疼痛如何辨证治疗？

肝区痛是肝病最为常见的症状之一。中医一般以“胁痛”

进行辨证论治。中医学认为，肝居胁下，胆附于肝下，其经脉布于两胁，肝炎之肝痛多属于肝失条达，气机郁结，致肝络被阻，或湿热内蕴，不通则痛，或气滞日久，血行不畅，瘀血停积，或久病体虚，导致肝阴不足所致。

（1）肝气郁滞证（夹瘀、夹寒） 胁肋胀痛，走窜不定，痛每因情志变化而增减，饮食减少，嗳气频作，小便清长，大便欠畅，舌淡红苔薄白，脉弦。治宜疏肝理气。方用柴胡疏肝散加减：香附、枳壳、川芎、白芍、郁金各10g，柴胡、青皮、栀子各6g，甘草3g。夹瘀者加赤芍、丹参、桃仁各10g，红花6g。寒凝者加吴茱萸、桂枝、当归各6g，炙甘草3g。

（2）肝胆湿热证 胁痛拒按，寒热往来，恶心或呕吐，口渴喜温饮，纳呆目赤，或目黄、身黄、小便短赤，大便干或秘；舌淡红苔黄腻，脉弦数。治宜清化和解。方用大柴胡汤合茵陈蒿汤加减：柴胡、白芍、厚朴、栀子、黄芩、大黄、牡丹皮、川楝子、元胡各10g，金钱草15g，茵陈30g。

（3）肝阴亏损（血亏）证 胁肋隐痛、喜按，劳则加重，口干咽燥，心中烦热，头晕视物模糊，小便淡黄，大便偏干，舌红少苔，脉细弦而数。治宜养阴柔肝。方用一贯煎加减：北沙参、麦冬、当归、枸杞、川楝子、白芍、牡丹皮各10g，生地黄15g。

（4）肝阳衰弱证 胁肋疼痛、喜按，劳则加重，头晕肢乏，神疲懒言，畏寒或肢冷，小便清白，大便正常，舌淡苔白，脉沉细无力。治宜温补肝阳。方用暖肝煎：肉桂、生姜、沉香各3g，乌药、茯苓、小茴香各6g，当归、枸杞各10g。

341. 肝郁气滞的胁痛用疏肝解郁法久治未愈，再结合何法为好？

肝脉布于胁肋，情怀抑郁，数谋虑不决，则肝郁气滞，故胁胁胀痛。用疏肝解郁法治疗，有的服药减轻，停药加重；有的服药疼痛消失，停药再逐渐加重。总之胁痛缠绵，久治未愈。究其病源，肝主藏血，体阴用阳。疏肝解郁之品，辛温香燥，易耗伤阴血。阴血一伤再伤，经脉失养，故不荣则痛。阴血亏耗则气失潜藏，气机逆乱则气滞血瘀，故不通则痛。气滞、血瘀、阴伤、血耗相互影响，互为因果，故不和则痛。

因此肝郁气滞的胁痛，用疏肝解郁法久治未愈，要再结合滋阴养血，祛瘀通络。在具体治疗中，还要注意药物的选择。如疏肝解郁用柴胡、炒香附子、郁金、枳壳、青皮之类，疏肝解郁，直达病所。滋阴养血用枸杞、生地黄、当归、南沙参、玄参、石斛之类，滋阴养血，而无滋腻留瘀之弊。祛瘀通络用延胡索、白芍、当归尾、红花、桃仁、丝瓜络之类，祛瘀通络，并有很好的止痛作用。

此证要在当用剂内，再加鳖甲一味，滋阴柔肝，潜阳纳气，散结止痛，确有良效。虽无疏肝解郁之功，但能间接起到疏肝解郁之效，并有治本作用。

342 肝炎常伴腹胀，中医如何治疗？

腹胀也是肝炎常见症状。因腹胀往往食欲减退，进食量减少，从而影响药物对乙肝的治疗。中医认为，肝炎腹胀与湿毒内蕴、情志郁结、脾虚失运有关。中药治疗效果较好，且价格低廉，应辨证选用。

湿阻腹胀特点是不分早晚和空腹及食后，为持续性闷胀，伴恶心、食少、乏力。药用陈皮 9g，大腹皮 20g，薏苡仁 30g，茯苓皮 15g，桂枝 6g，水煎服，每日 2～3 次。

食滞腹胀多在食后加重，或有口臭、腹痛，在吐泻后减轻，矢气恶臭。药用莱菔子 9g，焦槟榔 15g，瓜蒌皮 10g，熟大黄

6g，鸡内金15g，炒麦芽15g，当归10g，煎服法同上。

气郁腹胀时轻时重，多在情志不舒时加重，嗳气或矢气后减轻，腹部叩之如鼓。药用广木香6g，枳实10g，青陈皮各9g，制香附10g，川朴9g，沉香粉1g（冲），煎服法同前。

脾虚腹胀多在午后及劳累后加重，休息后减轻，伴食少、乏力、眩晕或浮肿。药用党参15g，山药30g，云苓15g，白芍10g，陈皮9g，炮姜8g，当归9g，煎服法同前。

肾虚腹胀多为下腹胀，遇冷加重，兼腰膝酸软或下肢水肿，见于乙肝日久或兼乙肝相关肾炎患者。药用熟附片9g（先煎），白芍15g，白术12g，云苓15g，肉桂6g，桑寄生15g，当归12g，沉香粉1g（冲），煎服法同前。

343. 湿热型肝炎后期出现阴伤的证候如何治疗？

一般认为湿热未尽不宜养阴，以免恋邪。但湿热在不同程度上几乎贯穿于肝病的始终。若必待湿热尽去方可养阴，则鲜有养阴之日矣。且阴虚既现，不但不治，反而仍然一味清利，势必重伤其阴，阴亏一日不复，肝病一日难愈。当此湿热缠绵，阴虚难复之际，理应养阴与化湿并举，方不偾事。诚然，化湿多用温燥，温燥易伤阴液，于阴虚不利，养阴多用甘寒，甘寒易助湿满中，于湿邪不利。但这些弊端只是在将两法割裂开来才会产生，如果养阴、化湿并举，温燥、甘寒同用，则相反相成，扬长避短，化湿针对祛邪，养阴针对扶正，各行其事而不致误。其实先贤古方，多有养阴合化湿、利水并治者，如仲景之猪苓汤，叶天士之黑地黄丸等皆是典范，足资遵循。

养阴化湿同时并举的关键在于掌握两者用药的比例，适当配伍。首先，要权衡湿热于阴虚的缓急轻重，以定清化为主，养阴为辅；反之，则以养阴为主，清化为辅。湿热、阴虚并重者，则清化、养阴并重之。其次，在上述原则的基础上，选用药物。化湿不过于温燥，以免伤阴，常取微苦微辛之品，微苦以化湿，微辛以透气，悦脾醒胃，宣气化湿，如陈皮、砂仁、蔻仁、藿香、苏梗、茯苓、生薏苡仁、六一散之属。养阴不过于滋腻，以免助湿碍运。常取酸甘化阴，甘寒濡润之品，如白芍、酸枣仁、石斛、山药、枸杞子、制首乌、女贞子、生地黄、北沙参等品。再者，善于利用药物性味相反的药对来达到互相监制的目的。如黄连与石斛同用、苍术与生地同用、半夏与麦冬同用、陈皮与沙参同用等。此外，还应注意运脾和胃。

在养阴方面，尤应注重养胃阴。胃阴是保证胃腑受纳、腐熟水谷，进而游溢精气，上输于脾，充养肝肾的重要物质基础。补益胃阴不仅能够帮助纳谷，改善消化、且能在某种程度上防止、延缓或者减轻肝肾不足的出现。养胃阴常用药物如石斛、太子参、芦根、扁豆衣、北沙参等甘平甘凉、质轻味薄，这类药物补而不滞，养而不腻。在阴虚兼有湿热之时，既能沃焦救焚，又少助湿恋邪之弊，非滋填下焦肝肾之重浊厚味等品可比。养胃阴药中特别推崇石斛，该药养阴生津兼能清热，开胃进食而不呆运。既能补益阴津之不足，又能开启阴液之化源。

344. 如何运用“见肝之病，知肝传脾，当先实脾”治疗肝炎后综合征?

临床上慢性肝炎患者大都表现为倦怠乏力、食欲不振、肢体困重、恶心呕吐、腹胀便溏等一系列脾虚不运之症，亦有胁痛、胁部不适、头晕失眠等肝郁的症状。因此，本病病位不单在于肝，更重要在于脾，从脏腑辨证而论，应属肝脾同病而以脾病为主之证。在疾病发展过程中，脾气虚这一基本证候，始终作为共性而在绝大多数的慢性肝炎患者身上表现出来。

从论治的角度来看，根据《难经·七十七难》：“见肝之病，则知肝当传之于脾，故先实其脾气。”张仲景赞成此说，于《金匮要略·脏腑经络先后病篇》中说：“夫治未病者，见肝之病，知肝传脾，当先实脾，四季脾旺不受邪，即勿补之。”根据这一宝贵的理论，治肝炎应注意“实脾”，故健脾补气，扶土抑木是治疗慢性肝炎的原则。

“慢肝六味饮”，方药配伍如下：党参（或太子参）15～30g，云苓15g，白术12～15g，甘草5g，川萆薢10g，黄皮树叶15～30g。本方取四君子汤补脾气健运脾阳以“实脾”，用黄皮树叶以疏肝解毒行气化浊，川萆薢入肝胃两经升清而降浊。本方适用于单纯脾气虚型的慢性肝炎患者。临床证候为面色淡白，少气自汗，倦怠乏力，身重，食欲不振，胁部不适感，腹胀便溏，舌淡嫩，或舌体胖有齿印，苔白或兼浊，脉虚弱。

若患者同时有其他兼夹证候出现时，则可根据辨证所得，采取适当的兼治法，在上方的基础上加减用药，其加减法为：脾虚较甚，并见气短声低，精神不振的，加黄芪15～25g。兼湿浊上泛，并见脘闷，恶心呕吐，舌苔厚浊，脉缓滑者，加法半夏10g、砂仁3g以和胃降浊。若湿浊中阻，以身肢困重，腹胀便溏明显者，加薏苡仁15g、白蔻仁6g以通阳除湿。兼肝气郁结，并见胁痛较明显，易急躁，头晕，头痛，脉兼弦者，加素馨花10g、郁金10g以疏肝解郁。兼肝阴不足，并见头目眩晕，失眠多梦，舌边尖红，苔少，脉弦细弱稍数者，加桑寄生30g（或桑葚15g），旱莲草12g，女贞子（或五味子）12g，以太子参20g易党参，去川萆薢，以养肝阴。兼肾阴虚，并见面白唇红，头晕，睡眠不佳，口干咽燥，腰膝酸痛，舌质红嫩，苔薄白或苔少，脉细数而弱者，加首乌30g，山萸肉12g，熟地黄20g，桑寄生30g，旱莲草12g，以太子参18g易党参，淮山药12g易白术。兼肾阳虚，并见面色青白或晦暗，精神不振，腰腿酸痛，四肢欠温，脉兼迟或稍沉者，加杜仲15g，巴戟天12g，肉桂2g（焗服），楮实子10g，以温补肾阳。兼血瘀阻络，并见面色黧黑或唇色紫黯，胁痛明显，胁下症块（肝大、质较硬易扪及），舌质紫黯，或有瘀点，脉弦缓或涩者，加丹参15g，茜根12g，桃仁10g，土鳖10g，以活血化瘀。兼湿郁化热，并见有口苦，小便黄浊，或轻度黄染，或低热，舌嫩红，苔黄白厚浊，脉虚数者，加金钱草25g，田基黄（或鸡骨草）25g，土茵陈25g，以太子参18g易党参，以清利湿热。

上述治法，总的原则不离健脾，组方的核心是四君子汤加川萆薢、黄皮树叶。这是因脾虚是慢性肝炎的共性而确立的。随证加减则按辨证论治之原则处理。

345 肝炎康复期用药有什么特点？

（1）守法守方，坐镇从容　慢性肝病，缠绵日久，正虚邪恋，最难速愈，一般服药时间较长，药效亦渐渐始能显露，审证既确，即应坚持守法守方，虽可随症加减，不能轻易改弦易辙。吴鞠通说："治内伤如相，坐镇从容，神机默运，无功可言，无德可见，而人等寿域"。指出治疗慢性病初服药时尽管疗效不著，甚或不见疗效，只要无副作用，就不要贸然改方易药，必须坐镇从容，持之以恒，终可见功。治疗慢性肝病，尤其是康复期肝病尤需如此，在临床上对已经诊断明确的患者，治法既定，则应守方不变，并说服病家，不能急于求成。

（2）安抚肝脏，药从简化　如前所述，目前治疗肝病的中西药品，名目繁多，由于肝病病程较长，患者求愈心切，往往多方求医，用药过量，甚至乱服偏方，以致加剧病情者屡见不鲜。应该强调，多数药物需经肝脏分解代谢，肝脏既已损害，代谢功能已经减弱，盲目过多地滥用药物，加重肝脏负担，不利于肝病的恢复。同时也要考虑到任何一种药物，在发挥治疗作用的同时，都潜藏着不利于人体的因素，因此随便过量用药，不仅不能取效，反而导致"药病"的严重后果，正如程钟龄《医学心悟》

中所云："不思药以疗病，反转而疗药，则病必增剧而成危险之候"，确是经验有得之言。由此可知，简化用药，是治疗肝病的基本原则，医家病家应引起足够的重视。

346 解酒的方药有哪些？

（1）据记载具有解酒功效的单味中药

1）苦参：具清热燥湿、杀虫利尿之功，《名医别录》载其"除伏热肠澼，止渴，醒酒……"《本草经疏》亦载苦参"消酒，除渴，明目，止纯血痢、痔痢极效。"

2）菊花：能疏散风热，平肝明目，清热解毒。《药鉴》载其"……解醉汉昏迷，易醒，共干葛（宜葛花——笔者注）煎汤。"

3）白扁豆：能健脾、化湿、消暑。《本草图经》载其"主女子带下。兼杀酒毒，亦解河豚毒。"

4）肉豆蔻：有温中行气，固肠止泻，消食之功。《日华子本草》载其"调中，下气，止泻痢，开胃，消食。皮外络，下气，解酒毒，治霍乱。"《得配本草》亦认为其"消宿食，解酒毒。"

5）枳（椇）子：能治酒醉，烦热，口渴，呕吐，二便不利等。《滇南本草》明确提出其：治一切左瘫右痪，风湿麻木，能解酒毒……《世医得效方》拟枳椇子丸治"饮酒多发积"。此外，枳椇子也能解酒。

6）葛根花：善解酒毒，醒脾和胃，解渴，主治饮酒过度，头痛头晕，烦渴呕吐，胸膈饱胀等。《脾胃论》有葛花解酲（酲：醉后神志不清）汤，《滇南本草》有葛花清热丸等，均疗醉酒。此外，葛根、葛谷（葛的种子）也有醒酒作用。

7）草果：具燥湿散寒、除痰截疟之功，因气芳香，有辟浊之性，《本草》引李杲云："温脾胃，止呕吐，治脾寒湿、寒痰……消宿食，解酒毒、果积，兼辟瘴解瘟。"

8）高良姜：有散寒止痛，温中止呕之功。《本草从新》载其"暖胃散寒，消食醒酒，治胃脘冷痛。"

（2）据记载具有解酒功效的中药方

1）生石膏12g，葛根10g，干姜6g。功能主治：解热，生津止渴。用于酒精中毒后烦渴泄泻。

2）枳椇子10g，砂仁10g，干姜2g。功能主治：利湿热，解酒毒。用于饮酒后小便不利，心烦口渴。

3）葛花20g，连翘12g，虎杖9g，石菖蒲5g，砂仁3g，甘草24g。功能主治：解酒毒，清胃热。用于酒后烦渴、头痛、呕吐、便血。

4）枳椇子20g，陈皮10g，茯苓15g，鲜萝卜1个，生姜10g。功能主治：解酒毒，利湿止呕。用于酒后小便不利、心烦口渴，减轻醉酒后头痛、头晕、恶心、肝区隐痛等症状。

5）北柴胡12g，黄芩9g，清半夏9g，炙甘草5g，生姜9g，红枣4枚。功能主治：和解少阳。用于酒后发热、恶心、食欲不振，可预防酒精性脂肪肝。

6）猪苓9g，泽泻15g，白术9g，茯苓9g，桂枝6g。功能主治：利水渗湿，化气解表。用于酒后呕吐、下利或浮肿。

以上六方服法，均为加水煎服。如用于预防，可每日1剂，连服数剂。

347. 肝病患者饮食要注意什么？如何补充蛋白质？

对于肝病患者饮食的调整是非常重要的，尤其是慢性肝病患者更需以食为主，服药为辅。营养过高、过低或偏食都是有害的，要根据自己的具体情况，把家常食品合理搭配，以保持最好的食欲。肝炎是多种致病因素导致的肝脏细胞功能受损及变性，休息和合理营养是治疗肝炎的重要方法。当患者食欲不振、消化吸收功能差时，饮食宜清淡，不宜给大量高蛋白、高糖饮食，以免增加肝脏、胃肠的负担；但当病情缓解，患者食欲好转时，逐渐增加蛋白质食物，如瘦肉、鸡蛋、鱼、豆类、乳类制品。对于患者兼有高血压、动脉硬化、脾虚、胃虚的人应少食脂肪，多吃豆制品，因这类食品暖胃，除湿热，可以调节增强消化系统功能。人体有 8 种氨基酸自身不能制造，一定要由外源供给，当以动、植物蛋白质每天各半搭配，均衡提供时，可弥补各自的不足，增强蛋白质的利用率，保证必需氨基酸的来源。但有一点还需提醒，对于肝炎患者，绝对不提倡过量食用肉、蛋等，因多余的蛋白质反而会增加肝脏负担。每日摄入 400 克糖，以保证热量供给。在患者病情缓解后，及时食入新鲜菜、果，但以适于消化为原则。

一般来说，肝病患者每天蛋白质补充量以每千克体重 1.5 ~ 2.0g 为宜。蛋白质来源很多，有动物性及植物性两类。鸡蛋、牛奶、牛肉、鸡等动物来源食品含蛋白质的比例并不特别高，但其氨基酸组成的比例较理想，即赖氨酸、含硫氨基酸、苏氨酸、色氨酸、亮氨酸较丰富。大豆中蛋白质含量占 34.9%，不仅高于肉类，而且上述氨基酸比例也好。玉米的蛋白质含量虽占 92%，但上述氨基酸比例不理想。动物蛋白与植物蛋白同时吃，可以互补。对肝病的不同时期、不同类型，蛋白质的摄入量应有所区别。在急性肝炎初期，因恶心、呕吐等消化道反应明显，蛋白质的摄入量应该适量减少。因为过多的蛋白质食品会加重胃肠道负担，而吸收不完全则易在肠道内产生大量氨，影响肝脏解毒功能。即使蛋白质被吸收，对已受损伤而功能下降的肝脏来说，也是不相宜的。较多的蛋白质摄入量主要适用于肝炎恢复期，但也不可过量。对于肝硬化、重型肝炎等情况，蛋白质食物的摄入更应注意其数量和质量，因为过多的蛋白质摄入，容易引起肝性脑病。临床上见过慢性重型肝炎患者因进食小块蛋糕而致昏迷者。对于有肝性脑病先兆的重症患者，应给予低脂、低蛋白饮食。

348 病毒性肝炎的病因病机是什么？

（1）病因　湿热疫毒之邪是病毒性肝病的主要致病因素。一方面，几乎大多数肝病均不同程度具有湿、热之邪致病的基本特征。湿性重浊黏腻，具有壅遏气机，易困脾阳的特点；热性炎上、燔灼、躁动、传变迅速的特点。病毒性肝病主要临床表现为黄疸或无，纳呆，恶心厌油，脘腹满闷，倦怠乏力，或有发热，小便黄，大便或干或黏腻不爽，舌苔黄腻，脉濡缓或细，属于湿热蕴结所致。另一方面，本病具有较强的传染性、流行性、季节性和特异性，符合疫毒致病的特点。其中传染性是疫毒致病的最基本特点，若其传染性强则于某一区域更大范围内发生流行，而有“时行疫气”之称，且某种疫病只导致某种疾病，而以好犯某一脏腑，专发某疫病及病状相似为特征。如病毒性肝病就是湿热疫毒由饮食经口而入或自天受之的结果，无论老少强弱，触之者即病，往往一人得之，祸及全家，劳动人甚至一村一方皆得之，尤以深秋初冬之时易发生流行，且病无长幼之分，均见周身面目发黄。

（2）病机　肝炎的病毒类型不同病机有异，经肠道传播的甲、戊型肝炎多属气分病变，可由气入血；经肠道外传播的乙、丙、丁、庚型肝炎属血分病变，可由血出气或入里瘀结。但纵观病毒性肝炎的临床表现较为复杂，虽属肝病，而病位涉及肝、脾、肾诸脏，病机涉及阳气功能，阴血实质，病性涉及寒、热、虚、实。其证候演变规律一般为因实致虚（致损），因虚致实，虚实相夹。其实不外热、湿、郁、瘀、风，其虚不离各脏腑气血阴阳。惟本病早期，病在气分，多为实证，恒以湿热多见且为始动因素，尚有湿重、热重、湿热并重之分及化燥化或之急；又有肝胆湿热、脾胃湿热之别。湿热困脾，脾失健运，久郁伤气，生化无源；湿热伤肝，疏泄失常，郁久化火，耗血伤阴，久则致郁；郁久不化，气阴虚损，痰瘀痹阻，终成瘀血阻滞，邪留血分，致本病后期虚中夹实之证。但以脾虚不运为关键，肝血瘀滞为中心。

综上，湿热疫毒内侵为病毒性肝炎的主要致病因素，肝胆脾胃不和是脏腑病变之基础，气滞血瘀症积是病变发展的基本过程，阴阳气血亏损是病程久延的必然结果。

349 乙肝病毒携带者该如何辨治？

乙肝病毒携带者，起病隐匿，病程缠绵，潜在危害大，年龄分布以青少年居多。本病给患者造成了巨大的精神和心理压力，患者甚至无端受到升学、就业方面的歧视。近几年来，随着对本病证治研究的不断深入，中医药在治疗该病方面取得了一定的进展，综合起来乙肝病毒携带者的辨治要注意从以下两方面着手。

(1) 培补肝肾，扶正以达邪　乙肝病毒携带者，属中医的“疫毒”范畴，起病隐匿，病程缠绵，短则数年，长则数十年，毒邪长期滞留于体内，阴血暗耗，日久耗伤肝阴，造成肝阴不足。又由于肝肾同源，精血互化，肝阴不足日久造成肾阴亏虚。肾为先天之本，精气化生之根，肾虚则精无以化气，导致元气亏虚，诚如《内经》中说：“邪之所凑，其气必虚”。因此慢性乙肝病毒携带者多存在肝肾亏虚、元气不足之病机。故本病在治疗上应着重培补肝肾，益气填精，以纠正肝肾亏虚，元气不足之病理状态。著名肝病学家王文正指出：“肝病用不上补药便不能言愈”。补药即补肾药。因此乙肝病毒携带者在其缠绵的病程当中，治疗必须抓住补肾这个根本，并结合辨证配之以利湿、解毒、清肝、化瘀、健脾诸法，方能收到较好疗效。

（2）祛除毒邪，切断致病根源　乙肝病毒携带者，究其根本病因在于感染乙肝病毒，病毒在宿主体内长期存在并复制。因此，清除病毒或控制病毒复制是阻断该病发生发展的根本之法。如何有效清除病毒，或控制病毒复制，目前仍是医学界的难题之一，一些西医的抗病毒治疗，如干扰素及贺普丁等药物，对乙肝病毒携带者效果不理想。祖国医学近几年来对本病进行了积极的探索，该病属中医“疫毒”“湿毒”范畴，病因为湿热疫毒，治则应为清热利湿解毒，试图从传统清热利湿解毒类药物中寻找出一些行之有效的抗病毒中药。现代医学研究证实，清热利湿解毒类中药如茵陈、黄芩、苦参、虎杖、白花蛇舌草、贯众等确实具有明显的抑制乙肝病毒的作用。

350. 抗乙肝病毒的中药有哪些？临床如何使用？

研究表明，许多中药有抑制乙肝病毒的作用，在统筹使用保肝抗病毒药的过程中，合理选用这些中药可以提高乙肝病毒标志物的转阴效果。如对HBsAg具有较强抑制作用的中药有：贯众、黄药子、虎杖、白花蛇舌草、大黄、板蓝根、黄芪、连翘、巴戟天等。对HBV-DNA具有明显抑制作用的有：蚤休、山豆根、丹参、赤芍、何首乌、败酱草、土茯苓、苦参、龙葵、紫草、姜黄、女贞子、薏苡仁、茯苓、金钱草等。

选用中草药的原则是：既要考虑药物的传统性味、归经、功用和主治，又要结合现代研究成果，这样才能更切中病情实际。另外，在消除或减轻抗病毒药物的副作用方面，中药也能派上用场。如对干扰素的流感样副作用，以及对拉米夫定的反跳和诱导病毒变异的负面作用，常以小柴胡汤为主对抗之。临床研究显示，该方药能较好地改善乙肝症状和体征，改善肝功能，促使某些乙肝病毒标志物阴转，能抗纤维化，调节免疫。这说明，中药在抗病毒治疗中具有一定的临床价值，不容忽视。

值得一提的是，中药也是药，当用量过大或用药过久，即可出现副作用甚至中毒。因此，使用中草药必须谨慎选择，掌握合适剂量、适当疗程、配伍合理、组方简练，才能与其他抗毒药物协力发挥最佳效果，达到预期目的。

351 如何运用扶正祛邪法治疗慢性乙型肝炎？

慢性乙型肝炎迁延不愈，其病在肝。当病邪侵入肝脏时，首先是肝血壅滞，继则肝失疏泄功能，时间稍久则由壅而成瘀，致肝络壅滞窒塞，结而成痞（肝脾肿大）而三焦不利。临床上可根据各脏腑的阴阳气血、寒热虚实，辨证用药。如阴虚患者失眠、口干、溲黄，可用生地黄、石斛、花粉、首乌、麦冬、阿胶、五味子之类养阴药；如失眠重则加枣仁、夜交藤之类；肝胆火旺者加山栀、龙胆草；心火偏盛者加川连；气虚患者四肢乏力、神疲倦怠、面萎色晦，应着重于益气，加党参、黄芪、白术之类；有大便溏泻者加诃子、神曲；食欲差者加砂仁、豆蔻仁、川连、陈皮；腹胀者加苏藿梗、大腹皮；气阴两虚者随症酌加补阴益气两类药物。在没有明显症状可辨时，只有从已证实的病上去考虑，推论正邪虚实，探索用针对性药物进行治疗。

慢性乙型肝炎患者常见其乙型肝炎表面抗原（HBsAg）反复呈阳性，缠绵不愈。从中医病因学角度看来，这是由于邪正斗争有反复。正，指人体内在的抗病功能；邪，指致人疾病的外来因素。正胜则乙型肝炎表面抗原转阴，邪胜则转阳。所以在治疗上扶正与祛邪是不可忽略的两个方面。

中药黄芪、党参为益气之药，以黄芪为主药，辅以党参（或太子参）、五味子，能增强人体免疫力，提高抗病功能，这是扶正的一面。黄芪用量为15～150g；或言黄芪多用有壅气之弊，但临床上未见。另一方面是针对病毒进行袪邪壅治疗。有毒当消当解，可采用全瓜蒌（对治疗黄疸、转氨酶增高有效）、羊蹄根、大黄、牡丹皮、连翘（有活血凉血作用），或加蒲公英、板蓝根以加强解毒。临床上可视患者之虚实，毒邪大小，增减用药。

如上所述，慢性乙型肝炎既有正虚的一面，又有邪盛的一面，正虚邪盛除产生一系列症状外，同时出现相应的病理变化；反过来又可导致正更虚或邪更实。故在治疗时，对人体、病原、症状三者应通盘考虑。扶正治整体，可以增强患者的抗病力、恢复力；治疗症状，可因症状的消失而增加人体的抗病能力；治疗病原又可以消除症状。三者结合，标本同治，有利于提高疗效、巩固疗效。

352 无症状乙肝病毒携带者如何治疗？

由于无症状乙肝病毒携带者（以下简称ASC）临床症状不典型甚至缺乏，因此按常规辨证缺乏有力证据。经过多年临床观察与摸索，我们发现，对ASC的辨证除了临床症状之外完全可以从其演变规律上去着手。众所周知，除部分ASC其HBsAg可以终身携带或自然阴转外，另有一部分可能演变为急（慢）性黄疸型肝炎或肝硬化等，即中医的“黄疸”与“积证”，而“诸病黄家，从湿得之”（《伤寒论》），“积证”亦多是因黄疸迁延不愈或湿邪阻络而逐渐形成的。也就是说，无论黄疸或积证，其形成与湿邪内阻都有直接的关系。所以我们不难看出，在HbsAg携带状态时的HBV即属予中医“湿”邪的范畴，或者说ASC的病因在中医来看就是湿邪。对此，有运用所谓“激发疗法”即用辛温之品将ASC由无症状人为地导致湿热之证，然后再用清热利湿的方法治疗而获满意疗效的报道。另外在临床上我们发现，多数ASC病程在1年以上，甚至更长，有些虽经多方治疗亦不见效，演变为“终身携带”，显然与中医湿邪致病，缠绵留着，不易速去的特点颇为一致。临床上有些患者尚有嗜睡、肢困等湿邪内困的表现，相反却少有“热”或“瘀”的一般症状。湿困易伤阳，阳虚易致湿，因此脾气不足，肾阳虚弱是机体感受湿邪的先决条件。从治疗组部分患者中存在有轻微疲倦、乏力或侵寒、纳少、舌淡、脉细等可以看出，脾气不足、肾阳虚弱亦是贯穿于ASC的始终的。为此，我们从脾肾着手，采取健脾温肾、佐以化湿的方法，用人参、黄芪、白术、茯苓健脾益气，附片，淫羊藿，熟地补肾壮阳，藿香、白豆蔻芳香化湿，陈皮理气，既可使补而不滞，又能行气以助化湿，甘草调和诸药，共奏健脾温肾化湿之功，因而疗效满意。

353 如何辨证论治急性病毒性肝炎？

在临床上，急性病毒性肝炎按照以下方法进行分型论治：

（1）肝胆湿热证

证候：身目俱黄，黄色鲜明，协肋疼痛，脘闷腹胀，食欲不振，恶心呕吐，口苦而干，困倦乏力，或伴皮肤瘙痒，小便黄赤，大便秘结或溏黏；舌红、苔黄腻，脉弦滑数。

病机：湿热阻滞，肝胆不利。

治法：清热利湿，疏肝利胆。

方药：龙胆泻肝汤合茵陈蒿汤加减：茵陈、车前草各15g，赤芍12g，龙胆草、栀子、黄芩、大黄、连翘各10g，厚朴、柴胡各6g，甘草3g，薏苡仁30g。

（2）湿邪困脾证

证候：脘闷腹胀，或身目俱黄，黄色晦暗，口淡不欲饮，胁胁疼痛，头重身困，恶心呕吐，食欲不振，小便清或黄，大便稀溏；舌淡红或体胖或齿印、苔白腻，脉沉濡。

病机：湿困脾胃，肝气郁滞。

治法：健脾化湿，疏肝和胃。

方药：胃苓汤合四逆散加减：柴胡、苍术、厚朴、茵陈、茯苓、猪苓、泽泻、佩兰、炒白术、半夏各10g，白豆蔻、陈皮各6g。

（3）肝郁气滞证

证候：胁肋疼痛，脘痞腹胀，恶心嗳气，纳食不香，或心烦易怒，情绪不稳；舌淡红，苔薄，脉弦。

病机：肝气郁滞，横逆犯胃。

治法：疏肝理气，解郁和胃。

方药：柴胡疏肝加减：柴胡、枳壳、白芍、半夏、竹茹、郁金、香附各10g，陈皮6g，甘草3g。

（4）肝郁脾虚证

证候：胁肋疼痛，烦躁易怒，食后腹胀或腹胀午后加重，恶心嗳气，倦怠乏力，食欲不振，小便清，大便溏软；舌淡红，脉细弦。

病机：肝郁气滞，脾失健运。

治法：疏肝理气，健脾益气。

方药：柴芍六君子汤：人参4.5g，白术、茯苓、白芍、半夏各10g，陈皮、柴胡各6g，甘草3g。

（5）肝郁血瘀证

证候：胁肋刺痛，痛有定处，肝脾肿大；面色晦暗，肌肤甲错，蜘蛛痣，肝掌；舌紫黯或瘀斑、苔薄，脉弦涩。

病机：肝郁气滞，瘀血内结。

治法：疏肝理气，活血化瘀。

方药：血府逐瘀汤加减：丹参、赤芍、生地黄各15g，当归、牡丹皮各12g，柴胡、枳壳、桃仁、红花、牛膝各10g，莪术6g。

（6）肝肾阴虚证

证候：胁痛隐隐，腰酸膝软，口干咽燥，头昏目眩，低热失眠，手足心热，小便淡黄，大便燥结；舌红、苔少或无，脉弦细数。

病机：肝肾阴虚，心神失养。

治法：滋补肝肾，养心安神。

方药：滋水清肝饮加减：熟地黄、生地黄、山药各15g，山茱萸、茯苓、牡丹皮、枸杞、白芍、泽泻、川楝子、酸枣仁各10g，栀子6g，甘草3g。

（7）脾肾阳虚证

证候：畏寒肢冷，腰膝酸软，食欲不振，神疲肢乏，小便清少，大便溏稀；面色不华或晦暗，下肢浮肿或腹水；舌淡胖、苔白，脉细弱。

病机：脾肾阳虚，水湿停留。

治法：温补脾肾，壮阳利水。

方药：济生肾气丸：熟地黄、生地黄、山药、茯苓、牡丹皮、泽泻、山茱萸、牛膝、车前子各10g，附子、肉桂各4.5g。

（8）气血两燔证

证候：发病急骤，黄疸迅速加深，色黄如金，高热烦躁，口渴引饮，小便黄赤，大便或干，甚则神昏谵语，或衄血、便血、尿血等；舌红绛、苔黄燥，脉滑数。

病机：疫毒内侵，气血两燔。

治法：清气解毒，凉血散血。

方药：清瘟败毒饮加减：石膏、茵陈各30g，水牛角粉、赤芍各15g，牡丹皮、茜草各12g，黄芩、连翘各10g，黄连、栀子、大黄、甘草各6g。神昏谵语，配服安宫牛黄丸等。

354. 丙型肝炎的特点和中医治法有哪些？

（1）特点

1）毒邪直入营血：输血已被公认是丙型肝炎传播的主要途径。由于毒邪（HCV）直接入于营血之中，因此其激烈的正邪剧争即气分证较为少见，黄疸病例较少，发热和脾胃症状较少较轻，血清胆红素和转氨酶呈中低度异常。事实上，输血后 HCV 抗体往往不能很快测出，一般均需在 6 个月左右方可测到。虽然除输血途径外尚有散发感染的病例，但输血后较散发性丙型肝炎的转氨酶水平低，慢性化率较高，治疗和预后均较差。这些都反映出毒邪直入于血与经气分传入，确有快慢之分。散发性丙型肝炎的气分证多见，其症状显而快；输血后引起的气分证少见，其症状不显而缓慢。

2）毒瘀易聚，缠绵难愈：丙型肝炎病毒不同于温热毒邪，虽然直入营血，但临床上无斑疹、舌质红绛、神昏谵语及耗血动血等营血热证。相反，表现出一种性质属阴的湿性毒邪，具有湿滞、阴凝、聚毒、阻络、伤气、碍阳的性质。

3）肾虚者易感，中老年人多发：国内外许多资料表明：丙型肝炎的发病率与年龄有密切关系，且年龄愈大，其病愈重，预后愈差。将病理所见与中医辨证进行比较后发现，湿热及其兼型主要反映轻型肝炎的病理表现，而血瘀兼型的病理改变几乎全部符合慢性活动性肝炎和肝硬化；而出现慢性活动性肝炎和肝硬化的全部为 40 岁以上的中老年患者。中医理论认为人的生、长、壮、老、已与肾气的盛衰、精气溢泻的变化息息相关。“人年四十而阴气自半”，中年以后随着肾气亏损，气血渐弱，全身脏腑经络功能均出现衰退征象。因此，疫毒之邪入于营血之后往往留滞营血脏腑，藏伏深处，毒瘀久聚成症。因此，重视人体肾气，补肾益气养血，将有助于丙肝的治疗。

(2) 中医治法　按照中医的传统理论，结合上述特点分析丙型肝炎的基本治法，可以采取如下治法：

1）活血解毒：丙型肝炎病毒直入血分，应重用入血分的药物。但因其性质阴凝、毒聚，因此不宜使用过于寒凉、黏滞、阴柔之药，而应选用动而不守之药，以活血通络为主。其解毒之药亦应选择那些具有解毒与活血通络双重作用者，如紫草、虎杖、牡丹皮、赤芍、麻黄、大黄、郁金、白花蛇舌草之类。但在其转氨酶波动期，选择药物时应尽量避免毒副作用明显的药物，并控制其剂量，防止加重肝脏损害。

按照卫气营血的辨证原则，“入营犹可透热转气”，是指温热之邪入于血分之轻浅者，可使其由营出气，由深出浅，目的在于遏制病邪深入。这一原则用于丙型肝炎，应视具体病情而施。如无明显输血史的抗-HCV 阳性患者，其症清浅的，可试用少量助阳通阳解毒药物，使其由深出浅，由营转气，为进一步解毒祛邪创造一个有利的局面。

2）疏肝化痰：HCV 也是一种嗜肝性病毒，无论从何途径传入，最终将损害肝脏。临床上肝郁脾虚、肝郁脾湿等以肝脾不和损害为主的占多数，再加上 HCV 毒邪性主聚敛，热象不显，气滞、湿阻、痰凝往往与瘀血阻络并存，形成毒、瘀、痰、湿交阻的病机，使病程迁延难愈。因此，应采用疏肝理气的药物，如柴胡、青皮、陈皮、香附、厚朴，化痰药如昆布、海藻、浙贝母、半夏等，与活血化瘀解毒药合理配伍使用，可以防止药性阴凝黏滞，加重病情，也有利于缩短病程，提高疗效。临床常用的化痰方主要有二陈汤、小陷胸加枳实汤等。

3）补益肝肾：据上述分析可知，肾气亏损者的 HCV 患病率较高。因此临床上治疗丙型肝炎，宜针对具体证候，在适当时机酌选补益肝肾的药物。据临床所见，丙型肝炎患者肾气虚、肾阳虚者较肾阴虚者多见，宜选用小剂量的补肾阳药物如巴戟天、仙灵脾、仙茅、菟丝子、五味子、葫芦巴等药。在助肾阳时还应适当选加滋补肾阴药味，一方面有阴中求阳，阳中求阴之意，而且可以防止阳药助火之弊。一般来说，病程愈短、病情愈轻的患者，补益肝肾之品愈宜少用；病程愈长、病位愈深、病情愈重的患者，补益肝肾之药愈宜多用。

另外，针对丙型肝炎性质具有阴凝伤气碍阳之特点，宜用较大剂量的生黄芪，其有升举阳气、透邪转气，又可辅助活血化瘀通络药。这与乙型肝炎治疗略有不同，乙型肝炎在使用黄芪时应顾及患者转氨酶是否稳定，转氨酶偏高时一般不用或少用，否则会延缓病情恢复。但丙型肝炎则未发现上述情况。

总之，HCV 从中医对疾病的分类情况看，应与乙型、丁型肝炎病毒同属阴性毒邪，甲型、戊型肝炎则属阳性毒邪。阳邪易治，阴毒难祛。因此，治疗丙型肝炎要恪守的原则应该是：阳以抗阴，动以抗凝。因此与甲型肝炎、戊型肝炎之治略有不同。

肝　硬　化

355・什么是肝纤维化？什么是肝硬化？

肝纤维化是一个组织病理学概念。肝纤维化指肝组织内细胞外基质（EMC）成分过度增生与异常沉积，导致肝脏结构或（各）功能异常的病理变化，结构上表现为肝窦毛细血管化与肝小叶内以及汇管区纤维化；功能上可以表现为肝功能减退、门静脉高压等。其形成机制主要由于肝炎病毒、乙醇、药物与毒物、血吸虫、代谢和遗传、胆汁淤积、自身免疫性肝病等多种损伤因素长期慢性刺激肝脏，使肝窦内肝星状细胞的活化。胶原等ECM 成分代谢失衡，生成大于降解，促使肝脏 ECM 沉积与组织结构重构。肝纤维化见于大多数不同病因的慢性肝脏疾病中，是肝病向肝硬化发展的必经之路。抗肝纤维化治疗的近期目标在于抑制肝纤维化进一步发展；远期目标在于逆转肝纤维化，改善患者的肝脏功能与结构，延缓肝硬化及期失代偿期的发生，改善生活质量，延长患者生存期。

肝硬化是常见的由一种或多种病因长期或反复作用引起的慢性进行性弥漫性肝病。病理组织学上有广泛的肝细胞坏死变性、结缔组织增生、肝细胞结节性再生，导致正常肝小叶结构破坏和假小叶形成，肝脏逐渐变形、变硬，进一步发展为肝硬化。临床上以肝功能损害和门脉高压为主要表现，晚期常出现消化道出血、肝性脑病、肝肾综合征、继发感染等严重并发症。肝硬化的起病与病程发展一般均较慢，病情亦较隐匿，可长期在临床上无症状。临床上分为肝功能代偿期和失代偿期，两者界限常不清楚。代偿期可有轻度乏力、右上腹不适、食欲减退和恶心等。失代偿期则出现腹水、黄疸、消化道出血、肝性脑病、肝肾综合征等肝功能减通和门脉高压的症状。肝硬化是一种不可逆的过程。

356 中医抗纤维化治疗有何进展？

西医对肝纤维化的防治措施：目前尚未获得普遍公认、行之有效、可长期使用、副作用少的治疗方案。因而在抗纤维化方面以中医辨证论治、病证结合或配合相关有效中药的使用等情况较为普遍。中医认为肝纤维化的重要因素是疫毒稽留，湿热胶结，气滞血瘀，正气虚损，在脏腑方面，涉及肝、脾、肾三脏。因而疫毒、湿热、气血为病邪所在；肝、脾、肾为受损器官。近人张俊富等研究了肝纤维化的发生程度依次为肝郁脾虚＜肝肾阴虚＜肝肾阳虚＜湿热中阻＜瘀血阻络，以湿热中阻、瘀血阻络为最明显；因此认为，湿热是肝纤维化的启动因子，瘀血阻络则是肝纤维化的主要的病理基础。所以，祛除血分湿热毒邪和活血化瘀、祛痰通络是抗纤维化的关键。为了寻找中医药抗纤维化，国内不少学者开展了实验研究和临床观察，进行了有益的探索，积累了宝贵的经验，取得了可喜的进展。

357. 肝硬化常见的症状有哪些？如何诊断？

不少学者将肝硬化的临床表现分为肝功能代偿期和肝功能失代偿期，此种分期对临床分析病情有一定帮助。肝功能代偿期症状较轻，常缺乏特征性。肝功能失代偿期症状主要包括肝功能减退和门脉高压症两大综合征。前者包括食欲减退、体重减轻、疲倦乏力、腹泻、腹痛、腹胀、出血倾向、发热、面容黝黑、黄疸、内分泌功能失调、营养缺乏。后者包括腹水、脾大（脾功能亢进）、侧支循环建立与开放等表现。

肝硬化早期诊断是困难的，有时与慢性活动性肝炎难以区别；两者没有明确的界线，肝硬化应当自慢性病毒性肝炎开始就有发生，监测肝纤维化的血清指标，有助于早期诊断和及时治疗。失代偿期的肝硬化诊断主要根据肝质地坚硬以及肝功能减退和门脉高压的临床表现即可诊断。临床上肝硬化的病因、病理变化和临床表现是非常复杂的，单纯根据病因、病理形态或临床表现进行诊断都不全面，故一个完整的肝硬化诊断应包括病因、病理、肝功能代偿情况以及并发症。总之，要根据病史、临床表现肝功能检查和 B 超、CT 等影像学检查综合考虑，诊断肝硬化。

358. 中医如何认识肝硬化形成的病理机制？

肝硬化的病因主要是湿邪为患。湿有内外之分，外湿为感受六淫之湿邪；内湿为饮食不节，脾失健运而化生。外湿多伤人皮肉筋骨，内湿则多伤人脏腑。肝硬化主要是内湿为病，在南方地区多湿热兼夹为患，由饮食不节，多食油腻、甘甜、冰冻之品，损伤脾胃，湿停中焦而发病。其依据有三：一是肝硬化的临床表现是一派湿邪困脾或脾胃湿热的症状，如腹胀尿少、大便溏泻、肢体困重、食欲不振、苔腻等；或见腹胀、尿少而黄、胸闷、呕恶、大便秽滞、苔黄腻等。二是肝硬化多由肝炎、酒精中毒、血吸虫病发展而来，三者都属于中医湿病，肝炎多表现为湿热，且易发黄疸，“黄家所得，从湿得之”；饮酒过度，亦滋生脾胃湿热；血吸虫病多为居住江南水乡，地理潮湿或长期涉水者易得之。三是祛湿法治疗肝硬化有效，尤其是初期，湿退苔净则其病减轻，反之则不然。

肝硬化的发展是逐渐由脾及肝，由气分入血分的过程，而病情逐渐加重。如果在肝炎的阶段能将湿邪或湿热清除干净，即可阻止病情的发展。由于饮食伤脾，脾最恶湿，所以肝炎或肝硬化早期多为湿邪或湿热在脾气分的表现，如腹胀、食欲减退、恶心呕吐、肢体困重、大便稀溏、小便短少、面色萎黄、舌淡苔腻、脉濡或弦细而濡。随着病情的进一步发展，湿邪或湿热由脾之气分逐渐进入肝之血分，表现为面色由黄转青、皮肤紫暗或见青筋显露、腹内肿块、鼻衄、齿衄、呕血、便血、舌苔反少而舌质变暗。当然，在临床上很难将气分血分截然分开，往往气血分的表现同时存在，只是有所侧重罢了。而且，随着病情的发展，病位不仅在肝脾，可以逐渐影响其他脏腑，如肺、心、肾。

肝硬化的病理性质为本虚标实，虚实夹杂。由于湿热久羁，最易伤脾，脾虚则运化失职，而病及其他脏腑。肝脾关系最为密切，脾虚则肝旺，肝旺则乘脾，如腹胀腹痛、攻窜作痛、痛连两胁及少腹、面色苍黄、脉弦等；脾虚则肺亦虚，土不生金，见易感冒、汗出恶风、气短声怯、右寸脉弱或浮；脾病可及肾，土虚不能制水，可见面色黧黑、小便不利、腰酸耳鸣、阳萎阴肿、两尺脉沉；脾虚不能化生气血，心无所主，可出现心慌心悸、神志改变等。但是病变的重点在肝脾，随着脏腑功能的失调，一些病理产物也相继产生，如痰饮、水气、瘀血等，这样就形成本虚标实、虚实夹杂之证。

359 肝硬化腹水的中医辨证要点有哪些？

肝硬化起病缓慢，病程缠绵，长期邪正相搏，导致病情虚实错杂，出现气滞、水湿、痰瘀积聚互结的局面；本病病位在肝，与脾、肾相关，属本虚标实之证；根据临床表现多分为早期和晚期，临床可分为实胀与虚胀，本病初期多肝脾失调，气滞湿阻，应根据病机，分清气滞、血瘀、湿热和水湿的偏盛，分别采用理气祛湿，行气活血，健脾利水等法，必要时亦可用峻剂逐水。病程日久，或素体虚弱，病机可出现脾肾阳虚或肝肾阴虚，治宜健脾、温肾和滋养肝肾。本病的病理由于本虚标实，虚实交错，故治疗需注意攻补兼施，补虚不碍实，攻实不忘虚。在治疗上当以疏肝运脾为原则，实胀根据气血水三者的偏盛，采用理气、化瘀、行水等法；虚胀根据脾肾阳虚与肝肾阴虚的不同，采用温补脾肾或滋养肝肾之法。同时注意虚实的错杂与转化，其证候往往是实中夹虚，虚中夹实，虚实互见；实胀如攻伐不当，可以转为虚胀，虚胀如一味呆补，也会使标实的症状更为明显，临证须细察辨证。在晚期会出现各种并发症；其中以各种血症如鼻衄、齿衄、吐血、便血等最为常见，同时可见顽固性腹水、自发性腹膜炎、肝肾衰竭、肝性脑病等危症，此时须采用中西结合治疗，可更快有效地控制病情。

360 肝硬化和中医肝藏血的关系如何？

祖国医学积聚症中包含本病。《灵枢·百病始生》指出："卒然外中于寒，若内伤于忧怒，则气上逆，气上逆则六输不通，湿气不行，凝血蕴裹而不散，津液涩渗，著而不去，而积皆成矣。"历代医家论述颇丰，一般认为，七情、饮食、邪毒等因素引起气滞、血瘀、痰凝而成积聚。

肝炎发展到肝硬化多由肝气郁滞引起，因而疏肝理气法为治疗常法，这一观点应予分析。中医所述肝主疏泄，与大脑皮层、自主神经及内分泌功能有关，而与现代医学的肝脏无涉，而"肝藏血"的功能，则与现代医学的肝脏关系密切。肝硬化，是由于血在肝内有郁滞，肝络瘀血阻塞而形成。这并非由于精神情志的抑郁所引起的。当邪毒侵犯肝脏，首先造成肝脏炎症充血，进而变性坏死，均属郁血状态，其外在的肝郁气滞症状，乃由肝血瘀滞引起。

肝藏血之脏，瘀血蕴积则肝脏肿大坚硬，瘀血阻于肝脾脉络，散发于皮腠之间，故在头颈胸臂等处出现血痣（即蜘蛛痣，中医称蟹爪纹）；肝血瘀阻不通，则右胁刺痛，痛有定处，固定不移；面色晦暗或黝黑，也是血行不畅，脉络瘀滞而形之于外的表现，舌质紫、青紫暗或有瘀斑，更是瘀血的证明，因此，肝硬化的致病实质是瘀血郁肝。

在治疗上，如采用疏肝理气为主的方法是不够全面的，应采用活血化瘀法，使肝脏血行畅通，瘀血化除，瘀血化则血行更畅，血行则瘀无所留，由此而肝气亦得畅通而无所窒碍，不但可以改善体征症状，尤其对肝功能实验室检查有显著改善。

361 中医如何辨证论治肝硬化腹水？

肝硬化腹水属于中医“鼓胀”的范畴。本病初期多肝脾失调，气滞湿阻，应根据病机，分清气滞、血瘀、湿热和水湿的偏盛，分别采用理气祛湿，行气活血，健脾利水等法，必要时亦可用峻剂逐水。病程日久，或素体虚弱，病机可出现脾肾阳虚或肝肾阴虚，治宜健脾、温肾和滋养肝肾。本病的病理由于本虚标实，虚实交错，故治疗需注意攻补兼施，补虚不碍实，攻实不忘虚。根据临床实际情况，首先分为实胀、虚胀两大证候。

（1）气滞湿阻

证候特点：腹大胀满，胀而不坚，胁下痞胀或疼痛，纳食减少，食后胀甚，嗳气，小便短少，大便不爽，矢气夹杂，苔白腻，脉弦。

治法：疏肝理气、除湿消满。

代表方剂：柴胡疏肝散或胃苓汤加减。

常用药物：疏肝解郁理气用柴胡、枳实、枳壳、白芍、香附、木香、槟榔、砂仁，除湿消满用苍术、厚朴、陈皮、白术、茯苓、猪苓、泽泻、大腹皮。

（2）寒湿困脾

证候特点：腹大胀满，按之如囊裹水，甚则颜面微浮，下肢浮肿，脘腹痞胀，得热稍舒，精神困倦，畏寒懒动，食少便溏，尿少，舌苔白腻或白滑，脉缓。

治法：温中散寒，行气利水。

代表方剂：实脾饮加减。

常用药物：温阳散寒黄芪、党参、白术、熟附子、干姜、木香，宽中理气化湿用厚朴、广木香、草果、槟榔、木瓜、炒薏苡仁、大腹皮，利水用车前子、茯苓、猪苓、泽泻。

（3）湿热蕴结

证候特点：腹大坚满，拒按，脘腹绷急，外坚内痛，烦热口苦，小便赤涩，大便秘结，舌边尖红，苔黄腻或兼灰黑，脉弦数，或见面目皮肤色黄。

治法：清热利湿，攻下逐水。

代表方剂：中满分消丸合茵陈蒿汤加减。

常用药物：清热利湿用黄芩、黄连、茵陈蒿、栀子、知母、龙胆草，攻下逐水用牵牛子、大黄、厚朴、枳实、商陆、大蓟、甘遂、芫花等，利湿祛水用茯苓、猪苓、泽泻、白术、车前子。

（4）肝脾血瘀

证候特点：腹大坚满，按之不陷而硬，青筋怒张，胁腹攻痛，面色黑，头颈胸部红点赤缕，唇色紫褐，大便色黑，舌紫暗或瘀斑，脉细涩。

治法：活血化瘀，行气利水。

代表方剂：调营饮加减。

常用药物：活血化瘀用当归、川芎、赤芍、大黄、莪术、三棱、丹参、炮山甲、土鳖虫、水蛭，行气用延胡索、川楝子、槟榔、大腹皮、陈皮，利水用茯苓、瞿麦、泽泻、猪苓。

（5）脾虚水困

证候特点：腹部胀满，肠鸣便溏，面色萎黄，神疲乏力，四肢无力，少气懒言，舌苔薄腻，舌质淡胖有齿痕，脉沉弱。

治法：补脾益气，化湿利水。

代表方剂：加味异功散。

常用药物：补脾益气用党参、白术、黄芪、淮山药、大枣，化湿利水用茯苓、薏苡仁、泽泻、猪苓。

（6）脾肾阳虚

证候特点：腹部胀满，入暮较甚，脘闷纳呆，神疲怯寒，肢冷浮肿，小便短少，面色萎黄或白，舌质淡、体胖嫩有齿痕，脉沉细或弦大重按无力。

治法：健脾温肾，化气行水。

代表方剂：附子理中汤合五苓散化裁，或济生肾气丸合五苓散化裁。

常用药物：益气健脾用党参、白术、干姜、甘草，补肾壮阳用肉桂、熟附子，渗利水温用茯苓、泽泻、猪苓。

（7）肝肾阴虚

证候特点：腹大坚满，甚则青筋暴露，形体消瘦，面色黧黑，唇紫口燥，心烦掌心热，齿鼻有时衄血，小便短赤，舌质红绛少津，脉弦细数。

治法：滋养肝肾，凉血化瘀。

代表方剂：六味地黄丸合膈下逐瘀汤加减。

常用药物：滋养肝肾生地黄、熟地黄、当归、白芍、枸杞子、女贞子、旱莲草、龟甲、鳖甲、紫河车、天门冬。凉血化瘀用桃仁、红花、牡丹皮、赤芍、延胡索、知母、穿山甲、莪术。

362·临床如何运用“肝肾同源”理论指导肝硬化的治疗？

根据“肝肾同源，子母相关”之说，肝硬化必须累及与肾，使肝肾不足。养肝补肾可以化气利水，兼以软坚散结，健脾和胃，则标本兼治，攻补兼施，共奏良效。凡肝肾阴虚为主的以补肾阴为主，喜用枸杞子、女贞子、何首乌；而以肾阳虚为主，治以温肾利水，如用仙茅、菟丝子、巴戟天、陈葫芦瓢；若无偏颇则阴阳平补。总之滋阴补阳孰多孰少应视证型而定。根据“肝体阴用阳”、阴阳互济的原理，酌用阴中求阳、阳中求阴之法，使“阳得阴助而生化无穷”，“阴得阳升而泉源不竭”，治疗则更事半功倍。故肝硬化腹水一旦形成，无论肾阳、肾阴何种亏虚，均可用陈葫芦瓢 30～60g 先煎代水，配合其他中药，共奏利水之功。

363 如何从气鼓、血鼓、水鼓分期论治肝硬化腹水？

气鼓：疾病早期，多因肝失调达，肝郁气滞，气滞而水停，故症见：腹部胀大，按之不坚，可伴见两胁胀满或胀痛，走窜不定，偶有嗳气，舌淡，脉弦等。可选用柴胡疏肝散加用大腹皮、沉香、草果等药物以行气利水。其中大腹皮味辛，性微温，具有行气导滞、利水消肿作用，为行气利水之要药。

血鼓：疾病中期，于肝病日久，血脉瘀滞，经脉不利，络脉不通，致津液稽留不畅，形成水血互结之证。症见：腹部胀大如鼓，青筋暴露，伴见小便不利，面色黯黑，口唇青紫，或时欲漱水不欲咽，舌质黯红或见瘀斑，脉沉细涩。可选用调营饮。药物可选益母草、泽兰、白茅根、龙葵、半枝莲、马鞭草、大黄、赤芍药、郁金、牛膝等。其中益母草辛、苦，性微寒，具有活血祛瘀、利尿解毒作用；泽兰味辛，性微温，能活血化瘀、利尿消肿。此两味药为本法之首选。应注意的是，临床上若肝病患者凝血酶原时间过于延长或活动度很低，应用此法时，药物用量应仔细斟酌，切勿过量，或配合化瘀止血药物相佐。

水鼓：疾病晚期，各种原因导致肺、脾、肾三脏对水液的生成、输布和排泄功能失调，气化不及，水湿内停之证。症见：腹胀大，伴见颜面、四肢肿胀，小便不利，舌质淡，苔白腻，脉濡缓等。可选用五苓散、五皮饮、茯苓皮汤等。药物常选用薏苡仁、茯苓、泽泻、猪苓、通草、茯苓皮、陈葫芦、滑石、蟋蟀粉、玉米须等行水利窍之品。其中玉米须味甘、性平，具有利水消肿、利胆退黄之功，肝硬化腹水兼见黄疸者尤为适宜。

364 中医对肝硬化腹水如何认识？泻水药有哪些？有哪些注意事项？

腹水又称鼓胀，为中医四大绝症之一，古代医学文献记载最早，见于《内经·水肿》，以后历代均有论述。但古人对水肿与腹水区分不甚严格，到了清代《沈氏尊生书》才将二者严格区分。“胀与肿内因各殊，而外形相似，如先腹大而后四肢肿为胀病（腹水），先头足肿而腹大是水（肿）也，但腹胀四肢竟不肿为胀病，脐腹四肢悉肿是水也。至若胀病有肿有不肿，肿病有胀有不胀，皆当分辨”。这些区别确符临床实际。水肿病根在肺，腹水病根在脾。水肿从肺主皮毛治，腹水从脾主水湿治。由于肝脾二者关系密切，肝病则营阴受损；脾病则转输失常，二者互相病累，治疗时须二者兼顾，滋肝和营，健脾利湿，软坚消积为基本疗法。总之，肝硬化腹水的病机是气滞血瘀水停腹中，治疗以利水消肿为大法。

临床常用泻水药包括以下几类：

（1）攻下逐水　药物选择可有禹功散、十枣汤、续随子丸、疏凿饮子等。也可用甘遂、牵牛、芫花、大戟等中药，任选一种制成粉末，装入胶囊中（单味使用，每次不宜超过1g），每天分1～2次吞服。

（2）祛湿利水　常用方药有中满分消丸、八正散、导水茯苓汤、五苓散、五皮饮。湿从热化，舌苔黄，脉滑数，可加入白茅根、萆薢、薏苡仁、竹节草、鸡骨草、车前草、赤小豆、土茯苓；若湿从寒化，舌苔白腻，脉濡滑或濡缓者，可加入苍术、草果、桂枝、藿香、佩兰等以温化或芳化寒湿；在祛湿过程中，应注意行气药的使用，气不行则湿不去，故不论湿热或寒湿，均应中入行气的药物，以增强去湿的效果，如厚朴、枳实、木香、槟榔、大腹皮、青皮、陈皮、乌药、砂仁等。

（3）健脾利水　方药可选用六君子汤、实脾饮、加味异功散、理中汤、附桂理中汤、补中益气汤等。

（4）温肾利水　常用方药有济生肾气丸、真武汤。

（5）祛瘀利水　宜于逐水药中加入去瘀软坚药物，如鳖甲、莪术、穿山甲、桃仁、全蝎等。

（6）养阴利水　阴虚鼓胀证正确的处理是既利水又养阴，做到利水而不伤阴，养阴而不潴水，即滋养肝肾，淡渗利水，以一贯煎滋补肝肾，猪苓汤利水不伤阴。如舌绛苔少，口燥津干，可加入太子参、石斛、北沙参、麦冬、生地黄、玄参、玉竹等养阴药；如小便短少，可加入薏苡仁、茅根、萆薢、通草；午后潮热，加入银柴胡、地骨皮、甚或鳖甲、阿胶、龟板退热除蒸；出现各种血症又应加入凉血止血之品，如犀角、白丹皮、旱莲草、侧柏叶、仙鹤草、茜根之类。

本病在治疗时用攻还是用补，前人争论很大。从《千金》《外台》，至张子和，皆以攻为主，而朱丹溪等则认为当以补为主。但临床上邪正虚实错综复杂，应根据实际情况来确定何者为主，且不能忘记全面兼顾。本病虚实有其特点，常见虚而兼实，实中挟虚。如实证而大便溏泻，虚而大便干结，体肥而声音低微，体羸而声音高朗，至于身体肥瘦亦不绝对表示虚实，有四肢瘦削如柴而起动轻捷，有全体肌肉肥盛而动作已衰。至于病程长短亦非虚实依据，一般以初病属实，久病属虚，本症有起病即虚，久病尚实，更有“至虚有盛候，大实似羸状”者，当从病者整个精神体质证候作精密的观察，仔细分析鉴别。

在使用攻下逐水期间，应注意病者的副作用出现，如恶心、呕吐、脘腹痛、水泻太过、神疲乏力等，应及时补充体液，最好药后啜饮稀粥、米糊，增加蛋白质、维生素的补给，如反应严重，应立即停止逐水治疗。如逐水有效，可使用 2 ~ 3 天，停药 4 ~ 5 天后，如需要攻逐者可再用 2 ~ 3 天，但勿过多使用，不能用此法至腹胀完全消退才止，只要胀势稍缓，留人治病，衰其大半而止。

365. 古代中医对鼓胀如何认识？

（1）关于本病起源　鼓胀病名最早见于《黄帝内经》，与蛊胀相同《灵枢·水胀篇》说：“鼓胀何如？岐伯曰，腹胀身皆大，大与肤胀等也，色苍黄，腹筋起，此其候也。”在后世的著书中相继出现的许多类似病名都与《内经》所述鼓胀病雷同。故《伤寒杂证保命歌》中指出：“诸书所谓鼓胀、水胀、气胀、血胀之病名且不同，其实则一也。”

（2）关于本病病因　隋·巢元方在《诸病源候论·水蛊侯》中指出：“自三吴以东及南诸山郡，山县，有山箵溟源处有水毒病，春秋辄得……水间有沙虱，其虫甚细不可见，人人水浴及涉水澡浴，其虫着身……钻人皮里……。”又指出：“此由水毒气结聚于内，令腹渐大，动摇有声，常欲饮水，皮肤黧黑，如似肿状，名水蛊也。”隋唐时期的三吴（即现在的江浙一带）是一片沼泽地，是血吸虫病流行区。1972 年湖南长沙出土的西汉女尸和 1975 年湖北江陵出土的西汉男尸中，均发现清晰可辨的日本血吸虫虫卵，说明我国早在汉代就有血吸虫病流行。巢氏在 1300 多年前就认识到鼓胀是由水中虫毒引起，与现代医学的血吸虫病性肝硬化腹水的病因完全相符。

（3）关于本病病机　鼓胀一般是以气机郁滞为先，尤以肝气郁结为多；继则肝郁脾虚，运化失职，水湿停留；再则气血凝滞，脉络淤阻，导致瘀血凝滞。故《医学法律·胀病论》说：“胀病亦不外水裹，气结，血瘀。……凡有癥瘕，积块，痞块，即是胀病之根，日积月累，腹大如箕，腹大如瓮，是名单腹胀。”又因鼓胀病机复杂，往往气水血三者互相牵连为患，在痰病的不同阶段，三者之间仅有主次之分，而非单独为病。故《医碥·肿胀》篇曰：“气水血三者，病常相因，有先病气滞而后血结者，有先病血结而后气滞者，有先病水肿而后血随败者，有先病血结而后水随蓄者。”

（4）关于本病症状体征　《诸病源候论·水蛊候》中说：“……初起时皮上正赤，如小豆黍粟，以手摩赤上，痛如刺……发病之初，乍冷乍热……不治乱下脓血，羸瘦……腹内如虫行，腹胀满如蟆虾。”陈念祖在《时方妙用》中指出：“血臌之症……面色萎黄，有蟹爪纹络，脉虽虚极，而步履如故，多怒善忘，口燥便秘，胸紧，胁胀，腹疼。迨胀之既成，腹大如箕，遂不可救。东南最多……。”由此可见，古代医家对人群接触蛊毒后出现尾蚴性皮炎，以及急性期恶寒、发热，慢性期下痢脓血，晚期消瘦，形成腹水后出现的腹部青筋、红纹，面色萎黄或有蟹爪纹路，皮肉间有红痕赤绩等血溢离经、留滞于中之证，都作了详细描述。与现代血吸虫病性肝硬化腹水的临床症状和体征是相同的。

（5）关于鉴别诊断　《医学心悟·肿胀篇》说：“水肿臌胀何以别之？答曰：目窠与足先肿，后腹大，水也；先腹大后四肢肿者，胀也。”病因病理方面，水肿是由肺脾肾三脏功能障碍，体内水液潴留，泛滥肌肤所致；而鼓胀则由肝脾肾三脏功能失调，气水血瘀积于腹内所致。临床表现方面，水肿是从头面眼睑、四肢先肿，而后蔓延到腰背甚至全身浮肿，其色不变；而鼓胀是腹部胀大，有青筋暴露为先，甚则兼下肢浮肿。这种描述，类似于现代医学的血吸虫病性肝硬化腹水与肾性或心性水肿的鉴别诊断。

（6）关于治疗　古代医籍早有以“鸡矢醴”消积下气、通利二便的方法治疗鼓胀病的记载。如《素问·腹中论》说：“有病心腹满、旦食不能暮食……治以鸡矢醴，一剂知，一剂已。”《医林绳墨》云：“蛊胀之症，……治当利其肠胃，去其恶积，则蛊自除，而胀可平矣。如承气汤加黄连、甘草、雄黄、槟榔之类。”《辨证奇闻》曰：“人有单腹胀满，四肢手足不浮肿，有经数年而不死者，人以为水臌之症，而不知非水臌也。……乃虫积于血之中，血裹于虫之内，似臌而非臌也，夫血虫之臌……可用杀虫下血之药而无恐。”上论述可以看出，古代医家治疗臌胀病，主张活血化瘀、行气通络、杀虫去积解毒，以达到血去瘀化而病安的目的。与现代医学治疗血吸虫病性肝硬化腹水使用的护肝、利尿及杀灭病原虫等方法，极为吻合。

(7) 关于饮食调护 《格致余论·臌胀》说：“却盐味以防助邪，断妄想以保母气，无有不安。”《沈氏尊生书·肿胀源流》也指出：“先令却盐味，厚衣衾，断妄想，禁忿怒。”因食盐有凝涩助水之弊，临床上一般采用低盐饮食，其次要劝说患者安心静养，解除一切顾虑，同时注意保暖，防止正虚邪袭。引起高热而发生他变。说明古代医家在药物治疗的同时，注意饮食、情绪及生活起居的调摄。这与现代医学治疗血吸虫病性肝硬化腹水患者时，强调膳食和护理是一致的。

(8) 关于预后 鼓胀病病程长、病情重、疗效慢早被古代医家所认识。《丹溪心法》指出：“此病之起，或三五年，或十余年，根深矣，势笃矣。欲求速效，自取祸耳。”若病至晚期，腹大如瓮，脉络怒张，脐心突起，便如鸭溏，四肢瘦削者，预后多不良。正如《灵枢·玉版篇》说：“腹胀身热脉大是一逆也。腹鸣而满。四肢清泄，其脉大，是二逆也。”又说：“其腹大胀，四末清，脱形，泄甚，是一逆也。腹胀便血，其脉大，时绝，是二逆也。”《医宗金鉴》中说：“腹胀身热，阳盛胀也，若吐、衄、泄血则亡阴矣。”《沈氏尊生书》又指出：“血胀，烦躁嗽水，迷忘惊狂。”认识到此病出现出血或神志昏迷者，是一种危急证候，预后不良。以上所述证候与血吸虫病性肝硬化腹水并发肾功能衰竭、上消化道出血或肝性脑病（肝昏迷）的临床表现极为相似，说明祖国医学对此病的并发症及预后早有足够的认识。

366 中医治疗腹水的一般规律是什么？

（1）关于虚实　鼓胀病变多端，错综复杂，病变先后发展阶段不同，临床表现证型不一；早期多为气滞湿阻，湿热蕴结为水邪壅盛的实证；中期由标实转为本虚而为寒湿困脾和脾肾两虚证；晚期病进一步加重，而成肝脾血瘀和肝肾阴虚，前者易并发大出血，后者易伴发昏迷。这是一般发展规律，亦有一、两个证型同时兼有者，其病变更为复杂，宜细察辨证。

（2）关于治法　鼓胀病理总不离肝、脾、肾三脏功能失调，气、血、水停聚腹中之故。治法宜掌握标本虚实。实证当以疏肝运脾为原则，根据气血水三者的偏盛，采用理气、化瘀、行水等法。虚证当以调补肝脾为原则，根据脾肾阳虚与肝肾阴虚的不同，采用温补脾肾或滋养肝肾之法。注意虚实的错杂与转化，重视调理脾胃功能，并应贯彻疾病始终，所谓“执中央运四旁”是也。

（3）关于攻补　实则攻之、虚则补之。对于鼓胀来说更具鲜明特点，因病者腹水出现，多属疾病晚期，此时虚实互见、寒热夹杂，气滞、血瘀、水裹混为一体。攻之因虚不能受，投鼠忌器；补之则贼邪反害，闭门留寇。此时应审时度势，权衡利弊，总以驱邪不伤正，补虚不滞邪为宜。这就是攻补之间的先后、适度问题。明·张介宾《景岳全书·水肿论治》对前人攻补之争认为：“逐水利水之剂，但察其果系实邪，则此等之法，诚不可废。但必须审证明确，用当详慎也。”是说邪实不可不攻，任其肆虐，养虎为患，终至正气不支衰败而亡。攻下派代表人物张子和《儒门事亲》认为：“养生与攻疴本自不同，今人以补剂养病、宜乎不效。”他主张以舟车丸、浚川丸、禹功散等攻下方剂，还以自己的医案证实这个观点：“张承运，年岁五十，腹如孕妇，面黄食减……以舟车丸引之……腹平软，健啖如昔。”主补派代表人物朱丹溪反对攻法，《丹溪心法》认为：“病者苦于胀急，喜行利药，以求一时之快，不知宽得一日半日，其肿愈甚，病邪甚矣，真气伤矣。”故在治疗上强调养正补虚。

张、朱二氏之说，为鼓胀之治辟开两大法门，但难免有偏颇之嫌，盖专事攻伐，则有邪去人危之虑；一任补养，则有邪盛人亡之变。故攻补兼施。灵活变化方为上策，变即张介宾所言：“用当详慎也”之谓。清代怀抱奇《医彻》则进一步提出具体方法可为“十攻而一补、半攻而半补、十补一攻”等。清·吴谦《医宗金鉴·杂病心法要诀》更为具体：“欲投诸攻下之药，而又难堪，然不攻之终无法也。须行九补一攻之治。是用补养九日，俟其可攻之机，而一日又用泻下药攻之。……其后或补七日、攻一日、补五日、攻一日，补三日、攻一日，缓缓求之，以愈为度。”对攻补兼施之法发挥更为完善。也为攻补之争作了较恰当说明。

（4）莫求速效　攻补措施制订后，宜作全面衡量，莫攻伐太过，急于求效。应遵照《素问·至真要大论》“衰其大半而止”的原则。《格致余论·臌胀论》指出“此病之起，或三五年，或十余年，根深矣，势笃矣，欲求速效，自求祸耳。”应耐心调治，恐耗伤脏气，咎由自取。

（5）关于中西医结合　肝硬化失代偿期，无论中、西医都视为难治之病，在治疗上缺乏行之有效、药到病除的措施，但两者都有各自的特点和优势，因而充分利用两种医药的所长，弥补两者之短，可以提高疗效。肝硬化失代偿期，出现明显的门脉高压及肝功能损害综合征，病的面貌已显而可见，即诊断明确，对西医而言，有病可辨，当然，对中医而言更是有证可辨，在此阶段，中西医药都有一定的优势。总的来说，在改善肝功能，退黄方面中医优势较高，在治疗门脉高压，腹水方面西医优势较多，因此最宜两者结合使用。至于晚期并发症的出现，不论上消化道出血、肝性昏迷，腹水合并感染、肝肾综合征等都应中西结合治疗，以便更快速地控制病情，抢救患者。

（6）注意调护　肝硬化患者，除药物治疗后，调护也十分重要，通过适宜的调护尚可抱病延年。低盐或无盐饮食：低盐饮食有利尿消肿作用，部分患者，通过低盐即可利尿，尿量特少时应予无盐饮食。有食管静脉或胃底静脉曲张者，应进细软饮食、硬质食物犹在所忌，恐损破血管引起大出血。肝功能损害严重者，应避免高蛋白饮食，恐防血氨升高，引发肝性脑病。

367 肝硬化腹水如何利水？

（1）补——纠正低蛋白血症　提高血浆胶体渗透压：白蛋白为人体从食物经消化吸收所化生的精微，乃正气赖以维系之品，故欲提高白蛋白，即补益精气之谓，必以血肉有情之品图治。可用：

1）阿胶、鹿角胶、龟甲胶、紫河车等加入汤药方中或作为食疗配合使用。

2）怀山药 30g，薏苡仁 15g，少许陈皮煮乌龟熬汤饮用。

3）黄芪 15g，楮实子 15g，首乌 15g，鸡内金 15g，玉竹 15g 煎汤常常饮用。

4）高丽参 10g，陈皮 6g 炖服。

5）重用白术，有健脾、利水消肿的作用，补中寓利，可增加白蛋白，纠正白蛋白与球蛋白的比例倒置；轻则用 30g，重则用 60g；舌黏腻，湿盛者白术宜生用；舌红，苔少，阴虚者白术宜炙用；舌淡、苔薄边有齿痕，脾虚者，白术宜炒用。

6）炮山甲 15g，白术 30g，水煎服可减少球蛋白的升高。

7）鳖甲 15g，蚕蛹 9g，水煎服，有助于治疗白蛋白/球蛋白的比例倒置。

（2）攻——合理使用剂尿剂

1）急攻　证属邪实而正尚不虚者，病者腹胀撑急，胀痛难忍，或下肢水肿，不能平卧，端坐而气短，呼吸急促，尿量极少，出现脐疝，或腹疝等，“就是标实则需急治”，不得不以急攻逐水。用等量甘草煎汁浸泡甘遂数天，将甘遂晒干为末入肠溶胶囊，于清晨用米粥送服1～2g，一天内泻下十数次，翌日即用健脾益气补之。十枣汤（原方三味药各等份，研细末装入胶囊）每次取3～5g，早餐前数小时以红枣汤送吞，每隔3～5天服一次，服后12小时内可排稀便，宜4～6次，无腹痛及暴泻现象。翌日服西洋参6～10g，或当归补血汤（黄芪30g，当归10g），两方交替使用。

2）缓攻　证属正虚邪恋，或邪正相搏阶段，腹胀而不甚苦急，可以从容用缓攻之法，即“本虚只能缓图”之意，宜缓攻，常在补益气血、滋养肝肾、健脾渗湿的基本方中加入行气化瘀，消胀软坚之品。

清热化湿等药使用：

活血化瘀：大黄、桃仁、丹参、赤芍、炮山甲、五灵脂、当归、红花、莪术、三棱、三七、泽兰、水红花子、九香虫、乳香等。

行气解郁：柴胡、枳壳、延胡索、郁金、青皮、陈皮、木香、绿萼梅、生麦芽。

清化湿热：茵陈蒿、山栀、大黄、龙胆草、蒲公英、金钱草、大青叶、虎杖。

补气药：黄芪、党参、人参、白术、茯苓、黄精、黑大豆。

补阴药：生地黄、鳖甲、玄参、麦门冬、石斛、地骨皮、芦根、龟甲、何首乌、太子参、枸杞子。

脾肾阳虚：干姜、淫羊藿、益智仁、肉苁蓉。

利水：防己、商陆、牛膝、车前子、泽泻、椒目。

通水：葶苈子、牵牛子、郁李仁。软坚：鳖甲、牡蛎、海藻、石见穿。

攻逐水饮是一种峻下法，因而使用本法的对象应该是实胀、病初起、患者腹胀较甚者或虽属虚鼓，但病者反复鼓胀，且胀势较甚，腹壁撑急、危及生命者亦可考虑用攻下逐水法。药物选择可有禹功散、十枣汤、续随子丸、疏凿饮子等。也可用甘遂、牵牛、芫花、大戟等中药，任选一种制成粉末，装入胶囊中（单味使用，每次不宜超过1g），每天分1～2次吞服。对于逐水疗法，医家常视为畏途，闻攻色变，因此常抱不求有功，但求无过的态度，故不轻易使用，但经大量的临床观察，发现并非如此。下面是几个常用逐水方剂的应用效果：①十枣汤：服后便1～2次，泻水量约500ml；②走马汤（巴豆、杏仁）：排便2～6次，泻水量1500ml；③禹功散丸剂：每次9g，大便1～3次，泻水量800ml；④浚川丸：每次9g，排2～3次，泻水量可达1000ml；⑤鼓胀丸（生甘遂180g，黄芩、砂仁、广木香各30克）：每次7.2～9g，排便6～14次，泻水量可达5000ml；⑥消水丸（醋制甘遂15g，木香、砂仁、黄芩各6g）：每次7.5～10.5g，排便6～10次，泻水量可达4000ml。使用攻下逐水期间，应注意患者的副作用出现，如恶心、呕吐、脘腹痛、水泻太过、神疲乏力等，应及时补充体液，最好药后啜饮稀粥、米糊，增加蛋白质、维生素的补给，如反应严重，应立即停止逐水治疗。如逐水有效，可使用2～3天，停药4～5天后，如需要攻逐者可再用2～3天，但勿过多使用，不能用此法至腹胀完全消退才止，只要胀势稍缓，留人治病，衰其大半而止。

368 · 阴虚型肝硬化腹水证治要点是什么？

在鼓胀病的发展过程中，初期为阳虚鼓胀，后疏利太过，水分丧失；或因失血（上消化道出血）；或湿从热化、烧灼阴津，造成阳损及阴，就形成了阴虚鼓胀证。这时病者舌质红绛，或暗紫，舌光干苔，脉细数或虚数无力。咽干口燥，掌心发热，此类型鼓胀为鼓胀之逆证，最易发生并发症，如上消化道出血（呕吐或便血）及各种出血症，如鼻衄、齿衄、肝性脑病、癌变、肝肾综合征等而使病重恶化及死亡。对于这一类型鼓胀，一方面是腹大坚满，水停不化；一方面是肝肾阴亏，阴虚火旺。治疗时，若利水，则阴虚更甚，虚火更炽；养阴，则水停愈甚，腹大有加，处于进退两难境地。正确的处理是既利水又养阴，做到利水而不伤阴，养阴而不赭水，即滋养肝肾，淡渗利水，以一贯煎滋补肝肾，猪苓汤利水不伤阴。如舌绛苔少，口燥津干，可加入太子参、石斛、北沙参、麦冬、生地黄、玄参、玉竹等养阴药；如小便短少，可加入薏苡仁、茅根、萆薢、通草；午后潮热，加入银柴胡、地骨皮、甚或鳖甲、阿胶、龟板退热除蒸；出现各种血证又应加入凉血止血之品，如犀角、牡丹皮、旱莲草、侧柏叶、仙鹤草、茜根之类。总之，阴虚鼓胀，是疾病后期的表现，一般应以救阴为主，消胀利水为次，是救阴后消胀，否则先后不循缓急，则变证接踵而来。但亦有阴虚夹湿热，舌质绛红或瘀红，苔黄厚腻、发热、目黄、尿少、脉滑数等。此时，应以“阳黄”论治，先去湿热，而后养阴。因湿从热化，其势正盛，灼烁阴津，不去湿清热，则阴津愈竭，稍有迟疑，则阴无可救矣。

369 腹水的中医外治法有哪些？临床有什么优势？

中药穴位贴敷是中医外治法的一个重要组成部分，具有简便、有效、副作用小的优点，所治疾病的范围已涉及全身各个系统，尤在肝病临床中，为避免口服药物对肝脏的首过效应的负担进而加速肝病的康复，更显其广阔的前景。基于对经络传导与皮肤吸收机制的认识，多年来临床工作者应用中药穴位贴敷治疗肝炎及肝硬化取得一些进展。外治中药常选用辛香走窜和引经活络之品作用于俞穴，通过经络直接影响内脏患处，继而达到治疗疾病，提高药物疗效的作用。一般认为，中药经皮吸收的主要机制是经络传导和皮肤（黏膜）吸收，但影响其因素其多，如药物的分子结构、本身性味有别、配方变化不同、通透性差异以及透皮速率等。

麝蒂散是在金元四大家之一张从正和明代名医李时珍医疗经验的基础上，结合肝硬化腹水的临床特点，新创制的外用方剂。主要组成为麝香、苦丁香等药物，根据患者的不同病情，按不同比例研成细末备用。外用麝蒂散有两种方法，一是嗤鼻：麝蒂散少许，吸入鼻中，待鼻中流出黄水即停药，每天早晨1次；二是敷脐：麝蒂散1g左右，敷入脐中，外用胶布固定，每天晚上1次，24小时后再换。临床研究表明，肝硬化腹水的患者用麝蒂散嗤鼻、敷脐，能明显增加排尿量，减轻腹胀，增进食欲，提高白蛋白与球蛋白的比值。

370 腹水患者如何生活调摄？

腹水患者宜进低盐饮食，因食盐有凝涩助水之弊。在尿量特别少的情况下，应给予无盐饮食。对有出血倾向的患者，忌食煎炸、辛辣、坚硬的食物，以防助热伤络。一般饮食以半流质和无渣饮食为宜，少量多餐，多吃蔬菜、豆腐、瘦肉、鸡蛋等富于营养的食物，餐次分配为早上、中午多食，晚餐少进，这样有助于脾胃的转输，并能避免夜间腹胀影响睡眠。

（1）冬瓜粥　带皮冬瓜80～100g，粳米100～150g。冬瓜洗净切成小块，粳米洗净。冬瓜、粳米同入锅内，加水1000ml左右，煮至瓜烂米熟汤稠为度。每天上、下午随意服食。适用于鼓胀证属寒湿困脾者。

（2）山药桂圆炖甲鱼　山药片30g，桂圆肉20g，甲鱼1只

(约重500g)。将甲鱼宰杀，洗净去杂肠，连甲带肉加适量水。与山药桂圆肉清炖至烂熟，吃肉喝汤。适用于鼓胀证属肝肾阴虚者。

（3）枸杞南枣煲鸡蛋　枸杞30g，南枣10g，鸡蛋2个。将枸杞、南枣加水适量文火炖1小时后，将鸡蛋敲开放入，再煮片刻成荷包蛋。吃蛋喝汤，每日2次。适用于鼓胀属肝肾亏损，脾胃虚弱者。

（4）鲤鱼赤豆汤　鲤鱼1条（约重500g)，陈皮6g，赤小豆120g。鲤鱼去鳞杂洗净，加陈皮、赤小豆共煮以烂为度，可加适量白糖，吃肉喝汤，每周2～3次。适用于鼓胀证属寒湿困脾者。

（5）猪腿赤豆汤　猪腿肉250g，赤小豆120g。共煮烂成浓汁，饮用1碗（约300ml)，再将肉与豆吃完，连用49日。适用于鼓胀证属寒湿困脾者。

（6）西瓜拌糖　西瓜750g，白糖适量。将西瓜加入白糖拌匀服食，每日1～2次，可连续食用1个月。适用于鼓胀小便不利者。

（7）烤牛脾　黄牛脾90g，仙人掌90g。将仙人掌纵切成二片不断，夹入牛脾，以木炭火烤熟，弃去仙人掌不用，只吃熟牛脾，每日1次。适用于鼓胀证属脾胃虚弱者。

（8）陈年蚕豆糖煎　蚕豆（数年旧豆最好）200g，红糖200g。先将蚕豆煮去壳，加入红糖文火煮烂食饮。适用于鼓胀脾胃虚弱者。

371. 肝硬化“癥瘕”的治疗要点是什么？

肝硬化属于中医的“鼓胀”“癥瘕”的范畴，病情较复杂，病程往往久迁不愈，加之历经诸多方法治疗，证情往往虚实相兼，因此，本虚标实是其病机关键。本虚多见脾气虚弱，肝肾不足，标实常为气滞血瘀，湿聚水停为患，病机或因实致虚，或因虚致实，虚实交互为患，相互影响终致病情缠绵，日久难愈，故临证时应首辨虚实，攻补相宜。虚实兼顾为肝硬化治疗要点祛邪使邪气不再伤正，正气可充，补虚使正气强盛而有助于祛邪。辨证之宜亦当病机与病程互参，初者邪实为主，久者正虚显现，初治当以祛邪为主，邪去正安，药用化湿、清热、解毒、利水之品，同时兼顾胃气，扶正培中，后期治疗当注重扶正，病久肝肾不足，养肝补肾可以化气利水，兼以软坚散结，标本兼顾，攻补兼施，共奏良效。

372 肝硬化患者如何饮食调养？

（1）合理应用蛋白质　肝是蛋白的合成场所，每天由肝合成白蛋白 11～14g。当肝硬化时，肝就不能很好地合成蛋白质了。这时就需要合理安排蛋白质的摄入，防止肝性脑病的发生。可以选择由多种来源的蛋白质食物。为了使患者较好地适应，可以吃以酪蛋白为基础的饮食，把奶酪掺到适量的鸡、鱼、瘦肉、蛋中，每天都要有一点儿以平衡蛋白膳食。

（2）供给适量的脂肪　有的患者患肝硬化后，害怕吃脂肪，其实脂肪不宜限制过严。因肝硬化时胰腺功能不全，胆盐分泌减少，淋巴管或肝门充血等原因有近半数的肝硬化患者出现脂肪痢，致脂肪吸收不良。当出现上述症状时，应控制脂肪量。但如果患者没有上述症状时，并能适应食物中的脂肪，为了增加热量，脂肪不易限制过严。若为胆汁性肝硬化采用低脂肪、低胆固醇膳食。

（3）供给充足的碳水化合物　碳水化合物的充足能使体内充分的贮备肝糖原，防止毒素对肝细胞损害，每天可吃淀粉类食物350～450g。

（4）限制膳食中的水与钠　当有水肿或轻度腹水的患者应给予低盐饮食，每日摄入的盐量不超过3g；严重水肿时宜用无盐饮食，钠应限制在500mg左右。禁食含钠较多的食物，例如蒸馒头时不要用碱，可改用鲜酵母发面，或吃无盐面包。挂面中含钠较多，不宜吃。其次，各种咸菜和酱菜钠含量也非常多，肝硬化患者应绝对限制。同时调味品中味精以谷氨酸钠为主，会加重肝对水钠代谢的负担。现在，市场上方便各类顾客，还供应各种低钠盐，低钠酱油和无盐酱油。在烹调菜肴时，要特别注意烹调方法，否则反而加重钠的摄入，例如有人在做鱼、肉时习惯于先用盐或酱油浸泡，然后再用水冲掉表面的咸味，虽然吃起来不咸，但是过多的钠离子已远远超量了。做各种菜肴时，先不放盐或酱油，当把菜炒熟时最后放盐或酱油，或者炒熟后再放醋、酱油、盐吃。这样既有味道，又限制了钠盐的摄入。其他含钠较高的食品，如海产品、火腿、松花蛋、肉松等也应严格控制。每日进水量应限制在1000～1500ml。

（5）多吃含锌、镁丰富的食物　肝硬化的患者普遍血锌水平较低，尿锌排出量增加，肝细胞内含锌量也降低，当饮酒时，血锌量会继续降低，应严禁饮酒，适当食用瘦猪肉、牛肉、蛋类、鱼类等含锌量较多的食物。为了防止镁离子的缺乏，如多食用绿叶蔬菜、豌豆、乳制品和谷类等食物。

（6）补充维生素C　维生素C直接参与肝代谢，促进肝糖原形成。增加体内维生素C浓度，可以保护肝抵抗力及促进肝细胞再生。腹水中维生素C的浓度与血液中含量相等，故在腹水时应补充大量的维生素C。吃水果时应剥皮或榨成汁饮用。

（7）饮食宜清淡、细软、易消化、无刺激、少量多餐　肝硬化患者经常出现食欲不振，应给予易消化吸收的食物，少量多餐，要吃软食且无刺激食品，做工要细，避免坚硬粗糙的食品，如油炸食品，硬果类食品。当合并食管静脉曲张时，更应注意严禁食用油炸食品和硬果及干果类食品，因这类食物可刺破食管静脉，引起上消化道大出血，以致危及生命。肝硬化患者千万不可满足一时口感的痛快和心理需要，而丧失宝贵的生命。

373 肝“体阴用阳”在肝硬化治疗中有何指导意义？

（1）柔肝贯治始终　治疗肝硬化务要审病因、查病性、抓主症、适攻补。大抵来说，根据病机演变过程中正虚邪盛的趋势，或攻或补，或攻补兼施并行，权衡斟酌治之，既无伤正之忧，又无留邪之虞；因肝为刚脏，主疏泄，性喜条达，体阴用阳，非柔不克，故强调柔肝为治疗大法，疏肝、滋肝、软肝兼而用之，并贯穿治疗的始终；同时不忘“见肝之病，知肝传脾，当先实脾”，应特别顾护脾胃。

（2）维护肝阴很重要　肝硬化腹水，中医名鼓胀，病属难治，但难治之中亦有能治愈者。若身体未至大虚，可用攻逐之法。用等量甘草煎汁浸泡甘遂数天，将甘遂晒干为细末入肠溶胶囊，于清晨用米粥送服1～2g，一天之内泻下数次至十数次；本病多虚实夹杂，翌日即用健脾益气之剂补之，然后再用泻下；攻逐之后往往腹水又增加，约隔一周，又再用甘遂末攻之，攻后又再健脾益气，反复攻补，耐心治疗有可愈者。消腹水，逐水优于利尿，利尿多伤阴，损害肝肾之阴，容易诱发肝昏迷或大出血。故维护肝阴很重要，若见肝阴亏，即使出现黄疸亦不能过用茵陈蒿等利浊之剂；养护肝肾之阴，以龟板、鳖甲、石斛之类为佳，不宜过于滋腻。白蛋白低者，嘱多用山药30g，薏苡仁15g，陈皮少许，煮乌龟熬汤，以不食滞为度。攻逐运化，攻补兼施，肝阴不伤，脾气健运，腹水再起，则以健脾养肝肾，稍加活血之品，可望带病延年，少数则可治愈。

374. 肝硬化血小板减少症中医如何治疗？

肝硬化血小板减少症多因肝硬化脾肿大脾功能亢进引起。而肝硬化脾亢多属于中医“癥瘕”、“疟母”范畴，肝病日久，久病多虚多瘀，瘀结日久，肝脾损伤，其表现多为本虚标实，以气虚血瘀或其他证型兼有血瘀为常见，临床上发现肝硬化脾亢患者大多有脾气亏虚兼瘀血的表现，如乏力、胃纳减退、腹胀、腹泻、面色黧黑等，临床上常用益气健脾活血法治疗本病，药用归脾汤、八珍汤、十全大补汤等加减治疗。可选用黄芪、党参、白术、茯苓、炙甘草等益气健脾扶正，赤芍、丹参、鳖甲、青皮等行气活血化瘀，改善肝脾血液微循环。同时现代研究也表明黄芪、党参、白术、茯苓等有增强免疫的作用；赤芍、丹参、鳖甲、青皮等可改善肝脾血液微循环，从而减少病变部位缺血，改善供氧，加速病灶的吸收和修复，提高细胞免疫功能。

375. 肝硬化脾肿大相当于中医什么病？病因病机是什么？

肝硬化脾肿大相当于中医“积证”范畴，其病因主要包括情志抑郁，气滞血瘀，酒食内伤，滋生痰浊，邪毒侵袭，留着不去，他病转归，日久成积。情志抑郁，饮食损伤，感受邪毒及他病转归是本病的主要原因。其中，情志、饮食、邪毒等常交错夹杂，混合致病。正气亏虚则是发病的内在因素，其形成及演变，均与正气的强弱密切相关。正如《医宗必读·积聚》说：“积之成也，正气不足，而后邪气踞。”《景岳全书·积聚》亦说：“凡脾肾不足及虚弱失调之人，多有积聚之病。”积证是正虚感邪、正邪斗争而正不胜邪的情况下，邪气踞之，逐渐发展而成。积证的发生主要关系到肝、脾两脏；气滞、血瘀、痰结是形成积证的主要病理变化而以血瘀为主。

376 中医如何治疗肝硬化肝脾肿大?

肝硬化脾肿大属于中医“痞块”范畴，肝病痞块与一般谓之痞块有其共同点，都是积块有形，固定不移，痛有定处，病在血分。而肝病患者脾肿大，其病因病理、辨证施治，又与一般痞块不同。对肝病痞块的治疗，应当依据肝病的主症，结合湿热、痰瘀凝聚和毒热入血的特点，进行辨证施治，其辨证施治要点，概括以下五点：

(1) 一般痞块，可采用破瘀攻坚消积之品，而肝病痞块则不宜过于攻伐，应以养血柔肝，活血化瘀为基本治则。

(2) 湿热未清者，在清利湿热的基础上，常选用：赤芍、丹皮、丹参、泽兰、藕节等凉血活血之品以消痞块。

(3) 湿热已清，正气已虚者，在扶正的基础上，常选用：赤芍、白芍、坤草、郁金、王不留行等以消痞块。

(4) 痞块坚硬日久不化者，常选用：鳖甲、龟板、牡蛎、鸡内金、水红花子、山楂、夏枯草等软坚消痞。

(5) 湿热毒邪蕴于血分者，常选用：草河车、蒲公英、败酱草、小蓟、茅根、地榆、生地炭、紫草、羚羊粉等凉血解毒消痞。对肝病痞证，虽然患者体质尚好，也忌用三棱、莪术、水蛭、虻虫等破瘀攻伐之品，使用桃仁也很慎重，以防伤正，不仅不利于痞块消失，反而促进肝硬化的发展及消化道出血，应当引起重视。在具体辨证施治中，湿热缠绵、正气日衰者，宜祛邪扶正兼施，重用活血化瘀；湿热已清或余邪未尽、正气已复者，宜养血柔肝、活血化瘀为主，佐以清利余邪，切忌破血攻伐；寒热蕴毒、痰瘀互结者，宜扶正补虚，凉血解毒，化痰散瘀。

377 中医治疗肝硬化并发症有何进展？

近年中医药治疗肝性脑病取得了长足进展，针对肝性脑病的氨中毒学说和肠源性内毒素学说，中医的通腑开窍理论亦被广泛应用于肝性脑病的防治，其中最具代表性的是大黄煎剂保留灌肠。通腑法是通过抑制细菌繁殖、泻下、酸化肠腔来减少毒素生成、聚集及吸收，达到“通腑保肝，通腑开窍”的目的。临床应用中药复方保留灌肠治疗肝性脑病，在临床促醒、通便、减少肠道内有毒物质的产生和吸收及改善肝功能等方面取得了良好疗效。用大黄煎剂（大黄30g、乌梅30g）保留灌肠治疗肝性脑病，结果表明大黄煎剂能显著降低患者血清内毒素、肿瘤坏死因子及血氨，减轻肝脏病理损伤。

378 肝性脑病的病理机制是什么？中医治疗有何经验？

肝性脑病（hepatic encephalopathy，HE）是由于肝脏严重损害，肝功能衰竭，不能清除血液中有毒代谢产物；或由于门静脉与体循环发生直接沟通，有毒物质未经肝脏处理而进入血液循环，引起中枢神经系统功能紊乱，以中枢神经系统代谢紊乱为特点并出现意识行为改变或昏迷的临床综合征。主要与氨中毒有关，其次与假性神经递质作用、氨基酸代谢不平衡、电解质和酸碱代谢紊乱等有关。

中医学认为肝性脑病的病因是由于感受湿热疫毒之邪，或内伤七情，或饮食不节（洁）、嗜酒无度等。病理机制主要为气结血瘀，脉道不通，水毒壅遏，痰浊内生，气机闭塞，郁久化热，遂导致热毒炽盛，内陷心包；或痰火内盛，上蒙清窍；或湿热熏蒸，上扰神明，来势急暴者，暴毒内攻，神明受困；来势缓慢者，湿浊蒙蔽，清窍不利，以至意识障碍，总由痰、热、湿、毒所致。心主神明，脑为元神之府，故肝性脑病的病变部位在心脑，治疗多采用醒脑开窍法。其辨证分型治疗如下：

（1）热毒炽热、内陷心包

证候特点：高热口渴，烦躁谵语，目黄身黄，腹胀便秘，小便黄赤，甚则神志昏乱，舌质红或绛，苔黄燥，脉洪而数。

治法：清热解毒，凉营开窍。

代表方剂：凉营开窍汤（经验方）。

常用药物：清泄入营之热，透热转气用犀角（现用水牛角代）、生地黄、金银花、连翘，清炽盛之热毒用石膏、栀子、大黄，清热退黄解毒用茵陈。

（2）痰火内盛、上蒙清窍

证候特点：发热面赤，黄疸，鼓胀，躁扰不安，喉有痰声，谵语烦躁，渐致神昏，大便秘结，小便短赤，舌红，苔黄，脉滑数。

治法：清热化痰，开闭通窍。

代表方剂：荡痰开窍汤（经验方）。

常用药物：荡痰开窍用煅礞石、牛黄、竹沥、郁金、石菖蒲，清热解毒用栀子、黄连，通下用虎杖、大黄。

（3）湿热熏蒸、上扰神明

证候特点：目黄身黄，恶心呕吐，发热烦渴，头重身困或脘腹胀闷，谵语烦扰，或时醒时昏，大便秘结或黏滞不爽，小便黄短，苔黄腻，脉滑数或弦数。

治法：清利湿热，醒脑开窍。

代表方剂：化湿开窍汤（经验方）。

常用药物：清热利湿用黄芩、黄连、黄柏、栀子、茵陈蒿、鸡骨草、田基黄、滑石、厚朴，醒脑开窍用犀角。

(4）暴毒内攻、神明受困

证候特点：身目呈深黄色，高热，大渴引饮，烦躁不安，迅速神昏谵语，可见鼻衄、齿衄、呕血、便血，身发斑疹，舌红绛，苔黄褐，脉洪数。

治法：清热解毒，凉血开窍。

代表方剂：涤火开窍汤（经验方）。

常用药物：凉营清热解毒用犀角、羚羊角、生地黄，涤灭气分之火用石膏、知母，清肃三焦上下之火用黄芩、黄连、栀子，凉血止血用侧柏叶、茅根。

(5）湿浊蒙蔽、清窍不利

证候特点：黄疸，面色晦滞，鼓胀，食少纳呆，脘闷腹胀，四肢困重，神情淡漠，嗜睡懒言，言语不清，或语无伦次，或如癫如狂，渐渐神志模糊。或时明时昧，甚则昏不知人，口气秽浊。苔浊腻，脉弦滑。

治法：化湿泄浊，芳香开窍。

代表方剂：化浊开窍汤（经验方）。

常用药物：芳香行气化湿用白蔻仁、厚朴、枳实，清热化湿用茵陈蒿、竹茹，除痰浊化浊开窍用法半夏、胆南星、石菖蒲、郁金。

(6）气阴两竭、时时欲脱

证候特点：神志昏迷，两手抖动，渐见气息低微，汗出肢冷，舌淡，脉微细。

治法：益气生津，救阴固脱。

代表方剂：益气固脱汤（经验方）。

常用药物：益气固脱可用人参、熟附子、炙甘草，健脾益气可用黄芪、党参，滋补肝肾用黄精、山茱萸、五味子，养阴补血可用阿胶、白芍。

除了以上辨证论治外，肝昏早期可随证选用安宫牛黄丸（镇静作用较强）、至宝丹（苏醒作用较好）、紫雪丹（镇痉作用较佳）其中一种，每次1~2丸，日2~3次。昏迷者鼻饲，或加服神犀丹，每次3g，日3～4次。

肝昏后期，气阴俱竭的表现。若见目合口开，手撒遗尿，面色苍白甚或青紫，脉微欲绝，则为元阳衰微，行将脱绝。治宜回阳救逆，急用参附汤（人参30g，熟附子15g）救治。

原发性肝癌

379• 原发性肝癌中医如何辨证用药？

肝癌，据其临床特点，多属祖国医学“癥瘕”“积聚”“脾积”“癖黄”等范畴。若病期尚早，正气未伤，其证多实。因症状不典型，往往被误诊、漏诊。肝癌发展快，破坏脏腑，损伤正气，以致正不胜邪，待确诊为“肝癌”，已属中、晚期。

对于病期较早，正气充实，体质尚可，以肝脾失调，气滞血瘀为主。症见胁痛坠胀，胁下痞块结硬，脘腹渴闷，恶心欲吐，饮食减少，便溏乏力，苔薄脉弦者，祛邪不忘培本，攻补意在调和，常以逍遥散合失笑散加减，药物如：柴胡、当归、赤白芍、茯苓、郁金、川厚朴、蒲黄等疏肝健脾，活血化瘀。

病至中晚期，瘀凝毒结，升降失调，脏腑气血亏损。症见肝胁隐痛不休，癥瘕结硬，纳少消瘦，神疲乏力，腹胀呃逆，或周身面目发黄，或呕血、衄血，舌淡暗，脉濡等以正虚为主者，治以益气养血，化瘀降逆，调和阴阳，常以参赭培气汤加减，用理气活血，逐瘀攻邪之品。该方由党参、生代赭石、天冬、肉苁蓉、当归、知母、半夏等药组成。原是张锡纯用以治疗膈食之方。随证加减，用来治疗晚期肝癌，每多验效。

针对癌肿本身的特点，不论病期早晚，均应配合解毒抗癌的中草药，如龙葵、蛇毒、白英、水红花子、半枝莲、白花蛇舌草等。常用疏肝理气、活血化瘀之品，如（木通八月札）、元胡、郁金、丹参等。胁下肿块明显，体质较强者，多用三棱、莪术；伴低热、盗汗偏阴虚者，常用鳖甲、青蒿；肝区疼痛明显者加川椒、细辛止痛，或选用敷贴止痛的外用药；身黄、目黄、尿黄者，常用茵陈、金钱草、虎杖等；腹水时伍用五苓散；衄血、呕血加白茅根、仙鹤草、大小蓟、三七粉；消化不良，不欲饮食加焦山楂、神曲；头晕盗汗，目眩，舌红口干，属肝肾两亏者，重用枸杞子、女贞子；肝癌发热，辨明上、中、下三焦，分别用黄芩、黄连、黄柏；热甚，属阳明气分大热者，可家用白虎汤清热生津，若体质稍虚者，用人参白虎汤加味。

380 原发性肝癌中医治疗需注意什么问题？

原发性肝癌目前虽以早期手术治疗为首选方法，但中医药治疗肝癌仍是一种独特而常用的治疗方法，与手术、放疗、化疗相比，各有所长。中医药治疗肝癌过程中应注意的问题如下：

（1）忌活血化瘀药用太过　活血化瘀是肝癌治疗中最常用的治疗方法。活血化瘀法主要是通过改善循环，增加毛细血管网的作用，改善患者血液高凝状态，使癌细胞不能着床生长。近年的研究表明，肝癌的生长、转移和抗药性，都与肿瘤内的血管有着密切关系。饥饿疗法（介入疗法）已成为临床治疗肝癌的新方法，最终目的是使肝癌细胞缺血、坏死、萎缩。而活血化瘀类中药则具有促进血管扩张、增加血液流动、增强血管通透性的作用。从理论上讲，活血化瘀药用太过，可能促进肝癌细胞的发展和转移，与“饥饿疗法”的治疗目的相悖。因此，治疗肝癌不可过用活血化瘀药物，更不可不加辨证盲目使用活血化瘀药。

（2）忌以毒攻毒药量过大　肝癌是病毒聚结于体内而形成，其邪深毒陷，非攻不可。故临床常用有毒之品，借其性猛以攻毒邪，即“以毒攻毒”之法，而大多数有毒性的药物都具有抑癌、抗癌的功效。故在患者正气尚未衰竭而能耐受的情况下，借药物毒性杀死癌细胞。有人以为使用大剂量的中药（如乌头、马钱子、蛇、蝎、虫类、重金属矿物类等），内服外敷，药物越毒越好。这种方法其实是一种自杀行为，容易使一些中晚期肝癌患者的病情加重。治疗癌症的中药有清热解毒、活血化瘀、软坚散结、化痰利湿、理气和血等多种，虽有以当毒攻毒之法，但使用时都要根据病情、病位、病程及体质的强弱来决定用药，做到既辨证、又要辨病；既要把握药物的用量、用法，又要制定服药、用药的时间。并不是一味强调只有以毒攻毒才能治癌。过量用大毒药物，而不采用其他药物佐之，后果是严重的。

（3）忌补药、保健品用之不当　补药并非人人都可以服用。人体无病，不需要的补或不适应的补，都会损伤人体。自古有："是药三分毒"，所以在进行药补的时候，必须遵循“虚则补之”的原则。肝癌患者处于慢性消耗状态，身体十分虚弱，盲目服用一些补药，如人参、鹿茸、紫河车、蜂王浆等，不但起不到好作用，反而使病情加重。因为中药的补养药分为四大类，有补气、补血、补阴、补阳；药性有寒、热、温、凉之别；治法上又有补心、补脾、补肺、补肝、补肾之不同。所以临床上要根据患者虚损程度及脏腑状况辨证用药。如果乱补一气，不但起不到补虚扶正的作用，反而会加重病情。因此，对肝癌患者不应提倡过用补药和保健品，正常的饮食即可提供足够的营养，增强患者的免疫功能。

总之，中医药治疗肝癌在临床上成功的经验不少，但用药的盲目性仍较普遍。为此，提高肝癌患者的生活质量、减轻痛苦、延缓肝癌的发展，树立患者的生存信念，辨证、合理的使用中医药，仍是治疗肝癌的关键。

381 肝癌的证治要点是什么？

（1）辨虚扶正　本病的形成，是由正气先虚，而后邪气居之，导致气滞血瘀，聚痰酿毒，相互搏结而成。前人有言：“壮人无积，虚人则有之”。所以在治疗过程中，侧重扶正固本，增强自身抗癌作用，为祛邪创造必要的条件。

（2）辨证祛邪　本病的致病之邪，可分气滞、血瘀、湿痰等。对于治法，包括行气散结，活血消肿，清热解毒，以及虫类搜逐等法。祛邪的目的，要求达到散结化积以制癌。

（3）辨病选药　①气虚：药用人参、党参、黄芪、白术、山药、甘草等；②血虚：药用当归、川芎、白芍等；③阴虚：药用天冬、麦冬、南北沙参、玉竹、女贞子、旱莲草、生地、生鳖甲、龟板等；④阳虚：药用肉桂、仙灵脾、补骨脂、五加皮、韭菜子等；其余如百合、扁豆、桑寄生、川断、杜仲、核桃枝、胡麻仁也可随证选用；⑤气滞：药用木香、乌药、香附、小茴香、枳壳、八月札、郁金等；⑥瘀血：药用乳香、没药、桃仁、红花、延胡索、三七、大黄、牡丹皮、蜣螂虫等；⑦湿痰：药用厚朴、枳壳、鲜南星、生半夏、茯苓、猪苓、瓜蒌、薤白、土茯苓、贝母、荸荠、海藻、防己、蛤壳、牡蛎、僵蚕、黄药子、石菖蒲、山慈姑等。

此外，还有清热解毒的抗癌药物，如白花蛇舌草、七叶一枝花、蒲公英、半枝莲、白英、紫草、龙葵、牛黄、青黛、鱼腥草、败酱草等。在辨证中虽无热象，也可选用上述药，因肝癌由“恶毒”所致，大凡邪毒多有火。

忌破血，在辨证祛邪中，有活血消肿一法，但不宜选用三棱、莪术、水蛭、土鳖虫、山甲等破血之品，可选用性平的桃仁、红花、赤芍、郁金、姜黄、川芎、三七、乳香、没药等活血之类。余如败酱草、肿节风、铁树叶、石见穿等亦可酌情选用。

382 中医如何治疗肝癌疼痛?

临床上肝癌疼痛多为持续性质痛呈阵发性加剧，若肿块位于肝右叶上方，由于癌瘤侵犯膈肌，疼痛常窜至右肩或右背，若肿块位于右叶后方可引起右腰部疼痛，肝癌疼痛的特点多为胀痛、刺痛或钝痛，并多在深夜疼痛加剧，严重影响患者的睡眠，若肿块进展迅速可导致肝破裂而突然出现无法忍受的剧痛。

中医认为肝为将军之官，主疏泄而喜条达，若长期情志抑郁，疏泄失常，气血瘀滞，结于胁下而留着为积；气郁日久，必生瘀血，阻于经络而导致胁下疼痛。因此肝癌疼痛多由气滞、血瘀及顽痰停滞经络，影响气血运行，经络瘀阻，不通则痛。其治疗原则应以通为主，疏肝理气、行滞散结、活血化瘀，是其治疗的总则。

根据上述肝癌疼痛的病因病机和临床症状，辨证多分为以下三型：

（1）肝癌早期，多为肝郁气滞型　主要症状常见右侧胸胁胀痛或窜痛，伴嗳气胸闷，食少纳呆，舌暗苔白脉弦。治法以疏肝解郁，理气止痛为主。处方逍遥散、柴胡疏肝散化裁加减，药用柴胡、赤芍、当归、白术、生甘草、枳壳、香附、乌药、郁金、八月札。

（2）肝癌中期，多为气滞血瘀型　主要症状常见右侧胸胁刺痛，呈阵发性加剧，疼痛固定不移，夜间痛甚，颜面灰暗，胁下肿块凹凸不平，质硬有按压痛，舌暗紫，舌体两侧有瘀斑，苔薄白或薄黄，脉弦或弦涩。治法以活血化瘀、行气止痛为主。以失笑散合膈下逐瘀汤化裁加减，药用五灵脂、当归、川芎、桃仁、牡丹皮、赤芍、川楝子、乌药、元胡、生蒲黄、甘草、枳壳。

（3）肝癌晚期，本虚标实，多为痰瘀互结或湿瘀互结　主要症状多见胸胁胀痛，疼痛窜至右腰部及右肩背，同时伴腹部膨隆胀大，腹部青筋暴露，纳呆食少，呕吐呃逆，憋气甚则不能平卧，少气无力，大便水泻或便溏，小便少，下肢浮肿；或见全身黄染，小便深黄，舌暗青紫苔黄厚腻，脉弦细或弦滑。治以健脾利湿，祛痰散结，化瘀止痛。以人参鳖甲煎丸及茵陈蒿汤化裁，药用炙鳖甲、黄芪、䗪虫、茵陈、山栀、大腹皮、元胡、乌药。

肝癌疼痛比较顽固，临床症状错综复杂，在临证时常需采用多途径的综合治疗，目前最常用的方法有：①局部药物外敷，如中国中医研究院广安门医院肿瘤科段凤舞主任研制的肝外一号，上海刘嘉湘氏研制的蟾酥膏；②肝区涂搽止痛，如冰片酊、冰蟾止痛膏外搽；③穴位注射止痛，如核葵注射液注射期门、足三里穴；④针刺止痛，多选用肝俞、胆俞、期门、合谷、太冲等，或选用肝癌敏感点。